7 2020

"Una oda dedicada a uno de los mayores placeres en la vida y un argumento sólido para tener un apetito sano. Este libro te parecerá entretenido, educativo, te devorará y después te empoderará. El doctor William Li, pionero de la terapia de angiogénesis, nos enseña que hemos subestimado radicalmente nuestro poder personal para restaurar y transformar nuestra salud, y que podemos hacerlo a partir de nuestras decisiones, aplicando nuestra creatividad en algo que hacemos todos los días: ¡comer! Li nos recuerda que no somos actores pasivos en el teatro de las enfermedades que acosan nuestra salud, y tampoco dependemos de tratamientos elitistas ni costosas innovaciones médicas; por el contrario, como personas, tenemos los medios para fortalecer por medio de la alimentación nuestros cinco sistemas de defensa. Este libro es una historia fascinante sobre el poder de los alimentos, una reflexión sobre lo que significa la salud y una herramienta práctica con el marco de 5 × 5 × 5 para asegurar que podamos disfrutar de los placeres de la vida el mayor tiempo posible."

—*Bono*

Comer para sanar

Comer
para sanar
La nueva ciencia para la prevención y curación de las enfermedades

Dr. William W. Li

Traducción:
Wendolín Perla

Grijalbovital

El material presente en este libro tiene fines meramente informativos y de ningún modo sustituye las recomendaciones y cuidados de su médico. Al igual que con otros regímenes de pérdida o control de peso, el programa nutricional descrito en este libro debe seguirse después de consultar a un médico para asegurarse de que sea apropiado para sus circunstancias individuales. Tenga en mente que las necesidades nutricionales varían de persona a persona, dependiendo de la edad, el sexo, el estado de salud y la dieta total. El autor y la editorial no se hacen responsables de cualquier efecto adverso que ocurra como consecuencia del uso o la aplicación de la información contenida en este libro.

Comer para sanar
La nueva ciencia para la prevención y curación de las enfermedades

Título original: *Eat to Beat Disease:*
The New Science of How Your Body Can Heal Itself

Primera edición: agosto, 2019

D. R. © 2019, William W. Li
Publicado por acuerdo con Rdc Agencia Literaria S.L.

D. R. © 2019, derechos de edición mundiales en lengua castellana:
Penguin Random House Grupo Editorial, S. A. de C. V.
Blvd. Miguel de Cervantes Saavedra núm. 301, 1er piso,
colonia Granada, delegación Miguel Hidalgo, C. P. 11520,
Ciudad de México

www.megustaleer.mx

Wendolín Perla, por la traducción

ISBN: 978-607-318-329-1

Impreso en México – *Printed in Mexico*

El papel utilizado para la impresión de este libro ha sido fabricado a partir de madera
procedente de bosques y plantaciones gestionadas con los más altos estándares ambientales,
garantizando una explotación de los recursos sostenible con el medio ambiente y beneficiosa para las personas.

Penguin
Random House
Grupo Editorial

Dedico este libro a mi familia, mis mentores y los pacientes
que me inspiraron a llevar el futuro de la salud más cerca de
quienes hoy necesitan ayuda

Índice

Introducción

Estamos en un momento decisivo en la lucha contra las enfermedades. Todos tenemos una oportunidad inmensa de tomar el control de nuestra vida y aprovechar los alimentos para transformar nuestra salud. Puedes tomar decisiones sobre qué comer y qué beber basadas en evidencia científica recabada a partir del análisis de alimentos con los mismos sistemas y métodos utilizados para descubrir y desarrollar medicamentos. Los datos que generamos cuando estudiamos los alimentos como si fueran medicinas muestran claramente que los primeros pueden influir en nuestra salud de manera específica y beneficiosa.

Empezaré con un poco sobre mí. Soy médico, especialista en medicina interna y también investigador científico. En la universidad estudié bioquímica (ahora llamada biología molecular y celular) y pasé la primera parte de mi carrera inmerso en el mundo de la biotecnología. Durante los últimos 20 años he sido director de la Fundación de Angiogénesis, organización sin fines de lucro que cofundé en 1994 con una única misión: mejorar la salud global al enfocarme en un "común denominador" que comparten muchas enfermedades: la angiogénesis, el proceso que sigue nuestro cuerpo para generar nuevos vasos sanguíneos.

Como científico, encontrar denominadores comunes en las enfermedades ha sido durante mucho tiempo mi interés y mi pasión. La mayoría de las investigaciones médicas se dedican a explorar la individualidad de la enfermedad, aquello que distingue una enfermedad de otra, como vía para encontrar su cura. Mi enfoque es totalmente el opuesto. Al buscar los elementos en común de muchas enfermedades y preguntarme si, en conjunto, podrían llevar a nuevos tratamientos, descubrí que es posible ver avances no sólo en una enfermedad, sino en muchas al mismo tiempo.

Al inicio de mi carrera elegí estudiar la angiogénesis. Los vasos sanguíneos son esenciales para la salud porque llevan oxígeno y nutrientes a cada célula de tu cuerpo. Mi mentor, Judah Folkman, brillante cirujano y científico de Harvard, fue quien consideró por vez primera que atacar los vasos sanguíneos anormales que estimulan el cáncer podría ser una nueva forma de tratar la enfermedad. La angiogénesis fallida no es sólo un problema en el cáncer, sino un común denominador en más de 70 enfermedades diferentes, incluidos los principales asesinos del mundo: cardiopatía, infarto, diabetes, enfermedad de Alzheimer, obesidad y más. En 1993 tuve una intuición: ¿y si controlar el desarrollo de los vasos sanguíneos pudiera ser un modo singular de tratar todas esas enfermedades graves?

Durante los últimos 25 años, junto con una lista impresionante de colegas y colaboradores, la Fundación de Angiogénesis ha hecho precisamente esa labor. Hemos coordinado investigaciones y defendido nuevos tratamientos que adoptan ese planteamiento de común denominador. Hemos trabajado con más de 300 de los mejores científicos y médicos clínicos de Norteamérica, Europa, Asia, Australia y Latinoamérica; más de 100 empresas innovadoras en biotecnología, equipo médico, imagenología y tecnologías de diagnóstico, así como líderes visionarios de los institutos nacionales de Salud, la Administración de Alimentos y Medicamentos (FDA, por sus siglas en inglés) y asociaciones médicas importantes de todo el mundo.

Hemos tenido mucho éxito. Al coordinar los esfuerzos conjuntos se creó un nuevo campo de la medicina llamado terapia de angiogénesis. Algunos tratamientos innovadores evitan que los vasos sanguíneos crezcan en tejidos enfermos, como en el caso del cáncer o enfermedades que provocan ceguera, como la degeneración macular neovascular relacionada con la edad y la retinopatía diabética. Otros tratamientos que han cambiado la práctica médica estimulan la creación de nuevos vasos sanguíneos para sanar los tejidos vitales, como en las úlceras diabéticas y venosas en las piernas. Hoy en día, hay más de 32 medicamentos aprobados por la FDA, equipo médico y productos de tejidos basados en la angiogénesis.

Tales tratamientos, que alguna vez fueron meras ideas, se han convertido en los nuevos estándares del cuidado oncológico, la oftalmología y el cuidado de las heridas, ayudando a pacientes a vivir más y mejor. Incluso hemos trabajado con veterinarios y desarrollado nuevos tratamientos que ayudan a salvar la vida de mascotas, delfines, corales, reptiles, un rinoceronte y un oso polar. Estoy orgulloso de ser parte de estos avances, y, dado que hay más de 1 500 estudios clínicos sobre angiogénesis, seguramente vendrán muchos más.

* * *

No obstante, a pesar de todo el éxito, el hecho funesto es que los índices de nuevas enfermedades están por los cielos. Las principales amenazas para la salud de la población mundial son las enfermedades no transmisibles, entre las cuales se encuentran el cáncer, la cardiopatía, el infarto, la diabetes, la obesidad y las enfermedades neurodegenerativas. Todos conocemos a alguien que ha sufrido o sucumbido ante alguna de ellas. De acuerdo con la Organización Mundial de la Salud (OMS), la enfermedad cardiovascular mató a 17.7 millones de personas en 2015, el cáncer a 8.8 millones y la diabetes a 1.8 millones.

Aun con tratamientos vanguardistas impresionantes y estímulos de la FDA, el tratamiento de las enfermedades por sí solo no es una solución sustentable para enfermedades no transmisibles, en parte por el costo estratosférico de los nuevos medicamentos. Puede costar más de 2 mil millones de dólares desarrollar un solo medicamento de biotecnología. El costo de utilizar algunos de los últimos medicamentos después de que reciban la aprobación de la FDA es agobiante; en algunos casos, varía entre 200 mil y más de 900 mil dólares al año. Dado que muy poca gente puede costear esos precios, los tratamientos más avanzados no llegan a quienes los necesitan, mientras que la población adulta y anciana sigue enfermándose.

Los tratamientos con medicinas no pueden mantenernos sanos por sí solos. La pregunta, entonces, es cómo podemos hacer una mejor labor preventiva antes de tener que curar una enfermedad. La respuesta moderna: la alimentación. Todos los médicos saben que una mala alimentación se vincula con enfermedades que pudieron prevenirse, y la dieta se ha vuelto un tema de cada vez mayor relevancia dentro de la comunidad médica. Algunas escuelas de medicina vanguardistas han añadido clases de cocina a su temario. La comida es de fácil acceso y las intervenciones alimentarias no se enfocan en tratamientos farmacológicos caros.

No muchos médicos saben cómo hablar con sus pacientes de lo que es una dieta saludable. No es su culpa, sino un efecto secundario de la escasa educación nutricional que reciben. De acuerdo con David Eisenberg, profesor de la Escuela de Salud Pública T. H. Chan en Harvard, en Estados Unidos, tan sólo una de cada cinco escuelas de medicina tiene para sus estudiantes un curso de nutrición obligatorio. En promedio, las escuelas de medicina ofrecen sólo 19 horas de estudio sobre nutrición, y para los médicos ya practicantes hay pocas clases sobre el tema en educación continua de posgrado.

El complemento de este problema es que las distintas ramas de la ciencia que estudian la alimentación y la salud trabajan de forma independiente por tradición, es decir, como campos aislados. Los técnicos en alimentación estudian las propiedades químicas y físicas de las sustancias comestibles; los investigadores de la ciencia de la vida, los organismos vivos, incluidos los humanos; los epidemiólogos, poblaciones reales. Cada campo aporta ideas y perspectivas importantes, pero rara vez convergen para responder preguntas prácticas sobre qué alimentos y bebidas podrían ser beneficiosas para la salud en el cuerpo humano y en qué cantidades, y qué contiene un alimento específico que provoque este efecto.

Lo que esto implica para ti es que tu médico, a pesar de tener grandes habilidades y un conocimiento invaluable sobre medicina, tal vez no sea muy elocuente al momento de aconsejarte qué comer para que tu salud venza a la enfermedad.

En mi práctica médica experimenté de primera mano las ramificaciones de esto. Cuando cuidaba pacientes mayores en un hospital para veteranos, muchas veces me preguntaba qué les había ocurrido a sus cuerpos. Estos pacientes, en su mayoría hombres, habían sido especímenes de perfecta salud, guerreros que entrenaban para pelear por su país; sin embargo, para cuando yo los veía, décadas más tarde, solían tener sobrepeso, si es que no eran obesos, diabéticos, asolados por enfermedades cardiacas y pulmonares terribles, o a veces cáncer.

Como su médico, les daba la noticia de un diagnóstico terrible. Me preguntaban: "¿Qué tan malo es?" "¿Cuál es el tratamiento?" "¿Cuánto me queda de vida?" Yo les daba mi mejor cálculo. Luego, al salir de mi consultorio, casi invariablemente me preguntaban: "Doctor, ¿hay algo que pueda comer y que me ayude?"

No tenía una respuesta a esa pregunta porque no tenía la educación ni el entrenamiento necesarios para responder. Me pareció mal, así que empecé mi viaje hacia esas respuestas, las cuales me llevaron a escribir este libro.

* * *

Para comprender los beneficios de la alimentación en la salud primero necesitamos comprender la definición de *salud*. Para la mayoría de la gente, la salud es la ausencia de enfermedad. Pero es mucho más que eso. De hecho, la definición de salud necesita mejorar.

Queda claro que nuestra salud es un estado activo, protegido por una serie de sistemas de defensa impresionantes en el cuerpo, los cuales trabajan a todo vapor desde que naces hasta que mueres para que tus células y órganos funcionen adecuadamente todo el tiempo. Tales sistemas de defensa están programados para protegernos. Algunos son tan poderosos que pueden revertir enfermedades como el cáncer. Y si bien operan como sistemas aislados de defensa, también interactúan y se apoyan entre ellos. Los sistemas de defensa son los denominadores comunes de la salud. Al recalibrar nuestra idea de la prevención de enfermedades y enfocarnos en estos denominadores, podemos crear un frente unificado para interceptar las enfermedades antes de que aparezcan. Esto puede ser tan poderoso como encontrar denominadores comunes para tratar las enfermedades, como sucedió hace dos décadas.

Los cinco sistemas de defensa forman los pilares esenciales de nuestra salud. Cada uno está influido por la dieta. Cuando sabes qué comer para apoyar cada defensa de salud, sabes cómo usar tu alimentación para conservar tu salud y sanar.

Cuando enseño a otros médicos y estudiantes sobre alimentación y salud, uso la analogía de que el cuerpo es como una fortaleza medieval, protegida no sólo por sus murallas de piedra, sino por una horda de hábiles defensas integradas. De hecho, en los castillos, algunas de esas defensas, como la escarpa, el foso de lobo y la nuez vómica, ni siquiera eran patentes hasta que el enemigo intentaba invadir. Piensa en tus sistemas de defensa como baluartes ocultos en la fortaleza del cuerpo. Esas defensas lo sanan desde el interior, así que ahora es posible examinar sistemáticamente cómo apuntalar tu salud. Los cinco sistemas de defensa son la angiogénesis, la regeneración, el microbioma, la protección de ADN y la inmunidad.

Angiogénesis

Hay casi 100 mil km de vasos sanguíneos recorriendo todo tu cuerpo para llevar oxígeno y nutrientes a tus células y órganos. La angiogénesis es el proceso de formación de estos vasos sanguíneos. Alimentos como la soya, el té verde, el café, los jitomates, el vino tinto, la cerveza y el queso duro pueden influir en el sistema de defensa de la angiogénesis.

Regeneración

El cuerpo se regenera a sí mismo todos los días, alimentado con más de 750 mil células madre distribuidas en la médula ósea, los pulmones, el hígado y casi todos los órganos. Esas células madre conservan, reparan y regeneran nuestro cuerpo a lo largo de toda la vida. Algunos alimentos, como el chocolate amargo, el té negro y la cereza pueden movilizarlas y ayudarnos a regenerarlas. Otros alimentos, como las papas violeta, pueden acabar con las células madre mortales que promueven el crecimiento del cáncer.

Microbioma

Casi 40 billones de bacterias habitan nuestro cuerpo, y la mayoría actúan en defensa de nuestra salud. No sólo producen metabolitos que la estimulan a partir de los alimentos que consumimos y llevamos hasta nuestro intestino, sino que controlan nuestro sistema inmunológico, influyen en la angiogénesis y ayudan a producir hormonas que inciden en nuestra función cerebral y social. Podemos incrementar nuestro microbioma comiendo alimentos como kimchi (condimento fermentado), chucrut, queso cheddar y pan de masa madre.

Protección del ADN

El ADN es nuestro código genético, que también está diseñado como sistema de defensa. Tiene mecanismos de reparación sorprendentes que nos protegen contra el daño de la radiación solar, los productos químicos, el estrés, la falta de sueño y la mala alimentación, entre otros agravantes. Ciertos alimentos no sólo promueven que el ADN se arregle a sí mismo, sino que encienden genes útiles y apagan otros dañinos, mientras que algunos alimentos específicos pueden alargar nuestros telómeros, los cuales protegen el ADN y desaceleran el envejecimiento.

Inmunidad

El sistema inmunológico defiende la salud de formas sofisticadas que son mucho más complejas de lo que habíamos pensado. Está influido por nuestro intestino y lo podemos manipular para atacar exitosamente y erradicar el cáncer, incluso en los ancianos. Descubrimientos recientes han cambiado por completo nuestra comprensión del sistema inmunológico. Alimentos como las zarzamoras, las nueces de Castilla y la granada pueden activar el sistema inmunológico, mientras que otros aplacan su actividad y ayudan a reducir los síntomas en enfermedades autoinmunes.

* * *

Escribí este libro para darte el conocimiento y las herramientas necesarias para tomar mejores decisiones sobre lo que comes todos los días. Pretende ayudarte a vivir más comiendo alimentos que disfrutas. Si tienes buena condición y buena salud, y quieres seguir así, este libro es para ti. Si empiezas a notar tu edad, quieres prevenir el deterioro y mantener a raya las enfermedades crónicas, el libro también es para ti. Si eres uno entre los millones de personas que viven con cardiopatía, diabetes, alguna enfermedad autoinmune u otra condición crónica, es para ti. Y si en la actualidad luchas activamente contra una enfermedad temida, como el cáncer, o tu historia familiar hace que sea muy probable desarrollarlo algún día, este libro es para ti.

Quiero dejar muy claro que no incluye una "dieta completa". Si estás siguiendo un plan alimenticio para perder peso, lidiar con la intolerancia al gluten, controlar tu glucosa, desacelerar el progreso del Alzheimer o revertir la cardiopatía, debes saber que mi meta no es reemplazar estas dietas especializadas, sino ofrecerte evidencia científica y recomendaciones sobre alimentos que puedas incorporar a tu plan, opciones que lo vuelvan todavía mejor. También incluí algunas recetas deliciosas que te pueden ayudar para ello.

Todos tenemos miedo a las enfermedades. Si tu meta es permanecer sano, sobre todo si estás combatiendo una dolencia específica, necesitas información confiable, basada en ciencia y datos, y pasos viables que puedas empezar de inmediato para mejorar tu situación. Los consejos sobre alimentos que incluyo en este libro no pretenden desplazar el buen cuidado médico. No soy uno de esos doctores que rechazan la biomedicina occidental y sugieren que la comida es una solución mágica. Todo lo contrario: mi entrenamiento y mi experiencia en la medicina interna guía mi uso juicioso de la medicina basada en evidencia, incluyendo la cirugía y los medicamentos más nuevos, cuando se trata de diagnósticos y tratamientos.

Lo que suele faltar en la caja de herramientas de casi todos los médicos es la capacidad de guiar a una persona, esté sana o enferma, en la forma de utilizar los alimentos para sanar o para resistir la enfermedad. ¿Cuántas personas conoces que le hayan preguntado a su médico qué pueden comer para estar mejor y recibieron a cambio una mirada vacía o la respuesta displicente: "Come lo que quieras"? Este libro ofrece un cúmulo de respuestas muy distinto y empoderador.

Comer para sanar se divide en tres partes. En la primera cuento la fascinante historia detrás del poder de los sistemas de defensa de la salud, cómo se descubrieron, cómo funcionan y cómo podemos canalizar sus poderes curativos. Lo que es mejor, actualmente los científicos estudian los alimentos con los mismos métodos y herramientas que utilizan para estudiar los tratamientos farmacéuticos. En la segunda parte revelaré, con algunas sorpresas, los alimentos que activan los sistemas de defensa de la salud. Te hablaré de las increíbles investigaciones de más de 200 alimentos promotores de la salud, con resultados que te dejarán con la boca abierta. En la tercera parte encontrarás formas fáciles y prácticas de incorporar estos alimentos a tu vida. Diseñé una herramienta flexible llamada el marco 5 × 5 × 5, el cual facilita la elección cotidiana de los alimentos que más te gustan, promoviendo tu salud.

Para extraer todos los beneficios de este libro, recomiendo que lo leas una vez de principio a fin y obtengas así un panorama completo de cómo debes comer para acabar con las enfermedades. Aprenderás sobre las defensas de la salud, los alimentos, cómo y por qué comerlos. Después, regresa a las tablas y gráficas que he incluido, donde se resumen los distintos alimentos (y bebidas) y cómo afectan positivamente tu salud. Ten presentes los alimentos que te gustan y los que tal vez quisieras probar. *Siempre* debes comer alimentos que disfrutas y te interesan.

Cuando estés listo, vuelve a la tercera parte, pero ahora ten papel y lápiz a la mano. Escribe tu lista personalizada de alimentos preferidos y llena la hoja de trabajo 5 × 5 × 5 en el apéndice A, como describí en el capítulo 11. Entonces, ¡adelante!: usa tu hoja de trabajo y elige qué vas a comer cada día para evitar las enfermedades.

* * *

No existe "fórmula mágica" para ninguna enfermedad ni para la salud en general o la longevidad. No hay un solo factor en tu vida que vaya a evitar la enfermedad, pero mi investigación demuestra que tenemos algo aún mejor. Hay una forma de estimular tus sistemas de defensa para que tu cuerpo se sane a sí mismo. Estas revelaciones nos dicen que hemos subestimado radicalmente nuestro poder transformador y restaurador de la salud.

Si tu meta es extender la cantidad de años frente a ti, tus decisiones de alimentación pueden inclinar la balanza a tu favor. Al estimular tus sistemas de defensa y mantenerlos en forma, tendrás más oportunidad de alejar las enfermedades y no sólo extender tu tiempo de vida, sino su buena calidad.

Las decisiones que diariamente tomas sobre los alimentos ofrecen oportunidades perfectas para conservar la salud mientras disfrutas de la vida. Así como por la noche tenemos la precaución de cerrar las puertas antes de dormir o antes de salir nos aseguramos de que esté apagada la estufa, tomar medidas preventivas deliberadas utilizando nuestra alimentación es mero sentido común. Junto con el ejercicio regular, una buena calidad de sueño, manejo de estrés y lazos sociales fuertes, tu dieta puede ayudarte a alcanzar todo tu potencial de salud.

Vivimos en tiempos de un enorme y sorprendente progreso científico, así que una buena salud debería estar al alcance de casi todos. Sin embargo, millones de personas sufren y mueren de enfermedades crónicas que pudieron haber evitado, a la par que se inventan tratamientos de más alta tecnología. Entre los costos elevados del cuidado de la salud y un medioambiente cada vez más tóxico y desequilibrado, una mejor salud es un problema de equidad que nos afecta a todos. El aplastante costo del cuidado de la salud sigue en aumento, creando una situación precaria donde todo el sistema de medicina moderna está a punto de colapsar. La única forma de reducir integralmente el costo del cuidado de la salud es disminuir la cantidad de personas enfermas.

Todos tenemos que poner de nuestra parte, y la mejor forma para hacer del mundo un lugar más sano es empezar con tus propias decisiones y las de tus seres queridos. Abandona la idea de que la salud es la ausencia de la enfermedad y empieza a comer para vencerla cada día. *Bonne santé* y *Bon appétit*.

PRIMERA PARTE

ESTÁS PROGRAMADO PARA LA SALUD
Los sistemas de defensa naturales del cuerpo

Las fuerzas naturales en nuestro interior son la verdadera cura de la enfermedad.

HIPÓCRATES

La salud no es simplemente la ausencia de enfermedades. La salud es un estado activo. Tu cuerpo tiene cinco sistemas para defender su salud: la angiogénesis, la regeneración, el microbioma, la protección del ADN y la inmunidad. Estos sistemas son responsables de mantener nuestro estado de salud y resistir el daño regular que enfrentamos como parte de nuestra vida cotidiana: nos curan cuando la presencia de una enfermedad inflige algún daño en nuestro cuerpo. Si sabes cómo estos sistemas defienden la fortaleza de tu cuerpo, puedes dirigir su poder curativo hacia una vida más sana y longeva.

Cada uno de los sistemas de defensa tiene una historia fascinante de investigación y descubrimiento. Cada uno cuenta con el apoyo de una sinfonía bien orquestada por distintos ejecutantes: órganos, células, proteínas y otros. Cada uno es un denominador común en la prevención de múltiples enfermedades, no sólo una. Además, los cinco sistemas trabajan en conjunto para mantener un gran estado de salud desde que sales del vientre materno hasta que exhalas tu último aliento. Acompáñame en los siguientes cinco capítulos para aprender más sobre estos sistemas y los beneficios que pueden ofrecerte.

Capítulo 1

Angiogénesis

Todos estamos desarrollando cáncer en nuestro cuerpo. Cada uno de nosotros, incluso tú.

En estudios realizados durante la autopsia de personas que nunca recibieron un diagnóstico de cáncer en su vida, casi 40% de las mujeres entre 40 y 50 años tenían tumores microscópicos en los senos, alrededor de 50% de los hombres de entre 50 y 60 años tenían cáncer microscópico en la próstata, y casi 100% de la gente de más de 70 años tenía cáncer microscópico en la tiroides.[1] Tumores como éstos se desarrollan cuando las células sanas cometen errores naturales durante su división celular o cuando su ADN muta por exposición medioambiental. Pueden ocurrir hasta 10 mil errores en el ADN de las células al dividirse en tu cuerpo todos los días, por lo que la formación de cánceres no sólo es común, sino inevitable.[2] Sin embargo, estas formas microscópicas de cáncer son completamente inofensivas; la mayoría de ellas nunca se vuelven peligrosas. Comienzan minúsculas, más pequeñas que la punta de un bolígrafo, y mientras no se agranden ni invadan órganos, no pueden extenderse ni matar.

Tu cuerpo tiene un sistema de defensa impresionante que mantiene pequeños a esos cánceres microscópicos, coartando el abastecimiento de sangre y nutrientes que necesitan para crecer, y tú puedes optimizarlo a través de los alimentos que consumes. Más de 100 alimentos pueden estimular la capacidad de tu cuerpo para matar de hambre al cáncer y mantener pequeños e inofensivos a esos tumores, entre ellos la soya, los jitomates, la frambuesa negra, la granada y algunas sorpresas, como el regaliz, la cerveza y el queso. Puedes encontrar tu armamento de defensa para mantener a raya estos tumores en las tiendas, el mercado o en tu jardín.

El sistema de defensa que permite a nuestro cuerpo interceptar el cáncer de esta manera se llama angiogénesis: el proceso que utiliza nuestro cuerpo para crear y conservar vasos sanguíneos. En circunstancias normales, los vasos sanguíneos sustentan la vida, entregando oxígeno y nutrientes a todos nuestros órganos. Pero cuando crecen vasos sanguíneos anormales, pueden nutrir cánceres microscópicos. Un sistema sano de angiogénesis regula cuándo y dónde deben crecer esos vasos sanguíneos, y puede evitar que los tumores redirijan su propio abastecimiento de sangre para extraer oxígeno y expandirse. Cuando el cuerpo pierde su capacidad de controlar los vasos sanguíneos, puede aparecer una gran variedad de enfermedades, incluido el cáncer.

Mientras el sistema de angiogénesis opere adecuadamente, los vasos sanguíneos crecerán en el lugar adecuado en el momento correcto para no ser demasiados ni muy pocos, sino la cantidad justa. Conservar ese equilibrio perfecto en el sistema circulatorio es elemental para que la angiogénesis defienda la salud, manteniéndonos en un estado llamado homeostasis, definido como la estabilidad presente en el cuerpo mientras funciona normalmente y se ajusta a la vez al constante cambio de condiciones. La angiogénesis tiene un papel vital en la creación y el mantenimiento de todo el sistema circulatorio así como en su adaptación a diversas situaciones a lo largo de nuestra vida para proteger la salud.

Gracias a este poderoso sistema de defensa que corta naturalmente el abastecimiento de sangre a los tumores, el cáncer no tiene que ser una enfermedad.[3] En la segunda parte expondré cómo los últimos avances en angiogénesis moldean nuestra forma de pensar sobre qué alimentos pueden ayudarla a conservar nuestra homeostasis y cómo puedes matar de hambre al cáncer, crear vasos sanguíneos que alimenten tu corazón y mantener a raya las enfermedades mortales para disfrutar una vida más sana y longeva. No obstante, para apreciar completamente cómo es que la comida influye en la angiogénesis y en tu salud, primero veamos cómo funcionan tus vasos sanguíneos en su día a día.

El trabajo de la angiogénesis

En tu cuerpo existen casi 100 mil km de vasos sanguíneos, cuyo trabajo es entregar oxígeno y nutrientes para mantener vivas tus células. Son los vasos de la vida que nutren tus órganos sanos y los protegen contra las enfermedades. Si todos tus vasos sanguíneos estuvieran alineados uno tras otro, le darían más de dos vueltas a la circunferencia de la Tierra. Sorprendentemente, entre que tu corazón bombea una gota de sangre y ésta circula por todo tu cuerpo y de regreso sólo transcurren 60 segundos.

Los vasos sanguíneos más pequeños se llaman capilares. Son más delgados que un cabello y tu cuerpo tiene 19 mil millones de ellos. Los capilares tienen una relación singular con todas las demás células porque son el último eslabón de la cadena del sistema de entrega de sangre a tus células. Como están al final, prácticamente todas las células del cuerpo se localizan a 200 micrómetros de una capilaridad.[4] Es una distancia en verdad muy corta: apenas poco más del grosor de un cabello humano. Cada órgano tiene su propia densidad y su propio patrón de capilares, dependiendo de lo que haga y cuánto flujo sanguíneo necesite. Tus músculos, por ejemplo, tienen una gran demanda de oxígeno, así que necesitan cuatro veces más abastecimiento de sangre que tus huesos, los cuales actúan como apoyo estructural. Otros órganos con una alta demanda de sangre son el cerebro, el corazón, los riñones y el hígado. Todos tienen una densidad capilar impresionante, de 3 mil vasos por milímetro cúbico: 30 veces más que los huesos.

Bajo el microscopio, los capilares se ven como obras de arte, esculturas creadas para embonar en los órganos donde crecen. Los que alimentan tu piel se ven como tiras de sujetadores de velcro, con aro tras aro de vasos distribuyendo la sangre que le da su temperatura y color a la superficie de tu cuerpo. Junto con tus nervios, desde la médula ósea hasta las puntas de tus dedos, los capilares recorren toda la superficie como líneas telefónicas para alimentar las neuronas y mantener agudos tus sentidos. En el colon, los capilares forman un hermoso patrón geométrico parecido a una colmena para poder estirarse con él conforme se llena de materia digerida, a la vez que ofrece un área máxima para absorber fluidos de vuelta a tu torrente sanguíneo.

La importancia de la angiogénesis para la vida es tan fundamental que comienza en el sistema reproductor, incluso antes de la concepción. Para cuando el espermatozoide fecunda un óvulo, el vientre ya se preparó con el endometrio, una pared de nuevos vasos sanguíneos se prepara para recibir y nutrir al óvulo fecundado. Si no ocurre un embarazo, esta pared se desecha cada mes durante la menstruación. Si se implanta el óvulo fecundado, los vasos sanguíneos actúan como la primera vía de abastecimiento para el feto que se está desarrollando. Alrededor de ocho días después de la implantación se crea un nuevo órgano vascular, la placenta, para llevar sangre de la madre al feto.[5] En los siguientes nueve meses se crea en éste una sinfonía de angiogénesis que forma todo el sistema circulatorio desde cero y luego va llenando cada órgano del cuerpo en desarrollo. Hacia el final del embarazo, mientras el cuerpo de la madre se prepara para el parto, la placenta libera un factor antiangiogénico natural llamado Flt-1 soluble, el cual desacelera la creación de vasos sanguíneos. Esta capacidad de encenderse, reducirse y apagarse es el símbolo de la angiogénesis como sistema de defensa, no sólo en la creación de vida durante el embarazo, sino en la protección de la salud a lo largo de la vida.

La defensa de la angiogénesis es un método de protección para todos los animales con sistema circulatorio, incluidos los humanos. Cuando te has hecho un corte profundo, ya sea por cirugía o una lesión, sin duda habrás notado que la zona herida comienza a cambiar en cuestión de segundos, iniciando un proceso que prosigue hasta que la herida sana. Si alguna vez te raspas la rodilla lo suficiente como para sangrar y luego formar una costra y la arrancas antes de tiempo, podrás ver este proceso ocurriendo ante tus ojos. Bajo la costra, el tejido es rojo y brillante. En ese parche rojo hay miles de nuevos vasos sanguíneos creciendo en la herida para restaurar el tejido lastimado.

Cuando lo ves, eres testigo de la angiogénesis que se enciende en el tejido lastimado tan pronto como comienza el sangrado. El detonante es la hipoxia, o los bajos niveles de oxígeno, provocados por la interrupción del flujo normal de sangre en la herida. La falta de oxígeno indica la necesidad de más vasos sanguíneos para llevar más oxígeno. La hipoxia provoca que las células heridas comiencen a liberar señales de proteína, llamadas factores de crecimiento, cuyo trabajo es estimular la angiogénesis. La inflamación es muy importante al principio de la curación. Las células inflamatorias, llamadas macrófagos y neutrófilos, se arrastran hacia el interior de la herida para limpiar cualquier bacteria o desecho de la lesión y liberan sus propios factores de crecimiento angiogénicos, amplificando así la respuesta de creación de vasos sanguíneos.

A partir de este momento, tienen lugar varios sucesos a nivel celular para crear vasos sanguíneos. Gracias a las células especiales que delimitan tus venas, llamadas células endoteliales, hay un equipo de rescate esperando recibir las señales del factor de crecimiento que les dan a las células endoteliales la instrucción de desplegarse. Hay cerca de un billón de células endoteliales delimitando tu sistema circulatorio, por lo que son uno de los tipos de células más abundantes en tu cuerpo. Piensa en cada una de estas células endoteliales como el motor de un automóvil conectado al contacto para encenderlo. Ahora imagina que los factores de crecimiento que se liberan en una herida son las llaves del auto. Los factores de crecimiento embonan en receptores específicos salpicados por toda la superficie de las células endoteliales, así como las llaves embonan en contactos de autos específicos. Cuando la llave correcta entra en el contacto correcto, el motor se enciende y las células endoteliales están listas para migrar hacia la superficie de los factores de crecimiento proteínico, y comienzan a dividirse y a formar tubos que se convertirán en nuevos vasos sanguíneos. Sin embargo, las células endoteliales primero necesitan salir de la vena. Liberan enzimas que digieren la pared de la vena, parecida a una manga, afuera de la célula, creando agujeros en la pared arterial. De este punto en adelante, las células endoteliales activadas comienzan a salir de estos hoyos, siguiendo la gradiente de factores de crecimiento que llegan del área lastimada y crean nuevos vasos sanguíneos en esa dirección. Conforme se elongan los brotes de vasos sanguíneos, se enrollan a lo largo para crear tubos que a la larga se conectan en las puntas para formar aros capilares. Al haber más aros capilares en la zona tratada, nace una nueva circulación para sanar.

Los vasos sanguíneos recién formados son demasiado frágiles como para soportar el flujo sanguíneo por sí solos, así que reciben ayuda de otro tipo de célula, el pericito, que los ayuda a madurar. Los pericitos ayudan de dos formas. Primero, se envuelven alrededor de los tubos endoteliales como un calcetín sobre un tobillo para proveer estabilidad estructural. Simultáneamente, los pericitos desaceleran la angiogénesis, así que no hay una sobrecarga de vasos sanguíneos.[6] Los pericitos son cambiantes. Una vez anclados a un nuevo vaso sanguíneo, extienden brazos parecidos a tentáculos para abrazar las células endoteliales que tienen alrededor. Un solo pericito puede tocar hasta 20 células al mismo tiempo y liberar una señal química que las apaga del frenesí de actividad alrededor de la angiogénesis.[7]

Una vez que los vasos sanguíneos brotan y se estabilizan, comienza el flujo sanguíneo. La inundación de oxígeno nuevo apaga el interruptor de la señal del factor de crecimiento, desacelerando los motores de la angiogénesis hasta que finalmente se detienen. Al mismo tiempo, se liberan inhibidores naturales de la angiogénesis en el área, suprimiendo todavía más el crecimiento de nuevos vasos sanguíneos. Cuando éstos se solidifican en su lugar, las células endoteliales a su alrededor producen proteínas, llamadas factores de supervivencia, que ayudan a sanar las células en las áreas cercanas donde se desarrolló la angiogénesis. Cuando se componen de forma adecuada, los nuevos vasos sanguíneos como defensa pueden durar toda la vida, manteniendo vivos los órganos y la piel.

El sistema de angiogénesis siente constantemente dónde y cuándo se necesitan más vasos sanguíneos para mantener los órganos sanos y funcionales. Como un albañil profesional, los vasos sanguíneos detectan la necesidad de tus músculos después de un entrenamiento, cuando se requiere más flujo sanguíneo para desarrollarlos. Por otra parte, el sistema también busca contantemente las situaciones donde se deben podar los vasos sanguíneos. El sistema sano de angiogénesis se diseñó para, 24 horas al día, lograr el equilibrio y la mezcla adecuada de vasos sanguíneos: ni muchos ni pocos.

Es como un regulador de luz. Se puede subir la intensidad para crear más vasos sanguíneos cuando es necesario. Cuando hacen falta menos, tu cuerpo tiene inhibidores endógenos de la angiogénesis (que se presentan naturalmente en el cuerpo) que apagan este proceso. Los estímulos y sus respuestas están por todas partes, incluyendo los músculos, la sangre, el corazón, el cerebro, la leche materna y el semen.

El control que tu cuerpo tiene de la angiogénesis necesita ser perfecto para optimizar tu salud. A lo largo de la vida, no obstante, muchos factores pueden descarrilar este sistema de defensa, provocando un exceso de angiogénesis que alimente tejidos enfermos, o una insuficiencia de angiogénesis que traiga consigo pérdida de tejido y muerte. En la segunda parte leerás sobre los alimentos que apuntalan tus defensas de angiogénesis para ayudar a tu cuerpo a resistir las enfermedades, pero antes volvamos a los cánceres microscópicos que crecen en tu cuerpo y veamos cómo se derrumban las defensas y sus pésimas consecuencias, para que sepas por qué es importante comer los alimentos correctos para estar sano.

La principal razón por la que los cánceres microscópicos no crecen son los inhibidores naturales de la angiogénesis. Tal contrarresto mantiene a raya los tumores, al privarlos de sangre. Como descubrieron investigadores de la Escuela de Medicina de Harvard en 1974, mientras no crezcan vasos sanguíneos para alimentar tumores, las células cancerígenas permanecerán dormidas y neutralizadas. Tu sistema inmunológico, del cual hablaré en el capítulo 5, tarde o temprano los ubica y destruye. Con el tiempo, sin embargo, algunos minúsculos nidos de cáncer pueden abrumar al sistema de defensas y sobrepasar la respuesta antiangiogénica, al liberar enormes cantidades de las mismas señales del factor de crecimiento que participan en la curación de heridas. En experimentos de laboratorio, una vez que brotan nuevos vasos sanguíneos dentro del pequeño cúmulo de células cancerígenas, pueden hacer que un tumor crezca exponencialmente, extendiéndose hasta 16 mil veces su tamaño en sólo dos semanas después de iniciada la angiogénesis.[8] Cuando los tumores secuestran el sistema de defensa de la angiogénesis para crear su propia circulación, un cáncer inofensivo se convierte rápidamente en uno que puede ser mortal. Lo que es peor, los mismos vasos sanguíneos que alimentan los tumores cancerígenos también pueden servir como canales de salida para que células malignas escapen hacia el torrente sanguíneo. Esto se conoce como metástasis, el aspecto más peligroso del cáncer. Los pacientes de cáncer rara vez mueren por su tumor inicial, que en muchos casos puede extirparse con cirugía; la metástasis acribilla al cuerpo como perdigones.

Ayudar al cuerpo a evitar la angiogénesis indeseable puede tener un efecto poderoso en la supresión del cáncer. La meta es estimular tus defensas de angiogénesis, ayudando a la respuesta natural de tu cuerpo a conservar el equilibrio normal de vasos sanguíneos, para que así las células cancerígenas no reciban el alimento que les permita crecer. El primer paciente en beneficiarse de un tratamiento antiangiogénico fue un niño de 12 años llamado Tom Briggs, de Denver, Colorado. Se le diagnosticó una enfermedad llamada hemangiomatosis capilar pulmonar, que hacía crecer tumores en sus pulmones. Conforme crecían los tumores se le dificultaba respirar, lo que interfería con su capacidad de jugar sus deportes favoritos, como el beisbol, y a veces incluso dormir bien. Como último recurso, recibió un medicamento llamado interferón alfa, que detenía la angiogénesis. A lo largo de un año, sus tumores pulmonares se encogieron y Tom pudo seguir con su vida normal. Su caso fue tan sorprendente que se publicó en el *New England Journal of Medicine* como "el primer caso humano", un vistazo hacia el futuro del tratamiento tumoral.[9]

Desde los años noventa las empresas de biotecnología comenzaron a desarrollar medicamentos específicos para tratar la angiogénesis tumoral. El primer cáncer que mostró el beneficio de la terapia antiangiogénica fue el de colon, donde atacar los vasos sanguíneos tumorales mejoró la supervivencia de los pacientes usando un tratamiento llamado Avastin. Muchos otros cánceres se han vuelto tratables por estimular la respuesta angiogénica del cuerpo, usando Avastin y más de una docena de otros medicamentos de diseñador que la inhiben, incluidos el renal, pulmonar, cerebral, de tiroides, hepático, cervicouterino, de ovarios y de mama así como múltiples mielomas. En 2004, el comisionado de alimentos y medicamentos en Estados Unidos, Mark McClellan, declaró: "Los inhibidores de angiogénesis ya pueden considerarse la cuarta modalidad de tratamiento contra el cáncer (después de la cirugía, la quimioterapia y la radiación)".[10]

La angiogénesis excesiva promueve la enfermedad en muchas otras afecciones además del cáncer, como la pérdida de visión. En un ojo sano, la visión es posible porque la luz puede pasar a través del fluido cristalino hacia la retina y se registra en el cerebro sin interferencia de los vasos sanguíneos. La angiogénesis en el ojo se controla rigurosamente, tanto que, por lo general, las células endoteliales que cubren los vasos sanguíneos de la retina se dividen sólo dos veces en la vida de una persona. Sin embargo, en la degeneración macular asociada con la edad (DMAE), la principal causa de ceguera en el mundo para personas mayores de 65 años, y en la pérdida de visión relacionada con la diabetes, la angiogénesis lleva a la formación de nudos anormales en los vasos sanguíneos, los cuales filtran fluidos y sangran. Esa consecuencia desastrosa de la angiogénesis indeseable destruye la visión. Por fortuna, esas dolencias ahora son tratables utilizando medicamentos biológicos aprobados por la FDA que los oftalmólogos inyectan en el ojo para detener la angiogénesis destructiva, parar la filtración y proteger la visión. Algunos pacientes incluso recuperan la visión. Tuve una paciente que estaba legalmente ciega por degeneración macular y no podía manejar ni jugar golf, su pasatiempo favorito. Después del tratamiento pudo manejar nuevamente y volvió a practicar su swing en el campo.

En la artritis reumatoide y la osteoartritis, la inflamación de las articulaciones provoca que los nuevos vasos sanguíneos liberen enzimas destructivas, las cuales atacan tus cartílagos provocando dolores incapacitantes. En la psoriasis, condición dérmica capaz de desfigurar, la angiogénesis anormal bajo la piel ayuda a que las zonas de placas de piel enrojecida crezcan, lo que viene acompañado de inflamación, comezón irritante y dolor.

Se descubrió que la enfermedad de Alzheimer involucra una angiogénesis excesiva y anormal. En 2003, junto con un psiquiatra, el doctor

Anthony Vagnucci, en un artículo publicado en *The Lancet,* planteé que las anormalidades en los vasos sanguíneos del cerebro contribuían a la enfermedad de Alzheimer.[11] Hoy en día sabemos que los vasos sanguíneos en los cerebros afectados con Alzheimer son anormales y no mejoran el flujo sanguíneo; por el contrario, liberan neurotoxinas que matan las células cerebrales.

Incluso la obesidad tiene una fuerte conexión con la angiogénesis. Aunque se trata de una enfermedad multifactorial, comer en exceso y consumir los alimentos equivocados produce altos niveles de factores de crecimiento que estimulan la angiogénesis mientras circulan por el torrente sanguíneo.[12] Al igual que los tumores, una masa de grasa necesita nuevos vasos sanguíneos para crecer y alimentar las células adiposas.[13] Por esas y otras cuestiones de salud, es emocionante ver cómo los nuevos tratamientos con medicinas enfocadas en la angiogénesis muestran resultados prometedores en las pruebas clínicas y de laboratorio.

Eliminar el exceso de vasos sanguíneos es importante, pero también lo es mantener la capacidad del cuerpo de crear un sistema circulatorio adecuado para proteger los órganos que necesitan incrementar o restaurar su abastecimiento de sangre. Al envejecer, nuestra circulación muchas veces decae, por lo que necesitamos incrementar y estimular nuestra capacidad de alimentar y conservar sanos los tejidos y los órganos. Cuando se ven comprometidos, la incapacidad de montar una respuesta angiogénica defensiva tiene pésimas consecuencias.

Una de ellas es la neuropatía. Las neuropatías ocurren cuando se compromete el funcionamiento de tus nervios. Esto puede llevar a adormecimientos o dolor que varían de moderados a incapacitantes. Los nervios periféricos son el cableado eléctrico que recorre todo tu cuerpo, transmitiendo indicaciones de tu cerebro a tus músculos, diciéndoles cuándo contraerse y cuándo relajarse. Los nervios también envían sensaciones de parte de tu piel y tus músculos hacia tu cerebro. Ese cableado eléctrico tiene su propio minisistema circulatorio, llamado vasa nervorum (vasos que irrigan un tronco nervioso), que mantiene el flujo de sangre hacia los nervios. Cuando los vasa nervorum se apagan, los nervios empiezan a morir. Los síntomas varían desde un hormigueo o un dolor insoportable, hasta el adormecimiento de manos, piernas y pies por completo.

Las personas con diabetes pueden desarrollar un abastecimiento dañado de la sangre a los nervios, sobre todo si la glucosa no está controlada. La diabetes también desacelera la angiogénesis, lo cual daña los nervios. Los investigadores han estado trabajando en nuevas maneras de mejorar el flujo sanguíneo a los nervios usando terapias de angiogénesis. En el laboratorio, cuando los investigadores inyectan el gen para desarrollar la proteína angiogénica FCVE (factor de crecimiento vascular endotelial) en los músculos de animales diabéticos, descubren que pueden incrementar el flujo sanguíneo a los nervios y restaurar su función a niveles casi normales.[14] Otra causa común para la neuropatía periférica es la quimioterapia para el cáncer, que no sólo mata las células cancerígenas, sino que puede ser altamente tóxica para los nervios y destruir su minisistema circulatorio. En el laboratorio la terapia genética que utiliza FCVE protege totalmente los nervios y su abastecimiento de sangre contra la pérdida de funcionamiento.[15]

Cuando tus defensas de angiogénesis están dañadas, muchas otras enfermedades pueden presentarse. Las heridas crónicas son un ejemplo. Si bien una herida normal sana en una semana más o menos, las de tipo crónico sanan lentamente o no sanan. Estas yagas abiertas se infectan, se gangrenan y muchas veces obligan a amputar la extremidad dañada. Esto afecta a más de 8 millones de personas sólo en Estados Unidos, en especial gente que padece diabetes, arteriosclerosis, mal funcionamiento de válvulas en las venas de las piernas, o que está confinada a la cama o necesita silla de ruedas. Es una epidemia silenciosa y mortal con un índice de mortandad mayor que el cáncer de colon y de mama.[16] Si tienes una herida crónica, uno de los principales objetivos de tu médico debería ser encender la angiogénesis para mejorar el flujo sanguíneo y acelerar la curación. Esto puede hacerse a partir de una serie de técnicas y herramientas médicas, incluida la alimentación. En el capítulo 6 hablaremos de los alimentos que estimulan la angiogénesis.

Tu cerebro y tu corazón también dependen del sistema de defensa de la angiogénesis para responder cuando hay una amenaza en su propia circulación. Restaurar rápidamente el flujo sanguíneo de estos órganos es una cuestión de vida o muerte, literal. Cuando hay un bloqueo de sus vasos sanguíneos, lo que ocurre con la arteriosclerosis, tu sistema de defensa entrará en automático y generará nuevos vasos sanguíneos para ayudar a formar un *bypass* natural alrededor del canal bloqueado. Un *bypass* natural, llamado vaso colateral, se forma cuando ocurre un bloqueo lento y gradual, estrechando los vasos coronarios o las arterias carótidas. La gente puede vivir durante años o décadas con cardiopatía coronaria o enfermedad carótida si su sistema de defensa de angiogénesis hace su trabajo. Incluso en el caso de bloqueos repentinos, como en un ataque cardiaco o un infarto isquémico, si el paciente sobrevive, la defensa angiogénica empezará a formar un *bypass* natural.

Esta defensa se da lentamente si el paciente tiene una enfermedad que frustra la angiogénesis, como la diabetes o la hipercolesterolemia, o si fuma o es una persona mayor. Las pruebas clínicas con tratamiento que estimulan la angiogénesis en el corazón o el cerebro han demostrado que es posible dar nuevos tratamientos para acelerar este proceso, pero todavía están en etapas experimentales, a años de distancia de usarse para tratar pacientes. En la segunda parte te contaré qué alimentos puedes utilizar en casa para ayudar a la angiogénesis cardiovascular y la curación.

Alimentos y angiogénesis

Es claro que un sistema de defensa angiogénico totalmente funcional nos protege de muchas enfermedades. Tu salud depende de un equilibrio normal en el sistema circulatorio, sin un exceso o insuficiencia de vasos sanguíneos en los órganos. Cuando ese equilibrio se perturba, tu cuerpo necesita ayuda. Los investigadores de compañías biofarmacéuticas y de equipos médicos están en una carrera para desarrollar nuevos tratamientos para salvar la vida, las extremidades y la visión, pero crear una nueva terapia puede tomar un decenio o más, costar más de mil millones de dólares e, incluso si es exitosa, tal vez no pueda, por su costo y disponibilidad, llegar a todos los necesitados. Es más, esos medicamentos y herramientas están enfocados en el tratamiento de las enfermedades, no en su prevención.

Puedes usar la dieta para evadir enfermedades así como apoyar el tratamiento. Las investigaciones que se realizan en todas partes del mundo revelan que alimentos y bebidas específicos, incluyendo muchos de los que reconocemos y disfrutamos, pueden estimular tus defensas angiogénicas en ambos lados de la ecuación. Aun la forma como preparas y combinas los ingredientes puede influir en la angiogénesis. Esto le da una perspectiva completamente nueva a nuestra forma de pensar sobre los alimentos que consumimos y la forma en que los preparamos. Además, abre nuevos umbrales si quieres incrementar tus probabilidades de prevenir enfermedades influidas por la angiogénesis. Si actualmente combates una afección dependiente de la angiogénesis, elegir los alimentos correctos puede ayudarte a controlar o incluso vencer esta enfermedad.

Hay gran cantidad de evidencia sobre el poder de este enfoque. La gente de Asia, en cuya dieta se consume mucha soya, verduras y té, tiene un riesgo significativamente menor de desarrollar cáncer de mama o de otro tipo. En Japón hay más de 69 mil personas mayores de 100 años.[17] China también tiene una población elevada de centenarios. Mi tío bisabuelo, quien vivió sano aun hasta los 104, residía en el pueblo de Changshu, en las afueras de Shanghái, en las faldas de la montaña Yushan, donde se cultiva el té verde. Los centenarios vibrantes de Ikara, Grecia y del centro de Cerdeña, comen una dieta mediterránea, atestada de ingredientes estimulantes de las defensas angiogénicas y no son estrictamente veganos. Comprender que la angiogénesis es un sistema de defensa clave para la salud es vital al momento de desentrañar nuevos secretos para una salud a largo plazo dentro de tu cuerpo y fuera del sistema de seguridad social.

ENFERMEDADES EN LAS QUE SE VULNERAN LAS DEFENSAS ANGIOGÉNICAS

- Angiogénesis excesiva
- Artritis reumatoide
- Cáncer cerebral
- Cáncer cervicouterino
- Cáncer colorrectal
- Cáncer de hígado
- Cáncer de mama
- Cáncer de ovario
- Cáncer de próstata
- Cáncer de riñón
- Cáncer pulmonar
- Cáncer tiroideo
- Degeneración macular asociada con la edad
- Endometriosis
- Enfermedad de Alzheimer
- Leucemia
- Linfoma
- Mieloma múltiple
- Obesidad
- Pérdida de visión asociada con la diabetes
- Psoriasis

- Angiogénesis insuficiente
- Alopecia
- Cardiopatía isquémica
- Disfunción eréctil
- Enfermedad arterial periférica
- Fallo cardiaco
- Neuropatía
- Neuropatía periférica
- Úlceras diabéticas en los pies
- Úlceras por presión
- Úlceras venosas en las piernas

Capítulo 2

Regeneración

Si la angiogénesis crea nuevos vasos sanguíneos para alimentar tus órganos como un sistema de defensa, ¿qué hace crecer y mantiene a los órganos mismos? La respuesta: las células madre. Son tan cruciales para tu salud que si de pronto dejaran de trabajar estarías muerto en una semana. Desde tu concepción, las células madre tienen un papel primordial en la generación y el mantenimiento de tu cuerpo y tu salud. Literalmente, estamos hechos de células madre. Alrededor de cinco días después de que el espermatozoide de tu padre se encontró con el óvulo de tu madre, comenzaste a vivir como una pequeña bola de entre cincuenta y cien células madre embrionarias (CME) en el vientre. Lo impresionante de estas células madre es que son pluripotentes, es decir, pueden formar cualquier célula o tejido en el cuerpo, desde músculos y nervios hasta piel, cerebro o un ojo. Conforme "tú, el embrión", madurabas a lo largo de 12 semanas hacia tu versión de "feto", todos tus órganos básicos se crearon a partir de las células madre que mutaron hacia células más especializadas para desarrollar las funciones de cada órgano. Pronto, las células especializadas de tus órganos comenzaron a sobrepasar en cantidad a las células madre no especializadas en la formación de tu cuerpo.

Las células madre en el feto no sólo construyen el organismo, sino proveen las defensas de la salud, incluso para la madre. Científicos de la Escuela de Medicina del Hospital Monte Sinaí, en Nueva York, hicieron un experimento trascendental donde estudiaron ataques cardiacos en ratonas preñadas. Los ataques cardiacos eran lo suficientemente serios como para dañar 50% del ventrículo principal en el corazón. En un humano, este grado de daño sería suficiente para provocar una falla cardiaca, si no una muerte rápida.[1] En las ratonas sobrevivientes, a lo largo de las semanas posteriores al ataque cardiaco, los investigadores descubrieron que las células madre del feto migraron del vientre hacia el torrente sanguíneo de la madre. Desde ahí, es impresionante cómo las células madre del feto se quedaron en el área dañada del corazón de la madre y empezaron a regenerarlo y repararlo. Un mes después del ataque cardiaco, 50% de las células madre del feto que migraron hacia el corazón de la madre se volvieron células cardiacas adultas, capaces de latir espontáneamente. Este estudio fue uno de los primeros en demostrar que las células madre de un feto pueden ayudar a defender la salud de la madre.

Para el momento del parto, la mayoría de las células en el humano en desarrollo ya se transformaron en la forma final de un órgano, dejando sólo una minúscula fracción de células madre. Después del nacimiento, algunas células madre se quedan en el cordón umbilical y la placenta. Las de aquél pueden recolectarse en forma de sangre y enviarse a un banco de células madre, donde se congelan y se resguardan para su eventual uso médico. Algún día podrán ser útiles para tu hijo o incluso para ti y los miembros de tu familia y reparar o sanar órganos dañados. Recomiendo enfáticamente recolectar y guardar la sangre del cordón umbilical; es una oportunidad irrepetible.

A pesar de sus bajas cifras, las células madre aún tienen un papel vital en la vida adulta. Conforme envejecemos, regeneran en silencio casi todos nuestros órganos "tras bambalinas". El proceso se da a su propio paso, distinto para cada órgano:[2]

- Tu intestino delgado se regenera cada dos o cuatro días.
- Tus pulmones y tu estómago cada ocho días.
- Tu piel cada dos semanas.
- Tus glóbulos rojos cada cuatro meses.
- Tus células adiposas cada ocho años.
- Tu esqueleto cada diez años.

La velocidad de la regeneración también cambia con la edad. Cuando tienes 25 años, se renueva alrededor de 1% de las células de tu corazón cada año, pero esto comienza a desacelerar conforme creces. Para cuando llegas a los 75 años, sólo 0.45% de las células cardiacas se renueva cada año.[3]

Tus células inmunológicas se regeneran cada siete días, así que, si tus células madre desaparecieran, probablemente morirías de una infección poco después. Si de alguna manera sobrevivieras a la infección, entonces morirías de una hemorragia por razón de que los componentes sanguíneos llamados plaquetas, responsables de la coagulación, se reemplazan cada diez días. Si sobrepasaras eso, tu piel se caería en seis semanas. Luego colapsarían tus pulmones y te sofocarías. Nuestras células madre defienden la salud y son uno de nuestros salvavidas.

El poder curativo de las células madre

Lo que sabemos de las células madre de nuestro cuerpo data de los tiempos de la bomba atómica. La aniquilación nuclear de Hiroshima y Nagasaki mató un estimado de 200 mil personas en 1945, concluyendo la Segunda Guerra Mundial. Los médicos advirtieron que algunos sobrevivientes al impacto inicial sucumbían después en una segunda oleada de muerte porque la exposición a la radiación destruyó la capacidad de su cuerpo de renovar sus propias células en la médula ósea. Mientras el gobierno hacía preparativos para las guerras nucleares del futuro, los científicos comenzaron su búsqueda de células madre que pudieran usar para tratar y proteger a los sobrevivientes del efecto mortal de la radiación. En 1961, dos investigadores canadienses, James Till y Ernest McCullough, mostraron que las células madre estaban presentes en la médula ósea y el bazo, y que podían regenerar los componentes de la sangre. Till y McCullough descubrieron que, si se inyectan a tiempo, las células madre pueden rescatar animales de laboratorio expuestos a cantidades letales de radiación.[4]

El trabajo de Till y McCullough llevó al desarrollo de los trasplantes de médula, procedimiento que salva vidas y ahora se realiza en todo el mundo para rescatar a pacientes de cáncer que reciben los tratamientos más duros de quimioterapia y altas dosis de radiación. Aunque la quimioterapia y la radiación matan las células cancerígenas, también arrasan con las células madre sanas en la médula ósea. Sin ellas, se desploma el sistema inmunológico del paciente de cáncer y puede morir de alguna infección generalizada. Aun así, al trasplantar células madre de la médula ósea de un donador hacia el paciente de cáncer, los médicos pueden salvar pacientes de esta muerte segura. Las células madre del donador circulan hacia la médula ósea del paciente y se adaptan; entonces, reconstituyen el sistema inmunológico. La técnica de trasplante de médula ósea usando las células madre de un donador se consideró un gran avance médico. Su pionero, E. Donnall Thomas, ganó el Premio Nobel de Medicina o Fisiología en 1990, junto con el pionero del trasplante de riñón, Joseph Murray. No obstante, aun sin estar dañado por la quimioterapia o la exposición a la radiación, tu cuerpo necesita sus células madre porque reconstruyen continuamente tu cuerpo de adentro hacia afuera.

Entre los 37.2 billones de células en tu cuerpo, las células madre constituyen una cifra minúscula, pero muy poderosa: sólo 0.002%, pero son capaces de regenerar tu salud.[5] Las células madre reparan, reemplazan y regeneran las células muertas y gastadas conforme se necesitan. Como si fueran soldados de fuerzas especiales de tu cuerpo, recolectan información, hacen reconocimiento y ejecutan misiones para mantener los órganos en un estado óptimo. Cuando sufres alguna lesión o adquieres una enfermedad, tus células madre entran en acción para crear nuevos tejidos que sanan o ayudan a tu cuerpo a superar la dolencia. Es tu sistema de defensa regenerativo y, al igual que el sistema de angiogénesis, las últimas investigaciones muestran que la alimentación puede influir mucho en tus células madre.

No importa si eres un atleta que quiere fortalecer sus músculos, una mujer embarazada interesada en desarrollar un feto o alguien que lucha contra el azote de la edad, los alimentos adecuados pueden estimular la cantidad y el desempeño de tus células madre así como su capacidad para regenerar tu cuerpo. Puedes comer para proteger tu corazón, para conservar tu mente lúcida (regeneración cerebral), sanar tus heridas y mantener tu cuerpo en un estado de salud juvenil. En la segunda parte del libro te hablaré sobre los alimentos que pueden estimular la defensa de tus células madre, pero primero te daré una introducción sobre la regeneración para que veas por qué comer los alimentos correctos puede salvar tu vida.

Las células madre y las lesiones

El sistema de defensa de la regeneración está conectado de manera que siempre esté listo para responder en todo momento a una lesión o traumatismo. Las células madre adultas siguen sin especializarse, en espera de que se les necesite y entren en acción. Pueden renovarse y replicarse por división celular, y conservar de todos modos su pluripotencial. Cuando están en una misión, sienten su ambiente y usan las claves a su alrededor como instrucciones para convertirse en el tipo exacto de célula que se necesita regenerar. Si están en un pulmón, se vuelven un pulmón. Si están en el hígado, se vuelven parte del hígado.

La historia de cómo las células madre logran esas funciones protectoras comienza donde viven en su estado inactivo, indiferenciado y renovable. Residen en escondites especiales llamados nichos. Están en la piel, a lo largo de las paredes intestinales, en la base de los folículos capilares, en los testículos y los ovarios, en la grasa, en el corazón y el cerebro, y, particularmente, en la médula, el material esponjoso dentro de nuestros huesos.

La médula es una unidad de almacenamiento de al menos tres tipos de células madre distintas. Las células madre hematopoyéticas (CMH) se convierten en células formadoras de sangre. Las células mesenquimales estromales (CME) son precursoras de músculos, grasa, cartílago, hueso y otros elementos no sanguíneos. Las células progenitoras endoteliales (CPE) contribuyen a la creación de nuevos vasos sanguíneos en la regeneración de los órganos. Juntas, se denominan células mononucleares derivadas de la médula ósea (CMDM) porque todas residen dentro de ella.

Cuando una parte del cuerpo necesita que las células madre entren en acción para regenerarlo, se da una serie de sucesos que sacan la célula madre de su nicho y la llevan hacia el sistema circulatorio. Las células madre en la médula ósea reciben la alerta de las señales de un factor de crecimiento liberado por el órgano afectado. Un factor de crecimiento en particular, el vascular endotelial (FCVE), es muy poderoso para activar las células madre. Esa señal de alarma llega a la médula ósea por medio de los vasos sanguíneos que penetran el hueso. Una vez en el interior, las señales viajan por el sistema de capilares, llamado canales sinusoidales, dentro de la médula y llegan a las células madre adheridas a las paredes del canal. Las células madre interpretan la señal como una alerta química y responden a su vez. Lo que comienza con una llamada de auxilio termina con una oleada de células madre volando como abejas fuera de la colmena, desde la médula ósea hacia el sistema circulatorio del cuerpo.[6] Ese paso importante en la regeneración de una parte lesionada del cuerpo se llama movilización de células madre.

Lo que sucede a continuación es una potente ilustración del ingenio con que reaccionan las células madre. Cuando se trata de una emergencia, llegan rápidamente al frente de una lesión. Viajan en el veloz torrente sanguíneo, impulsadas por la acción de bombeo del corazón, y utilizan su localizador biológico para ubicar el punto exacto en el órgano que envió la señal de alarma. Como un misil guiado acercándose a su blanco, las células madre encuentran su punto de impacto. Las proteínas en la célula madre, llamadas receptores, se adhieren a las proteínas en el punto de impacto. Se unen como velcro celular, asegurándose de que las células madre se adhieran sólo a la zona lesionada.[7] Todo sucede muy rápido después de que se envía la señal de alarma. Las investigaciones demuestran, por ejemplo, que 48 horas después de que un cirujano hace una incisión, hay, comparadas con las cifras antes de la cirugía, 14 veces más células progenitoras endoteliales en el sistema circulatorio debido a la necesidad de curación.[8]

Una vez adheridas al punto de impacto, las células madre evalúan el ambiente del órgano al que llegaron y ejecutan su misión basándose en las instrucciones que reciben de ese ambiente. Si están en la piel, se vuelven células dérmicas y responden de la forma que cubra las necesidades de la piel. Si están en el corazón, se vuelven células del músculo cardiaco (cardiomiocitos) y responden a las necesidades de ese órgano. Las células madre hacen su trabajo después de una lesión como parte de un grupo de jugadores más grande. Es todo un equipo de rescate que incluye células inflamatorias y otras inmunológicas, células de vasos sanguíneos y de coagulación, y llegan listas para realizar sus tareas específicas.

Lo que las células madre hacen exactamente una vez que se encuentran en el tejido lesionado sigue siendo un misterio. Sabemos que se diferencian en ese tejido local y lo regeneran, pero no se quedan ahí durante mucho tiempo: unos cuantos días cuando mucho. Los científicos trabajan para documentar qué les sucede en realidad. Hay un par de teorías: las células madre cambian de aspecto y desaparecen en el ambiente, volviéndose indistinguibles del tejido normal que reparan, o es posible que tengan un papel vital, pero de poca duración, y mueran después de completar su misión.

Lo que sí sabemos es que las células madre son fábricas de proteínas llamadas factores de crecimiento, citocinas y factores de supervivencia, necesarios en órganos en crecimiento o en reparación. También pueden liberar contenedores moleculares especiales, llamados exosomas y microvesículas, llenos de un cargamento de información genética y proteínas. Cuando se liberan en un órgano, les indican a otras células qué hacer para componer el daño.[9] Las células madre liberan esa carga para estimular a las demás células a que construyan un vecindario más sano alrededor de la zona de impacto. Se llama efecto paracrino. Un estudio examinó la regeneración ósea y mostró que se pueden liberar al menos 43 factores de crecimiento de las células madre para ayudar a mejorar los alrededores de un hueso lesionado.[10]

Algunos de los factores de crecimiento involucrados en la respuesta de las células madre son exactamente los mismos precursores de la angiogénesis, vinculando ambos sistemas de defensa de la salud. Cuando las células liberan el factor de crecimiento vascular endotelial debido a la falta de oxígeno (hipoxia) o por una lesión, por ejemplo, se provoca una angiogénesis local, mientras que lejos, en el nicho de la médula ósea, ese factor alerta a las células madre. Si se regenera una nueva masa de tejido, necesitará un abastecimiento nuevo de sangre. La angiogénesis entra en acción en este punto y forma nuevos vasos sanguíneos para abastecer los nutrientes necesarios que apoyen la regeneración del tejido. A su vez, las células madre también contribuyen en la creación de nuevos vasos sanguíneos angiogénicos, así que es una relación donde todos ganan. Entre 2% y 25% de las células de los nuevos vasos sanguíneos provienen de células madre.

Causas del daño a las células madre

Por vital que sea la regeneración de nuestro sistema de defensa para tener una buena salud y sanar, las células madre son altamente vulnerables a factores comunes que agreden nuestro cuerpo a lo largo de la vida. Uno de los más dañinos es el humo del cigarro. El déficit de oxígeno que ocurre cuando un fumador inhala el humo del tabaco inicia el reclutamiento de células madre hacia el torrente sanguíneo. Pero a la larga el hábito de fumar merma la cantidad de células madre dentro de la médula ósea, dejando en general menos células disponibles para regeneración y reparación.[11] Lo que es peor, las células madre restantes en los fumadores no funcionan adecuadamente: su capacidad de multiplicación se reduce hasta en 80%, y su participación en la regeneración, hasta en 40%.[12] Esos cambios en la cantidad y funcionamiento de las células madre sirven para explicar, más allá del daño directo a los vasos sanguíneos por fumar, el incremento de riesgo cardiovascular y enfermedades pulmonares en fumadores.

Incluso si no fumas, no estás seguro cerca de alguien que sí lo hace. Ser fumador pasivo es igual de malo. Incluso nada más 30 minutos de exposición al humo de tabaco exhalado por otra persona es suficiente para aturdir tus células madre.[13] No es de sorprender que la contaminación en el aire sea similarmente dañina. Investigadores han descubierto que la exposición a partículas finas durante los incrementos de contaminación disminuye la cantidad de células progenitoras endoteliales en la sangre de personas que viven en comunidades con mayores problemas de contaminación en el aire.[14]

Beber en exceso mata las células madre. El alcohol afecta las células madre de muchas formas. Investigadores estudiaron monos que recibían una pequeña dosis diaria de alcohol para beber; increíblemente, tenían *más* células madre en su sistema circulatorio que los monos que no bebían. Las células madre de los monos bebedores, sin embargo, estaban dañadas y eran menos capaces de regenerar.[15] Piensa en ellas como células madre ebrias que no pueden caminar derecho. El síndrome de alcoholismo fetal es una consecuencia desastrosa cundo las mujeres embarazadas consumen grandes cantidades de alcohol. El feto en desarrollo sufre un daño cerebral permanente y presenta anormalidades en el crecimiento. El alcohol es tóxico para las células madre del feto, así que la devastación del síndrome de alcoholismo fetal puede deberse, en parte, a las células madre afectadas, lo cual descubrieron investigadores de la Universidad de Luisiana en un estudio con modelos roedores sobre el desarrollo fetal.[16] Emborracharse le da otro golpe a la salud de las células madre. Investigadores de la Universidad de Kentucky descubrieron que beber en exceso disminuye la actividad de unas células madre cerebrales llamadas progenitores de oligodendrocitos, necesarias para crear nuevas neuronas. El efecto fue particularmente pronunciado en la región del hipocampo, la parte del cerebro responsable de la creación de recuerdos a corto y largo plazo.[17] La buena noticia es que el daño pudo revertirse al dejar de beber.

Podemos evitar el riesgo de nuestras células madre reduciendo la exposición a los contaminantes del aire, al tabaco y al alcohol, pero otros riesgos son más difíciles de evitar. El envejecimiento, por ejemplo, desgasta incesantemente nuestra capacidad regenerativa. Conforme envejecemos, de manera natural nos quedamos con menos células madre en la médula ósea. Nuestras reservas no sólo merman con el tiempo, sino que las células madre restantes son menos activas que durante nuestra juventud.[18] El colesterol elevado en la sangre también impide la función de las células madre, aunque no todo el colesterol es igual.[19] La lipoproteína de alta densidad (HDL, por sus siglas en inglés), o colesterol "bueno", desacelera la muerte celular programada de las células progenitoras endoteliales. Las estrategias alimentarias que incrementan el HDL protegen las células.[20] Eso genera beneficios para nuestra salud porque las células progenitoras endoteliales pueden ayudar a prevenir la arteriosclerosis, proteger contra la acumulación de placa grasa en las paredes arteriales que reducen el flujo sanguíneo y repara la pared de los vasos sanguíneos. Esa clase de protección vascular por parte de las células madre es otra razón de que al colesterol HDL se lo considere "bueno".

Las enfermedades crónicas también pueden tener un efecto nocivo en las células madre. En particular, la diabetes es una asesina de esas células. Las personas con diabetes tienen menos células madre, y las que ya existen no pueden hacer bien su trabajo. El problema son los altos niveles de glucosa. Las células madre expuestas a un ambiente alto en azúcar son menos capaces de regenerar los tejidos. No pueden multiplicarse con normalidad para crear más de sí mismas ni trasladarse bien a lo largo del cuerpo. Por ende, no son capaces de participar adecuadamente en la construcción de nuevos tejidos. Encima de todo, secretan menos factores de supervivencia que las células madre normales.[21] Investigadores han descubierto que los altos niveles de glucosa afectan las células madre incluso en adultos sanos normales que no tienen diabetes,[22] otra razón para medir tu consumo de azúcar.

El daño a las células madre se ve en la diabetes de tipos 1 y 2. La primera es una enfermedad donde el propio sistema inmunológico del cuerpo destruye las células productoras de insulina necesarias para controlar de forma adecuada el metabolismo del azúcar. La segunda es también un problema para el metabolismo de la glucosa, pero no parte de un ataque autoinmune. En cambio, debido a la genética, con un estilo de vida inactivo, más la obesidad, el cuerpo deja de responder bien a la insulina o no genera suficiente. Un estudio de la Universidad de Nueva York mostró que las células progenitoras endoteliales tienen comprometida su capacidad de crecimiento hasta en 50% en la diabetes tipo 2, con fallas peores si los niveles de glucosa de la persona no están controlados.[23] Cuando los científicos analizaron el desempeño de las células progenitoras endoteliales para formar vasos sanguíneos en personas con diabetes, advirtieron que eran 2.5 veces menos propensas a participar en el proceso que las células madre no diabéticas. Investigadores neerlandeses descubrieron un efecto similar al estudiar el deterioro de las células madre en la diabetes tipo 1.[24]

La paralización de las células madre es un problema de proporciones gigantescas cuando te das cuenta de que la diabetes es una pandemia que afecta a más de 422 millones de personas en el mundo y conlleva 1.6 millones de muertes al año. Es una causa subyacente importante en los ataques cardiacos, los infartos, la ceguera, la falla renal, las heridas crónicas y la discapacidad, provocada por amputaciones de extremidades inferiores. Todo lo anterior son complicaciones médicas vinculadas de una forma u otra con células madre disfuncionales. Cualquier método para proteger o mejorar el desempeño de las células madre en la diabetes, la hiperlipidemia y el envejecimiento podría salvarte la vida.[25]

La enfermedad vascular periférica es una dolencia grave que acompaña a la arteriosclerosis y, muchas veces, ocurre después de una diabetes de muchos años. En ella, el severo estrechamiento arteriosclerótico de las arterias corta el abastecimiento de oxígeno en las piernas. Esa condición empeora con el tiempo y la sangre que fluye a los músculos, los nervios y la piel de la pierna disminuye cada vez más. Las células en la pierna sufren por la falta de oxígeno y a la larga mueren, lo que lleva a la descomposición de la piel y heridas conocidas como úlceras isquémicas en la pierna. Dado que la curación de heridas ya es lenta en la diabetes, cuando ocurren úlceras isquémicas en personas con diabetes fácilmente puede haber una infección que termine en gangrena. Muchas veces es necesario amputar la pierna para salvar la vida del paciente. Investigadores de la Universidad de Padua, en Italia, han estudiado las células madre circulantes en pacientes con diabetes tipo 2 y enfermedad vascular periférica, en comparación con sujetos sanos sin diabetes.[26] Los pacientes con enfermedad vascular diabética tenían 47% menos células madre, y quienes tenían la menor cantidad de células madre también presentaban úlceras isquémicas en los pies, lo que refleja la importancia de las células madre para regenerar y reparar heridas.

La lección es que un buen manejo de la diabetes es absolutamente crítico para proteger tu sistema de defensa regenerativo. Un mejor control de la glucosa lleva a una mejor salud de tus células madre. En cambio, un mal control de la diabetes impide seriamente la función de tus células madre. Mejorar tu control de la glucosa puede incrementar la cantidad y mejorar el funcionamiento de las células progenitoras endoteliales. Así que, si tienes diabetes, asegúrate de tener el mejor control de glucosa... literalmente podría salvarte la vida.[27]

Los beneficios de estimular
las células madre

Cuando se apaga nuestro sistema de células madre, también se apaga nuestra salud. Sin embargo, cuando tomamos medidas para estimular nuestras células madre, hay un efecto positivo en nuestra salud. Considera la enfermedad cardiovascular. Investigadores de Homburg, Alemania, publicaron en el *New England Journal of Medicine* un estudio de 519 personas que demostró que medir los niveles base de células progenitoras endoteliales circulantes podría predecir si una persona tendría un ataque cardiaco o un infarto en los siguientes 12 meses, y los niveles incluso podían anunciar si la persona sobreviviría o no a ese hecho.[28] En ese estudio en particular, la gente con niveles básicos de células progenitoras endoteliales más elevados tenían 26% menos riesgo de experimentar un primer evento importante; la que contaba con niveles básicos más elevados también tenía 70% menos riesgo de morir por causas cardiovasculares.

Otro estudio trascendental: un estudio de la dieta y el cáncer en Malmö, Suecia, también examinó la conexión entre los niveles de las células madre y la enfermedad cardiovascular.[29] Comenzó en 1991 con un grupo de participantes de mediana edad. A lo largo de 19 años, los investigadores siguieron la salud de los participantes tomando una muestra regular de su sangre y cuestionándolos acerca de su nutrición para explorar las correlaciones con la enfermedad. De ese grupo, los investigadores midieron un marcador, llamado factor de célula madre, en 4 742 personas. Ese factor es una proteína formada en la médula ósea que nutre la colmena de células madre que esperan como reserva. La proteína también se encuentra en el torrente sanguíneo, donde guía las acciones de las células madre, como multiplicarse, migrar y, a la larga, transformarse a demanda en un tejido específico, proceso llamado diferenciación. El factor de las células madre es esencial para que funcionen de manera adecuada. Los investigadores descubrieron entre los participantes de Malmö que las personas con niveles más elevados del factor de células madre tenían 50% menos riesgo de falla cardiaca, 34% menos riesgo de infarto y 32% menor riesgo de muerte por cualquier causa, en comparación con los participantes que presentaban niveles más bajos del factor de células madre. No es de sorprender que el estudio descubriera, a la vez, que la gente con menos niveles del factor de células madre en su sangre tendía también a ser fumadora, tener un consumo elevado de alcohol o padecer diabetes, mostrando claramente la conexión cercana entre el estilo de vida, el funcionamiento de las células madre y el riesgo de desarrollar enfermedades crónicas.

Dentro de tu sistema cardiovascular, las células madre tienen funciones protectoras únicas. Las células progenitoras endoteliales no sólo contribuyen a la formación de nuevos vasos sanguíneos en la regeneración de los órganos, sino tienen un papel importante en la reparación del daño de los vasos sanguíneos existentes. La arteriosclerosis, proceso que endurece y estrecha tus arterias, incrementa tu riesgo de ataque cardiaco, infarto, enfermedad vascular periférica, y aun disfunción eréctil. Las placas que tienden a formarse en las paredes de las arterias crecen donde estén dañadas las paredes interiores de los vasos sanguíneos, como óxido extendiéndose por una tubería raspada.

Si el daño en la pared no se repara, se acumula más y más placa, y llega a hacerlo en tal magnitud que estrecha el diámetro del vaso sanguíneo y detiene el flujo de sangre. Como un sastre celular, las células progenitoras endoteliales pueden reparar la pared. El daño a tus células madre, por lo tanto, reduce tus defensas regenerativas contra la arteriosclerosis. Mantener sanas tus células madre reduce el riesgo de acumulación arteriosclerótica y te protege del desarrollo de la enfermedad cardiovascular.

La pérdida de células madre en el cerebro está implicada en el desarrollo de demencia.[30] Esas células madre, llamadas progenitores de oligodendrocitos, regeneran y reemplazan las neuronas en tu cerebro, y son vitales para conservar una función mental lúcida cuando envejeces. Son las mismas células madre que se afectan por el consumo excesivo de alcohol. Los investigadores trabajan ahora para encontrar formas de apoyar y aumentar las células madre en el cerebro como parte del tratamiento contra la enfermedad de Alzheimer. Otro tipo de célula cerebral especializada, llamada microglía, se desarrolla a partir de las células madre hematopoyéticas. Las microglías son responsables de la limpieza del cerebro y de la eliminación de placas beta-amiloides que dañan el cerebro en la enfermedad de Alzheimer. En el laboratorio, científicos de la Universidad Huazhong de Ciencia y Tecnología, en China, inyectaron una proteína llamada factor de reclutamiento de células madre (SDF-1) en el cerebro de ratones con enfermedad de Alzheimer. Descubrieron que la proteína podría reclutar las células madre hematopoyéticas de la médula ósea hacia el cerebro, donde se convertían en microglía y mejoraban la limpieza de desechos amiloides que se acumulan por la enfermedad.[31]

Las células madre en la medicina

Es innegable la importancia de las células madre en la salud, y por todo el mundo se están realizando pruebas clínicas para desarrollar tratamientos con éstas. Si bien hay muchas formas de crear una terapia regenerativa, una forma común es inyectar las células madre en el cuerpo para estimular la regeneración de órganos por enfermedades del corazón, el cerebro, los ojos, los riñones, el páncreas y el hígado. Si buscas un estudio clínico de una terapia regenerativa, ve a <www.clinicaltrials.gov>, la base de datos más completa del mundo sobre estudios de investigación en humanos. Actualizada por la Biblioteca Nacional de Medicina de Estados Unidos, esa página web es una fuente sumamente valiosa para los pacientes y los médicos que buscan los últimos tratamientos en desarrollo. Para encontrar estudios clínicos en medicina regenerativa, busca células mononucleares derivadas de la médula ósea (BM-MNC, por sus siglas en inglés), o, en inglés, "progenitor" o "regenerativo", junto con el nombre de la enfermedad que te interesa tratar.

Los resultados te mostrarán estudios específicos, qué están analizando, dónde se realizan las pruebas, si el estudio involucra pacientes y, muchas veces, cuáles son los resultados si ya se terminó. En la actualidad hay más de 6 mil estudios listados para regeneración, lo que la convierte en una de las áreas más intensas dentro de la investigación clínica en la medicina. Entre los estudios más intrigantes y provocativos con células madre se encuentran los que buscan revertir la arteriosclerosis múltiple, la enfermedad de Parkinson y el autismo.[32]

Las células madre que se utilizan en el tratamiento regenerativo provienen de una gran variedad de fuentes, y es importante que sepas cómo se realizan esas terapias en los centros médicos. Las fuentes comunes de las células madre que utilizan en esos tratamientos son de médula ósea, sangre, grasa y piel. Las células madre de la médula ósea, por ejemplo, se extraen introduciendo una aguja grande en el hueso de la cadera y succionando parte de su líquido medular. A su vez, las células madre de la sangre se pueden extraer con un proceso llamado aféresis, y más adelante se concentran antes de inyectarlas en el paciente. Es común que las células madre cultivadas pasen por algunos procesos para asegurar que están bien y son seguras para que los médicos las introduzcan de nuevo en el cuerpo.

Imagina esto: un cirujano plástico realiza una liposucción para extraer el tejido adiposo (grasa) del abdomen de un paciente con cardiopatía. El tejido eliminado se procesa en la clínica para separar las células madre adiposas de la grasa y luego se entregan a un cardiólogo que las inyecta en el corazón de un paciente. Esto se hace en las pruebas clínicas actuales. Los primeros resultados en pacientes muestran que inyectar 20 millones de células madre derivadas de la grasa lleva a una diminución de 50% del daño provocado por un ataque cardiaco.[33]

Otra fuente de células madre en verdad única es la piel, la cual contiene una clase de célula llamada célula madre pluripotencial inducida (ipsc). No es la clase común de célula madre, sino una clase especial y madura de célula dérmica que puede convertirse de vuelta en célula madre, y de ahí redirigirse hacia un órgano enteramente distinto y convertirse en una nueva célula especializada.

Ese descubrimiento, realizado por el investigador médico Shinya Yamanaka en 2006, hizo que se reescribieran libros de texto de biología. Yamanaka compartió el Premio Nobel en Medicina o Fisiología por su labor con sir John B. Gurdon en 2012. La ciencia ya se convierte en práctica. En 2014, un grupo de investigación del Centro Riken de Biología del Desarrollo, en Kobe, Japón, trataba a una mujer de 77 años con pérdida progresiva de la visión por degeneración macular asociada con la edad, afección a veces llamada DMAE húmeda.

En su tratamiento, los investigadores retiraron quirúrgicamente un trozo de piel del tamaño de un balín y recolectaron las ipsc del tejido. A éstas las reprogramaron para formar una capa de células especiales de la retina que se encuentran naturalmente en el ojo, llamadas epitelio pigmentario de la retina (EPR). Más adelante, trasplantaron las células EPR regeneradas a la retina de la paciente y descubrieron que el trasplante es seguro y se tolera bien después de dos años, además de que las células evitan la subsecuente pérdida de visión y la restauran parcialmente.[34]

Aunque todavía faltan muchos años para que se extienda el uso clínico de las células madre en muchas de las aplicaciones de la medicina regenerativa, los pacientes en estudios clínicos y algunos centros privados ya se están beneficiando. En 2016 yo mismo fui testigo, cuando participé en una conferencia organizada por el Vaticano, llamada Horizontes Celulares, que reunió a líderes mundiales en los campos de la medicina, la ciencia, la filantropía y la fe para compartir el progreso del potencial que tiene dirigir las células madre adultas hacia la defensa y cura de las enfermedades. Me invitaron a presentar nuevos conceptos usando un enfoque alimentario para regenerar los tejidos dañados, y otros investigadores presentaron sus trabajos con resultados increíbles.

Entre los casos más memorables estaba el de Richard Burt, de la Universidad de Northwestern, quien trató a pacientes que sufrían tal incapacidad por sus enfermedades autoinmunes que tenían que vivir con un respirador. Una mujer, Grace Meihaus, recibió a los 17 años un diagnóstico de esclerodermia, enfermedad en extremo dolorosa en la que las células inmunológicas atacan el cuerpo, lo inflaman y provocan sobreproducción de colágeno. La esclerodermia va endureciendo la piel y los órganos hasta dejarlos como piedra. Los pacientes pueden quedar literalmente como estatuas. Grace sentía que su cuerpo se entiesaba y contraía, le faltaba el aliento y se fatigaba con facilidad. Otra mujer joven, Elizabeth Cougentakis, había estado sufriendo de miastenia grave hasta el punto en que sus músculos estaban tan debilitados que no podía levantarse de la cama, necesitaba un respirador y la alimentaban con sonda. Sus médicos de cabecera tenían poco que ofrecer. Burt creía que el tratamiento regenerativo podría ser beneficioso y le inyectó a cada paciente sus propias células madre.[35] Después de los tratamientos, ambas pacientes mejoraron pronto y recuperaron sus funciones rápidamente. Las dos pudieron tener vidas normales, estaban llenas de energía y pudieron viajar al Vaticano, completamente bien, para contarnos personalmente su experiencia. En abril de 2018, el Vaticano organizó otro encuentro médico, llamado Unidos para Sanar, en el que se describieron más aplicaciones impresionantes de las células madre, incluido el tratamiento de parálisis cerebral y autismo, mostrando grandes beneficios.

La curación regenerativa, sin embargo, no es sólo inyectar células madre. Algunas técnicas estimulan las propias células madre del paciente para que entren en acción. Recuerda que la placenta es una reserva de células y proteínas necesarias para la regeneración del tejido durante el embarazo. Los cirujanos han utilizado la membrana delgada de la placenta, llamada membrana amniótica, para curar heridas, pues contiene más de 256 factores de crecimiento y regeneración, al igual que citocinas capaces de atraer a las células madre. Cuando un cirujano coloca la membrana en una herida que tarda tiempo en sanar, se liberan los factores regenerativos, se reclutan las células madre de la médula ósea del paciente y llegan a la herida. Las pruebas clínicas que utilizan la membrana han mostrado una inmensa mejoría en la curación de pacientes con úlceras diabéticas en los pies y con úlceras venosas, en comparación con las técnicas de atención conservadoras.[36] En 2012 identifiqué el mecanismo que involucra reclutar las propias células madre de un paciente y acuñé el término *imán de células madre* para describir cualquier método en que se aplica una tecnología ajena al cuerpo para atraer las células madre del propio paciente a un lugar que necesita regeneración.[37]

Otra opción para atraer las células madre de un paciente para curar supone dirigir ondas de ultrasonido a la piel. Hay un aparato especial, llamado MIST, que rocía agua suavemente frente a un rayo de ultrasonido de baja frecuencia. Cuando el rocío se dirige hacia la herida, las gotas de agua recogen la energía sonora y la llevan hacia la herida del paciente, donde se libera en el tejido. Esto envía una señal a las células madre de la médula ósea y las recluta hacia el sistema circulatorio y después a la herida. Dado que ese método regenera el tejido de adentro hacia afuera, se ha utilizado MIST para prevenir escaras por inmovilidad, también conocidas como úlceras por presión, heridas que se forman cuando una persona está recostada en una misma posición durante un largo periodo sin moverse, como en un hospital o un asilo. Aun hasta un tercio de los pacientes en asilos tienen esas heridas.[38] Pueden convertirse rápidamente en una catástrofe médica cuando se infectan y las heridas empeoran hasta exponer el músculo y el hueso. Antes de que se abra una escara, toda el área bajo la piel comienza a morir. Esto se conoce como una lesión del tejido profundo. Si no se toman medidas, la piel acaba por deteriorarse y se abre una cavidad que deja expuesta la carne debajo. MIST se ha utilizado para prevenir las escaras tratando la lesión del tejido profundo. El tratamiento pretende revertir la lesión bajo la piel que está muriendo, mas sigue intacta. Las gotas de agua con energía sonora golpean la piel y la energía recluta las células madre que llegan a la lesión del tejido profundo y mejoran su flujo sanguíneo, evitando entonces que se abra la piel.

En pocas palabras, la medicina regenerativa ya está cambiando la forma en que se practica la medicina y llevará a futuras formas de vencer enfermedades que ahora se consideran imbatibles y desconcertantes.

Los alimentos y las células madre

La regeneración no se basa exclusivamente en tecnologías avanzadas en el campo de la medicina clínica. Ahora puedes encender las defensas regenerativas de tu cuerpo desde tu cocina. Los alimentos y las bebidas pueden activar las células madre de una persona, estimulando la capacidad del cuerpo de regenerarse y curarse a sí mismo desde el interior. Es un enfoque completamente distinto de la regeneración que no requiere médico, hospital o inyecciones. La regeneración alimentaria accede a tu propia reserva de células madre para restablecer la salud. Algunos alimentos incrementan la actividad de las células madre y promueven la regeneración, mientras que otros hieren las células madre, como se ha descubierto, volviéndolas impotentes. Aturdir tus células madre obviamente no es la meta deseada, a menos que se trate de células madre cancerígenas, en cuyo caso eso podría salvar tu vida. Algunos alimentos también lo pueden hacer. Ya sea que estés sano y quieras optimizar tu fuerza o simplemente envejecer con elegancia, o si tienes una condición crónica seria, como cardiopatía, enfermedad de Alzheimer, diabetes o incluso cáncer, hay manera de utilizar la dieta para dirigir las células madre a tu favor y que te ayuden a sanar de adentro hacia afuera. En la segunda parte del libro te contaré todo sobre los alimentos que influyen en tus células y cómo puedes consumirlos para mejorar tu salud.

ALGUNAS AFECCIONES QUE NECESITAN REGENERACIÓN

- Alopecia
- Arteriosclerosis
- Atrofia cerebral
- Autismo
- Cáncer (todos los tipos)
- Ceguera
- Daño cerebral agudo
- Degeneración macular asociada con la edad
- Demencia
- Demencia vascular
- Depresión
- Diabetes
- Disfunción eréctil
- Enfermedad arterial periférica
- Enfermedad de Alzheimer
- Enfermedad de Parkinson
- Enfermedad hepática
- Esclerodermia
- Esclerosis múltiple
- Fallo cardiaco
- Fallo renal
- Hipercolesterolemia
- Infarto
- Infarto al miocardio
- Lesiones crónicas
- Lesión de la médula espinal
- Lesiones de tejido profundo
- Miastenia grave
- Osteoartritis
- Osteoporosis
- Parálisis cerebral

Capítulo 3

Microbioma

En una época de identidades en constante expansión, he aquí una más: ya no sólo eres humano... eres un holobionte. El término describe un organismo que funciona como ensamblaje de múltiples especies que se benefician entre sí. Eres un holobionte porque tu cuerpo no es una entidad unívoca, sino un ecosistema altamente complejo que incluye 39 billones de bacterias, la mayoría buenas, agrupadas en el interior y en la superficie de tu cuerpo. Esas bacterias son abundantes: casi igualan en cantidad a tus células (37 billones), y juntas pesan alrededor de 1.4 kg, peso equivalente al de tu cerebro.[1] Son increíblemente fuertes, resisten el ácido estomacal y el caldero químico de tus intestinos.

Si bien la comunidad médica alguna vez consideró que los microorganismos eran desagradables portadores de enfermedades a los que había que erradicar, esterilizar y matar con antibióticos, ahora sabemos que la mayoría de las bacterias de nuestro cuerpo trabajan de formas muy sofisticadas para defender nuestra salud e incluso influir en nuestro comportamiento. Lejos de ser intrusos pasivos, las bacterias sanas, en conjunto llamadas microbioma, forman un sistema biológico complejo que interactúa con tus células y órganos de muchas formas. (Ese sistema también incluye hongos, virus y microorganismos llamados arqueas, pero las bacterias serán el tema central de este capítulo.)

Gracias a investigadores alrededor del mundo, cada día aprendemos más sobre nuestro microbioma y acerca de la manera en que promueve la salud y nos ayuda a vencer enfermedades como el cáncer. Algunas bacterias intestinales, como *Lactobacillus plantarum*, *Lactobacillus rhamnosus* y *Bacilus mycoides*, tienen funciones hormonales o endocrinas que incluso producen y liberan neurotransmisores cerebrales, como oxitocina, serotonina, ácido gamma-aminobutírico (GABA, por sus siglas en inglés) y dopamina. Esos químicos activan las señales del cerebro que influyen profundamente en nuestro estado de ánimo.[2] Algunas bacterias liberan metabolitos que pueden protegernos contra la diabetes; otras controlan el crecimiento de la grasa abdominal. Un tipo de bacteria intestinal, la *Bifidobacteria*, ha demostrado reducir el estrés y la ansiedad a través de una interacción única entre el cerebro y el intestino.[3] Nuestras bacterias influyen en la angiogénesis, las células madre y la inmunidad. También pueden hacerlo en nuestras hormonas, nuestra capacidad sexual y nuestro comportamiento sociable. Pueden nutrir nuestras células humanas o irritarlas, inflamarlas. Nuestro microbioma puede ser la diferencia entre la vida y la muerte, entre desarrollar una enfermedad grave o resistirla.

La alimentación tiene una capacidad sorprendente de influir en el poder del microbioma. Después de todo, nuestras bacterias comen lo que nosotros comemos. Metabolizan los alimentos y las bebidas que consumimos y crean subproductos beneficiosos (o dañinos) que actúan sobre nuestra salud. Pero antes de entrar en los detalles de cómo la comida ejerce su influencia en las bacterias, quiero hablarte de lo que estamos aprendiendo sobre esos colonos útiles de tu cuerpo. Hay extraordinarias nuevas investigaciones sobre su origen y lo que hacen. Es una revolución médica emergente que canaliza el poder desaprovechado del sistema de defensa del microbioma para prevenir y tratar las enfermedades.

La relación entre los humanos y las bacterias buenas y malas

Los humanos evolucionamos junto con las bacterias en este planeta. En los albores del *Homo sapiens*, hace 300 mil años, nuestros ancestros cazadores-recolectores comían lo que podían encontrar: cereales, nueces, leguminosas y frutas, todos con grandes cantidades de fibra que alimentaba los microbios.[4] La comida se recogía con las manos de una tierra y una vegetación plagadas de bacterias, por lo que cada bocado que engullían nuestros ancestros estaba cargado de microbios del ambiente y llegaba a su intestino. Incluso después de la primera revolución agrícola en 10 000 a. C., cuando los humanos dejaron de cazar y recolectar para consumir alimentos cultivados, los ingredientes básicos seguían siendo en su mayoría vegetales. Este patrón alimentario alto en fibra, que los microbios consumían, y de bacterias del ambiente, moldeó nuestros cuerpos para sobrevivir durante la evolución.[5]

Por cercanos que fueran nuestros destinos, en gran parte de la historia los humanos no tenían idea de que las bacterias existían, mucho menos del papel que las bacterias sanas jugaban dentro de nuestro cuerpo. Pero a lo largo de los últimos siglos, la ciencia transformó nuestra comprensión de cómo las bacterias contribuyen tanto a la enfermedad como a la salud. Todo empezó con la enfermedad. En los primeros días del campo de la microbiología, casi todo lo que aprendíamos sobre bacterias se enfocaba en las "malas", y con buena razón. Después de todo, a lo largo de la historia ha habido epidemias devastadoras que arrasan al mundo, matando indiscriminadamente a casi todos en su paso. Durante la Edad Media, enfermedades temidas, como la fiebre tifoidea, la peste, la disentería y la lepra estaban en auge, y torturaban y mataban a millones. Los médicos de ese tiempo sólo tenían teorías de lo que provocaban tales enfermedades. Tenían todavía poca idea de que las condiciones poco sanitarias alrededor de esas enfermedades ayudaban a que las bacterias se esparcieran. En esa época, en la mayoría de las comunidades alrededor del mundo, las calles y los hogares eran una mezcla de heces, orina, comida pútrida y plagas que creaban muladares omnipresentes donde los cúmulos de bacterias podían florecer y esparcirse.

Uno de los momentos cumbre de la medicina se dio en 1861, durante una epidemia de altos índices de mortandad materna en Viena. Una impactante cantidad de mujeres estaba muriendo por infecciones después de parir a sus bebés en una clínica de obstetricia en particular. Ignaz Semmelweis, médico de la clínica, notó una regularidad: los médicos que recibían a los bebés de las madres que morían se trasladaban directamente de la morgue, donde realizaban autopsias en mujeres muertas, y de vuelta a la sala de partos, donde atendían a la siguiente parturienta. Semmelweis se preguntó si lo que mataba a las mujeres podía viajar en los médicos para cobrar nuevas víctimas. Dio con una idea novedosa: los médicos debían lavarse las manos con una solución "antiséptica" entre las autopsias y los partos para erradicar la amenaza. Funcionó. Los índices de mortandad materna se desplomaron a unos cuantos.[6]

El descubrimiento de Semmelweis fue un momento crucial en el desarrollo de los procedimientos médicos sanitarios. El siguiente gran acontecimiento se dio con Joseph Lister (de quien toma su nombre el enjuague bucal), cuando advirtió que lavarse las manos no era suficiente: todos los instrumentos quirúrgicos también debían esterilizarse con una solución química.[7] El resultado fue una reducción de gangrenas postcirugía. Innovaciones como éstas, que hoy damos por sentadas pero que siguen salvando millones de vidas, llevaron a los altos estándares de sanitización y esterilización de los hospitales, los quirófanos y los consultorios médicos.

Sin embargo, hubo una consecuencia accidental. Entre más aprendía la gente sobre cómo controlar y eliminar las bacterias que promovían las infecciones, más invasiva se volvía la idea de que todas las bacterias eran dañinas. Así surgió la época de la misofobia que continúa hasta hoy. La mayoría de nosotros crecimos tallando, esterilizando y evitando las bacterias donde se pudiera. El mensaje familiar de que las bacterias eran malas y debíamos destruirlas con antibióticos permeó la salud pública y la conciencia colectiva. Los desinfectantes, los geles antisépticos y los jabones antimicrobianos se volvieron elementos comunes en el hogar. En nuestro sistema alimentario, los pesticidas, la pasteurización y los antibióticos para el ganado se extendieron, matando las bacterias en todas partes. De hecho, la revolución antibiótica cambió radicalmente la medicina moderna y eliminó casi por completo las epidemias destructivas del pasado, al poner en manos de médicos, hospitales e instituciones de salud pública del mundo el poder de salvar vidas matando bacterias.

En silencio, no obstante, la ciencia ha hecho descubrimientos contradictorios. Algunas bacterias en realidad confieren beneficios para la salud que pueden salvar tu vida. Desde 1907, un zoólogo ruso muy prominente, Ilya Metchnikoff, empezó a cuestionar si estaba equivocada la ortodoxia de que "todas las bacterias son malas". Durante la epidemia de cólera de 1892, en Francia, Metchnikoff mezcló bacterias en una caja de Petri y descubrió que algunas estimulaban el crecimiento del cólera pero, para su sorpresa, otras lo entorpecían.[8] Eso lo llevó a especular si tragar ciertos tipos de bacterias beneficiosas podría ser útil para prevenir enfermedades mortales. También le asombró el hecho de que algunas personas vivían hasta una edad avanzada a pesar de las difíciles condiciones rurales y la poca higiene asociada con la pobreza. En Bulgaria, observó, los campesinos de la cordillera del Cáucaso vivían más de 100 años. Notó que los pobladores más viejos bebían yogurt fermentado que contenía la bacteria *Lactobacillus bulgaricus*. Metchnikoff sugirió que uno de los secretos para la longevidad era consumir bacterias sanas. La historia demostraría que estaba en lo correcto (y también le daría el Premio Nobel de 1908 por su trabajo pionero en el campo de la inmunidad).

La ciencia del microbioma

Hoy en día, el microbioma se reconoce como una de las áreas más emocionantes y disruptivas de la investigación médica. Es un campo de rápido crecimiento. En el año 2000 había sólo 74 artículos publicados sobre el microbioma; en 2017 aparecieron más de 9 mil 600 artículos de investigación. La ciencia avanza a tal velocidad que no hay manera de reducirla a unos cuantos puntos. Se escribirán enciclopedias enteras sobre nuestras bacterias y el conocimiento transformará nuestra forma de comprender la salud, así como la práctica de la medicina, las políticas de salud pública y la forma en que las industrias de los alimentos, los suplementos, los medicamentos y las pruebas de diagnóstico crearán los productos del futuro.

Decidí señalar los conceptos de las investigaciones actuales más relevantes que te ayudarán a tomar mejores decisiones alimentarias hoy. Para facilitar todo, cuando describa los alimentos y las bacterias en las que influyen, sólo voy a nombrar algunas bacterias asociadas con un beneficio de salud. Esa simplificación deliberada de un campo altamente complejo te ayudará a familiarizarte con el microbioma sin que te abrumen la taxonomía bacteriana y la ciencia de la metagenómica.

De la misma manera que si fueras a un zoológico por primera vez, mi consejo es que te enfoques en aprender los puntos principales de las atracciones más destacadas en lugar de intentar memorizar los detalles de todos los animales en exhibición. Los nombres en latín de las bacterias son un trabalenguas y difíciles de recordar, pero acostúmbrate porque son parte de ti y es claro que, en el futuro, las bacterias beneficiosas se volverán tan familiares que los niños de primaria sabrán cómo se llaman.

Actinobacterias, *Bacteroidetes*, *Firmicutes*, *Lactobacillus*, *Proteobacteria*… son algunos de los nombres que leerás aquí, pero son sólo el principio. Se estima que la cantidad de especies bacterianas en el mundo llega a los mil millones. La gran mayoría no tienen una relación directa con los humanos, pero muchas otras variedades han evolucionado para florecer dentro de nuestro cuerpo. Hay más de mil especies conocidas de bacterias intestinales. En la boca humana se han encontrado más de 500 especies de bacterias, y la boca de una persona en particular suele contener 25 especies o más. Un milímetro de saliva (alrededor de una quinta parte de una cucharadita) contiene hasta 100 millones de bacterias orales.[9] Es una población tres veces mayor que los habitantes del área metropolitana de Tokio (37 millones) de un solo trago.

Para desvelar el misterio del microbioma humano, en 2008 los Institutos Nacionales de Salud lanzaron el Proyecto del Microbioma Humano, inspirado en el Proyecto del Genoma Humano.[10] El proyecto publicó un artículo fundamental en la prestigiosa revista científica *Nature* en 2012 que documentaba las bacterias del microbioma de 242 personas. El estudio examinó múltiples zonas del cuerpo de cada voluntario en varias ocasiones. Las zonas de donde se tomaron muestras incluían la boca, la nariz, la piel, el intestino y el tracto genital. Los investigadores descubrieron que la diversidad microbiana era inmensa. El microbioma de cada persona no sólo variaba en cantidad y diversidad de especies, sino que la presencia de bacterias en distintos puntos del mismo cuerpo variaba enormemente. No hubo un solo grupo de bacterias universal para todos, ni siquiera entre personas sanas.[11]

La diversidad del microbioma es un sello distintivo importante en la salud. Como sucede con las comunidades humanas, la diversidad de nuestro ecosistema bacteriano provee fuerza y colaboraciones más efectivas para salvaguardar la salud. Entre más diversas y numerosas sean nuestras bacterias, más sanos estaremos. Como un deslumbrante arrecife de coral que prospera gracias a las múltiples especies que viven en cercana proximidad, el microbioma es un ecosistema que depende del delicado equilibrio de los miembros de su comunidad tolerándose unos a otros y trabajando juntos en beneficio de nuestra salud.

El microbioma influye en nuestra salud de múltiples formas, incluyendo a través de las sustancias que produce al procesar los alimentos que pasan por nuestro intestino. Las más conocidas en realidad son metabolitos bacterianos conocidos como ácidos grasos de cadena corta (AGCC). Son los subproductos de la digestión bacteriana de la fibra vegetal. (Por cierto, cuando escuchas el término *prebiótico* muchas veces se refiere a esta fibra dietética que sirve para las bacterias productoras de AGCC.) Se ha descubierto que los AGCC tienen una gama increíble de funciones en la salud. Protegen al intestino así como la salud general gracias a sus propiedades antiinflamatorias, y pueden mejorar la capacidad de tu cuerpo de metabolizar la glucosa y los lípidos.[12] Los AGCC también mejoran la inmunidad, guían la angiogénesis y ayudan a las células madre, como una conexión entre cuatro de tus sistemas de defensa. Tanto las *Lactobacillus* como las *Bifidobacteria* se consideran beneficiosas porque producen AGCC.

Los tres AGCC más importantes —propionato, butirato y acetato— tienen papeles especiales en el cuerpo. El propionato, por ejemplo, puede disminuir el colesterol, reducir la inflamación, proteger contra la acumulación de placa arteriosclerótica en las arterias y mejorar la salud digestiva;[13] también activa las células inmunológicas.[14] El butirato es una forma importante de energía para las células intestinales en el colon y promueve una salud colónica, además de tener efectos antiinflamatorios. También estimula la angiogénesis para nutrir la curación de heridas y guía las células madre para que se transformen en diferentes tipos de órganos.[15] El acetato se libera en los tejidos periféricos, donde estimula la leptina, la cual quita el hambre.[16]

Otros metabolitos del microbioma también pueden promover la salud. La bacteria *Lactobacillus plantarum*, por ejemplo, produce metabolitos que estimulan una respuesta antiinflamatoria por parte de las células madre intestinales.[17] Eso puede calmar la irritación del intestino y sentar las bases de la curación intestinal. En estudios realizados con kimchi, el condimento coreano fermentado y picante que contiene *Lactobacillus plantarum*, se ha descubierto que produce un producto bacteriano que protege contra la infección de influenza A.[18] Los lignanos son polifenoles vegetales que sirven como prebióticos. Se metabolizan en el microbioma intestinal para producir bioactivos conocidos como enterodiol y enterolactona. Se ha demostrado que ambos inhiben el desarrollo de cáncer de mama.[19] El P-cresol y el hipurato son metabolitos producidos en el intestino que reducen el estrés y la ansiedad (pueden estimularse comiendo chocolate).[20] Investigadores de la Universidad del Este de Finlandia descubrieron que una dieta rica en cereales integrales y fibra provoca que las bacterias produzcan ácido indolpropiónico, otro metabolito que protege contra la diabetes tipo 2.[21]

La contraparte... Algunas sustancias producidas por nuestro microbioma pueden ser tóxicas, así que nuestra meta debería ser limitar su producción. Por ejemplo, bacterias como el *Desulfovibrio* producen ácido sulfhídrico, un compuesto que huele a huevo podrido y se encuentra normalmente en volcanes y aguas termales. Es altamente tóxico para nuestro intestino. Cuando lo produce la bacteria *Desulfovibrio*, daña la pared intestinal y suele aislar el contenido de alimento y desechos del resto del cuerpo. El daño vuelve permeable el intestino, como perforar un traje de neopreno, así que es más fácil que se escabullan las partículas de comida y desechos del interior del intestino. Esto puede desatar una reacción inflamatoria alrededor del intestino que genere reacciones de cierta manera alérgicas a los alimentos y dispare la colitis. No es de sorprender que se encuentren bacterias que producen ácido sulfhídrico en heces de pacientes con enfermedad intestinal inflamatoria.[22]

Lo importante es el lugar

Tu microbioma se extiende por todas partes, en particular la piel y las cavidades del cuerpo. Las bacterias promotoras de la salud viven en tus dientes, encías, lengua, amígdalas, nariz, pulmones, oreja, vagina y, principalmente, en el intestino, un tubo largo, aproximadamente de 9 m, la longitud de dos camionetas *pick-up*. Comienza en tu boca y termina en tu ano. Entre esos dos puntos se encuentran el estómago, el intestino delgado y el colon. Este último es uno de los centros poblacionales de tu microbioma. En su interior, una capa de mucosa protege el intestino. Esa pared mucosa forma una barrera para mantener cualquier sustancia nociva que hayas consumido o se genere a partir de la digestión o del microbioma dentro de la pared intestinal. Tanto la mucosa como la pared reciben la influencia de las bacterias intestinales. Algunas bacterias en realidad prosperan en la mucosa. Más allá de ser un simple contenedor digestivo, el intestino es un centro de control para tu salud, dirigido por el microbioma.

Las bacterias buenas que residen en el intestino llegan ahí antes de que nazcas. Cuando estaba en la escuela de medicina, nos enseñaban que el vientre de una madre es estéril y que las bacterias beneficiosas llegan al bebé sólo durante el alumbramiento, ya que la cabeza sale por el canal de parto. Las bacterias vaginales entran en contacto con los labios del bebé y éste las traga, colonizando su intestino. La idea del vientre estéril ya se anuló. Ahora sabemos que las bacterias beneficiosas se transfieren de la madre al feto durante el embarazo.[23] Tanto la placenta como el líquido amniótico en el que el feto flota durante nueve meses contienen bacterias que colonizan al humano en desarrollo y contribuyen a su microbioma y a su salud futura.[24] Por supuesto, durante el parto vaginal también se transfieren bacterias al bebé.

Incluso después de que nace, la mamá todavía no termina de diseñar su microbioma. Los recién nacidos se entregan de inmediato a la madre para fomentar la cercanía con ella y el contacto piel con piel. Ese momento expone al bebé a más bacterias. Después, la lactancia carga de microbios al bebé.[25] De nueva cuenta, la comprensión moderna anula la idea de que la leche materna es ese fluido estéril del que alguna vez nos enseñaron en la escuela de medicina. Está mal. Ahora sabemos que las células especiales del sistema inmunológico de la madre, llamadas células dendríticas, recogen bacterias de su intestino y las entregan a los ductos de leche en el seno a través de los canales linfáticos. Eso significa que la leche materna está cargada de bacterias beneficiosas destinadas al intestino del bebé. De hecho, se estima que casi 30% de las bacterias intestinales de un bebé provienen de la leche materna de su madre; 10%, de succionar el pezón y tragar las bacterias de la piel, y el resto, de esa primera exposición al ambiente.[26] Como un bebé consume alrededor de 800 ml de leche al día, se estima que traga hasta 10 millones de bacterias cada 24 horas. Ahora bien, piensa en el impacto potencial de administrar un antibiótico en la madre o en el bebé durante el tiempo alrededor del parto. Podría disminuir seriamente las bacterias sanas en la madre o interferir con su transmisión durante el parto y la lactancia. Los bebés que se alimentan con fórmula tienen diferencias sustanciales en su microbioma, en comparación con los bebés que lactaron al menos seis semanas después del parto.[27]

Conforme un bebé pasa a una dieta de sólidos, la flora intestinal cambia de nuevo, pues entran bacterias y prebióticos de los alimentos al intestino. Cuando cumplen tres años, los niños ya tienen colonias establecidas que los ayudarán a defender su salud durante el resto de su vida. Un estudio de 1 095 "personas ridículamente sanas" que no tenían problemas de salud ni una historia familiar de enfermedades graves en todos los grupos de edad (desde tres hasta más de cien años) demostraron que un común denominador en jóvenes y viejos es un microbioma casi idéntico.[28]

El dilema de cómo usar los antibióticos ahora enfrenta a la comunidad médica. Como doctor, conozco el valor de los antibióticos y sé de primera mano cuáles son los beneficios de su uso controlado. Pero nuestro conocimiento creciente del microbioma nos enseña a pensar en las consecuencias de matar a "los buenos". Todos los médicos vieron una infección llamada *C. difficile* durante su formación. La ce es de *Clostridium*, el cual resulta no ser un invasor extraño, sino parte del microbioma normal. No obstante, es una bacteria intestinal cuyo crecimiento necesita mantenerse bajo control. Cuando se le da un antibiótico a un paciente enfermo, como Clindamicina, la *C. difficile* a veces puede poblarse de más y provocar un caos intestinal, con diarrea grave, fiebre, dolor y complicaciones que ponen en riesgo la salud, como perforación intestinal y sangrado. Pero al aprender cómo es que nuestro microbioma defiende la salud, nos replanteamos cómo el cambio de nuestras bacterias intestinales puede estar contribuyendo a los índices, misteriosamente en aumento, de alergias alimentarias, diabetes, obesidad, enfermedad cardiovascular, cáncer, enfermedad de Alzheimer y depresión. El misterio está lejos de resolverse, pero deberíamos tener todavía más cuidados con el uso desenfadado de los antibióticos y los antisépticos. Y necesitamos pensar más sobre cómo mantener nuestras bacterias intestinales en buena forma para conservar nuestra salud general. Tu alimentación es una manera de afrontarlo.

Cómo afecta tu alimentación al microbioma

La dieta influye de manera importante en el funcionamiento de nuestro microbioma intestinal. A lo largo de la vida, 60 t de comida recorrerán tu tracto digestivo.[29] Lo que comes también alimenta tus bacterias. Los alimentos prebióticos pueden mejorar el funcionamiento bacteriano. También podemos introducir nuevas bacterias en nuestro ecosistema al comer alimentos que contengan microbios sanos de manera natural. Puedes lograrlo fácilmente al comer alimentos fermentados, como verás en el capítulo 8. Son alimentos probióticos. Otros alimentos modifican el ambiente del intestino, favoreciendo el crecimiento de algunas bacterias.

A lo largo de nuestra vida introducimos constantemente nuevas bacterias al cuerpo, incluso intercambiamos con amigos y familiares bacterias que se vuelven parte de nuestro microbioma. Un beso puede introducir hasta 80 millones de bacterias.[30] Pero el acceso más común es a través de la comida. Los alimentos que afectan el microbioma son probióticos o prebióticos. Los alimentos probióticos, como el yogurt, el chucrut, el kimchi y el queso contienen bacterias vivas y, por ende, aportan sus propias bacterias a nuestro ecosistema interno. Un queso muy famoso ilustra ese efecto: el Camembert, un queso de leche de vaca suave, cremoso y oloroso, hecho en Francia. Científicos del Instituto Nacional de Investigación Agrónoma en Francia y de la Universidad de París René Descartes estudiaron los efectos del queso Camembert en doce voluntarios sanos, quienes comieron tres cubos de queso del tamaño de un dado (40 g), cortados de la misma pieza, dos veces al día durante cuatro semanas.[31] Recolectaron muestras de heces de los participantes una vez antes del estudio, dos veces durante el estudio y una última ocasión después de un mes de haber concluido. Examinaron los microbios en las muestras de queso y buscaron cambios en las bacterias de las heces. Los investigadores descubrieron varios organismos importantes. Uno es el hongo llamado *Geotrichum candidum,* que normalmente no está presente en humanos, pero se encuentra en el cultivo inicial de la preparación del Camembert. Eso demuestra que un organismo que se origina en el queso puede llegar hasta el intestino. La bacteria *Leuconostoc mesenteroides,* utilizada en el cultivo bacteriano inicial, también apareció en las heces. Y la bacteria *Lactobacillus plantarum,* que se encuentra tanto en el Camembert como en el microbioma sano de la gente, se incrementó en los voluntarios después de consumir Camembert diariamente. Así pues, comer queso no sólo introduce nuevas bacterias al intestino, sino que influye en las bacterias preexistentes.

Los prebióticos son comida no digerible que alimenta a las bacterias sanas en nuestro intestino. No son microbios, pero mejoran la función de las bacterias intestinales sanas al proporcionarles el alimento que necesitan para prosperar y, como consecuencia, crear metabolitos sanos o influir en el sistema inmunológico. Por lo general, los prebióticos son fibras alimentarias que el microbioma metaboliza para formar una serie de metabolitos beneficiosos, entre los que resalta el AGCC mencionado antes. Comentaré los diferentes probióticos y prebióticos con más detalle en la segunda parte del libro.

Otra manera en que nuestros alimentos afectan el microbioma es al alterar el ambiente intestinal para que sea favorable para el crecimiento de bacterias sanas. Piensa en las especies de bacterias en el intestino como equipos deportivos en competencia. Cada uno está entrenado y preparado para enfrentarse a los demás y dominar. Darle a una especie el alimento que prefiere puede estimular su crecimiento por encima de otro equipo, dándole una ventaja competitiva. Los investigadores están descubriendo todo un subcampo de la nutrición del microbioma donde la proporción de azúcar, grasa y fibra en los alimentos puede determinar qué bacterias terminan dominando en el intestino.

Pequeños cambios en el ambiente también pueden favorecer a una especie por encima de otra. En el túnel del intestino, la capa mucosa de la pared intestinal es hogar de algunas bacterias. La mucosa contiene un carbohidrato que produce gel y ayuda a mantener sus propiedades como recubrimiento. Las bacterias intestinales también utilizan este carbohidrato para metabolizar comida, y ciertos alimentos pueden afectar la mucosa y estimular su ambiente al ayudarlas. La *Akkermansia* es una bacteria beneficiosa, importante en nuestro microbioma, la cual vive y prospera en la mucosa intestinal. Comer alimentos que incrementen la mucosa, como arándanos o granada, ayuda a que la *Akkermansia* crezca. Comentaré esos alimentos en la segunda parte de esta obra.

El microbioma y las futuras generaciones

A la vez que aprendemos cómo las bacterias en tu interior influyen en tu salud, otras investigaciones revelan cómo tu microbioma puede pasar a futuras generaciones, como legado del estilo de vida que has llevado. Como mencioné antes, entre más diversas sean las bacterias de nuestro ecosistema intestinal, más sanos estaremos. Sin embargo, científicos de Stanford, Harvard y Princeton estudian la dieta y el microbioma y han demostrado que, si no tenemos cuidado, nuestra forma de alimentación puede forzar la extinción de algunas bacterias, lo que impactaría la salud de futuras generaciones. Los científicos realizaron experimentos con ratones sin gérmenes, a los cuales implantaron bacterias intestinales de humanos sanos. Esto implicó introducir materia fecal de un voluntario sano al intestino de un ratón para que las bacterias lo colonizaran y replicaran el ecosistema del intestino humano.

En un estudio, los científicos cambiaron la alimentación de un grupo de estos ratones: de una dieta baja en grasa y alta en fibra (simulando la dieta vegetal saludable para humanos y beneficiosa para las bacterias) a una dieta no saludable, alta en grasa y baja en fibra (como la dieta occidental), durante siete semanas. El cambio de alimentación modificó todo el microbioma. Un impactante 60% de las bacterias diversas que estaban originalmente presentes en el voluntario sano reaccionó a la dieta no saludable reduciendo sus cifras a la mitad. Y esto empeora. Cuando los científicos cambiaron la dieta de los ratones de nuevo a su forma vegetal más saludable, sólo 30% de las bacterias mermadas recuperó sus niveles previos. De hecho, el perfil general del microbioma permaneció inmutable aun hasta 15 semanas después (casi 10% de la vida de un ratón). Los científicos concluyeron que algunas bacterias sanas son resistentes y pueden recuperarse después de una agresión alimentaria, mientras que otras no. Consideran una "cicatriz" al defecto persistente en el microbioma como consecuencia de la alimentación.

Aquí es donde el estudio se vuelve interesante. La cicatriz en el microbioma se hizo cada vez más grande de generación en generación, cuando los investigadores comenzaron a reproducir los ratones y a exponer cada generación a una dieta baja en fibra y alta en grasa, estilo occidental. Con cada generación desaparecían más bacterias originales del humano sano. Para la cuarta generación (los bisnietos de los primeros ratones), un preocupante 72% de los microbios presentes en los ratones originales sanos había dejado de detectarse. Varias generaciones comieron la misma dieta no saludable, alta en grasa y baja en fibra, y esto terminó por eliminar definitivamente a los microbios intestinales sanos.[32] Se extinguieron y ya no se regeneraron, como antes podían, con una dieta vegetal más saludable.

Aun a corto plazo, las dietas no saludables desatan un caos en tu microbioma, dejando una cicatriz que toma tiempo sanar incluso después de retomar una dieta más saludable. Las cicatrices pueden provocar serios desequilibrios en tu salud. Ya que el microbioma está vinculado con otros sistemas de defensa, una dieta no saludable puede dañar por consiguiente tu defensa de angiogénesis, interrumpir la función de tus células madre, dificultar que tu cuerpo proteja su ADN y comprometer tu sistema inmunológico.[33] Esto es serio porque algunas bacterias activan tus defensas inmunológicas para protegerte del cáncer y de las infecciones. Otras bacterias beneficiosas apagan la respuesta inmunológica, previniendo reacciones alérgicas a los alimentos que entran en el intestino. Daré más detalles al respecto cuando comente más ampliamente el sistema inmunológico, en el capítulo 5.

El microbioma y las enfermedades

Aunque la civilización moderna pasó casi todo el siglo xx peleando contra las enfermedades ocasionadas por microbios, en el siglo xxi podemos pelear contra la enfermedad valiéndonos de las bacterias. Empecé a apreciar el potencial de esta situación cuando escuché una cátedra de Susan Erdman, directora de la División de Medicina Comparada en el Instituto Tecnológico de Massachusetts (MIT), en Boston. Como codi-rector de una conferencia anual sobre curación de lesiones, la invité a presentar su investigación sobre una bacteria llamada *Lactobacillus reu-teri*, una especie que forma parte del microbioma humano. Erdman des-cribió su investigación mostrando cómo esta bacteria puede hacer que las lesiones sanen más rápido. Su plática fue fascinante. Presentó infor-mación convincente de que la *L. reuteri*, presente en algunos yogurts y como suplemento alimenticio, podía acelerar la curación de heridas en ratones si se incluía en su agua para beber. También funcionaba con humanos cuando se les daba como probiótico. Más adelante, Erdman y yo colaboramos en una investigación para comprender cómo ayudaban estas bacterias a acelerar la curación. La respuesta: la *L. reuteri*, cuando se consume, acelera la angiogénesis en la piel de las heridas. He ahí otra conexión entre los sistemas de defensa de la salud.

Sin embargo, curar heridas era sólo el principio. En el laboratorio, la *L. reuteri* también redujo la grasa abdominal y la obesidad en ratones, incluso si consumían una dieta chatarra de papas fritas. La *L. reuteri* puede estimular el crecimiento de cabello grueso, brillante y sano; me-jorar la tonicidad de la piel; estimular el sistema inmunológico, y preve-nir el crecimiento de tumores en el colon y los senos. Y no es todo. Algunos experimentos han demostrado que, en los ratones machos, la *L. reuteri* en el agua incrementa el tamaño de los testículos, la produc-ción de testosterona y la frecuencia de apareamiento. Un hallazgo ver-daderamente fascinante fue que la *L. reuteri* estimula la liberación de la hormona oxitocina, el neuroquímico de los vínculos sociales que se li-bera en el cerebro durante un abrazo o un apretón de manos, ante una amistad cercana, durante un beso, la lactancia y un orgasmo. La profun-didad de la investigación realizada sobre esta única bacteria es tan im-presionante que dio lugar a un artículo del *New York Times*, titulado "Microbios, una historia de amor".[34] Sobra decir que es un probiótico que vale la pena tomar dada la evidencia científica de sus resultados y beneficios potenciales.

El microbioma fuera de equilibrio

La disbiosis es la perturbación severa del ecosistema bacteriano, un des-equilibrio de las bacterias intestinales vinculado con enfermedades que van desde diabetes, obesidad, autismo, enfermedad intestinal inflamatoria, colitis infecciosa y síndrome del intestino irritable, hasta cáncer, asma, psoriasis, esclerosis múltiple, enfermedad de Parkinson, enfermedad de Alzheimer, arteriosclerosis, fallo cardiaco, enfermedad celiaca, enfermedad hepática, síndrome de fatiga crónica, caries, esquizofrenia y depresión.[35] Algunos de los principales investigadores científicos están explorando los microbios o los mecanismos exactos del desequilibrio microbiano que promueven cada una de estas enfermedades, y si acaso son la causa o el efecto. Mientras tanto, el campo de la medicina empieza a notarlo. El Triclosán, un químico antimicrobiano que antes se utilizaba ampliamente y ahora está prohibido, que solía estar en la pasta de dientes, los jabones, los detergentes y más de 2 mil productos de consumo, perturba el microbioma de los infantes y aumenta la colitis, así como el desarrollo tumoral en ratones.[36]

La industria de la biotecnología está deseosa de canalizar el poder del microbioma. Se desarrolló un procedimiento llamado trasplante de microbiota fecal (TMF) para tratar la disbiosis, al reemplazar las bacterias no sanas del intestino con bacterias beneficiosas a partir de las heces de un donador sano. El procedimiento se ha utilizado para tratar a pacientes que sufren de colitis por *Clostridium difficile*, una complicación usual del uso de antibióticos, como mencioné antes. Aunque el cuidado básico es usar más antibióticos para matar la *C. difficile*, la infección es recurrente hasta en 60% de las personas. En esas situaciones, los médicos utilizan el TMF. Se pide que un donador sano provea una muestra de materia fecal, la cual se mezcla con agua y el médico la rocía dentro del colon en una colonoscopia. A pesar de lo desagradable que pueda parecer el TMF, sus defensores sostienen que el procedimiento es curativo en alrededor de 90% de los casos después de un solo tratamiento. Actualmente se realizan pruebas clínicas para ver si el TMF puede prevenir o curar infecciones recurrentes del tracto urinario, estreñimiento crónico, diabetes, colitis ulcerosa e incluso obesidad.

Algunas empresas de biotecnología están desarrollando fórmulas especiales de licuados con probióticos, fibra dietética y bioactivos vegetales para promover la regeneración de bacterias sanas en el intestino, como forma de tratar la diabetes, la obesidad y otras dolencias. Hay compañías que toman un enfoque de diagnóstico, ofreciendo analizar tus heces y darte un informe sobre tu microbioma. Una prueba de heces llamada SmartGut crea la secuencia de ADN de las bacterias en tus heces y te dice si hay actores dañinos y qué medidas tomar. Una prueba del microbioma vaginal, llamada SmartJane, no sólo identifica las enfermedades de transmisión sexual, sino 23 tipos de bacterias vaginales sanas.

Los suplementos de probióticos se promueven como una forma sencilla de introducir bacterias sanas en nuestro intestino; sin embargo, a pesar de la industria masiva que ya existe —36 mil millones de dólares en 2016, que se espera crecerá a 65 mil millones en 2024—, el jurado todavía no se pone de acuerdo sobre su eficacia.[37] Los productos probióticos que contienen *Lactobacillus* y *Bifidobacteria*, por ejemplo, están disponibles en los supermercados y las farmacias o a través de compras en línea. El reto es que casi todos los probióticos comerciales no se han estudiado tan bien, en comparación con los alimentos que describiré en el capítulo 8. En general, sin embargo, se consideran seguros para personas con sistemas inmunológicos sanos y posiblemente útiles para mejorar la diarrea y otras molestias digestivas.

La dieta puede ser la herramienta más poderosa para influir en tu microbioma. Los alimentos naturales ofrecen fuentes más diversas; por ejemplo, el yogurt, los alimentos fermentados y algunas bebidas están cargados de bacterias. Aun cuando no estés consumiendo directamente bacterias probióticas, lo que comes tiene un efecto profundo y constante en tu sistema de defensa del microbioma. Nuestra dieta puede encoger o expandir las distintas poblaciones de microbios intestinales en todo momento. Los alimentos que consumes afectan la capacidad de sanar de tu intestino, y a veces de formas sorprendentes. En la segunda parte del libro te contaré cómo debes comer distintos tipos de alimentos para interactuar con tu microbioma y construirlo mejor. Por ejemplo, puedes influir sobre la población de una clase beneficiosa de bacteria en particular, la cual ha demostrado volver más efectivos ciertos tratamientos contra el cáncer. Pero primero quiero compartir contigo otro sistema de defensa muy poderoso que tiene tu cuerpo para mantenerte sano: los mecanismos de protección de tu ADN.

AFECCIONES CON DISBIOSIS DEL MICROBIOMA

Alergias alimentarias	Enfermedad de Alzheimer
Arteriosclerosis	Enfermedad de Crohn
Artritis reumatoide	Enfermedad de Parkinson
Asma	Enfermedad hepática
Autismo	Enfermedad pulmonar obstructiva crónica

Cáncer colorrectal	Esclerosis múltiple
Cáncer de estómago	Esquizofrenia
Cáncer de mama	Falla cardiaca
Cáncer de vesícula	Obesidad
Cáncer esofágico	Psoriasis
Cáncer pancreático	Síndrome de fatiga crónica
Colitis ulcerosa	Síndrome del intestino irritable
Depresión	Síndrome del intestino permeable
Diabetes	Síndrome metabólico
Enfermedad celiaca	Trastorno bipolar

BACTERIAS PRINCIPALES EN EL MICROBIOMA

Principal filo bacteriano	
Actinobacterias	Las actinobacterias generalmente se consideran beneficiosas. El filo contiene *Bifidobacterias*, comúnmente incluidas en los suplementos de probióticos.
Bacteroidetes	Las bacteroidetes son la segunda porción más grande del microbioma. Muchas de ellas son bacterias productoras de AGCC.
Firmicutes	Los firmicutes son la porción más grande del microbioma y la más diversa. Las bacterias más beneficiosas productoras de AGCC se encuentran dentro del filo de firmicutes, pero se ha visto que otras cepas son patógenas.
Proteobacterias	Las proteobacterias en exceso generalmente se consideran dañinas. Varios estudios demuestran un incremento en la cantidad de proteobacterias dentro de los trastornos metabólicos y la enfermedad intestinal inflamatoria.
Verrucomicrobios	Los verrucomicrobios son un filo muy pequeño y recién descubierto. Son notables por su contenido de bacterias beneficiosas *Akkermansia*.

BACTERIAS BENEFICIOSAS NOTABLES

Especie/cepa	Filo	
Akkermansia muciniphila (cepa)	Verrucomicrobios	Beneficiosas; se incrementan por ciertos polifenoles alimentarios. Ayudan a controlar el sistema inmunológico, mejoran el metabolismo de glucosa en la sangre, disminuyen la inflamación intestinal y combaten la obesidad. Mejoran la eficacia de ciertos tratamientos contra el cáncer.

Especie/cepa	Filo	
Bacteroides (especie)	Bacteroidetes	Neutrales; asociados con un consumo mayor de proteína y grasa animal.
Bifidobacterias (especie)	Actinobacterias	Beneficiosas; se incluyen comúnmente en los suplementos de probióticos. Producen AGCC.
L. casei (cepa)	Firmicutes	Beneficiosas; se incluyen comúnmente en los suplementos de probióticos y se encuentran de forma natural en productos lácteos fermentados. Protegen contra la gastroenteritis, la diabetes, el cáncer, la obesidad y la depresión posparto.
L. plantarum (cepa)	Firmicutes	Beneficiosas; se incluyen comúnmente en los suplementos de probióticos. Se encuentran de manera natural en productos fermentados, como chucrut y queso Gouda. Producen riboflavina, una vitamina B.
L. reuteri (cepa)	Firmicutes	Beneficiosas; se encuentran en suplementos de probióticos, productos lácteos fermentados y pan de masa madre. Tiene beneficios para la inmunidad, resiste el desarrollo de tumores cancerígenos de mama y colon, influye en el eje intestino-cerebro para producir la hormona social (oxitocina) y estimula la angiogénesis.
L. rhamnosus (cepa)	Firmicutes	Beneficiosas; se encuentran en suplementos de probióticos y productos lácteos fermentados. También, comúnmente, en el tracto genitourinario sano de las mujeres y son suplementos útiles en el caso de infecciones por sobrecrecimiento bacteriano.
Prevotella (especie)	Bacteroidetes	Beneficiosas; asociadas con dietas ricas en alimentos vegetales. Producen AGCC.
Ruminococcus (especie)	Firmicutes	Beneficiosas; se encuentran en suplementos de probióticos y están asociadas con un consumo mayor de leguminosas. Producen AGCC.
C. histolyticum (cepa)	Firmicutes	Dañinas; cepa de bacterias patógenas dentro de la especie *Clostridium*. Conocida por provocar gangrena gaseosa.

Especie/cepa	Filo	
Clostridium (especie)	Firmicutes	Dañinas; esta especie contiene varias cepas de bacterias patógenas, como *C. difficile* (provoca diarrea) y *C. botulinum* (produce botulismo).
Desulfovibrionaceae (especie)	Proteobacterias	Dañinas; bacterias que reducen los sulfatos. El ácido sulfhídrico daña la pared intestinal. Puede provocar mayor permeabilidad o inflamación en el intestino.

Capítulo 4

Protección del ADN

Imagina tu ADN como tu plano genético personal, torcido en la forma de una escalera de caracol (llamada doble hélice) y miniaturizado para caber en el interior de una célula. La escalera está formada por genes que heredas de tus padres. Es el código fuente del que dependen todos los aspectos de tu salud para mantenerte con vida y funcionando con normalidad. Sin embargo, el ADN es muy frágil y es el blanco de ataques terribles a lo largo de tu vida.

Tu ADN sufre más de 10 mil incidentes dañinos que ocurren naturalmente todos los días.[1] Algunos de los errores son rupturas espontáneas que ocurren al azar por los billones de células que trabajan y se replican sin parar día tras día. Otros errores son efectos secundarios de una presencia destructiva en el interior del cuerpo, como la inflamación o una infección. Aun así, otros son resultado de químicos tóxicos en el aire que respiramos, en los alimentos que consumimos o absorbemos a través de la piel por el uso de productos de limpieza y otras fuentes ambientales. De acuerdo con la forma en que suceda, cada error tiene el potencial de desviar tu ADN y provocar un caos en tu salud. Dado este asalto diario a tu ADN, tal vez te preguntes por qué no nos enfermamos más seguido, no nos volvemos mutantes o formamos cánceres mortales todos los días. La razón es que nuestro ADN está hecho para defenderse y protegerse —y, por ende, a nuestra salud— contra las consecuencias de tal daño.

Buena parte de lo que escuchas sobre el ADN cotidianamente tiene que ver con tus ancestros, pero hay avances importantes en los análisis genéticos que ayudan a detectar tu riesgo personal de heredar cáncer y otras enfermedades. Las pruebas genómicas también se utilizan para guiar los tratamientos de cáncer en la nueva época de la medicina personalizada. También habrás escuchado de las tecnologías que se utilizan para editar el ADN y reemplazar los genes defectuosos con genes sanos. Sin embargo, lo más asombroso sobre el ADN es la historia que voy a contarte: la manera en que funciona como uno de nuestros sistemas de defensa de la salud.

Cuando nuestro ADN se daña por cualquier motivo, pueden ocurrir errores en la forma en que el cuerpo sigue las instrucciones genéticas. Heredar mutaciones en nuestros genes puede provocar enfermedades desastrosas. Conforme envejecemos, nuestro ADN se desgasta. En el transcurso de nuestra vida, las decisiones que tomamos —dónde vivimos, qué comemos, cuál es nuestro estilo de vida— ayudan o lastiman a nuestro ADN. Protegerlo es crucial si queremos estar sanos. Cuando el código genético humano funciona a la perfección, tenemos buena salud. Cuando se estropea, o muta, nuestra salud se ve amenazada.

Nuestro ADN utiliza distintos mecanismos para protegerse a sí mismo. Nuestras células han evolucionado con procesos poderosos de reparación que monitorean constantemente el ADN en busca de anormalidades estructurales. Si se detecta alguna, el equipo de reparación revisa los múltiples grupos de información idéntica codificados en el ADN. Las secciones dañadas de ADN se cortan con tijeras moleculares en nuestras células y se cambian por la estructura y la secuencia correctas. Esto evita que la gran mayoría de las anormalidades que pueden desarrollarse en nuestro ADN se hereden cuando éste se replica a sí mismo.

Otra manera en que funciona el sistema de defensa del ADN es a través de una respuesta llamada cambio epigenético, el cual permite que el ADN reaccione a la exposición al medioambiente y el estilo de vida, incluida la dieta, amplificando los genes útiles y bloqueando los nocivos. Esto hace que ciertos genes estén más o menos disponibles, dependiendo de las circunstancias.

Los telómeros son otro punto clave en la protección del ADN. Son como herretes, el remate que cubre la punta de las agujetas, en ambos extremos de tus cromosomas. Escudan a tu ADN del desgaste conforme envejeces. Una buena dieta, sueño de calidad, ejercicio regular y otras actividades sanas pueden proteger tus telómeros.

La alimentación tiene un papel importante en optimizar el poder de estos sistemas de protección del ADN. En la segunda parte del libro te comentaré a detalle qué alimentos han demostrado apoyar la reparación del ADN, cuáles producen cambios epigéneticos que promueven la salud y cuáles protegen y estimulan los telómeros. Junto con el avance moderno que se ha tenido en los análisis genómicos, la edición de genes y la terapia genética, empezamos a descifrar cómo la dieta afecta el sistema de defensa de nuestro ADN. Para ver hasta dónde hemos llegado y comprender el papel de la dieta, es útil mirar brevemente hacia atrás, hacia el origen de la investigación del ADN.

Una historia del ADN

Aun cuando hoy en día hasta los niños de primaria estudian el ADN, lo conocimos hace sólo 150 años y desciframos su código en los últimos 50. El estudio de la herencia se remonta a un científico y fraile agustino de un pueblo llamado Brno, en Moravia (hoy República Checa). Se llamaba Gregor Mendel. Mendel notó que podía cruzar los chícharos que crecían en su jardín en distintas combinaciones para conseguir determinadas características en relación con el color y la forma. En 1866 publicó su investigación, donde mostró que en el paso de características de una generación a la siguiente operaban ciertas reglas.[2] Se conocen como las reglas de la herencia mendeliana, y Mendel especuló que algunos factores invisibles (genes) cargaban la información que podía determinar las características de cualquier organismo.

Friedrich Miescher, un médico investigador en Tubinga, Alemania, descubrió la primera evidencia física del ADN como tal en 1869,[3] cuando estaba examinando el pus de una herida tomado de los vendajes de soldados heridos en la Guerra de Crimea. Descubrió un material inusual que creyó proveniente del interior de las células. Lo llamó nucleína. Doce años más tarde, en 1881, alguien que había sido profesor de Miescher, el bioquímico alemán Albrecht Kossel, pensó que valía la pena examinar los hallazgos con más detenimiento, que la nucleína estaba hecha de ácido desoxirribonucleico y acuñó el término ADN. En 1910, este descubrimiento valió el primero de varios premios Nobel otorgados por investigaciones sobre ADN.

La verdadera naturaleza del ADN, no obstante, siguió siendo un misterio durante otros 71 años. Fue entonces cuando, en 1952, Rosalind Franklin tomó las primeras fotografías de alta resolución del ADN, mientras trabajaba en el King's College de Londres. Guiados por las imágenes, James Watson y Francis Crick descubrieron la estructura del ADN al año siguiente, en la Universidad de Cambridge, descifrando efectivamente el "código de la vida", por lo que en 1962 recibieron el segundo Premio Nobel por ADN. Después de esto, decenas de miles de científicos se internaron a toda prisa en el campo de investigación del ADN para descubrir los secretos del código fuente que nos hace humanos.

En 1990 comenzó una de las empresas científicas más ambiciosas de todos los tiempos: el Proyecto del Genoma Humano. La meta de esta masiva tarea, la cual involucró más de 20 universidades de Estados Unidos, Francia, Alemania, España, Reino Unido, China y Japón, así como los institutos nacionales de Salud y una empresa privada llamada Celera Genomics, era trazar cada gen del cuerpo humano. El 14 de abril de 2003, dos años antes del plazo de 15 años que se habían impuesto, el gobierno de Estados Unidos anunció que ya se tenía la secuencia oficial de todo el genoma humano. Este logro monumental corrió a cargo de dos científicos pioneros, Francis Collins y Craig Venter.[4] Desde entonces, la secuencia completa del genoma incluye otras especies aparte del ser humano, entre ellas chimpancés, perros, ratones y ranas.

La ciencia del ADN

El código fuente del ADN está escrito en químicos con nombres que comienzan con una de cuatro letras: A (adenina), T (timina), C (citosina) o G (guanina). Los peldaños de la escalera de caracol se crean con distintas combinaciones de pares de estas letras (A-T y C-G). Una secuencia de estos pares que codifica instrucciones para una proteína completa se conoce como gen, el cual equivaldría a un grupo de escalones en la escalera de caracol. En conjunto, tus genes deletrean las instrucciones necesarias para crear 10 mil proteínas que tu cuerpo necesita para permanecer vivo.

Es sorprendente que todas las células de tu cuerpo sepan cómo leer este código fuente. Lo utilizan al descargarlo en su maquinaria celular, la cual actúa como una impresora miniatura de 3D, fabricando proteínas basadas en el código. La producción sucede tras bambalinas, en silencio, cada segundo de tu vida, desde el momento de tu concepción hasta que mueres. Cuando escuchas el término *genoma humano* se refiere a la colección completa de genes, compuestos por ADN, que se necesitan para codificar lo que tu cuerpo necesita a lo largo de tu vida.

Para sentar las bases de cómo el genoma permanece sano, primero consideremos la impactante cantidad de ADN que hay dentro de tu cuerpo. Cada célula contiene alrededor de dos metros de ADN enrollados en espirales que forman paquetes apretados llamados cromosomas, de los cuales cada célula tiene 46 en el interior de su núcleo (23 cromosomas de tu madre y 23 de tu padre). Si sacaras y extendieras el ADN de todas las células de tu cuerpo (el estimado actual son 37.2 billones de células) y las alinearas de punta a punta, tendrías una magna autopista genética de casi 70 mil millones de kilómetros de largo.[5] ¡Es 10 veces la distancia de la Tierra a Plutón! Esto es lo verdaderamente interesante: sólo 3% de esta autopista de ADN comprende tus genes en realidad; 97% del ADN es el control de tránsito aéreo que le indica al cuerpo cómo utilizar los genes.

Al igual que en un aeropuerto ajetreado donde operadores altamente entrenados en el control de tránsito aéreo se aseguran de que los aviones despeguen y aterricen con seguridad, en el funcionamiento del ADN la precisión es absolutamente esencial. Los errores pueden tener consecuencias fatales. Cuando se daña el código fuente, las impresoras 3D en tus células pueden fabricar demasiadas proteínas dañinas o de poca utilidad, o incluso crear proteínas equivocadas o alguna defectuosa. Estos errores tienen desenlaces funestos, así como una mala indicación en el control de tránsito aéreo puede llevar a colisiones potenciales, accidentes menores o la total aniquilación de un avión y sus pasajeros.

Los peligros del daño al ADN

Desafortunadamente, nuestro mundo es un lugar muy peligroso para el ADN. Abundan factores externos que representan amenazas porque afectan y dañan nuestro código fuente. Aunque la industria crea muchos peligros, no todos son amenazas provocadas por el ser humano. De hecho, uno de los factores más dañinos para el ADN es la radiación ultravioleta. La luz del sol. ¿Siempre te pones bloqueador cuando sales a la calle? Investigaciones han demostrado que la dañina radiación UV del sol penetra en nuestra piel y es capaz de producir 100 mil lesiones al ADN cada hora si no se bloquea.[6] Y guardarte entre cuatro paredes después de pasar el día en la playa no significa que haya terminado el asalto al ADN. Científicos de la Universidad de Yale han demostrado que el daño sigue después de la exposición solar. La melanina, pigmento de tu piel que te broncea y absorbe la radiación, guarda la energía en un proceso llamado quimioexcitación. La energía contenida se libera una vez que estás bajo techo y continúa provocando mutaciones dañinas en el ADN de las células de tu piel durante más de tres horas, aun cuando ya no estés en el sol y te estés refrescando en algún lugar.[7]

Broncearte en la playa puede ser dañino para la salud, por supuesto, pero hay otras formas insidiosas en que tu ADN se daña con el sol. Si alguna vez has estado en el tráfico, de camino al trabajo, y el sol entra por tu parabrisas, esa radiación UV daña tu ADN durante todo el trayecto. Es todavía más visible cuando viajas en avión. ¿Te pones bloqueador cada vez que vuelas? Deberías. Un estudio de 2015, realizado por investigadores de la Universidad de California-San Francisco, publicado en la revista JAMA *Dermatology*, demostró que los pilotos que vuelan durante una hora a 10 mil metros de altura reciben la misma cantidad de radiación UV a través de la ventana de la cabina que si pasaran 20 minutos en una cama de bronceado.[8] Contra lo que podría pensarse, el clima nublado lo empeora todavía más. Para el piloto y los pasajeros, las nubes sólo reflejan la radiación de su cima hacia el avión, incrementando el riesgo de daño al ADN y melanoma.

El sol no es la única amenaza. La radiación dañina también emana del suelo en forma de radón, un gas natural inodoro que entra en los hogares a través del sótano. Distintas partes de la tierra emiten diferentes niveles de radón, invasor invisible que daña el ADN. De hecho, el radón es la causa número uno de cáncer pulmonar en no fumadores.[9] Si fumas (que no deberías), el radón que inhalas en tu hogar amplifica el riesgo de cáncer pulmonar provocado por el cigarro.

Por sí mismo, el humo de tabaco es tóxico para el ADN. Se inhala un estimado de 4 mil químicos en el humo del cigarro, de los cuales, según ya se demostró, 70 son carcinógenos, incluido el benceno, el arsénico y el formaldehído.[10] No hay nada divertido ni relajante sobre inhalar esos químicos. Provocan inflamación en todo tu cuerpo. Incluso si no fumas, como ya anoté antes, la mala noticia es que ser fumador pasivo es igual de dañino para el ADN de amigos, familiares, compañeros de trabajo y mascotas.

Los gases que emanan los solventes en alfombras, autos nuevos y químicos en ciertos productos del hogar, como quitaesmalte, champú y pintura, también dañan el ADN. Si manejas un automóvil que utiliza gasolina, cuando llenas el tanque respiras gases que contienen benceno, el cual daña el ADN.[11] Es mejor pararte de cara al viento cuando estés en la gasolinera.

Las investigaciones revelan que estas exposiciones tóxicas dañinas para tu ADN también pueden afectar a futuras generaciones. Por ejemplo, el ADN en el esperma de un padre puede estar afectado por químicos tóxicos, como bisfenol A (usado para fabricar plástico), dietilftalato (usado en la fabricación de barras luminiscentes) y cadmio (que se encuentra en el esmalte de la cerámica y el humo de cigarro). Estas exposiciones alteran los genes en el esperma a través de mecanismos epigenéticos, y las alteraciones pueden transmitirse a la descendencia.[12] De la misma manera, los químicos nocivos, como el benceno (en la gasolina), el percloroetileno (usado en las tintorerías) y el humo del cigarro al que esté expuesta una madre durante el embarazo puede dejar huella en el ADN del feto y persistirán en el niño por el resto de su vida.[13]

El daño al ADN puede enfermarte e incluso matarte. Pero el ADN tiene una misión fundamental: transmitirse de la manera más intacta posible de una generación a la siguiente. Para asegurar que cumpla su destino, el ADN tiene mecanismos de defensa que pelean contra estas exposiciones nocivas. Veamos cuáles son, porque en el capítulo 9 te mostraré cómo puedes incrementar las defensas con ciertos alimentos.

La primera línea de defensa del ADN: la reparación

La cantidad de daños que le ocurren al ADN cada día es impactante; no obstante, nuestro ADN está diseñado para reparar casi todo el daño antes de que se vuelva un problema. Se estima que menos de uno de cada mil errores que se insertan en tu ADN se vuelven mutaciones permanentes, gracias a las enzimas de autorreparación que contiene, las cuales realizan una danza intrincada a nivel molecular mientras hacen su trabajo. Su capacidad de reparación está perfectamente calculada para componer la estructura única del ADN.

Recuerda que, en todas las cadenas de ADN, los "peldaños" en la escalera de caracol que conforman la doble hélice contienen dos moléculas. El ADN tiene una regla estricta sobre cómo se pueden emparejar las moléculas. La adenina (A) siempre se empareja con la timina (T). La citocina (C) siempre se empareja con la guanina (G). Esto se llama emparejamiento de bases. Algunas formas comunes de daños al ADN afectan estas parejas. Dentro de cada célula, alrededor de 100 veces al día, la citocina (C) se transforma espontáneamente en un compuesto químico diferente, creando pares que no siguen las reglas. La exposición a la radiación solar es otro precursor que puede hacer que dos moléculas de timina (T) se unan, creando un grupo anormal de siameses químicos, el cual no puede funcionar con normalidad. Los radicales libres también pueden provocar un daño severo. Estos químicos naturales contienen un átomo inestable de oxígeno que puede liberar energía hacia su entorno como una granada química, dañando los pares ordenados del ADN normal.

Tus células contienen enzimas reparadoras que pueden ubicar y arreglar esta clase de lesiones. Las enzimas entran en acción cuando ven divergencias en la estructura correcta de la doble hélice del ADN. Al identificar secciones de ADN dañadas o faltantes, las reemplazan con partes normales. Como un sastre reparando una prenda rota, las enzimas empatan el material y lo cosen dejando la menor huella posible. El material que se empata en la reparación del ADN se extrae de los nucleósidos A, T, C o G, y se reemplazan en el orden correcto que les corresponde dentro de la doble hélice.

La investigación científica y clínica ha demostrado que consumir ciertos alimentos puede reducir el daño al ADN, ya sea incrementando la velocidad y la eficiencia del proceso de reparación después de la lesión o evitándola desde el principio. Los antioxidantes se consideran protectores del ADN y la industria de los suplementos ha publicitado ampliamente sus beneficios. Y sí, los antioxidantes pueden ayudar a prevenir el daño neutralizando los radicales libres que flotan en nuestro torrente sanguíneo, pero no pueden ayudar al ADN cuando ya se hizo el daño. En ese punto, se requieren los mecanismos de reparación del ADN. Exploraremos los alimentos que influyen en la protección y la reparación del ADN, incluidas nuevas formas de utilizar los antioxidantes en la salud, en el capítulo 9.

Cuando el sistema de reparación del ADN entra en acción, la célula sabe que debe limitar el efecto dominó de cualquier daño que ya haya ocurrido. Así pues, frena el ciclo de replicación, el cual utilizan las células para copiarse a sí mismas, incluido el ADN. Esto asegura que sea menos probable transmitir el ADN dañado. Si hay demasiadas lesiones que componer, una célula puede provocar su propia muerte a través de un proceso llamado apoptosis, un programa especial de autodestrucción que lleva a la muerte de la célula que ya no puede cumplir su función en el cuerpo.

Vale la pena mencionar que las empresas de biotecnología están explorando formas de aprovechar el proceso de reparación del ADN utilizando bacterias para crear nuevos tratamientos genéticos para gran cantidad de enfermedades en humanos, plantas y también insectos. Esto se conoce como repeticiones palindrómicas cortas agrupadas y regularmente interespaciadas (CRISPR, por sus siglas en inglés). Las CRISPR se encuentran naturalmente en alrededor de 50% de las bacterias utilizadas para cortar y eliminar los elementos genéticos extraños como parte del propio sistema de defensa de las bacterias. Los científicos han descubierto que este mecanismo de corte puede adaptarse para "editar" los genes humanos; en otras palabras, puede extirpar quirúrgicamente los genes enfermos para desactivar su funcionamiento anormal y que biotecnológicamente se puedan poner en su lugar genes sanos y normales. Cuando el sistema de CRISPR se publicó en 2012, inmediatamente transformó la industria genética porque es mucho más preciso, adaptable y ágil que cualquier otro sistema de modificación genética conocido. Aunque la promesa de CRISPR para tratar las enfermedades humanas todavía sigue en el horizonte, ya se utiliza como una herramienta poderosa para estudiar la ingeniería genética.[14]

La segunda línea de defensa del ADN: el cambio epigenético

Contrario a la creencia popular, tu destino genético no queda fijo cuando naces. Todo lo contrario. Si bien tu código de ADN no cambia, hay genes específicos que pueden encenderse o apagarse según las influencias que encuentran en el ambiente. Esto incluye lo que respiras, tocas y comes en el transcurso de tu vida. Basada de este fenómeno, hay otra forma en que el ADN puede proteger tu salud: la epigenética. El prefijo griego *epi* significa *encima, sobre* o *cerca,* y puedes considerar estas influencias ambientales como factores encima de los genes que controlan la expresión o la función productora de proteínas, del gen.

La epigenética responde la pregunta de por qué cada célula en tu cuerpo tiene el mismo ADN, aunque tengamos tantas células distintas con funciones diferentes. El ambiente tisular de cada célula es único y cambia de un órgano a otro. Por ejemplo, las células cardiacas expresan los genes que les permiten tolerar la corriente eléctrica que crea un latido y bombea la sangre por el cuerpo. Los genes del corazón reciben la influencia del microambiente alrededor de las células cardiacas. Las células en la retina humana, localizada en la parte posterior del ojo, usan su ADN para producir proteínas que reconocen la luz y transmiten una señal que nuestro cerebro interpreta como visión. El ambiente inmediato, así como la influencia de la luz misma, guía las células de la retina. Sorprendentemente, tanto las células del corazón como las células de la retina usan un código fuente idéntico, pero las partes que utilizan son distintas, y esto se determina por el microambiente del órgano y lo que el ADN necesita para poder realizar su trabajo.

La expresión epigenética no está establecida en ningún órgano. Tu ADN responde a influencias ajenas del interior y el exterior de tu cuerpo, dependiendo de las circunstancias. El estrés, la meditación, el sueño, el ejercicio y el embarazo son sólo unas cuantas circunstancias internas que tienen influencia en la epigenética. Algunas de las influencias externas que pueden cambiar epigenéticamente las actividades de tu ADN para bien o para mal son los alimentos que comes y lo que bebes. Los bioactivos que se encuentran en los alimentos vegetales y en el té o el café pueden influir epigenéticamente en tu ADN de forma positiva. Los químicos que se encuentran en los alimentos altamente procesados también pueden afectar tu ADN, pero de manera negativa. Gracias a la epigenética, los genes útiles se pueden amplificar y los perjudiciales se pueden bloquear.

Formas de cambio epigenético

La alimentación y el ambiente pueden provocar un cambio epigenético, pero comprender cómo funciona puede ser complicado. Las modificaciones de metilación y de histonas son dos formas de cambio epigenético. A partir de estos mecanismos, el ADN protege la salud activando los genes correctos y desactivando los genes equivocados en respuesta a los estímulos. Veamos primero la metilación.

Recuerda la descripción de la escalera de caracol: los dos bordes paralelos de la escalera son la médula del ADN, mientras que los "escalones" están formados por los pares de letras A-T o C-G que conectan esos bordes. Los pares son como los dientes de un cierre que corre a lo largo de todo el ADN. Cuando se utiliza el ADN, la maquinaria celular especializada baja el cierre y lee los dientes, los cuales contienen las instrucciones del código fuente para crear proteínas. Un grupo metilo es un cúmulo químico (CH, para los amantes de la ciencia) que puede lanzarse al cierre conforme se lee. Esto se llama metilación. La metilación cambia la forma como las células leen las instrucciones del ADN. La hipermetilación ocurre cuando muchos grupos de metilo se lanzan hacia los dientes, provocando interferencia o una forma de sabotaje del ADN. El cierre ya no se puede leer en esa área, así que ya no se produce cualquier proteína de la que sea responsable esa sección de ADN. En el caso de una proteína nociva, este cambio epigenético puede evitar que se forme, lo cual es bueno. Como sucede con la mayoría de las cosas en la biología, también puede ocurrir lo opuesto, llamado hipometilación, es decir, cuando se elimina un grupo metilo que normalmente mantiene a raya un gen. De pronto, esa parte del cierre queda libre y el gen puede crear una gran cantidad de esa proteína. Si la proteína que se libera ahora es beneficiosa, como una que sea supresora del cáncer, es bueno también.

La modificación de histonas es otra forma de cambio epigenético presente en el diálogo científico. Al igual que la metilación, esta modificación hace que ciertos genes estén más o menos disponibles. Las histonas son proteínas dentro de una célula que se encuentran dobladas en estructuras esféricas. El ADN se enrosca alrededor de las histonas. Una cadena de ADN tiene múltiples histonas, así que la cadena parece una soga para escalar, con nudos gruesos de histonas amarrados a lo largo. Las enzimas especiales ayudan a desdoblar el ADN de los nudos de histonas, así que la maquinaria productora de proteínas puede leer el código fuente. Los grupos químicos llamados grupos acetilos se pueden añadir (acetilación) o eliminar (desacetilación) de las histonas, cambiando su forma.

El resultado es que se pueden exponer o esconder distintos genes para que se produzca más o menos proteína en la célula. Exponer o esconder los genes no es inherentemente útil o dañino para tu salud. El efecto depende en específico de los genes y de si crean proteínas beneficiosas o nocivas. Si un gen crea una proteína beneficiosa, como una supresora tumoral, desdoblar el ADN protege tu salud. Si un gen tiene un efecto nocivo, entonces el beneficio proviene de volver a enrollar el ADN.

Un tercer cambio epigenético involucra al microARN. Si bien el ADN contiene el propio código fuente de las proteínas, en el proceso para crear esas proteínas, el código (ADN) primero se convierte en un modelo llamado ARN (ácido ribonucleico), el cual hace el trabajo en sí de crear las proteínas. Pero hay un grupo especial de ARN llamado microARN, el cual flota y también interactúa con el modelo principal de ARN para controlar la producción de proteínas útiles. Se cree que el microARN controla por lo menos 30% de los genes generadores de estas proteínas.[15]

Resumamos la epigenética lo más sencillo posible:

- La metilación silencia los genes para impedir que generen proteínas; la desmetilación ayuda a que los genes formen proteínas.
- La acetilación desdobla el ADN y permite que los genes produzcan proteínas; la desacetilación aprieta el nudo y esconde el ADN, así que se generan menos proteínas.
- Los microARN pueden apagar selectivamente la producción de ciertas proteínas en específico, interfiriendo con sus modelos de ARN.

La influencia de la epigenética en el ADN es un campo de investigación muy atractivo, sobre todo en lo que respecta a la alimentación; sin embargo, antes de contarte qué sucede con los alimentos, vale la pena ver cómo otras actividades dentro del estilo de vida influyen en nuestros genes a partir de estos cambios.

La mayoría de las actividades saludables crean cambios epigenéticos positivos y ahora nos damos cuenta de cómo nos benefician: a través de los genes. El ejercicio, por ejemplo, provoca cambios epigenéticos que liberan nuestros genes para producir proteínas útiles para desarrollar músculos, incrementar la capacidad de bombeo del corazón, crear nuevos vasos sanguíneos para sustentar la expansión muscular y disminuir los lípidos en la sangre.[16] Otros cambios epigenéticos promovidos por el ejercicio pueden bloquear genes nocivos. Se ve después de nadar, hacer esprints o entrenamientos en intervalos, y caminar rápido.[17]

Los estudios en ratas de laboratorio muestran que el ejercicio incrementa la actividad del ADN en el cerebro. Esto sucede por los cambios epigenéticos con acetilación de histonas que liberan el ADN, así que se pueden crear más proteínas para conservar la salud cerebral.[18] El impacto del ejercicio en el ADN va mucho más allá de la salud de la persona durante el entrenamiento. En los hombres, hacer ejercicio afecta su esperma de forma que puede influir en su descendencia. En un estudio clínico de la Universidad de Copenhague se analizaron las consecuencias de tomar una hora de *spinning* con un instructor certificado, cinco días a la semana, durante seis semanas. Observaron el efecto del ejercicio en el esperma de los voluntarios, hombres en sus veinte. Los investigadores recolectaron sus eyaculaciones para analizar los espermatozoides antes del estudio, después de seis semanas de *spinning* y después de tres meses sin hacer ejercicio. La clase de *spinning* provocó un cambio epigenético duradero en un punto genómico importante: el área específica de ADN en el esperma que es responsable del funcionamiento cerebral y el desarrollo del sistema nervioso del feto todavía no concebido.[19] Es decir, la rutina de entrenamiento de un hombre puede beneficiar la salud cerebral de sus hijos mucho antes de concebirlos.

Dormir bien por la noche provoca cambios epigenéticos en el ADN, lo mismo que desvelarte toda la noche, sólo que uno es bueno y el otro es malo. Un estudio realizado por investigadores de la Universidad de Islandia y la Universidad Uppsala, en Suecia, siguió a dieciséis jóvenes hombres en sus veinte y examinó su ADN después de dormir ocho horas (un buen descanso), seguido de un día de total privación de sueño (una desvelada). Se tomaron muestras de sangre la noche de sueño antes de acostarse y al día siguiente antes del desayuno, tras haber dormido ocho horas y después de la noche en vela.

El estudio mostró que ocho horas de sueño encienden los genes que metabolizan la grasa e impiden la obesidad, mientras que la privación de sueño interfiere con esos mismos genes.[20] Una duración inadecuada o corta del sueño incrementa el riesgo de obesidad en niños hasta en 45%.[21] El efecto epigenético del sueño es profundo. Una sola noche de privación puede interferir epigenéticamente con 269 genes, evitando que se utilicen para producir proteínas, incluido un gen supresor de tumores. Esto es malo. Cuando silencias un gen que bloquea el cáncer, esto puede incrementar tu riesgo de desarrollar tumores.[22]

La meditación crea cambios epigenéticos beneficiosos que disminuyen la actividad de genes asociados con la inflamación.[23] Por otra parte, el estrés libera epigenéticamente el ADN asociado con la inflamación.[24] La gente que experimenta severos traumatismos o tiene trastorno por estrés postraumático (TEPT) ha presentado muchos cambios epigenéticos negativos en su ADN.[25]

Los peligros ambientales se han relacionado con cambios epigenéticos en pacientes con cáncer, autismo, depresión, esquizofrenia, enfermedad de Alzheimer, enfermedad autoinmune, diabetes, enfermedad intestinal inflamatoria, obesidad y gran cantidad de problemas serios de salud. Naturalmente, es importante reducir tu exposición a cualquier cosa que pueda tener efectos epigenéticos perjudiciales. Al mismo tiempo, las intervenciones alimentarias pueden aprovechar la capacidad de tu cuerpo de generar cambios epigenéticos positivos para activar los genes beneficiosos para la salud.

La tercera línea de defensa del ADN: los telómeros

Los telómeros son la tercera parte del equipo de defensa del ADN. Son las tapas protectoras en ambos extremos del ADN, dentro de cromosomas que ayudan a conservar la estructura cromosómica y evitan que se peguen unos a otros. Los telómeros son tan cruciales para proteger nuestro ADN que la enzima llamada telomerasa trabaja continuamente reparando los telómeros que se acortan de manera natural conforme envejecemos. En 2009, Elizabeth Blackburn, de la Universidad de California-San Francisco, ganó el Premio Nobel por su trabajo con telómeros, el tercer Nobel relacionado con la investigación del ADN. Blackburn descubrió que, sin la telomerasa, los telómeros se acortan rápidamente, el ADN queda desprotegido y las células envejecen y mueren a gran velocidad.[26] Ella describe su trabajo de manera brillante en su conferencia de TED Talk de 2017.

No obstante, la labor preliminar para conservar los telómeros largos y sanos más tarde en nuestra vida se realiza en nuestra primera infancia. Un estudio realizado por investigadores de la Universidad de California-San Francisco mostró que lactar mejoraba la longitud de los telómeros en el niño. Un grupo de 121 niños que en la primera infancia se alimentaron exclusivamente con leche materna tenían telómeros más largos al llegar a la edad preescolar (cuatro o cinco años), en comparación con niños alimentados con fórmula.[27] Esto demuestra la durabilidad del efecto de los telómeros, pues el beneficio de la lactancia perdura años después de que el niño deja la leche materna y come alimentos sólidos.

Por otra parte, los telómeros se acortan inevitablemente con la edad. Estudios con personas mayores de 65 años muestran que aquellos con telómeros más cortos mueren antes que las personas con telómeros más largos; las investigaciones, entonces, analizan los comportamientos que aceleran el acortamiento de los telómeros.[28] Fumar, el exceso de estrés, dormir mal y la falta de ejercicio aceleran el desgaste de los herretes de los telómeros y reducen la actividad de la telomerasa.

Lo fascinante es que la gente que vive hasta los 100 años tiene telómeros inusualmente largos.[29] Este descubrimiento de 2008 propulsó estudios sobre cómo el estilo de vida y la dieta pueden alargar los telómeros. Los hallazgos son concluyentes. En cuanto al estilo de vida, el ejercicio regular se asocia con telómeros más largos.[30] La relajación incrementa la actividad de la telomerasa y protege los telómeros en personas estresadas; incluso se han comparado modos de relajación. Por ejemplo, hacer kriya yoga tiene un efecto mucho mayor en la protección de tus telómeros que escuchar música tranquila.[31] En 2008, Dean Ornish publicó su monumental investigación, en colaboración con Blackburn, en *The Lancet Oncology*, mostrando que los cambios completos de estilo de vida pueden mejorar la protección que ofrece la telomerasa a los telómeros en hombres con cáncer de próstata, con beneficios todavía presentes en un estudio de seguimiento después de cinco años.[32] Además de los efectos de la telomerasa, en mi colaboración con Dean Ornish sobre este grupo de pacientes, los cambios de estilo de vida crearon un efecto epigenético en las proteínas de la angiogénesis que favorecían la supresión del cáncer. De nueva cuenta, los cambios positivos en el sistema de defensa de la salud están relacionados.

Entre las influencias de los telómeros, la dieta es una de las más poderosas. Recuerda el estudio de niños que tenían telómeros más largos porque se alimentaron con leche materna. Cuando se examinaron otras influencias alimentarias, los investigadores descubrieron que también es posible acortar los telómeros, un efecto negativo. Descubrieron que los telómeros se acortaron en niños que comenzaron a tomar refresco a la edad de cuatro años, y quienes bebían refresco cuatro o más veces a la semana tenían telómeros más cortos que los que lo bebían con menos frecuencia o no lo hacían en absoluto.[33] El impacto de la lactancia y el refresco en los telómeros es sólo el principio de los descubrimientos sobre cómo nuestra dieta influye en el sistema de defensa del ADN. Como veremos en el capítulo 9, la revelación realmente interesante es que ciertos alimentos, entre los que se encuentran la soya, la cúrcuma y el café, pueden desatar genes protectores mientras suprimen los efectos de los nocivos. Algunos patrones alimentarios ayudan a proteger y a alargar nuestros telómeros, incluyendo la dieta mediterránea y patrones similares basados en ella. Antes de explorar estos alimentos a profundidad, hay un último sistema de defensa que necesito presentarte: el sistema inmunológico.

ALGUNAS AFECCIONES EN LAS QUE SE VULNERAN LAS DEFENSAS DEL ADN

- Arteriosclerosis
- Artritis reumatoide
- Ataxia telangiectasia
- Autismo
- Cáncer (todos los tipos)
- Depresión
- Diabetes
- Enfermedad celiaca
- Enfermedad de Alzheimer
- Enfermedad de Parkinson
- Enfermedad intestinal inflamatoria
- Esquizofrenia
- Fibrosis quística
- Lupus eritematoso sistémico
- Obesidad
- Síndrome de Li-Fraumeni
- Síndrome de Lynch
- Trastorno por estrés postraumático

Capítulo 5

Inmunidad

Todos sabemos que un sistema inmunológico fuerte te ayuda a evitar los resfriados comunes. Sin embargo, ¿sabías que la inmunidad es tan poderosa que puede protegerte del cáncer? Y si tienes cáncer, tu sistema inmunológico es capaz de eliminarlo por completo de tu cuerpo, incluso si ya se extendió. La culpa del cáncer suele recaer en la genética, el hábito de fumar, el medioambiente, una mala dieta y otros factores, pero lo cierto es que, a pesar de la causa, el cáncer sólo se convierte en una enfermedad cuando las células malignas se salvan de que las destruya nuestro sistema inmunológico, que de hecho es uno de los sistemas de defensa de la salud más conocidos. Nos protege de infectarnos cuando nos cortamos, pelea contra los virus y evita que enfermemos por microbios dañinos que algún pasajero tose y expele en el autobús. El verdadero poder de la inmunidad se releva cada vez más conforme los investigadores estudian cómo estimular nuestra propia inmunidad para pelear contra el cáncer. Empezamos a ver que, con tratamientos que aumentan la inmunidad, pacientes de cáncer sobreviven a pesar de las pocas probabilidades y se esfuman todos los signos de la enfermedad.

Como mencioné en el capítulo 1, nuestro cuerpo todo el tiempo forma tumores microscópicos, invisibles para nosotros, y la mayoría de ellos nunca serán un problema. Una de las razones es que las células cancerígenas necesitan abastecimiento de sangre para crecer lo suficiente para hacer daño. Un funcionamiento adecuado del sistema de defensa de la angiogénesis evitará que suceda, pero el sistema inmunológico provee la primera línea de defensa. Nuestras células inmunológicas están diseñadas específicamente para diferenciar al amigo del enemigo, incluso en las células del cáncer. Cuando las células inmunológicas de emergencia ubican las primeras señales de crecimiento canceroso, inician una huelga celular. Entran las células inmunológicas especializadas en matar cáncer y erradican las células anormales antes de que causen problemas.

Algunas veces, las células cancerígenas evaden al sistema inmunológico con camuflaje. Se envuelven con proteínas "amistosas" para engañar a las células inmunológicas y que las reconozcan como células normales. Esto vuelve efectivamente invisibles a las células cancerígenas y escapan a su captura. Al ocultarse como terroristas mortales perdiéndose entre una multitud de ciudadanos comunes, estas células cancerígenas disfrazadas tienen la oportunidad de crecer y volverse peligrosas.

En otras ocasiones, el sistema inmunológico se debilita y no puede realizar su trabajo adecuadamente, así que deja libres a las células cancerígenas y éstas pueden crecer. Las personas que sufren de enfermedades de inmunodeficiencia, como el sida, o quienes recibieron un trasplante de órgano y deben tomar esteroides inmunosupresores el resto de la vida para evitar que su cuerpo rechace el órgano, se encuentran en un alto riesgo de desarrollar cáncer porque sus defensas inmunológicas están comprometidas.

Los nuevos tratamientos de inmunoterapia contra el cáncer ayudan al sistema inmunológico para que realice su labor y elimine las peligrosas células cancerígenas. Este enfoque es impresionante porque no se sustenta en medicamentos tóxicos ni dirigidos para matar células cancerígenas, sino que estimula la propia capacidad de tu cuerpo para deshacerse del cáncer. James Allison, del Centro MD Anderson de Cáncer, en Texas, y Tasuku Honjo, de Kioto, recibieron el Premio Nobel en Medicina o Fisiología de 2018 por su trabajo pionero al descubrir cómo canalizar nuestro sistema inmunológico para combatir el cáncer.

Una clase de inmunoterapia bloquea las proteínas ocultas que los cánceres utilizan para esconderse del sistema inmunológico, revelándolas. Llamados inhibidores del punto de control inmunitario, estos tratamientos permiten que las propias defensas del paciente despierten y "vean" el cáncer. Entonces, pueden destruirlo.

A la edad de 90, el expresidente de Estados Unidos Jimmy Carter recibió un diagnóstico de cáncer mortal llamado melanoma maligno. Se había extendido a su hígado y su cerebro, una situación con un pronóstico deprimente y normalmente imposible de sobrevivir. Junto con cierta radiación focalizada en el tumor, Carter recibió un inhibidor del punto de control llamado Keytruda (pembrolizumab), el cual ayudó a su sistema inmunológico a encontrar los tumores. El tratamiento funcionó. El tumor cerebral desapareció sin necesidad de quimioterapia. Mi propia madre, música y maestra de piano, tenía 82 años cuando le diagnosticaron cáncer en el endometrio, el cual se desarrolla dentro de la pared del útero. Aunque su enfermedad se eliminó con cirugía, un año después volvió agresivamente y en múltiples puntos de su cuerpo. Hicimos un análisis genómico del tumor y descubrimos la presencia de un marcador tumoral llamado MSI-H (alta inestabilidad de microsatélites). Esto implicaba que probablemente se beneficiaría del Keytruda. Al igual que Carter, con inmunoterapia y una pequeña dosis de radiación, su sistema inmunológico eliminó por completo todo rastro de cáncer.

Hay otros tipos de terapias inmunológicas que cambian todo el panorama para los pacientes con cáncer y sus oncólogos. Es posible recolectar las células inmunológicas de una persona a través de un proceso llamado aféresis, similar a la donación de sangre. Al extraer la sangre, se sacan las células T y devuelven el resto de la sangre al paciente. Las células T se envían después a un centro especial, donde se modifican genéticamente para convertirse en células CAR-T. Ese procedimiento reprograma las células T y les indica que cacen el cáncer como misiles inmunológicos. La terapia con células CAR-T es efectiva para tratar el linfoma y la leucemia. A una amiga cercana le diagnosticaron un cáncer agresivo llamado linfoma difuso de células B. A pesar de los tratamientos básicos, el cáncer siguió creciendo y extendiéndose. Recibió una infusión de células CAR-T creadas a partir de sus propias células inmunológicas. Después de unas cuantas semanas, su cuerpo mostró señales de responder a sus células inmunológicas mejoradas y, en menos de dos meses, su sistema inmunológico eliminó todo rastro de cáncer. Si bien no todos los pacientes tratados con inmunoterapia erradicaron el cáncer, quienes sí lo erradicaron siguen sin cáncer años después.

Asimismo, algunos alimentos en específico y los componentes en ellos pueden influir profundamente en nuestras defensas inmunológicas. Científicos de la Universidad de Roma, en Italia, descubrieron que el ácido elágico, un bioactivo encontrado en niveles muy elevados en las castañas, las zarzamoras, las nueces de Castilla, la granada y las fresas, bloquea la producción de la misma proteína que oculta las células del sistema inmunológico, como hacen los medicamentos inhibidores

del punto de control inmunitario (como Keytruda) en el cáncer de vejiga.[1] Hablaré más sobre esta investigación en el capítulo 10.

Claramente, el sistema inmunológico es uno de los pilares de la defensa de la salud. Está diseñado para proteger el cuerpo de la invasión
de virus, bacterias y parásitos por medio de un ingenioso sistema de
reconocimiento de patrones. Las células inmunológicas identifican y
destruyen las amenazas mientras reconocen a las células sanas y las dejan intactas. En circunstancias normales en personas sanas, el sistema
inmunológico siempre está a la espera, como los bomberos, listo para
actuar cuando suena la alarma. Tu cuerpo sabe automáticamente si debe
encender o apagar su respuesta inmunológica. No está inactivo ni hiperactivo; opera desde un punto de vista donde todas las fuerzas están
listas y equilibradas, pero en un constante estado de alerta.

Hay muchas medidas que puedes tomar para cuidar tus defensas inmunológicas a lo largo de tu vida. Hacer ejercicio, dormir bien y disminuir y manejar tu estrés pueden ayudar a que tu sistema inmunológico
permanezca sano. Lo mismo sucede con tus decisiones alimentarias.
Ciertos alimentos pueden estimular tu sistema inmunológico y ayudarlo
a combatir las enfermedades derivadas del envejecimiento. Otros alimentos pueden ayudar a calmar el sistema inmunológico cuando está
hiperactivo, como vemos en las enfermedades autoinmunes. No obstante, antes de describir estos alimentos, quiero contarte cómo es que mejorar tu inmunidad tiene un papel clave en el avance de la especie humana
y cómo nos ha dado una poderosa ventaja sobre enfermedades terribles.

Acciones tempranas
para estimular la inmunidad

Alguna vez se consideró la viruela como uno de los asesinos más mortíferos del planeta. Su azote se remonta a la antigüedad. Hay señales
de la enfermedad en momias egipcias, incluso en la cabeza del faraón
Ramsés V.

La viruela es una infección ocasionada por un virus llamado variola.
La infección inicial empieza cuando el virus se inhala o se toca. En cuestión de una semana, el virus comienza a infectar las células de todo el
cuerpo. Puede haber fiebre, pústulas en la piel por todo el cuerpo y
sangrado interno. Históricamente, la infección era fatal 30% de las veces. Las personas que sobrevivían a la viruela quedaban desfiguradas

por cicatrices terribles y a veces ciegas, si la infección les llegaba a los ojos. Sólo en el siglo XX, la viruela mató a más de 300 millones de personas en el mundo, el equivalente de toda la población de Estados Unidos. Pero en 1980, la Organización Mundial de la Salud (OMS) hizo una declaración trascendental: la viruela se había eliminado oficialmente y ya no era una amenaza.[2] Este logro se acompañó de un programa global de vacunación contra la viruela que entrenaba al sistema inmunológico de las personas de todo el mundo para reconocer y destruir el virus antes de que se desarrollara la enfermedad.

En el siglo XX no fue la primera vez que alguien tuvo la idea de vacunar las defensas del cuerpo contra la viruela. En el reinado del emperador Kangxi (1661-1722), durante la última dinastía de China, el imperio Ching, brotes letales de viruela diezmaron a la sociedad, de tal manera que Kangxi decidió proteger de esta epidemia mortal a su familia y al ejército que habitaba dentro de la Ciudad Prohibida.[3] Ordenó a los médicos imperiales que tomaran costras de las marcas secas de personas que agonizaban por la viruela, las moliera en un polvo y lo aplicara en la nariz de su familia y sus soldados. Al exponerse a las costras de viruela, el sistema inmunológico comenzó a montar una defensa contra el virus, por lo que se volvieron inmunes a la enfermedad. Esta cruda técnica se llamó variolación (recuerda que el virus de la viruela se conoce como variola), y más adelante llevó a lo que hoy se conoce como vacunación.[4] El cirujano y médico familiar inglés Edward Jenner recibió el crédito por desarrollar la primera vacuna contra la viruela en 1796, y se le reconoce como el padre de la inmunología.

A lo largo de los siguientes dos siglos, investigadores médicos desarrollaron vacunas exitosas contra enfermedades como poliomielitis, tétanos, rabia, varicela, paperas, cólera, difteria y hepatitis para proteger al público de amenazas que habían sido mortales alguna vez. En cada caso, se guía al sistema inmunológico para desatar su poder defensivo contra los invasores extraños en el cuerpo, proteger la salud y evitar la enfermedad.

En 2006 se desarrolló con éxito la vacuna Gardasil para proteger a las mujeres contra el desarrollo del cáncer cervicouterino después de una infección con virus de papiloma humano (VPH). En 2010, la Administración de Alimentos y Medicamentos (FDA, por sus siglas en inglés) aprobó la primera vacuna para tratar el cáncer de próstata, Provenge (sipuleucel-T). Ese mismo año se aprobó la inmunoterapia para el cáncer, el inhibidor de punto de control autoinmunitario Yervoy (ipilimumab), para tratar el melanoma. Esto sentó las bases para otros novedosos medicamentos para el cáncer que estimulan la inmunidad, como Keytruda, el cual benefició a mi madre y a Jimmy Carter.

Y si bien todavía es muy pronto, incluso es posible desarrollar una vacuna personalizada para el cáncer, en la cual se analice el ADN de un tumor para ver sus mutaciones únicas y se inyecte una proteína especial bajo la piel de un canceroso. Las proteínas inyectadas entrenarán al sistema inmunológico para buscar y destruir la enfermedad. Como parte del tratamiento, los pacientes pueden ser inoculados contra su propio tipo de cáncer.

Aunque no lo creas, a pesar de todo este progreso a lo largo de la historia, gran parte de nuestra comprensión del sistema inmunológico sólo se ha dado en los últimos 50 años. Así que veamos cómo funciona en realidad, comenzando por dónde se localiza anatómicamente en nuestro cuerpo.

La anatomía del sistema inmunológico

El poder de tu sistema inmunológico recae en su capacidad militarizada. Como un ejército, tu sistema inmunológico tiene distintos cuerpos militares, y cada uno tiene diferentes tipos de soldados con sus entrenamientos especializados, su armamento y su habilidad para defender su territorio. El centro de comando de la inmunidad se localiza en cuatro lugares del cuerpo: tu médula ósea, tu glándula timo, tu bazo y tus nodos linfáticos, y tu intestino.

La médula ósea es el material esponjoso en los huecos de tus huesos (y, como recordarás del capítulo 2, la médula ósea también alberga tus células madre). Tu médula ósea produce casi todas las células inmunológicas de tu cuerpo a partir de células madre llamadas hematopoyéticas.

Tu glándula timo es un órgano localizado detrás de tu esternón. Es el hogar de células inmunológicas especiales llamadas células T. Esta glándula es donde maduran las células T jóvenes que se formaron originalmente en la médula ósea. El órgano sólo está realmente activo desde que naces hasta la pubertad. En esta primera etapa de tu vida se crean y se acumulan las células T de tu sistema inmunológico. Conforme envejeces, el órgano se atrofia y se reemplaza con células adiposas.[5]

Tu bazo es un saco esponjoso del tamaño de tu puño, localizado detrás de tu estómago, en el costado izquierdo. Guarda y filtra la sangre.

Como parte del sistema inmunológico, el bazo actúa como un nudo linfático gigantesco, donde las células especiales, llamadas células B, producen anticuerpos que reconocen a las bacterias y a los virus que invaden el cuerpo. A algunas personas les extraen quirúrgicamente el bazo porque el órgano se rompe a causa de algún traumatismo o se agranda anormalmente como consecuencia de una enfermedad, con lo que son más vulnerables a las infecciones y menos capaces de responder a los efectos de las vacunas, pues sin ese órgano no pueden producir tantos anticuerpos.

La localización del cuarto hogar de la inmunidad, el intestino, es vital para comprender el vínculo entre la dieta y la inmunidad. El intestino también es hogar del microbioma, el cual, como viste en el capítulo 3, puede camuflar el sistema inmunológico. La importancia del intestino para la defensa inmunológica se reconoció apenas hace poco por su importante papel para conservar la salud. De hecho, la función inmunológica del intestino se pasaba por alto en gran medida cuando estuve en la escuela de medicina. Cuando era estudiante, en la clase de histología nos enseñaban que había pequeños parches en el intestino, llamados parches de Peyer, asociados con la función inmunológica. A duras penas podíamos encontrarlos bajo el microscopio cuando examinábamos diapositivas del intestino. Y los catedráticos también nos decían que el apéndice probablemente tenía alguna función, pero que era vestigial, innecesario. Ése era el conocimiento de entonces... y una subestimación.

Ahora sabemos que todo el intestino es un órgano inmunológico, con una superficie alrededor del tamaño de dos cajones de estacionamiento (¡32 m²!). Además de las auténticas células inmunológicas que coordinan la defensa inmunitaria, el centro de control del intestino permite que bacterias sanas que viven ahí envíen señales a las células inmunológicas en otras partes del cuerpo. Hay estaciones de comando inmunitario en tus amígdalas y tus vasos y nodos linfáticos.

Los soldados de la inmunidad

Como sucede con los demás sistemas de defensa que te he mostrado, el sistema inmunológico está formado por una serie de jugadores con funciones distintas para proteger tu cuerpo. Te contaré sobre las células y funciones más importantes para que puedas apreciar y comprender mejor la investigación sobre los alimentos y la inmunidad que presentaré en la segunda parte.

Las células del sistema inmunológico se conocen como glóbulos bancos o leucocitos (la palabra griega para *blanco* es *leuko*). Hay cinco tipos de leucocitos, cada uno con un puesto diferente: neutrófilos, linfocitos, monocitos, eosinófilos y basófilos. Los enumero en orden del más al menos abundante, basado en la prevalencia que muestran en tu sangre.

Los linfocitos en realidad son un grupo de varios tipos de células inmunológicas. Los tres principales son las células T, las células B y las citolíticas naturales (NK, *natural killers* —asesinos naturales). Las células T tienen tres subtipos: T auxiliar, T citotóxica y T supresora. Otras células inmunológicas incluyen los macrófagos, mastocitos y células dendríticas. Son los jugadores inmunológicos que defienden tu salud.

Todas estas células se originan a partir de las células madre en tu médula ósea llamadas hematopoyéticas. Por eso, medicamentos como los de quimioterapia, los cuales dañan las células de la médula ósea al igual que los glóbulos blancos circulantes, reducen tu inmunidad. Por otro lado, la dieta puede influir en la producción de células inmunológicas en la médula ósea. Científicos de la Universidad del Sur de California demostraron que los ciclos de ayuno pueden servir para construir un sistema inmunológico nuevo. Lo sorprendente es que ya demostraron que ayunar entre dos y cuatro días seguidos obliga al cuerpo humano a entrar en una modalidad de reciclaje, deshaciéndose de las células inmunológicas viejas y gastadas. Entonces, cuando se retoman los alimentos, enciende las células madre hematopoyéticas en tu médula ósea, regenerando las células inmunológicas nuevas para así reconstruir el sistema inmunológico.[6]

Un sistema inmunológico de dos partes: rápido y lento

Tu inmunidad involucra dos sistemas inmunológicos diferentes, cada uno diseñado de manera que proteja tu cuerpo de invasores extraños, ya sean bacterias, virus, parásitos o células cancerígenas. Uno actúa rápidamente y responde de inmediato a un ataque en el cuerpo por estos invasores. Es un instrumento contundente programado para defender contra cualquier invasor utilizando las mismas armas cada vez. Se trata del sistema inmunológico innato. Cuando tienes una reacción alérgica o una inflamación, comienza la labor del sistema innato. Noventa por ciento de todas las especies animales sólo tienen esta clase de respuesta inmunológica.[7]

El segundo sistema inmunológico actúa con más lentitud, pero es mucho más sofisticado. Tarda alrededor de una semana en reunir sus defensas; sin embargo, una vez que lo hace, está afinado para acabar con blancos específicos de los invasores en el cuerpo. Es el sistema inmunológico adaptativo (o adquirido). Funciona de dos maneras principales: puede defender utilizando células especializadas diseñadas para matar o puede crear anticuerpos que vuelen como avispas para rodear y atacar al enemigo. Cada sistema es importante para la salud. Te diré qué puede hacer cada alimento por ambos.

La inmunidad innata: domadora de la inflamación

Si recuerdas la inflamación local que sucede casi de inmediato después de cortarte, viste al sistema inmunológico innato hacer su trabajo. Este sistema es la primera respuesta a cualquier invasión en tu cuerpo. Reacciona como un perro guardián listo para saltar a la acción en el momento en que un extraño pisa tu jardín. El sistema no es selectivo y simplemente bloquea y derriba lo que esté en su camino. La defensa innata incluye componentes físicos, químicos y celulares. Tu piel es la barrera física contra los intrusos. Las secreciones de tu boca, nariz y vías respiratorias contienen enzimas que desatan una guerra química para matar a cualquier invasor que inhales o entre en tu boca. Si tragas algún microbio, tu ácido estomacal lo disolverá. Toser y estornudar con fuerza arroja a los invasores extraños que hayan pasado por tus fosas nasales hacia tus pulmones.

Las células del sistema innato crean inflamación, la respuesta del cuerpo al daño tisular o a una invasión extraña. La inflamación atrae células inmunológicas específicas al lugar de la herida para mantener al enemigo aislado y contenido en una zona precisa, matando invasores y luego deshaciéndose de sus cuerpos. Las células especiales que corren a la escena se llaman fagocitos (*phago* en griego significa "devorar"; son neutrófilos, monocitos, macrófagos y mastocitos), los cuales eliminan partículas y microbios potencialmente dañinos al consumirlos, además de cadáveres celulares y desechos del daño tisular. Crean pus en las heridas infectadas y pueden guiar a otras células inmunológicas a la zona del desastre.

La inflamación, el dolor, el enrojecimiento y el incremento de temperatura son señales fundamentales de la presencia de inflamación. Un tipo de fagocito, el mastocito, llega a la escena y libera histamina, un químico que dilata los vasos sanguíneos, haciendo que la zona se vea roja y esté caliente. Hay señales químicas que también se liberan para permear los vasos sanguíneos dilatados. El fluido y las proteínas salen rápidamente por los vasos permeables hacia la zona caliente, provocando la hinchazón del tejido. Si alguna vez has tenido fiebre, es el mismo proceso que provoca el enrojecimiento de los ojos y que gotee tu nariz (el antihistamínico que tomas calma esta reacción). Las proteínas que fluyen de los vasos ayudan a coagular la sangre y detener cualquier hemorragia que pueda estar ocurriendo en el lugar. Sin embargo, la hinchazón y las señales químicas irritan los nervios, causando dolor. Ocurre un efecto inflamatorio similar en las vías respiratorias si tienes un ataque de asma o en el intestino si tienes una alergia alimentaria.

Los glóbulos blancos liberan señales químicas llamadas citocinas, las cuales controlan la intensidad de la respuesta inflamatoria. Una de las señales más importantes se llama interferón, el cual interfiere (de ahí su nombre) con las infecciones virales y hace que otras células inmunológicas carguen hacia el campo de batalla, incluyendo las células citolíticas naturales (NK), que tienen la capacidad de distinguir entre las células normales y anormales. Si observan una célula anormal, la célula NK trabaja con proteínas especializadas para incapacitarla y matarla. Misión cumplida. Entonces entra un grupo de limpieza de fagocitos y consume cualquier desecho.

Bajo circunstancias normales, la respuesta inmunológica innata es de corta duración y desaparece en cuestión de días. Cuando es tiempo de reducir la respuesta inflamatoria, una señal llamada interleucina-10, generada por el sistema inmunológico, termina el evento y devuelve las defensas inmunológicas a un estado normal de equilibrio en la salud. Aun así, si la inflamación no se calma, la respuesta inmunológica se puede volver un estado crónico y las células normales se pueden dañar.

En este punto puedes notar cómo la capacidad de organizar una respuesta inflamatoria ayuda a tu cuerpo a repeler invasores bacterianos. Es importante porque, cuando escuches de las llamadas "dietas antiinflamatorias", ten en mente que en circunstancias normales no quieres eliminar completamente la capacidad de tu cuerpo de encender la inflamación.

La inflamación crónica, por otra parte, es una situación completamente distinta, y es un problema. Cuando los invasores extraños no se van, o cuando una reacción autoinmune hace que el cuerpo se ataque a sí mismo, la respuesta inflamatoria sostenida puede ser devastadora. La inflamación crónica es como una fogata que no puedes apagar y se extiende hacia el bosque circundante, provocando un incendio fuera de control capaz de destruir todo en su camino. Lo discutiremos con más detalle más adelante en este capítulo.

El sistema inmunológico adaptativo

Cuando recibes una vacuna para prevenir una enfermedad, como la de la poliomielitis, tu sistema inmunológico adaptativo (o adquirido) es responsable de crear la protección contra ella. Es una rama más inteligente, más sofisticada de tu sistema inmunológico. A diferencia del sistema innato, que es un arma contundente, el sistema adaptativo es muy selectivo con lo que mata, y conserva un recuerdo permanente de los invasores que destruye. Esta memoria ayuda a que el sistema inmunológico despliegue un equipo de respuesta rápida si el enemigo —sea una bacteria, un virus o cáncer— asoma la cabeza en el futuro. También puedes agradecer a tu inmunidad adaptativa por todas las enfermedades que sólo te dan una vez, como la varicela, o nunca si te vacunaron contra ellas. Cuando la respuesta inmunológica adaptativa aprende cómo pelear contra una enfermedad, te protege por el resto de tu vida.

Como parte de su sofisticación, la inmunidad adaptativa tiene dos estrategias. La primera es que puede atacar a los invasores utilizando células que los maten. Esto se llama inmunidad celular mediada. Por otra parte, puede utilizar anticuerpos como armas para atacar a un intruso y señalarlo para morir. Dado que toma entre siete y diez días generar anticuerpos la primera vez que se ubica un intruso, la defensa inmunológica adaptativa tiene una respuesta lenta.

La inmunidad adaptativa se apoya en las células T y B, ambas formadas en la médula ósea a partir de células madre (células madre hematopoyéticas). Las células B se quedan dentro de la médula ósea para madurar. Una vez que lo hacen, salen y se trasladan hacia los órganos linfáticos, como el bazo, el intestino y las amígdalas. Ahí permanecen en servicio activo, esperando que aparezca un invasor. Cuando se da una invasión que requiere una defensa inmunológica, las células B salen de los órganos linfáticos para alcanzar el punto de la invasión y defender al cuerpo.

Las células T, por otro lado, dejan el nido muy pronto. Salen de la médula ósea todavía jóvenes, inmaduras. Viajan hacia la glándula timo, la cual sirve de campo de entrenamiento. Ahí aprenden a distinguir las células ajenas (invasores extraños, o los malos) de las células propias (los buenos). En su última prueba, las células T, que reconocen y matan células ajenas, pueden graduarse. Circulan hacia el tejido linfático periférico, donde se quedan esperando que las llamen para cumplir su deber. Durante las pruebas no se tolera el fuego amigo, así que cualquier célula T que mate accidentalmente a una célula propia reprueba y es destruida. Las únicas células T que dejan el timo son las que están entrenadas para destruir invasores y no lastimarán nuestras células normales.

Tanto las células T como las B son agentes de inteligencia muy hábiles. Conocen a los invasores extraños y personalizan sus respuestas *ad hoc*. Una vez que adquieren información sobre un invasor, se lanza un contraataque y se registra la información sobre el enemigo para utilizarla en el futuro. Cada uno de nosotros tiene un sistema de registros inmunológicos en el cuerpo con información de todas las bacterias e infecciones a las que hemos estado expuestos. Desde el campo de batalla, donde los enemigos están invadiendo, las células especiales conocidas como células dendríticas transmiten información sobre lo que le ocurre al sistema inmunológico adaptativo. Las células dendríticas registran información de las particulares huellas digitales proteínicas de bacterias, virus y células cancerígenas. A voluntad, pueden presentar estas huellas a las células inmunológicas adecuadas, que entonces encontrarán, señalarán y luego matarán al invasor. Las células T y B ajustan su estrategia defensiva cuando hay suficiente información recabada del frente. La analogía militar es apropiada sobre todo porque se trata de coordinar a millones de células para ir a la guerra a defender el cuerpo. Es parecido a proteger una fortaleza. Si las tropas son débiles o perezosas, el enemigo conquistará el castillo. Si no están coordinadas, disciplinadas o actúan sin control, el caos prevalecerá. Y si las tropas se rebelan contra el comandante, el motín puede destruir a las personas que debían proteger. Por fortuna, nuestras defensas inmunológicas están bien entrenadas, son muy disciplinadas y se dedican a conservar la paz.

Inmunidad celular mediada

Para comprender cómo es que los alimentos activan el sistema inmunológico, necesitas saber un poco más sobre la cadena de mando de sus fuerzas armadas. Distintos alimentos influyen en diferentes partes del sistema inmunológico. Algunos encienden las defensas, mientras que otros las apagan. La alimentación tiende a influir en la inmunidad celular mediada, la cual involucra las células T. Recuerda, hay tres tipos principales de células T: las auxiliares, la citotóxicas y las supresoras (también llamadas T reguladoras [Treg] porque atenúan el sistema inmunológico).

Las células T auxiliares tienen un trabajo específico: ayudar. Orquestan un ataque inmunológico contra los invasores liberando señales que les dicen a las demás células qué hacer. Entran en acción cuando ven que otras partes del sistema inmunológico envían alertas rojas al entrar a la batalla.[8] Algunas señales químicas liberadas por las células T auxiliares recurren a un ataque aéreo de más células inmunológicas, mientras que otras señales indican a las células B que preparen anticuerpos contra el invasor. Las células T dirigen el ataque de las tropas y también pueden traer refuerzos y más armamento si es necesario.

Las células T citotóxicas son soldados de combate que persiguen directamente y destruyen bacterias, células infectadas o células cancerígenas. Se ensucian las manos haciendo contacto con los invasores y aniquilándolos. Como cazadores de zombis, las células T citotóxicas reconocen y destruyen las células antes sanas que se infectaron y ahora son una amenaza.[9] Como te mostraré más adelante, ciertos alimentos pueden activar y a la vez incrementar la cantidad de células T auxiliares y citotóxicas en tu torrente sanguíneo como forma de estimular tus defensas inmunológicas.

Las células T supresoras, o Treg, son otro regulador muy importante de la inmunidad. Tienen la labor crucial de apagar el sistema inmunológico cuando termina la batalla. Liberan señales químicas que apagan las células T auxiliares y las citotóxicas para que el sistema inmunológico pueda acomodarse de nuevo en su estado normal, sano y equilibrado, donde todos los sistemas quedan a la espera. Cuando no se calma el sistema inmunológico, se vuelve hiperactivo. Esto se ve en las enfermedades autoinmunes. Algunos alimentos pueden incrementar la cantidad de Treg en tu torrente sanguíneo, lo que puede ser útil para prevenir brotes autoinmunes.

Los anticuerpos
y una memoria realmente buena

Cuando la mayoría de la gente piensa en la inmunidad, piensa en anticuerpos, como perros de caza que saben olfatear y encontrar villanos escondidos en el organismo. Tus células B dan a luz anticuerpos. Las células B patrullan constantemente el cuerpo, como soldados recorriendo las calles. Incluso cuando no parece haber una infección desatada, las células B pueden acabar con bacterias y virus que floten libre y silenciosamente en tu sangre, aun si no han infectado tus células. Lo hacen deslizándose por tu torrente sanguíneo para ver si pueden encontrar invasores extraños flotando por ahí. Su manera de hacerlo es estableciendo receptores de anticuerpos sobre su superficie externa, como las púas de un puercoespín. Cada célula B está repleta de hasta 200 mil receptores de anticuerpos, los cuales deben coincidir con antígenos anormales de bacterias y virus. Los antígenos son las banderas pirata de los invasores externos.[10] La célula B enganchará y se encargará de cualquier invasor que tenga un antígeno (bandera) parecido a un receptor de anticuerpos (púa).

Las células B también pueden responder a la señal liberada por las células T auxiliares que están lidiando con algún problema. La célula B flotará hacia donde está la acción y fijará sus receptores a los antígenos del invasor (el nombre *antígeno* es abreviatura de "generador de anticuerpos"). Cuando esto pasa, se activa la célula B y comienza a clonarse una y otra vez, creando más células B que puedan crear más anticuerpos diseñados para atacar al invasor específico que están viendo. Sorprendentemente, cada célula B puede hacer y generar doscientos anticuerpos por segundo, dos veces la capacidad de disparo de una Minigun, la ametralladora eléctrica rotativa.[11] Los anticuerpos golpean a los invasores y los marcan para morir; luego los fagocitos entran y los destruyen. La mayoría de las células B morirán en la batalla, pero algunas sobrevivirán y se volverán células de memoria, las cuales recuerdan las características del invasor y luego se esconden. La siguiente ocasión que el invasor entre en el cuerpo, las células B de la memoria entrarán en acción con el conocimiento empírico de cómo preparar exactamente el mismo anticuerpo otra vez, sólo que más rápido, y destruir al enemigo. Te explicaré más adelante qué alimentos, como los chiles y el regaliz, activan y desactivan la cantidad de células B en tu cuerpo.

La inmunidad fallida y la enfermedad

Cuando tu sistema inmunológico no hace bien su trabajo, tu vida está en serio peligro. Es verdad que las bacterias y los virus invasores sí evaden nuestras defensas ocasionalmente. Por eso te resfrías o te da gripa. Los ataques masivos pueden venir del exterior o el interior del cuerpo. Los microbios dañinos, por ejemplo, pueden entrar a través de la nariz, la boca, los ojos, las orejas, la vagina o el ano: cualquier orificio expuesto al mundo exterior. Y cuando tienes una herida, la abertura en la piel es una puerta inmensa para que los microbios se arrastren en masa hacia el cuerpo. Antes de que se inventaran las técnicas antisépticas en los hospitales, muchas mujeres morían después de dar a luz por infecciones transferidas de las manos no esterilizadas de los médicos o del instrumental de obstetricia que usaban de una madre a otra.[12] Si nuestras defensas inmunológicas están bajas, una invasión externa puede tener consecuencias catastróficas.

El ejemplo más conocido del colapso mortal de la inmunidad es el síndrome de inmunodeficiencia adquirida (sida), provocado por una infección con el virus de inmunodeficiencia humana (VIH), el cual despoja al cuerpo de su inmunidad desde el interior y de manera infame. Esto conlleva un alto riesgo de infecciones catastróficas, así como crecimientos cancerígenos. El VIH es un organismo llamado retrovirus que se originó en los chimpancés de África occidental y se transmitió a los humanos. El retrovirus se adaptó para invadir y destruir las células T humanas sanas.[13] Sin células T adecuadas, la capacidad de nuestro cuerpo para detectar y matar a todos los invasores, no sólo al VIH, disminuye velozmente. El control exitoso de la infección de VIH en un paciente infectado ha sido uno de los logros más significativos de la medicina moderna. Los tratamientos efectivos pueden reducir los niveles del virus letal en la sangre aun hasta rastros indetectables, permitiendo que las personas infectadas con VIH tengan vidas normales.

También hay una cantidad de enfermedades inmunodeficientes heredadas, donde los pacientes presentan defectos en células T, células B o la función de los fagocitos, o incluso deficiencias en las proteínas complementarias que ayudan a activar las células inmunológicas. Se conocen como enfermedades de inmunodeficiencias primarias, y son raras. Tal vez recuerdes la fotografía icónica del niño en una burbuja, un joven con inmunodeficiencia combinada grave, conocida como SCID (*severe combined immunodeficiency*). Básicamente no tenía inmunidad y no podía sobrevivir a la exposición al mundo exterior.

Tu sistema inmunológico también se puede debilitar con algunos cánceres, como mieloma múltiple y leucemia; con las infecciones, incluidos el VPH y la hepatitis B y C; con tratamientos médicos, como quimioterapia y radiación; con la diabetes; con la desnutrición, y con el alcoholismo. La obesidad inhibe el sistema inmunológico. Hay estudios que muestran que las personas obesas tienen mayor riesgo de desarrollar una infección después de sufrir un traumatismo o estando en la unidad de cuidados intensivos, comparadas con personas no obesas. Esto es porque su inmunidad baja por su estado metabólico (obeso).[14] De hecho, tan sólo ser obeso incrementa hasta siete veces el riesgo de morir en el hospital, sin importar la razón de tu hospitalización.[15] La inmunidad reducida en las personas obesas también incrementa su riesgo de infecciones en las encías (periodontitis), la vejiga, la piel y los pulmones.[16]

Nuestras defensas inmunológicas se ven influidas por el microbioma intestinal, una importante área de investigación. Justo bajo la superficie de la pared intestinal se encuentra un centro de control inmunitario inmenso llamado tejido linfoide asociado con el intestino (GALT, por sus siglas en inglés). Las células inmunológicas que habitan en esta capa reciben señales de nuestras bacterias intestinales para "encender" o "apagar" las defensas inmunológicas. Se han identificado bacterias específicas, como *Lactobacillus*, *Bifidobacteria*, *Akkermansia*, *Enterococcus*, *Alistipes* y *Faecalibacterium*, beneficiosas para la inmunidad. Si son deficientes o faltan, nuestra defensa inmunológica queda comprometida. La dieta occidental puede debilitar la respuesta inmunológica porque los alimentos no saludables interfieren con el ecosistema del microbioma, lo que puede ocasionar una falta de comunicación entre el intestino y nuestras células inmunológicas.

En el otro extremo del espectro, un ejército inmunológico que se rebela puede atacar nuestra salud. El término que se utiliza para describir un sistema inmunológico hiperactivo es *autoinmunidad*, donde se atacan las células y los órganos normales, y su función queda destruida. Hay más de 40 trastornos importantes bajo la categoría de enfermedades autoinmunes, incluidos la diabetes tipo 1, el lupus eritematoso sistémico, la esclerosis múltiple, la psoriasis, la artritis reumatoide y la esclerosis sistémica. Todos comparten las características de una inflamación crónica y un daño inmunológico autoinfligido a los órganos.

Las enfermedades autoinmunes no tienen una causa, sino que se detonan por una serie de factores. La genética, el ambiente, las infecciones, las reacciones a los medicamentos y los cambios en el microbioma están implicados en las enfermedades autoinmunes. La característica que éstas tienen en común es la descomposición del control normal que calma las defensas inmunológicas. Cuando la enfermedad brota, los ataques inmunológicos pueden limitarse a un órgano en específico o pueden ser un ataque generalizado a lo largo de todo el cuerpo.

La diabetes tipo 1 es un ejemplo de ataque a un órgano específico. Las células B producen anticuerpos que detectan las células beta en el páncreas, productoras de insulina. Cuando las células T las destruyen, el cuerpo queda sin insulina y se vuelve incapaz de metabolizar la glucosa en el torrente sanguíneo. Este tropiezo metabólico lleva no sólo a tener altos niveles de glucosa, sino al mal funcionamiento de muchas células y órganos distintos, por lo que se necesitan inyecciones regulares de insulina para mantener un funcionamiento sano.

En el caso de la esclerosis múltiple (EM, por sus siglas en inglés), tus propios anticuerpos atacan el aislamiento que cubre tus nervios, llamado mielina. Este asalto afecta tu cerebro y tu médula espinal, además de los músculos, de manera parecida a cuando las termitas se comen el aislamiento eléctrico en las paredes de una casa. Con nervios seriamente dañados, la gente con EM tiene músculos débiles, mala coordinación, pérdida de visión, daño cerebral y otros problemas graves de la función nerviosa.

Otro ejemplo es la enfermedad celiaca. Las personas que la padecen tienen una reacción inmunológica al gluten, un grupo de proteínas que se encuentra en el trigo, la cebada y el centeno. La fuerte reacción inmunológica del cuerpo ante el gluten provoca un daño colateral a la pared intestinal, creando "permeabilidad" en la pared. Aunque el mecanismo exacto de la enfermedad celiaca sigue siendo un misterio, se sabe que los anticuerpos dañan el intestino delgado y otros órganos, provocando un dolor severo.[17] Afortunadamente, cuando se evita el gluten, los anticuerpos disminuyen y los síntomas por lo general desaparecen.

Por otra parte, un ataque autoinmune puede ser generalizado y afectar prácticamente cada parte del cuerpo, situación en verdad nefasta. En la enfermedad conocida como lupus (lupus eritematoso sistémico), se lanza un ataque por todos los frentes contra tu propio ADN, provocando una inflamación generalizada del cuerpo. Se pueden inflamar las articulaciones, la piel, el corazón, los riñones y el cerebro. Un hallazgo típico en la sangre de pacientes con lupus es la presencia de anticuerpos que atacan al ADN con doble cadena. Estos anticuerpos del lupus tienden a agruparse y formar complejos inmunes, esencialmente bolas de pelo microscópicas que se depositan en tus órganos, provocando su mal funcionamiento.

Las afecciones autoinmunes van en aumento en las sociedades modernas. Aunque se desconoce la causa precisa, el fenómeno está vinculado con una dieta no saludable. También puede tener algo que ver con la disbiosis del microbioma intestinal, que entonces interrumpe el control normal del sistema inmunológico.[18]

Otras situaciones con respuestas inmunológicas exageradas se ven en reacciones alérgicas, como el asma y las alergias alimentarias. En los casos de alergias graves, el sistema inmunológico tiene una reacción excesiva a un alérgeno que de lo contrario sería inofensivo (polen, comida) cuando se introduce a través de las membranas mucosas. El sistema inmunológico, listo para entrar en acción, lo ve como un invasor extraño, lo que lleva a la producción de anticuerpos contra el alérgeno y activa las células T para liberar citocinas. Los anticuerpos y las citocinas atraen a otras células inmunológicas para destruir al "invasor". En una reacción asmática, las células T liberan citocinas en las vías respiratorias, lo que provoca una respuesta exagerada con inflamación. Por ello, los asmáticos experimentan jadeos y dificultad para sacar aire de los pulmones. Si no se atiende, la inflamación puede constreñir los músculos suaves de las vías respiratorias, tensándolos, lo que termina en muerte por sofocamiento.

Como sucede con las demás defensas del cuerpo que ya describí, puedes influir en el sistema inmunológico con lo que comes y bebes. En la segunda parte de este libro aprenderás sobre los alimentos que pueden influir en cada uno de los sistemas de defensa de la salud, ya sea la angiogénesis, la regeneración, el microbioma, la reparación del ADN o la inmunidad.

AFECCIONES RELACIONADAS CON UN SISTEMA INMUNOLÓGICO ANÓMALO

Enfermedades que debilitan el sistema inmunológico	Afecciones que resultan de un sistema inmunológico debilitado	Afecciones por una respuesta inmunológica excesiva
Alcoholismo	Enfermedades relacionadas con el sida	Alergias

Enfermedades que debilitan el sistema inmunológico	Afecciones que resultan de un sistema inmunológico debilitado	Afecciones por una respuesta inmunológica excesiva
Ataxia telangiectasia	Todos los tipos de cáncer	Artritis reumatoide
Diabetes		Asma
Hepatitis		Colitis ulcerosa
Hepatitis B		Diabetes tipo 1
Leucemia		Enfermedad celiaca
Desnutrición		Enfermedad de Crohn
Mieloma múltiple		Enfermedad de Graves
Obesidad		Esclerosis múltiple
Síndrome de Chédiak-Higashi		Esclerosis sistémica
Síndrome de inmunodeficiencia adquirida (sida)		Lupus eritematoso sistémico
Trastorno de inmunodeficiencia combinada grave		Psoriasis
Virus de inmunodeficiencia humana (VIH)		Tiroiditis de Hashimoto
Virus de papiloma humano (VPH)		

PIEZAS CLAVE EN LA INMUNIDAD

Sistema inmunológico innato	
Células citolíticas naturales	Pueden matar células anormales al inyectarlas con una enzima que disuelve su capa externa. Distinguen entre células normales y sanas, y otras infectadas o cancerígenas.
Células dendríticas	Reconocen y presentan antígenos de los invasores para provocar la respuesta de las células T y secretan citocinas para atraer a las células inmunológicas al problema. Actúan como mensajeros entre los sistemas inmunológicos innato y adaptativo.
Macrófagos	Rodean y consumen las células invasoras para destruirlas. Conjuran muchos tipos de reacciones inmunológicas.
Mastocitos	Median las reacciones alérgicas al liberar histamina. Defienden contra los parásitos.
Neutrófilos	Se acumulan en lugares donde hay tejidos lesionados. Forman un cúmulo alrededor de una herida y atraen a los macrófagos y los monocitos para limpiar la herida y quitar los desechos celulares.

Sistema inmunológico adaptativo	
Células B	Producen anticuerpos que señalan a las células invasoras. Reconocen y presentan antígenos que detonan la respuesta de las células T. Algunas se vuelven células B de la memoria y regulan los antígenos para la producción futura de anticuerpos.
Células T auxiliares (Th)	Coordinan la respuesta inmunológica liberando citocinas para reclutar a otras células inmunológicas.
Células T citolíticas naturales	Reconocen moléculas con antígenos en moléculas de lípidos extraños. Al activarse, incrementan la inflamación.
Células T citotóxicas (Tc)	Reconocen las células infectadas con virus y las células cancerígenas. Inician la muerte celular programada para liberar toxinas que maten a las células no deseadas.
Células T de memoria	Recaban información sobre las células invasoras y la guardan para futura referencia, lo que mejora las defensas del cuerpo frente a otras infecciones.
Células T gamma-delta	Se encuentran en la pared intestinal y las membranas mucosas.
Células T reguladoras (Treg)	Inhiben y observan la actividad de otras células T. Mantienen la tolerancia inmunológica de las células sanas. Calman el sistema inmunológico para restablecer su equilibrio sano y normal.

COMER PARA VIVIR
La evidencia de los alimentos como medicina

Deja que los alimentos sean tu medicina y que tu medicina sean los alimentos.

HIPÓCRATES

Cada uno de los cinco sistemas de defensa de la salud en tu cuerpo están íntimamente conectados con tu dieta. Las investigaciones revelan todavía más evidencia de cómo los alimentos que comemos pueden tener poderosas influencias sobre estos sistemas, activando o destruyendo su capacidad para conservarnos en buena salud. En la segunda parte te llevaré por un viaje de descubrimiento sobre el impacto que tienen muchos alimentos en la salud, visto a través de nuestras defensas sanas.

Las investigaciones se realizan a escala internacional, así que aprenderás sobre la evidencia de los alimentos y la salud que generan científicos en laboratorios de Europa, Asia, Latinoamérica y América del Norte. Me enfoco principalmente en la evidencia de pruebas realizadas con humanos y estudios epidemiológicos porque lo que importa es cómo los alimentos influyen en la salud humana, aunque también hablaré de algunos descubrimientos emocionantes que se han hecho en los laboratorios porque revelan información oculta que nos puede ayudar a comprender qué sucede cuando la gente come ciertos alimentos. Gran parte de esta información se discute normalmente en los pasillos de las instituciones científicas y médicas, pero la comento porque la alimentación tiene un carácter de urgencia. En cuanto asimiles esta información podrás actuar en consecuencia. No necesitas esperar el permiso o la receta de un médico. Te sorprenderán algunos de los hallazgos que comparto, otros te encantarán (si eres gastrónomo), pero todos cambiarán tu forma de pensar sobre la alimentación y lo que eliges consumir. Prepárate para abrir los ojos ante un mundo nuevo de comida… visto a través del prisma de tus defensas de salud.

Capítulo 6

Mata de hambre a la enfermedad y alimenta tu salud

A todos les encantaría evitar un diagnóstico de cáncer, cardiopatía y otras enfermedades mortales. Hacer ejercicio con regularidad, consumir menos carne roja y azúcar, y no fumar son métodos sólidos para evitar las enfermedades, pero sólo son parte de la solución. Usar la dieta para apoyar y amplificar el sistema de defensa de la angiogénesis puede disminuir tu riesgo de todo un espectro de padecimientos temibles.

Los frijoles de soya fueron el primer hallazgo de una influencia alimentaria en la angiogénesis. En 1993, un artículo pionero publicado por Theodore Fotsis, científico griego que trabajaba en la Universidad de Heidelberg, en Alemania, descubrió que la orina de los japoneses sanos (hombres y mujeres) que comían frijoles de soya contenía una sustancia natural llamada genisteína, con un potente efecto anticancerígeno.[1] En el laboratorio, Fotsis descubrió que la genisteína suprimía la clase de vasos sanguíneos que alimentan los tumores. Más adelante se mostró que la genisteína podía detener directamente el crecimiento de cuatro tipos distintos de células cancerígenas (neuroblastoma, sarcoma de Ewing, rabdomiosarcoma, retinoblastoma). La genisteína no se produce en el cuerpo, así que su fuente sólo podía ser alimentaria. La orina se recolectó entre aldeanos, la mayoría campesinos que cultivaban té y arroz. Eran vegetarianos y comían una dieta basada en soya, como es común en Asia. Los granjeros tenían 30 veces más genisteína en la orina que la gente que consumía una dieta occidental. El estudio de Fotsis fue el primer informe de un alimento con un factor dietético claramente absorbido por el cuerpo y excretado por la orina que puede inhibir la angiogénesis. Los investigadores sugirieron que esta propiedad de la soya podía ayudar a explicar el bajo índice de algunos cánceres letales en personas que consumen una dieta vegetal oriental, en comparación con una dieta occidental.

Otra investigadora prominente, Adriana Albini, trabajaba en el año 2002 para el Instituto Nacional de Investigación contra el Cáncer, en Génova, Italia, cuando propuso el término *angioprevención*. Albini concibió que la angioprevención podía lograr la prevención del cáncer al interferir con la angiogénesis anormal utilizando compuestos seguros y bien tolerados en personas sanas.[2] Si bien algunos medicamentos hacen lo mismo, la comida es mucho más segura. Hoy en día, la angioprevención hace referencia, a grandes rasgos, a un método de salud que incluye el uso de alimentos, medicamentos y suplementos alimenticios. Albini y yo, junto con otros colegas científicos, somos coautores de una nueva revisión de la angioprevención con dieta en la prestigiosa revista *Nature Reviews Clinical Oncology*.[3] Este marco de la angiogénesis y la prevención de enfermedades sigue en desarrollo en la Fundación de Angiogénesis y entre una comunidad internacional de científicos y médicos clínicos muy comprometidos.

La meta de la dieta angiopreventiva es mantener el sistema de defensa de la angiogénesis en un sano equilibrio. A veces se vuelve un punto confuso entre los médicos entrenados en Occidente porque el equilibrio no es parte común de su léxico para tratar enfermedades. El equilibrio es un concepto más familiar en la medicina tradicional china y la ayurveda, las cuales se enfocan en alcanzarlo para prevenir la enfermedad.[4] En ellas, la salud se ve como la presencia de sistemas equilibrados de cuerpo y mente. Un estado de equilibrio es donde quieres permanecer en todo momento. Los astrobiólogos usan el término *zona de Ricitos de Oro* al usar poderosos telescopios para cazar planetas que están a una distancia perfecta del sol como para poder albergar vida: no demasiado cerca del sol que se quemen y no demasiado lejos para que se congelen. La zona de Ricitos de Oro en la angiogénesis es donde tenemos suficientes vasos sanguíneos para mantener bien nutrida cada célula del cuerpo sin alimentar enfermedades. Ni demasiados ni muy pocos: la cantidad justa.

Cuando se trata de prevenir enfermedades en personas sanas, no hay nada que iguale la seguridad que ofrece la alimentación. Aunque algunos medicamentos pueden prevenir enfermedades específicas, como pólipos en el colon, los fármacos siempre se asocian con efectos secundarios potenciales de alguna clase, ya que con las medicinas en realidad no se trata de buscar el equilibrio, sino que se producen para realizar una tarea blanca o negra: derribar o construir algo. Por ejemplo, el medicamento Avastin para el cáncer es útil para tratarlo, pero no para prevenirlo porque puede reducir las señales de angiogénesis del cuerpo casi hasta cero en cuestión de días después de una inyección. Pero al eliminar las señales, algo beneficioso para el tratamiento del cáncer, el Avastin puede interrumpir el equilibrio normal de angiogénesis porque la misma señal también se necesita en pequeñas cantidades para tener un funcionamiento sano en los órganos. Este desequilibrio también puede tener efectos secundarios, como una curación de lesiones más lenta, un proceso que requiere una angiogénesis normal.

En cambio, los factores alimentarios no son omnipotentes y carecen de un poder destructivo. Los bioactivos en los alimentos y las bebidas se absorben en cantidades pequeñas que pueden ayudar a influir en la propia capacidad del cuerpo para equilibrar la angiogénesis. Los factores antiangiogénicos en la dieta sólo pueden eliminar el exceso de vasos sanguíneos hasta sus niveles básicos. Esto quiere decir que la comida mata de hambre al cáncer, pero no evita que el corazón reciba su abastecimiento necesario de sangre porque se trata de mantener al cuerpo sobre una base sana. El otro lado de la ecuación muestra que los alimentos estimulantes de la angiogénesis tampoco harán que los vasos sanguíneos sobrepasen sus límites naturales en el sistema circulatorio. Los alimentos y bebidas proangiogénicos no acelerarán el sistema y provocarán el desarrollo de cánceres. Consistente con los principios de la homeostasis, una dieta de angiogénesis ayuda a conservar el estado corporal de armonía y equilibrio.

Las enfermedades provocadas por exceso de angiogénesis

Recordarás que la angiogénesis es un común denominador de enfermedades. En el capítulo 1 hablé de la artritis, la ceguera y la enfermedad de Alzheimer. Veamos otras afecciones importantes que se podrían prevenir o volver más tolerables si estimulas tu defensa de angiogénesis con la alimentación.

Existe un vínculo muy poco reconocido, pero muy importante, entre la angiogénesis y la enfermedad coronaria arterial. El corazón es un músculo que necesita una angiogénesis fuerte cuando sus arterias coronarias se tapan por las placas de colesterol. Sin embargo, dichas placas no son sólo capas gruesas de sedimento que se empacan en las paredes de los vasos sanguíneos. En realidad, son crecimientos que, al igual que los tumores, necesitan nuevos vasos sanguíneos para expandirse. La neovascularización (otro término para la angiogénesis) de la placa coronaria es mortal. Estos microvasos no sólo permiten que la placa se engrose y bloquee la arteria coronaria, sino que, al igual que un bache en el pavimento, los vasos también vuelven más frágil la placa y propensa a romperse.[5] Cuando una placa coronaria se rompe es parecido al colapso de un túnel: el techo se cae, el túnel queda bloqueado repentinamente y nada puede pasar por ahí. Si esto sucede en una arteria coronaria, se interrumpe el flujo de sangre y el resultado es un ataque cardiaco que puede ser mortal. Evitar que las placas desarrollen estos peligrosos vasos sanguíneos es tan importante como crear nuevos vasos sanguíneos para alimentar el músculo cardiaco mismo.[6]

Ya describí su vínculo con el cáncer, pero vale la pena retomarlo porque es una de las enfermedades más temidas de todos los tiempos. Cada tipo de tumor sólido —ya sea en un seno, la próstata, un pulmón o el colon— debe tener angiogénesis para crecer más allá del tamaño de la punta de un bolígrafo. Sin la angiogénesis, las células cancerígenas tampoco pueden esparcirse. Incluso los llamados tumores líquidos o tumores malignos hematológicos, como la leucemia, el linfoma y el mieloma múltiple, dependen de la angiogénesis. En estas afecciones, los cúmulos de células cancerígenas en la médula ósea, los nodos linfáticos o el bazo se alimentan de los vasos sanguíneos en crecimiento que proveen factores de supervivencia para estimular el crecimiento cancerígeno.

Puedes pedirle a tu médico que realice una prueba para ver si estás en riesgo de desarrollar algún cáncer hereditario. Puede analizar una muestra de tu saliva o tu sangre para ver si tus células contienen las mutaciones que pueden presagiar cánceres hereditarios, como cáncer de mama, de colon, de ovarios, de próstata, estomacal, melanoma, pancreático o cervicouterino. Si tus resultados son positivos para la presencia de mutaciones, deberías ver a un asesor genético para que te recomiende cómo manejar tus riesgos. Fuera de visitar regularmente a tu médico para revisar si el cáncer ya está presente o tener cirugía para eliminar algunos órganos que quizá desarrollen cáncer (como los senos y los ovarios), no hay mucho que la comunidad médica pueda recomendarte para disminuir tu riesgo. Definitivamente es importante tomar acciones como hacer ejercicio, dormir y manejar el estrés. Sin embargo, la anti-angiogénesis alimentaria es una oportunidad crucial que te puede ayudar a anteponerte a las posibilidades de desarrollar la enfermedad.

Entre 90 y 95% de los cánceres están relacionados con las exposiciones del ambiente y nuestro estilo de vida. De todas las amenazas de cáncer, se estima que 30% se vinculan con la alimentación.[7] La mayoría de los investigadores y activistas en el campo del cáncer señalan factores alimentarios dañinos que deben evitarse para disminuir el riesgo de cáncer. Pero la labor de la Fundación de Angiogénesis se enfoca en una oportunidad completamente distinta: utilizar los alimentos, las bebidas y los ingredientes naturales que puedes *añadir* a tu dieta para reducir el riesgo de cáncer. Como sucede con la enfermedad cardiovascular, hay mucha información sobre los alimentos que puedes evitar. La fundación también ha estado dedicada a la investigación y al análisis de información sobre alimentos que pueden desarrollar vasos sanguíneos para promover la salud y cuidar tu vida.

Ésta es la mejor parte: algunos de los alimentos más deliciosos del mundo pueden conservar el equilibrio de la angiogénesis. Ahora veamos cuáles son éstos y las pruebas que demuestran su beneficio. Los amantes de la comida encontrarán muchos elementos que los sorprenderán y les encantarán.

Alimentos antiangiogénicos

Soya

Después del trabajo de Fotsis con la orina de campesinos japoneses, los investigadores han confirmado que los productos de soya contienen propiedades antiangiogénicas potentes, las cuales puede absorber el cuerpo humano después de su consumo. Estudios públicos más grandes sustentan los beneficios: las personas que comen más productos de soya tienen menos riesgo de una serie de enfermedades dependientes de la angiogénesis, desde el cáncer de mama y próstata, hasta la enfermedad coronaria arterial.[8]

Los productos de soya representan docenas de distintas clases de alimentos hechos a partir de los frijoles de soya, leguminosa antigua que se originó al este de China hace 3 mil años. Desde productos frescos, como el edamame, la leche de soya y las nueces de soya, hasta productos fermentados, como la salsa de soya, el tofu, el miso, el natto, el tempeh y más, la soya se encuentra en múltiples formas. Las tiendas de comida oriental muchas veces ofrecen frijoles de soya frescos, pero también los puedes encontrar en la sección de alimentos congelados del supermercado. El tofu fresco es versátil y es un alimento común en Asia. En los países occidentales, las mejores fuentes para encontrar variedades de tofu son los mercados orientales. Lee el menú de restaurantes chinos, japoneses, coreanos, tailandeses o vietnamitas, y encontrarás muchas opciones con soya.

La soya contiene bioactivos antiangiogénicos conocidos como isoflavonas, específicamente genisteína, daidzeína, equol y gliceolinas. Los productos fermentados de soya tienen concentraciones mayores de ellos.[9] Un suplemento alimenticio llamado polisacárido de genisteína concentrado (PGC) es una forma altamente concentrada de genisteína y daidzeína. En la Fundación de Angiogénesis probamos el PGC contra células humanas de vasos sanguíneos en el laboratorio y descubrimos que tiene una potente actividad antiangiogénica. El PGC también puede matar directamente el cáncer de próstata y las células del linfoma.[10] Los bioactivos de la soya no sólo inhiben el crecimiento cancerígeno, sino que previenen el crecimiento de la placa arteriosclerótica gracias a su actividad antiangiogénica.[11] Investigadores en Asia han informado que el consumo de soya puede reducir el riesgo de enfermedad cardiovascular hasta en 16 por ciento.[12]

Hay una idea equivocada generalizada de que las mujeres deben evitar comer soya por la creencia de que los fitoestrógenos vegetales naturales son causa de cáncer. Es momento de descartar esta leyenda urbana. La verdad científica es ésta: los fitoestrógenos no incrementan la incidencia de cáncer de mama en los estudios con humanos. Por el contrario, los fitoestrógenos de la soya en realidad actúan como antiestrógenos en los humanos, interfiriendo con la capacidad del estrógeno de alimentar ciertos cánceres.[13] Y como ya sabes, la genisteína, que es un fitoestrógeno, tiene un efecto antiangiogénico capaz de matar de hambre al cáncer.

Una de las investigaciones epidemiológicas más convincentes sobre el beneficio, no el perjuicio, de la soya es el Estudio de Shanghái de Supervivencia de Cáncer de Mama, el cual examinó a 5 042 sobrevivientes de este cáncer.[14] Durante un periodo de cuatro años, investigadores de la Universidad Vanderbilt documentaron y correlacionaron la cantidad de soya que las mujeres consumieron con su recurrencia y muerte por cáncer de mama. Si hubiera cualquier posibilidad de que la soya fuera dañina, habría aparecido en esta población de mujeres. En cambio, lo que se encontró fue que las mujeres con el mayor consumo de soya tenían una *reducción* de 32% en el riesgo de cáncer recurrente. El riesgo de mortalidad disminuyó 29%. Esta asociación beneficiosa con la soya se observó aunque las mujeres tuvieran un cáncer de mama positivo o negativo para receptores de estrógeno.

La próxima vez que tengas la oportunidad, consume soya. La cantidad beneficiosa para la salud en los estudios con humanos es de 10 gramos de proteína de soya al día, la cual encuentras en una taza de leche de soya. Las pruebas en humanos demuestran que incluir productos de soya en tu dieta se asocia con la reducción del riesgo de cáncer de mama. Entre más soya consumas, menor será el riesgo. La soya tiene otros beneficios, como saben los veganos, ya que es una fuente excelente de proteína. La soya también es común en muchos alimentos comerciales precocidos y empaquetados, pero todavía no es claro si la soya que se usa como aglutinante tiene los mismos beneficios que los productos de soya fresca o fermentada, así que no recomendaría elegir alimentos altamente procesados sólo porque mencionen la soya entre sus ingredientes. Busca mejor los frijoles de soya, la leche de soya, el tofu o los productos tradicionales de soya que encuentras en tiendas y restaurantes orientales. Si nunca has probado platillos con soya, como el tofu en un menú oriental, ahora tienes un gran motivo para empezar: la soya puede matar de hambre a tu cáncer y alimentar tu salud.

Jitomate

Comúnmente aceptado como verdura, técnicamente es un fruto originario de Mesoamérica y es utilizado en la gastronomía tradicional de México. Los conquistadores españoles llevaron los jitomates a Europa y también los introdujeron en sus colonias de Asia. La palabra italiana *pomodoro* significa manzana dorada (*pomo d'oro)*, así que los primeros jitomates que vieron en Europa probablemente eran de un color más amarillento o naranja, no rojo. El cultivo selectivo entre los botánicos de generaciones posteriores dio lugar a cultivos de jitomate de un tono rojo brillante, perfectamente redondos y de piel lisa. En los primeros años, los europeos utilizaban los jitomates sólo como decoración, creyendo erróneamente que el fruto era venenoso por su asociación con la mortal belladona (del género *Solanum*). En Italia, los campesinos asimilaron los jitomates a su cocina y a la larga se convirtieron en uno de los ingredientes esenciales de la gastronomía local. Cuando los europeos del sur emigraron a Norteamérica, introdujeron los jitomates a su nuevo hogar. Hoy en día, puedes encontrar jitomates en cualquier parte. Puedes comprarlos frescos, enlatados, concentrados, secos, en polvo o en salsa y en jugo. Los jitomates se disfrutan en las cocinas de todo el mundo, desde el Mediterráneo, hasta América y Asia.

Lejos de ser un fruto venenoso, los jitomates contienen bioactivos útiles, sobre todo carotenoides, como el licopeno, la rutina y la beta-criptoxantina. Entre ellos, el licopeno es el más importante porque ha demostrado inhibir potencialmente la angiogénesis. Si bien el jitomate entero contiene licopeno, la piel tiene tres a cinco veces más que la carne,[15] así que cocinarlos con todo y la piel es una buena forma de apoyar tu salud. La cocción, de hecho, es un factor importante para extraer lo mejor de tu jitomate. El licopeno en su estado natural, como el jitomate en la planta, existe en una forma química llamada trans. Desafortunadamente, el *trans*licopeno se absorbe muy mal en el cuerpo. Pero al cocinar el jitomate, el calor convierte la estructura del licopeno de trans a cis, que de hecho está lista para que el cuerpo la absorba.[16] Cocinarlo también libera más licopeno de las células del jitomate, lo que incrementa su concentración en salsa o pasta de tomate. El licopeno es soluble en grasa, lo que significa que se disuelve fácilmente en el aceite. Si cocinas un jitomate en aceite de oliva, la cantidad de licopeno que absorbe tu sangre se triplica.

La investigación epidemiológica confirma los beneficios para la salud que tienen los jitomates. Más de 20 estudios han demostrado el efecto protector del consumo de jitomate en el cáncer de próstata.[17] El Estudio de Seguimiento de Profesionales de la Salud de Harvard examinó el consumo de licopeno de 46 mil 719 hombres y encontró que consumir dos o tres tazas de salsa de tomate a la semana se asocia con 30% menos riesgo de desarrollar cáncer de próstata, consistente con el efecto antiangiogénico del licopeno en el cáncer.[18] En los hombres que sí lo desarrollaron, quienes comían más salsa de tomate tuvieron cánceres menos angiogénicos y no tan agresivos.[19]

Existen más de mil variedades de jitomate y la cantidad de licopeno en cada una varía enormemente. ¿Cuáles tienen la mayor actividad antiangiogénica entonces? Un estudio de 119 tipos diferentes de jitomates mostró que los cherry tienen 24% más licopeno que otras clases.[20] El jitomate San Marzano, variedad patrimonial originaria de San Marzano,

Italia, en las faldas del Vesubio, también tiene uno de los niveles más elevados de licopeno entre los jitomates. Asimismo, tiene un fuerte sabor distintivo, por lo que es perfecto fresco, enlatado o en salsa para cocinar. Una variedad patrimonial amarillo-naranja, el jitomate mandarina, es conocido por sus altos niveles naturales de *cis*licopeno, más absorbible por el intestino. Un estudio clínico realizado por investigadores de la Universidad de Ohio descubrió que el jugo de tomate hecho con jitomates mandarina se absorbía 8.5 veces mejor en la sangre que el jugo de los jitomates rojos comunes.[21] El sabor agrio de los jitomates mandarina hace que sean maravillosos para los amantes de la comida y quienes buscan mejorar su salud.[22] Los jitomates de piel oscura tienen más licopeno que los rojos, y mil veces más que las variedades amarillas.[23]

Los jitomates maduros deben sentirse pesados al tacto, pero firmes, y sólo suaves cuando los aprietas ligeramente. Deben tener un olor dulce. Mantén los jitomates frescos a temperatura ambiente, lejos de la luz directa del sol, y cómelos pocos días después de haberlos cosechado o comprado.

Verduras antiangiogénicas

El brócoli es una verdura crucífera y miembro de la familia vegetal *Brassica*, la cual incluye el brócoli rabe, la col china, la coliflor y el romanesco. El brócoli se originó en Italia. Contiene bioactivos antiangiogénicos potentes, como brasinina y sulforafanos. Consumir una o dos tazas de brócoli a la semana se asocia con un riesgo menor de muchos cánceres. Estudios de la Universidad de Chicago, de la Universidad de Minnesota, de la Universidad de Harvard y de los institutos nacionales de Salud de Estados Unidos muestran que comer brócoli se asocia con una reducción de 40% en el riesgo de desarrollar linfoma no Hodgkin, 28% en cáncer de pulmón, 17% en cáncer de mama, 33% en cáncer de ovario, 31% en cáncer esofágico, 59% en cáncer de próstata y 28% en melanoma.[24]

La col rizada (kale) puede ser la verdura saludable más popular, pero sí merece su reputación. En ella hay al menos seis bioactivos: brasinina, indol-3-carbinol, quercetina, luteína, sulforafano y kaempferol. Entre los distintos tipos de col rizada, hay uno que es inusualmente delicioso y se consigue a finales del otoño y en el invierno en los supermercados de Norteamérica y Europa. Se llama *cavolo nero* (col negra), o lacinato, col de Toscana o del dinosaurio. Crece en la región de la Toscana, tiene hojas oscuras, verdes azuladas, y está presente en muchas recetas italianas. Es un ingrediente clave en recetas originales de sopa minestrone y ribollita, ambas llenas de ingredientes suculentos que promueven la defensa de la salud.

Cuando compres col rizada, busca manojos con hojas intactas y tallos firmes. Corta las hojas y desecha los tallos fibrosos y no comestibles. Pícalas o ralla las hojas para cocerlas al vapor, blanquearlas, saltearlas, usarlas en una sopa o guisado, o mezclarlas en tu pasta o arroz. Si está bien cocido, el *cavolo nero* es muy suave, casi se vuelve negro y tiene un sabor fuerte, con un ligero regusto dulce.

Frutas antiangiogénicas

Las frutas con hueso son de verano y se conocen por su carne dulce, rebosante de jugo, y un hueso en el centro. Las reconoces instantáneamente: duraznos, ciruelas, mandarinas, chabacanos, cerezas, mangos y lichis. Contienen gran número de bioactivos antiangiogénicos (así como regenerativos y protectores del ADN, lo que discutiremos más adelante), incluidos carotenoides, kaempferol, antocianina, quercetina y ácido clorogénico. Dos estudios del Instituto Nacional del Cáncer de Estados Unidos y la Universidad de Illinois, en Chicago, demostraron que consumir dos frutas medianas con hueso al día estaba asociado con una reducción de 66% del riesgo de cáncer esofágico y 18% menos riesgo en hombres de padecer cáncer pulmonar.[25] Cuando se trata de elegir frutas con hueso, no hay malas opciones, pero un consejo útil es que las ciruelas tienen tres veces más la cantidad de polifenoles combatientes del cáncer, en comparación con los duraznos. Y en el laboratorio, un carotenoide llamado luteína, el cual se encuentra en los chabacanos, previene la formación de fibrillas beta-amiloides dañinas para el cerebro, vinculadas con la angiogénesis anormal que se observa en la enfermedad de Alzheimer.[26] Elige frutas frescas cuando sea posible porque secarlas disminuye la cantidad de bioactivos, aunque puede ser más fácil comer más frutas secas para compensar la pérdida por pieza.[27]

Las manzanas son buenas para ti, pero saber cuál elegir puede ser confuso. Se encuentra gran cantidad de polifenoles antiangiogénicos en las manzanas, incluidos ácido cafeico y ferúlico. Dos estudios epidemiológicos importantes sobre nutrición, el EPIC (Investigación Prospectiva Europea de Cáncer y Nutrición) y el Estudio de Dieta y Salud NIH-AARP, analizaron las asociaciones entre el consumo de ciertas frutas y el cáncer. Los resultados de las manzanas son impresionantes. Comer una o dos manzanas al día está asociado con 10% menos riesgo en cáncer de vejiga, 20% menos en cáncer de colon y 18% menos en cáncer de pulmón.[28]

De las 7 mil 500 variedades de manzanas que crecen en el mundo, sólo unas 100 están disponibles en los supermercados. A excepción de su sabor y su textura —firme, crujiente, dulce, ácida, insípida—, es difícil diferenciarlas desde una perspectiva de salud. Las investigaciones ya ofrecen una respuesta. Entre las variedades con los niveles más altos de polifenoles que estimulan las defensas, las tres principales son Granny Smith, red delicious y reinette.

Cuando las manzanas están de temporada, también lo está la sidra.[29] El jugo de manzana claro se filtró, lo que puede eliminar muchos de los compuestos saludables, aunque no todo. Un estudio de la Clínica Mayo con 35 mil 159 personas mostró que beber dos porciones al mes de sidra o jugo de manzana está asociado con 35% menos riesgo de tener linfoma no Hodgkin.[30]

Las bayas de temporada, como fresas, frambuesas, zarzamoras, moras azules y arándanos, pueden estimular tus defensas angiogénicas. Su color intenso y sabor amargo son señal de la presencia de bioactivos potentes, incluyendo antocianina y ácido elágico, ambos con actividad antiangiogénica. En el estudio EPIC, se examinaron la dieta y los patrones alimentarios de 478 mil 535 personas de diez países europeos a lo largo de dos décadas por su asociación con el cáncer y otras enfermedades crónicas, incluida la enfermedad cardiovascular. Una conclusión importante: el consumo de frutos rojos se vincula con menos riesgo de cáncer. La gente que comía un quinto de taza de cualquier tipo de frutos rojos al día tenía 22% menos riesgo de desarrollar cáncer pulmonar.[31]

Una variante especial de frambuesa es la frambuesa negra. El color oscuro refleja su alta concentración de bioactivos. Se han realizado pruebas clínicas con frambuesas negras en pacientes con esófago de Barrett, una lesión precancerosa, para ver su efecto. El resultado muestra que las moras negras vuelven menos agresiva la lesión, reduciendo los cambios celulares que anuncian la progresión del cáncer. Lo mismo se vio con pólipos precancerosos en el colon. Las frambuesas negras también tardan en crecer.[32] Las moras azules tienen una coloración azul oscuro que refleja el bioactivo antiangiogénico, la delfinidina.[33] Estudios con 75 mil 929 mujeres demostraron que comer una taza de moras azules frescas a la semana conllevaba 31% menos riesgo de desarrollar cáncer de mama.[34] Como te mostraré después, las moras azules tienen una capacidad impresionante para activar múltiples sistemas de defensa.

Las fresas son una gran fuente del bioactivo conocido como ácido elágico, el cual posee una actividad antiangiogénica potente.[35] El sabor ácido de las fresas refleja la presencia del ácido. Se encuentran altos niveles de ácido elágico en tres variedades: rubygem (originaria de Nueva Zelanda), camarosa (del valle de Ohio) y osmanlí (de Turquía).[36] Vale la pena buscar estos tipos en el supermercado. A pesar de su acidez extrema, los arándanos en realidad tienen bajos niveles de ácido elágico. Pero lo que sí tienen son altos niveles de proantocianidinas, que también tienen efectos anticancerígenos y antiangiogénicos.[37]

Productos del mar

La gente que come productos del mar vive más.[38] El impacto de comer pescados y mariscos en la angiogénesis ofrece una explicación de esto. La carne de muchos pescados y mariscos contiene los saludables ácidos grasos poliinsaturados (AGP). Estas grasas provienen del fitoplancton que comen los peces en el océano. La mayoría de las personas saben que el ácido graso omega-3 es saludable, pero en realidad hay tres formas de esta grasa asociadas con beneficios para la salud: EPA (ácido eicosapentaenoico), DHA (ácido docosahexaenoico) y ALA (ácido alfalinolénico). El EPA y el DHA se encuentran en los productos del mar. El ALA se encuentra sobre todo en alimentos vegetales. Hay actividad antiangiogénica en los AGP del omega-3.[39] No obstante, no sólo los AGP del omega-3 tienen un papel importante en el sustento de la salud, sino el índice entre el omega-3 y otro grupo de ácidos grasos llamado omega-6. Los números 3 y 6 hacen referencia al punto de la molécula donde se localiza la porción "insaturada" del ácido graso. Para la protección del cáncer, los investigadores encontraron que entre mayor sea el consumo general de omega-3 marino en la dieta, más beneficio habrá. En contraste, el consumo predominante de AGP omega-6, el cual proviene de aceites vegetales, por ejemplo, en relación con el AGP omega-3 (el índice omega-6:3), está vinculado con la inflamación no sana y un mayor riesgo de enfermedad.[40]

Investigaciones con grandes grupos de personas, como el Estudio de Singapur de la Salud China y el estudio EPIC, descubrieron una asociación entre el consumo de productos del mar y una reducción del riesgo de cáncer. El Estudio de Singapur analizó la salud de 35 mil 298 mujeres y descubrió que comer 90 g de pescado o mariscos al día se asocia con un riesgo 26% menor de tener cáncer de mama.[41] El estudio EPIC mostró que comer 90 g o más de pescado al día se asociaba con 31% menos riesgo de cáncer de colon.[42]

Los beneficios del pescado se extendían más allá de la prevención contra el cáncer. En el Estudio de la Salud de las Mujeres, realizado con 38 mil 022 mujeres de mediana edad, investigadores de Harvard descubrieron que aquellas que consumieron una o más porciones de pescado graso a la semana durante diez años tenían 42% menos riesgo de desarrollar degeneración macular asociada con la edad (DMAE), la principal causa de pérdida de visión entre personas mayores, relacionada con la permeabilidad de los vasos sanguíneos, provocada por una angiogénesis destructiva en la parte posterior del ojo.[43] En un enorme metaanálisis realizado por el Hospital del Pueblo Changshu 2, en China, participaron 128 mil 988 personas de ochos estudios diferentes en Islandia, Países Bajos, Estados Unidos y Australia. El análisis mostró que el consumo de pescado, variando en frecuencia de menos de una vez al mes hasta tres o cuatro veces a la semana, está asociado con una disminución del riesgo de DMAE hasta en 24%.[44] El estudio encontró diferencias en la protección basadas en la clase de pescado que se consumía. La caballa o macarela, el salmón, las sardinas, el pargo azul y el pez espada eran beneficiosos y su consumo se vinculó con 32% de la reducción de DMAE. Comer atún se vinculaba con 42% menos riesgo. Si bien son deliciosos, el peligro de comer atún, pez espada, pargo azul y otros peces grandes, de los que se encuentran arriba en la cadena alimenticia, es que muchas veces contienen altos niveles de mercurio, así que procura comerlos con cuidado y moderación.

Los pescados grasos no deberían ser un alimento opcional si tu meta es mejorar tu salud. Si vives cerca de la costa, probablemente ya comes productos frescos del mar. Pero incluso quienes viven en el interior de su país pueden comprar productos del mar que se hayan congelado inmediatamente después de la pesca. Esto captura los beneficiosos ácidos grasos omega-3, los cuales siguen presentes cuando el pescado se descongela en casa. La gran pregunta es cómo elegir los mejores pescados y mariscos. Si visitas los mercados de pescado más importantes del mundo, como el mercado Tsukiji en Japón, el mercado de Sant Josep de la Boquería en Barcelona o el Mercato del Pesce en Venecia, se te caerá la mandíbula cuando veas la inmensa variedad de criaturas frescas y comestibles que sacan del mar todos los días: una diversidad inigualable de pescados magníficos, crustáceos y mariscos.

Para ayudarte a navegar entre los tipos de productos del mar que encuentras en la pescadería, compilé una lista de pescados y mariscos comunes, basada en su nivel de AGP omega-3 y su presencia en mercados o menús de restaurantes. Para generar esta lista recorrí los principales mercados el mundo, leí menús de restaurantes y las tablas de sustentabilidad de las pescaderías; luego saqué los elementos que tuvieran referencias cruzadas con bases de datos sobre composición de nutrientes en ocho países (Dinamarca, Francia, Islandia, Italia, Japón, Noruega, España, Estados Unidos) para extraer información de los productos con más nivel de AGP omega-3 (EPA + DHA) por cada 100 g del alimento. Esto les encantará a los amantes de la comida (pueden contar conmigo): delicias como la botarga (hueva de lisa gris), la tinta de calamar y el pepino de mar se encuentran entre los tipos con más actividad antiangiogénica potente.

Éstas son las principales selecciones de pescados y mariscos con omega-3 antiangiogénico:

Mayor nivel (3-30 g/100 g de alimento): merluza, pepino de mar, almeja manila, atún ojo grande, jurel aleta amarilla, robalo, atún aleta azul, berberecho, botarga, caviar (esturión), hueva de pescado (salmón).

Nivel alto (>0.5-2.44 g/100 g): salmón, salmonete, halibut, ostiones del Pacífico, lisa gris, sardinas, trucha alpina, jurel, pargo, robalo del Mediterráneo, langosta espinosa, anchoas, pámpano, huachinango, lubina negra, pez espada, pez de San Pedro (John Dory), ostiones orientales, calamar, trucha arcoíris.

Nivel medio (>0.2-0.5 g/100 g): cangrejo, mejillones, lisa rayada, pulpo, callo de hacha, sepia, camarones y langostinos, merlán, bacalao seco, lubina rayada, lenguado, langosta del Atlántico.

Nivel bajo (<0.2 g/100 g): bacalao, mero, camarones grises, bígaros, caracoles de mar, abulón, ráyidos.

Una última nota sobre peces: ten cuidado con la tilapia. Este pez de agua dulce domesticado se encuentra en muchos menús, es de carne blanca y tiene un sabor suave, pero esconde una amenaza. La tilapia tiene un índice elevado y no sano de AGP omega-6 a omega-3, por lo que es un pescado menos deseable desde el punto de vista de la salud.

Muslo de pollo

Entre las carnes, el pollo es una de las opciones más saludables. La mayoría de nosotros estamos acostumbrados a pensar en la pechuga como la mejor parte del ave porque la carne clara tiene menos grasa; sin embargo, la carne oscura ofrece otros beneficios singulares para la salud, sobre todo si eliminas la grasa. Hay investigaciones que revelan que los muslos y las piernas del pollo son opciones particularmente saludables. La carne oscura del pollo contiene vitamina K_2, o menaquinona, una vitamina natural soluble en grasa.[45] A diferencia de la vitamina K_1, producida por plantas como las espinacas, la K_2 es producto de las bacterias. Tiene propiedades antiangiogénicas.

En la Universidad de Hiroshima, en Japón, científicos que estudian la vitamina K_2 descubrieron que puede inhibir la angiogénesis y el crecimiento de células cancerígenas en el colon.[46] Investigadores de la Universidad de Illinois demostraron que la vitamina K_2 podía inhibir tanto la angiogénesis como el crecimiento del cáncer de próstata.[47] Los beneficios de la K_2 se extienden también a la cardiopatía. La gente que come más alimentos con K_2 tiene más de 57% ciento menos probabilidad de morir de cardiopatía y 52% menos riesgo de tener endurecimiento severo de arterias por acumulación de placa.[48] Recuerda que el crecimiento de placa necesita de la angiogénesis, por lo que la asociación tiene sentido. Los investigadores han descubierto que la menaquinona también interfiere con la capacidad del cuerpo de producir colesterol y puede prevenir el endurecimiento de las arterias.[49] De tal manera que, aun cuando estés acostumbrado a elegir pechuga de pollo, la decisión es fácil cuando se trata de tu salud: elige los muslos y las piernas llenos de sabor.

Jamón curado: lo bueno, lo malo y lo feo

La Organización Mundial de la Salud (OMS) considera la carne procesada un carcinógeno. Pero hay dos carnes que ameritan mención especial porque muchas personas no saben que contienen grasas beneficiosas.

Son el prosciutto de Parma, de Italia, y el jamón ibérico de bellota, de España. Ambos jamones provienen de una clase de cerdo diferente y por lo general son cerdos de granjas industriales. Se crían para tener grasa en los músculos, lo que vuelve excepcionalmente deliciosa su carne.

Los cerdos de Parma se crían de forma tradicional, se les da queso parmesano cuando están chicos para darle a la carne un sabor a nuez, y luego terminan con una dieta de castañas, ricas en AGP omega-3. Los AGP llegan a las vetas de grasa en la carne y el producto final los contiene, como sucede con los productos del mar. Los cerdos españoles son una especie de pata negra que crecen en libre pastoreo.[50] Más adelante los alimentan con bellotas ricas en AGP omega-3, lo que provee un alto contenido de ácido oleico, como el del aceite de oliva. El ácido oleico facilita la generación de HDL, el colesterol bueno, mientras que baja el LDL, el colesterol malo. Estos jamones se curan con el aire y no se utilizan conservadores artificiales. Cortados en rebanadas muy delgadas, ambos jamones son una fuente de AGP omega-3. De hecho, nueve rebanadas de prosciutto de Parma o de jamón ibérico de bellota te darán la misma cantidad de AGP omega-3 (14 g) que una porción de 90 g de salmón.

¿Es demasiado bueno para ser verdad considerar el prosciutto y el jamón ibérico saludables? Sí. Sólo porque contengan AGP omega-3 beneficiosos no quiere decir que se elimine el problema. El jamón curado no es un alimento saludable. Ten en mente que ambas carnes tienen más o menos el doble de grasa saturada que el salmón. Tanto el prosciutto como el jamón son muy altos en sodio. Tienen alrededor de 25 o 30 veces la cantidad de sodio que tiene una porción de salmón (el cual vive en agua salada). El jamón tiene 30% menos sodio que el prosciutto. Un consumo elevado de sodio está vinculado con la hipertensión y con un riesgo mayor de cáncer de estómago, como verás en el siguiente capítulo, además de que la sal lastima tus células madre. En comparación con el salmón, el prosciutto también tiene un índice más elevado de AGP omega-6, que es proinflamatorio, así que definitivamente debes tener cuidado. Considera esta información si te gusta el jamón. Si es necesario, imita a los italianos y a los españoles: come sólo un poco para degustarlo.

Bebidas

El té es la segunda bebida más popular en el mundo, después del agua, y se ha preparado por más de 4 mil años. Las hojas de té contienen más de 2 mil compuestos bioactivos, como catequinas (EGCG), ácido gálico y teaflavinas, muchos de los cuales terminan en la taza de té cuando hidratas las hojas en agua caliente. En la Fundación de Angiogénesis comenzamos a estudiar los tés por sus propiedades biológicas utilizando los sistemas de análisis en el laboratorio que se diseñaron originalmente para evaluar los medicamentos antiangiogénicos para el cáncer. Descubrimos que los extractos de té tenían un efecto inhibidor de la angiogénesis excepcionalmente fuerte, de hecho comparable con el de los medicamentos. Lo interesante fue que las distintas variedades de té mostraban distintas potencias. Descubrimos que el té chino de jazmín tiene un efecto más potente que el té sencha de Japón, y el Earl Grey era todavía más potente que el té de jazmín. El hallazgo más increíble fue que, al combinar culturas en una mezcla de sencha (japonés) con jazmín (chino), el resultado fue una mezcla de té con un efecto sinérgico en el crecimiento de los vasos sanguíneos, más de dos veces tan potente contra la angiogénesis como cualquiera de los dos solos.

Por supuesto, el té verde es la clase de té que la mayoría de la gente asocia con beneficios para la salud. Uno de los bioactivos mejor estudiados en el té verde es el polifenol llamado EGCG (galato de epigalocatequina-3). El té verde tiene 16 veces el nivel de EGCG comparado con el té negro. El EGCG reduce la angiogénesis dañina y el crecimiento del cáncer, baja la presión sanguínea, mejora el contenido de lípidos en la sangre, restaura la homeostasis de las células inmunológicas y tiene propiedades antioxidantes y antiinflamatorias.[51] Técnicamente, el té verde abarca gran variedad de bebidas, desde el sencha y el jazmín hasta el oolong. Beber dos o tres tazas de té verde al día se asocia con 44% menos riesgo de desarrollar cáncer de colon.[52]

El té de manzanilla es un té herbal muy popular hecho con los pétalos secos de la flor de manzanilla. Contiene bioactivos, como la apigenina, el ácido cafeico y el ácido clorogénico, que presentan actividad antiangiogénica. Investigadores de la Universidad de Minho, en Braga, Portugal, descubrieron que el té de manzanilla puede inhibir la angiogénesis al interferir con las señales necesarias para activar las células vasculares y que comiencen a desarrollar vasos sanguíneos.[53]

La variedad, el tiempo de cosecha y el procesamiento pueden afectar el nivel de bioactivos en el té. El té blanco es té verde cosechado a principios de la temporada, y casi no tiene cafeína. Conforme madura el té en temporada, se incrementan los bioactivos de las hojas, entre ellos la cafeína. Una forma de controlar la potencia del té que bebes es comprar tés de hoja suelta porque te permite controlar cuánto agregas a cada taza. Los tés en bolsa permiten sumergirla en agua repetidamente, lo que ayuda a extraer los bioactivos hacia el agua. Compra sólo el té suficiente para un mes o dos, y vuelve por más hojas frescas, recolectadas y preparadas por temporada. Los bioactivos y el sabor del té generalmente permanecen estables durante dos años si se conserva en un lugar oscuro y seco.

Vino tinto

Está asociado con beneficios cardiovasculares y actividad anticancerígena. Aunque el vino contiene cientos de compuestos bioactivos, el más conocido es el resveratrol. No obstante, el vino tinto también contiene polifenoles beneficiosos comunes en otros alimentos, como catequinas, ácido gálico, rutina, quercetina y ácido cafeico, entre otros conocidos por su efecto antiangiogénico.[54] No todo el vino es igual por sus diferencias en la variedad y la calidad de la uva, al igual que la cosecha, y todas afectan sus propiedades antiangiogénicas. En la Fundación de Angiogénesis realizamos investigaciones sobre la actividad antiangiogénica de seis vinos diferentes, hechos con variedades distintas de uva, pero de la misma casa productora (Vintage Wine Estates), la misma cosecha y cultivadas en el mismo terreno. Entre esos seis, identificamos los vinos con más potencia antiangiogénica: Cabernet Sauvignon, Cabernet Franc y Petit Verdot.

La investigación epidemiológica confirma el efecto antiangiogénico del vino en el cáncer. El estudio EPIC-Norfolk siguió a 24 mil 244 personas durante 11 años y descubrió que beber una copa de vino al día se asociaba con 39% menos riesgo de cáncer colorrectal.[55] El Estudio de Cáncer de Colon de Carolina del Norte, que siguió a 2 mil 044 personas, obtuvo resultados similares: específicamente, beber menos de una copa de vino tinto al día se asocia con 27% menos riesgo de cáncer colorrectal.[56] Considera que los altos niveles de consumo de alcohol, incluido el vino, son nocivos y pueden provocar fibrilación articular, infarto hemorrágico y cardiomiopatía, así como cáncer de esófago y hepático. Todo con moderación es esencial porque, en lo que respecta al vino, no es el alcohol mismo lo que confiere salud; los beneficios provienen de los bioactivos en la bebida.

Cerveza

Los lúpulos de la cerveza contienen xantohumol, un bioactivo antiangiogénico.[57] Un amplio estudio realizado por el Instituto Nacional del Cáncer de Estados Unidos, las Pruebas de Detección de Cáncer de Próstata, Pulmonar, Colorrectal y de Ovarios, incorporó a 107 mil 998 personas. Se analizó el vínculo entre el consumo de cerveza y el cáncer de riñón, también conocido como carcinoma de célula renal. El estudio descubrió que beber aproximadamente cinco cervezas a la semana se asocia increíblemente con 33% menos riesgo de desarrollar cáncer de riñón.[58] El Estudio de Cáncer de Colon de Carolina del Norte descubrió a partir de 2 mil 044 personas que el consumo moderado de cerveza (poco menos de una cerveza al día) se asocia con una reducción de 24% del riesgo de cáncer de colon.[59]

El consumo de cerveza también está relacionado con ciertos beneficios cardiovasculares. Un estudio realizado por el Instituto de Investigación Farmacológica Mario Negri, en Santa Maria Imbaro, y la Universidad Católica de Campobasso, en Italia, examinó catorce estudios de investigación de diez países y encontró que tomar una cerveza al día se asocia con una reducción de 21% del riesgo de padecer enfermedad coronaria arterial.[60] Un estudio alemán sugiere que un beneficio de la cerveza es la prevención de la demencia. El estudio liderado por el Instituto Central de Salud Mental, en Mannheim, se desarrolló en seis ciudades alemanas (Bonn, Dusseldorf, Hamburgo, Leipzig, Mannheim y Múnich) y evaluó a 3 mil 203 personas mayores de 75 años. Los investigadores correlacionaron el consumo de distintos tipos de bebidas alcohólicas con la incidencia de demencia.[61] Quienes bebieron una cerveza y media o hasta dos al día tenían una reducción de 60% en su riesgo de demencia y 87% menos riesgo de recibir un diagnóstico de Alzheimer específico. La misma advertencia del vino es pertinente para la cerveza: los altos niveles de consumo son peligrosos para tu salud. Bebe poco o con moderación. El alcohol mismo es una toxina para el cerebro y en dosis elevadas puede incrementar el riesgo de demencia.

Queso

Como alimento, el queso precede los anales de la historia. Hay más de 900 tipos de queso diferentes, pero encontrarás sólo una fracción en cualquier tienda o supermercado. Aunque el queso es alto en sodio y grasas saturadas, también contiene vitamina K_2 antiangiogénica como subproducto del cultivo bacteriano utilizado en su preparación. Un estudio realizado por la Universidad de Maastricht definió los niveles de vitamina K_2 en el queso y confirmó que los niveles más elevados se encuentran en el munster, Gouda, Camembert, Edam, Stilton y emmental. El queso jarlsberg también contiene altos niveles de una forma de vitamina K_2. Los quesos pueden contener niveles de K_2 similares a los que se encuentran en los muslos de pollo.[62]

El estudio EPIC-Heidelberg analizó la relación entre el consumo de vitamina K y el cáncer. Los investigadores estudiaron a 23 mil 340 personas durante 14 años y descubrieron que el queso es una gran fuente de vitamina K_2 (menaquinona) en este grupo. Se percibió una asociación entre el consumo de vitamina K_2 en una a tres rebanas de queso al día y 62% menos riesgo de padecer cáncer de pulmón. Se hizo un análisis similar sólo con hombres, y el consumo de K_2 en el equivalente de dos rebanadas de queso al día se asocia con 35% menos riesgo de cáncer de próstata.[63]

El queso por lo general contiene grasa saturada, colesterol y grandes dosis de sodio, factores no saludables, así que la moderación es importante. Pero la evidencia nos permite reconsiderar el queso como un alimento con el potencial de ofrecer ciertos beneficios a la salud, y ya no como algo que deberíamos descartar categóricamente como dañino.

Aceite de oliva

Los seres humanos han utilizado el aceite de oliva desde hace 4 mil años, y sus orígenes parten de Asia Menor y el Mediterráneo. Alguna vez utilizado como aceite para lámparas en los rituales, el aceite de oliva se incorporó finalmente a la cocina. España, Italia y Grecia son los principales productores de aceite de oliva en la actualidad, y los tres países cultivan variedades que contienen altos niveles de polifenoles bioactivos, entre ellos, ácido oleico, oleuropeína, hidroxitirosol, tirosol y oleocantal, con propiedades antiangiogénicas, antiinflamatorias, antioxidantes y, como verás en el capítulo 7, anticancerígenas únicas. El aceite de oliva extra virgen (AOEV) se extrae prensando las aceitunas sin químicos ni procesos de refinación, y contiene el nivel más elevado de bioactivos, así como el mejor sabor. Tiene una vida de anaquel de dos años aproximadamente.

Un estudio realizado por el Instituto de Investigación Farmacológica Mario Negri y la Universidad de Milán examinó el consumo de aceite de oliva extra virgen, mantequilla, margarina y aceites de semillas, de 27 mil personas en Italia.[64] Se buscaron vínculos con distintos tipos de cáncer. Descubrieron que tres a cuatro cucharadas de aceite de oliva al día se asocia con 70% menos riesgo de cáncer esofágico, 60% de cáncer de laringe, 60% de cáncer de faringe, 32% de cáncer de ovarios, 17% de cáncer colorrectal y 11% de cáncer de mama. Tales beneficios no se vieron en las otras grasas. La mantequilla, de hecho, se asocia con el doble de riesgo de cáncer esofágico, oral y de faringe. No apareció ningún beneficio para la reducción del riesgo de cáncer en los aceites de semillas.

Cuando compres aceite de oliva, siempre busca un producto de extracción en frío. Para encontrar el aceite con los niveles más altos de polifenoles, lee con atención la etiqueta para ver si se identifica el tipo de aceituna que se utilizó. Al elegir aceites de una sola variedad, es decir, hechos con un solo tipo de aceituna, puedes elegir un producto con las mejores aceitunas para tu salud: koroneiki (de Grecia), moraiolo (de Italia) y picual (de España). Los aceites de estas aceitunas tienen grandes perfiles de sabor que se homologan muy bien al cocinar, como aderezo para ensalada y para humedecer un pan.

Nueces (de Castilla, pecanas, almendras, de la India, pistaches, piñones, de macadamia) y leguminosas

Las nueces no son sólo una botana popular: también contienen AGP omega-3, con un potente efecto antiangiogénico. Por ende, las nueces son un alimento antiangiogénico. Un estudio multicéntrico liderado por la Escuela de Medicina de Harvard examinó a 826 pacientes con cáncer de colon etapa 3 que tuvieron cirugía dos meses antes de participar en la prueba.[65] Entre los centros participantes estaban la Universidad Duke; el Consorcio de Investigación de Oncología Clínica del Sureste; el Centro de Cáncer Memorial Sloan Kettering; el Hospital de la Comunidad de Toledo; el Hospital del Sagrado Corazón, en Montreal; la Universidad Loyola; la Universidad de Northwestern; la Universidad de Chicago; las Asociaciones de Oncología de Virginia; la Universidad de California-San Francisco, y la Universidad de Yale. Los pacientes recibieron el tratamiento estándar de quimioterapia y se midió su consumo de nueces, correlacionado con los resultados clínicos de su tratamiento para el cáncer. El resultado mostró que dos porciones de nueces a la semana se asociaban con un impresionante 57% menos riesgo de muerte. La cantidad de nueces necesaria en una porción para lograr este efecto es de siete nueces de Castilla enteras, dieciocho nueces de la India, veintitrés almendras u once macadamias.

Para la prevención del cáncer, el estudio EPIC examinó el consumo de nueces en 478 mil 40 personas y descubrió una asociación entre las mujeres que comían una y media porciones de nueces y semillas al día, y una reducción de 31% de su riesgo de cáncer de colon.[66] Para obtener este efecto, la dosis de nueces debe ser: once nueces de Castilla enteras, veintiséis nueces de la India, diecisiete nueces de macadamia o cuatro cucharadas de piñones. Otro estudio de la Universidad de Toronto estudió a 1 253 hombres de Toronto y Quebec y evaluó su consumo de nueces, semillas y leguminosas, entre otros alimentos.[67] En relación con las nueces o las leguminosas, los hombres que sólo consumían una porción al día tenían una asociación con 31% menos riesgo de desarrollar cáncer de próstata. En cuanto a las leguminosas, el tamaño de la porción era de sólo dos cucharadas al día.

Chocolate amargo (cacao)

Los beneficios de salud del cacao están aumentando para delicia de los adictos al chocolate. Científicos de la Universidad de California-Davis han demostrado que los bioactivos llamados procianidinas en el cacao tienen efectos antiangiogénicos fuertes por su capacidad de detener las señales que activan las células de los vasos sanguíneos.[68] Investigaciones que ha hecho mi grupo con el cacao en polvo mostró que no todos los chocolates son iguales. Cuando estudiamos el efecto antiangiogénico del cacao con dos proveedores distintos del polvo, uno tenía el doble de potencia que el otro.

Especias y hierbas

Aunque todavía no se realizan estudios epidemiológicos sobre el consumo de especias, un gran conjunto de investigaciones en laboratorio muestra el contenido de bioactivos antiangiogénicos y actividad antitumoral en las hierbas y especias de tu cocina. Los beneficios se ven en el producto fresco y seco. El romero, el orégano, la cúrcuma, el regaliz y la canela tienen efectos antiangiogénicos.[69] En células y en animales de laboratorio se ha visto un efecto potente para suprimir la angiogénesis tumoral. Esparcir hierbas y especias angiogénicas en tu comida es una buena idea, además de que le darán más sabor a cualquier platillo.

Enfermedades que necesitan más angiogénesis

En el otro lado de la ecuación de la defensa angiogénica, estimular el crecimiento de vasos sanguíneos con los alimentos puede ser útil para alimentar tus órganos y alejar las enfermedades. Tal vez te preguntes: ¿Puedo comer con toda seguridad alimentos que promueven la angiogénesis sin provocar un cáncer o cualquier otra enfermedad que tenga un exceso de vasos sanguíneos? La respuesta es sí. Recuerda que los alimentos no pueden anular los niveles normales establecidos por el cuerpo para la angiogénesis. Esto quiere decir que los alimentos antiangiogénicos no pueden reducir la cantidad de vasos sanguíneos que el cuerpo necesita para conservar la salud de tus órganos, y significa también que los alimentos estimulantes de la angiogénesis no pueden anular la capacidad defensiva de tu cuerpo para controlar la cantidad de vasos sanguíneos y que no puedan provocar enfermedades. La alimentación sólo puede estimular el estado natural de equilibrio. Al nutrir tu defensa de angiogénesis por ambos lados de la ecuación, puedes comer para vencer muchas enfermedades simultáneamente.

La angiogénesis alimentaria puede ayudarles a tus órganos a prosperar en una serie de situaciones. Tu sistema cardiovascular necesita vasos sanguíneos que funcionen en un nivel óptimo. Cuando no hay suficientes para cubrir la demanda de tu corazón, tu cerebro, tus piernas o tus órganos internos, las células se debilitan por falta de oxígeno. A la larga morirán.

La cardiopatía isquémica se desarrolla por el estrechamiento de las arterias coronarias que llevan la sangre hacia tu músculo cardiaco. La isquemia ocurre cuando hay un abastecimiento inadecuado de sangre. Conforme crecen las placas cargadas de colesterol en las paredes de tus vasos sanguíneos a lo largo de tu vida, pueden ahogar una parte de tu circulación y provocar dolor de pecho, conocido como angina. Algunas personas heredan afecciones, como la hipercolesterolemia familiar, en la cual el cuerpo no puede eliminar el colesterol dañino (lipoproteína de baja densidad) de la sangre. Si la padeces, tu riesgo de ataque cardiaco es cinco veces que el de alguien con niveles normales de lípidos en la sangre. Como respuesta a los bloqueos, el corazón abre canales colaterales de sangre a la vez que intenta valientemente generar vasos sanguíneos que mejoren su flujo y sus niveles de oxígeno.

Desafortunadamente, la angiogénesis muchas veces es insuficiente o se da demasiado lento como para cubrir la demanda de sangre del corazón comprometido. La isquemia empeora, tarde o temprano el músculo cardiaco se debilita y falla. Una repentina ruptura de la placa coronaria provoca los ataques cardiacos porque cierra el vaso como una trampilla, impidiendo el flujo de sangre y matando el músculo cardiaco del otro lado del bloqueo. Si sobrevives al evento, tu corazón generará nuevos vasos sanguíneos para reparar el daño y crear un *bypass* que lleve el flujo lejos del bloqueo para limitar la muerte celular, pero como dijimos antes, si la respuesta angiogénica hubiera sido más efectiva antes de la crisis, quizá el daño nunca hubiera ocurrido.

Tu cerebro puede sufrir el mismo tipo de crisis. Cuando los vasos sanguíneos del cerebro se estrechan, las células cerebrales mueren por la falta de oxígeno. Esto puede suceder cuando se bloquean las arterias carótidas, los principales vasos sanguíneos que pasan de tu cuello al cerebro. El cerebro intenta formar canales de *bypass* naturales para organizar una respuesta angiogénica. En esta forma inadecuada y sin *bypass*, el tejido cerebral muere lentamente. También puede llegar un coágulo al cerebro, provocando un infarto isquémico. Hay otras causas de infarto, como sangrado en el cerebro, pero en cada situación existe la necesidad de más angiogénesis para evitar la discapacidad severa o la muerte.

El mismo estrechamiento que ocurre con la arteriosclerosis en el corazón y el cerebro puede darse también en las piernas. Se llama enfermedad vascular periférica y lleva a un flujo inadecuado de las extremidades inferiores. El poco flujo sanguíneo hace que sea difícil realizar cualquier clase de ejercicio, incluso caminar. La falta de oxígeno en el músculo provoca serios calambres. Si el bloqueo se torna más grave, el tejido de la pierna comienza a morir. La angiogénesis insuficiente evita que la pierna compense en estas condiciones.

Las heridas crónicas no sanan y comienzan como úlceras en la piel, por lo general en las piernas y en los pies. La gente con diabetes es particularmente propensa a formar úlceras porque el flujo sanguíneo en los nervios del pie es insuficiente; los nervios sufren isquemia y pueden morir. Muchas personas con diabetes no sienten nada en los pies. De tal manera, pequeñas heridas en los dedos o la planta del pie, incluso por una piedrecita en el zapato, pueden abrir un hoyo en el pie sin que la persona lo sienta. Dichas heridas tardan en sanar porque la diabetes interfiere con la angiogénesis de las lesiones. Las heridas que no sanan se infectan fácilmente y puede llevar insidiosamente a una gangrena.

Las heridas problemáticas ocurren incluso en personas que no tienen diabetes. Las úlceras venosas en la pierna son las heridas más comunes en las personas mayores porque las válvulas de sus venas no funcionan. Esto lleva a una reserva de sangre en la parte baja de la pierna, provocando una inflamación masiva. La presión llega a estirar la piel de las pantorrillas hasta el punto de ampollarse y estallar, creando una herida superficial. La curación puede ser lentísima debido a la angiogénesis insuficiente que ocurre con este tipo de heridas.

De la misma manera, las úlceras por presión pueden ocurrir en cualquier persona que aplica una presión excesiva y constante a cualquier parte del cuerpo. La gente postrada en cama, sin poder moverse, desarrolla estas úlceras en las nalgas y cerca del coxis. La gente amputada pone un alto grado de presión en el muñón cuando usa una prótesis. La presión que no cesa dificulta la angiogénesis y las lesiones pueden tardar en sanar, infectándose muchas veces.

La disfunción eréctil es un serio problema para los hombres. Tiene muchas causas subyacentes, pero la insuficiencia de angiogénesis para llevar sangre al nervio pudiendo acabará definitivamente con el funcionamiento del pene. La disfunción eréctil es común en hombres con una diabetes mal manejada, y el mismo tipo de angiogénesis dañada que se ve en el pie diabético también ocurre en el pene.

La alopecia o pérdida de cabello se puede deber a un crecimiento inadecuado de vasos sanguíneos. Los folículos pilosos necesitan nuevos vasos sanguíneos para cubrir sus necesidades nutricionales. Cuando esto se ve comprometido, el cabello no se reemplaza tan naturalmente como se cae. La mala circulación en el cuero cabelludo compromete la capacidad de crecimiento normal del cabello y puede contribuir a la calvicie.

Los alimentos que estimulan la angiogénesis

Hasta hace unos cuantos años nadie sabía que los alimentos pueden estimular la angiogénesis y mejorar el flujo sanguíneo. Sin embargo, la evidencia científica es clara ahora respecto a lo útil que es la alimentación para incrementar la circulación. Ésta es una lista de los alimentos proangiogénicos identificados en la actualidad.

Granos y semillas

La cebada es un grano antiguo utilizado comúnmente en la preparación de sopas, guisados y cerveza. Es alto en fibra dietética y ha demostrado bajar el colesterol en la sangre. El bioactivo de la cebada es el beta-D-glucano, el cual activa la angiogénesis y desarrolla nuevos vasos sanguíneos en los órganos privados de oxígeno.[70] Investigadores del Instituto de Ciencias de la Vida y de la Escuela Superior Santa Anna, en Pisa, Italia, estudiaron los efectos de la cebada en las células de vasos sanguíneos que crecían en cultivos o bien en los corazones de ratones que habían sufrido un ataque al corazón.[71] Desarrollaron una pasta enriquecida con beta-D-glucano y alimentaron a los ratones con ella. Los que comieron la pasta de cebada habían duplicado su porcentaje de supervivencia después de un ataque cardiaco, en comparación con los ratones que no la consumieron. Los científicos encontraron que el betaglucano de la cebada incrementa la angiogénesis en el corazón. El nuevo abastecimiento de sangre protegió al corazón y disminuyó la cantidad de daño provocado por el ataque cardiaco. Los investigadores también descubrieron que añadir betaglucano de la cebada al agua que tomaban los ratones podía igualmente proteger al corazón del daño.

Semillas como la linaza, las semillas de girasol, el ajonjolí, las pepitas y la chía son botanas ricas en nutrientes que contienen bioactivos llamados lignanos. Uno de ellos, el secoisolariciresinol diglucósido (SDG), ha demostrado estimular la angiogénesis en el corazón después de un ataque cardiaco. Los investigadores del Laboratorio de Angiogénesis y Cardiología Molecular, del Centro Médico de la Universidad de Connecticut, alimentaron ratas de laboratorio con una dieta alta en colesterol y luego les indujeron un ataque cardiaco experimental.[72] Dividieron las ratas en dos grupos, y a uno le dieron una dieta que contenía SDG. Después del ataque cardiaco, se analizaron la recuperación y la mortalidad de los animales. Los que comieron la semilla bioactiva duplicaron el factor de crecimiento angiogénico FCVE. Sus corazones tenían 33% más vasos sanguíneos nuevos y su corazón bombeó sangre con 22% más eficiencia, en comparación con los ratones que no recibieron la semilla bioactiva. El tamaño del tejido dañado por el ataque cardiaco también era 20% más pequeño en estos animales. Las semillas que contienen SDG tienen otro beneficio: son altas en fibra dietética, lo que puede disminuir el colesterol, así como alimentar el microbioma intestinal. Esto añade más bondades que pueden proteger tu corazón y tu salud.

Alimentos que contienen ácido ursólico

El ácido ursólico es un bioactivo poderoso conocido como triterpeno que se encuentra en el ginseng, el romero, la menta y la cáscara de las frutas, incluidas las manzanas. En el laboratorio, el ácido ursólico estimula la angiogénesis beneficiosa y puede desarrollar nuevas capilaridades y enriquecer el flujo sanguíneo en ratones con circulación comprometida en las piernas.[73] Algo impresionante es que también inhibe la angiogénesis dañina que alimenta los cánceres.[74] Así pues, este bioactivo es uno de los factores especiales que pueden trabajar en ambos lados de la ecuación angiogénica al mismo tiempo, ayudándote a conseguir el equilibrio de este sistema de defensa. Una serie de frutas secas, como las pasas sultana, las cerezas, los arándanos y las moras azules, contienen ácido ursólico porque se secan con la piel o la cáscara intactas.[75]

Alimentos ricos en quercetina

La quercetina es un bioactivo que estimula la angiogénesis ante la falta de oxígeno en los tejidos; sin embargo, no provoca el crecimiento del cáncer.[76] De hecho, la quercetina inhibe la inflamación y la angiogénesis tumoral en animales con linfoma y cáncer de mama, trabajando también en ambos lados de la ecuación angiogénica.[77] Este doble efecto puede defender contra el cáncer y la cardiopatía. Entre los alimentos que contienen quercetina se encuentran: alcaparras, cebolla, lechuga morada, chiles verdes, arándanos, ciruelas negras y manzanas.

Unamos las piezas

Hay alimentos y bebidas específicos que activan tu sistema de defensa de la angiogénesis y ayudan a mantener un estado de salud equilibrado. Comer los alimentos correctos puede repeler y eliminar el exceso de vasos sanguíneos para evitar afecciones como el cáncer, la endometriosis, la pérdida de visión, la artritis, la enfermedad de Alzheimer y la obesidad, ya que éstas suponen un crecimiento anormal de vasos sanguíneos en tu cuerpo. Los alimentos y bebidas que contienen una reserva abundante de sustancias antiangiogénicas naturales pueden estimular la capacidad natural de tu cuerpo de defenderse contra el crecimiento patológico de vasos sanguíneos y evitar que estas enfermedades ganen terreno. Por otra parte, los alimentos y las bebidas con factores naturales estimulantes de la angiogénesis pueden cooperar con la capacidad innata de tu cuerpo de mantener una circulación fuerte cuando se necesita, como en tu corazón, cerebro, piel, nervios y folículos pilosos. El crecimiento sano de vasos sanguíneos permite que tus órganos conserven su forma y su funcionamiento.

El método de angiogénesis alimentaria es fácil de adoptar en la vida diaria. Todo lo que necesitas es saber cómo influyen los vasos sanguíneos en tu salud y luego poder identificar los alimentos, las bebidas y los ingredientes que ayudan a tu circulación sana a florecer, no a crecer fuera de control. Gracias a los descubrimientos, la creciente cantidad de alimentos útiles para controlar la angiogénesis implica que tienes muchas opciones de dónde escoger y puedes empatarlas con tus preferencias alimentarias. Si eres una persona orientada a la salud y sólo quieres optimizar tus defensas, puedes tener en casa una reserva de estos alimentos con efecto angiogénico. Puedes buscarlos en las tiendas o en el menú de un restaurante. Y lo más importante, si estás en medio de una batalla contra alguna enfermedad dependiente de la angiogénesis, sabes que la alimentación es una intervención sana que tú mismo te puedes prescribir.

ALIMENTOS CLAVE QUE AFECTAN LA ANGIOGÉNESIS

Antiangiogénicos			
Aceite de oliva (AOEV)	Cúrcuma	Merluza	Queso munster
Almejas manila	Duraznos	Moras azules	Queso Stilton
Almendras	Frambuesas	Nueces de Castilla	Raíz de regaliz
Anchoas	Frambuesas negras	Nueces de la India	Robalo

Antiangiogénicos

Arándanos	Fresas	Nueces de macadamia	Romanesco
Atún	Frijoles blancos	Nueces pecanas	Romero
Atún aleta azul	Frijoles negros	Orégano	Salmón
Atún de ojo grande	Granada	Ostiones orientales	Salmonete
Berberechos	Halibut	Ostiones del Pacífico	Sardinas
Botarga	Huachinango	Pámpano	Sidra
Brócoli rabe	Hueva de pescado (salmón)	Pargo	Soya
Caballa o macarela	Jamón ibérico de bellota	Pargo azul	Té de jazmín
Calamar	Jitomates cherry	Pepino de mar	Té de manzanilla
Canela	Jitomates de piel rojinegra	Pez de San Pedro	Té negro
Castañas	Jitomates mandarina	Pez espada	Té oolong
Caviar (esturión)	Jitomates San Marzano	Piñones	Té sencha
Cerezas	Jurel aleta amarilla	Pistaches	Té tieguanyin
Cerveza	Langosta espinosa	Pollo (carne oscura)	Té verde
Chabacanos	Lichis	Prosciutto de Parma	Tinta de calamar
Chocolate amargo	Lisa gris	Queso Camembert	Trucha alpina
Ciruelas	Lubina negra	Queso Edam	Trucha arcoíris
Col china	Mandarinas	Queso emmental	Vino tinto
Col rizada	Mango	Queso Gouda	Zarzamoras
Coliflor	Manzanas red delicious, Granny Smith, reinette	Queso jarlsberg	

Estimulantes de la angiogénesis

Ajonjolí	Cebollas	Lechuga morada	Pepitas
Alcaparras	Cerezas (secas)	Linaza	Romero
Arándanos	Chía	Manzanas	Semillas de girasol
Arándanos (secos)	Chiles	Menta	
Cáscara de manzana	Ciruelas negras	Moras azules (secas)	
Cebada	Ginseng	Pasas sultana	

Capítulo 7

(Re)genera tu salud

Todos queremos permanecer jóvenes y conservar nuestra vitalidad lo más posible para poder disfrutar a fondo todo lo que la vida puede ofrecer. Aun cuando no estés interesado en vivir hasta los 100 años, quieres agilidad en tu paso y estar lúcido. La ciencia nos dice que podemos contrarrestar los efectos del envejecimiento a través de los alimentos que estimulan nuestras células madre para que actúen como en nuestra juventud. El envejecimiento mismo hace que las células madre disminuyan en número y potencia, y esto desacelera la capacidad de tu cuerpo de regenerarse. Elegir los alimentos correctos puede ayudarte a poner tus células madre en acción para desarrollar músculos, conservar tu vigor y detener los estragos del tiempo.

Las células madre no sólo te mantienen joven: también pueden regenerar los tejidos dañados por el envejecimiento. Recuerda el estudio de Homburg, Alemania, donde demostraron que los pacientes que sufrían de ataques cardiacos o infartos tenían menos probabilidad de supervivencia si tenían bajos niveles de células madre circulantes. Sabemos que una clase específica de célula madre, llamada célula progenitora endotelial (CPE), sustenta la creación de nuevos vasos sanguíneos angiogénicos, como vimos en el capítulo anterior, pero estas células madre también reparan y regeneran los vasos sanguíneos dañados por causa del envejecimiento y el colesterol alto, protegiendo la salud cardiovascular. Los cambios de estilo de vida, como dejar de fumar, hacer ejercicio o tomar medicamentos como estatinas, recluta más CPE al torrente sanguíneo para incrementar el efecto. Lo mismo sucede con ciertos alimentos y bebidas.

Si bien puede parecer extraño que comer chocolate baje el riesgo de enfermedad coronaria arterial, en realidad es un alimento para reclutar células madre. El cacao en polvo contiene bioactivos llamados flavonoles. Desde hace mucho, los epidemiólogos establecieron una conexión entre el consumo de alimentos con flavonoles y la baja incidencia de muerte por enfermedad cardiovascular.[1]

En la Universidad de California-San Francisco, los investigadores exploran si una bebida de chocolate, hecha con cacao, que contiene altos niveles de flavonoles, puede influir en las células madre y la salud de los vasos sanguíneos.[2] Reunieron a dieciséis pacientes con enfermedad coronaria arterial diagnosticada y los dividieron en dos grupos. Un grupo recibió chocolate caliente con un bajo contenido de flavonoles, sólo 9 mg por porción. El otro grupo recibió un chocolate caliente con un alto contenido de flavonoles, 375 mg por porción (42 veces más flavonoles), hecho con un polvo llamado CocoaPro. Ambos grupos bebieron el chocolate caliente dos veces al día durante treinta días.

Al final del estudio, los investigadores compararon los análisis de sangre antes y después del experimento. Sorprendentemente, los participantes que bebieron el chocolate con más flavonoles tuvieron el doble de células madre en su circulación que los del otro grupo. Los investigadores querían ver si el flujo sanguíneo mejoraba por el chocolate. Así pues, utilizaron una prueba llamada dilatación mediada por flujo, en la cual un baumanómetro y un ultrasonido medían qué tan rápido se dilataban los vasos sanguíneos para restaurar el flujo de sangre después de constreñidos. La alta dilación indica menos daño en la pared del vaso sanguíneo y mejor salud en general. Los resultados del grupo con un chocolate alto en flavonoles eran dos veces mejores que al principio, demostrando un beneficio funcional del chocolate en la circulación. De hecho, el efecto beneficioso de los niveles de células madre que registraron los investigadores podía compararse con los de las estatinas, un medicamento común para bajar el colesterol, también conocido por mejorar los niveles de células madre.[3]

El chocolate es sólo uno de los alimentos que han demostrado mejorar nuestra capacidad regenerativa. Las células madre en la médula ósea, la piel, el corazón y otros órganos pueden entrar en acción por lo que comemos y cómo. Consumir alimentos regenerativos hace que tengas mejor condición, de adentro hacia afuera, y sigue reconstruyendo tus órganos para que estén en su mejor forma. Los alimentos que movilizan las células madre ayudan a contrarrestar y prevenir el daño a los órganos que inevitablemente se da con la edad. Las células madre también pueden ayudar a revertir el azote de la diabetes, la enfermedad cardiovascular, el fumar, el colesterol alto y la obesidad. Imagina si los pacientes en recuperación de un ataque cardiaco o un infarto, por ejemplo, pudieran elegir su cena de un menú en el hospital o en su hogar diseñado para activar las células madre, reparar su corazón y su cerebro, y acelerar su recuperación. Imagina si hubieran empezado con una dieta regenerativa desde niños o adultos jóvenes. Podrían ser capaces de evitar la enfermedad por completo.

Escucharás en las noticias cuán emocionantes son los logros de la ingeniería para desarrollar terapias regenerativas usando órganos impresos en 3D o células genéticamente modificadas que se pueden inyectar o implantar. Pero esto es lo que necesitas saber: la Madre Naturaleza se les adelantó a estos avances con las bebidas y la comida que pueden movilizar a tus células madre. También existen algunos alimentos y hábitos alimentarios que deberías evitar o minimizar porque en realidad dañan tus células madre y debilitan tus defensas regenerativas. Luego, hay un giro en la historia: si bien la mayoría de las células madre son útiles, algunos tipos especiales de células madre son dañinos y pueden formar cánceres. Necesitas destruir estas últimas. Algunos alimentos también pueden ayudar con eso.

Las enfermedades importantes: afecciones para las que puede ayudar el incremento de células madre

Hay muchas afecciones para las que tu cuerpo necesita un poco más de células madre para mejorar la salud. Esto incluye cualquier enfermedad asociada con el envejecimiento, como la de Parkinson y la de Alzheimer.[4] Muchas enfermedades cardiovasculares tienen una característica en común: el daño a la pared interior de los vasos sanguíneos que necesitan reparación y regeneración. En el fallo cardiaco, el corazón débil intenta llamar a las células madre para regenerar el músculo cardiaco, pero suele ser demasiado tarde. En el cerebro, las células madre pueden regenerar las neuronas después de un infarto isquémico. También ayudan a regenerar nuevos vasos para restaurar el flujo sanguíneo en un tejido cerebral en apuros. Cuando los músculos, tendones y nervios de tus piernas comienzan a morir en la enfermedad vascular periférica, el cuerpo llama a las células madre para intentar revertir el daño. Las heridas crónicas en pies, tobillos y parte baja de las piernas necesitan células madre para regenerar el tejido sano y cerrar la lesión, además de evitar una infección y la mortal gangrena.

La diabetes es un dragón de muchas cabezas, una enfermedad en que el metabolismo se aloca y los órganos se dañan. Los altos niveles de glucosa que presentan los pacientes de diabetes dañan sus células madre y disminuyen su cantidad, por lo que reducen la capacidad del cuerpo de reparar los órganos. Esto puede llevar a muchas de las consecuencias destructivas de la diabetes: la cardiomiopatía diabética (fallo cardiaco), nefropatía diabética (fallo renal), neuropatía diabética (muerte de nervios), úlceras diabéticas en los pies (heridas crónicas), retinopatía diabética (pérdida de visión). Algo más sobre los ojos: los oftalmólogos han demostrado los beneficios del suministro de células madre en pruebas clínicas tempranas con tratamientos regenerativos en la degeneración macular asociada con la edad.[5]

En investigaciones de laboratorio se ha visto que la osteoporosis mejora después de inyectar células madre para reconstruir el hueso.[6] Las células madre pueden regenerar la piel después de una cirugía plástica y reconstructiva por un traumatismo, o después de una cirugía por cáncer. Pueden regenerar y recrear cartílago en la osteoartritis.[7] También desarrollan nuevos nervios después de una lesión en la médula espinal y lesiones de nervios periféricos. Se están explorando las células madre para el crecimiento de cabello en la alopecia o para restablecer el funcionamiento del pene en la disfunción eréctil.[8] Hay incluso pruebas contundentes de que las células madre pueden ser útiles para tratar algunas formas de autismo, enfermedad de Parkinson y lesiones cerebrales agudas.[9]

Los alimentos que estimulan las células madre

Gran variedad de alimentos, entre ellos el cacao, se estudian por sus efectos beneficiosos en las células madre. Al apoyar el sistema de defensa regenerativo del cuerpo, estos alimentos pueden influir en todo, desde reparar órganos dañados, hasta contrarrestar los efectos de comer demasiada grasa.

Aceite de pescado

Como vimos en el capítulo 6, los ácidos grasos poliinsaturados de omega-3 (AGP) que se encuentran en el pescado benefician el corazón y el cerebro reduciendo el daño causado por la inflamación vascular y la arteriosclerosis. Algunos de los niveles más elevados de AGP omega-3 marinos se encuentran en pescados, como la merluza, el atún, el jurel aleta amarilla, y los mariscos, como las almejas manila y los berberechos. Una delicia de Asia, el pepino de mar, también es alto en AGP omega-3.

Científicos de la Universidad de Montreal descubrieron que una dieta rica en aceite de pescado incrementa la producción de células madre progenitoras endoteliales que pueden regenerar los músculos privados de oxígeno.[10] En el laboratorio, estudiaron ratones con miembros isquémicos en peligro de tener un severo daño muscular por bajo flujo sanguíneo, similar a lo que ocurre en humanos con enfermedad vascular periférica grave. Los ratones recibieron 20% de aceite de pescado en su dieta (alto en ácidos grasos omega-3) o una dieta con aceite de maíz (ácidos grasos omega-6 proinflamatorios) durante 21 días. Los resultados mostraron que los ratones alimentados con aceite de pescado produjeron 30% más células progenitoras endoteliales en su cuerpo que los ratones que ingirieron aceite de maíz, lo que se traducía en mejor circulación y menos daño muscular en las piernas.

Los investigadores también probaron directamente los dos aceites en células madre aisladas. Expusieron células madre al aceite de pescado rico en omega-3 y otras al aceite de maíz, y observaron la capacidad de las células madre de migrar a lo largo de la superficie, una función necesaria para la regeneración. Las células madre expuestas al aceite de pescado pudieron migrar 50% mejor que las células expuestas al aceite de maíz. El estudio sugiere que consumir aceite de pescado puede ayudar a tus células madre a mejorar su función circulatoria.

Tinta de calamar

La tinta de calamar, que suele provenir de la sepia, contiene bioactivos que no sólo inhiben la angiogénesis, sino que protegen las células madre. Científicos de la Universidad Ocean en China alimentaron con tinta a ratones que sufrieron lesiones por radiación para examinar sus efectos en las células madre de la médula ósea.[11] La radiación provocó la supresión de la médula ósea y dañó las células madre en su interior. Un grupo de ratones recibieron tinta diariamente por 40 días. El otro grupo recibió solución salina. Los resultados mostraron que los ratones que consumieron tinta tenían células madre significativamente protegidas dentro de la médula ósea, así que pudieron regenerar más células sanguíneas, incluidas las células inmunológicas, en comparación con los ratones que no consumieron tinta. El estudio demuestra que la tinta de calamar tiene la capacidad de proteger y aumentar la capacidad regenerativa de las células madre después de una lesión por radiación.

Trigo integral

Los alimentos preparados con cereales integrales son más saludables porque incluyen la capa exterior del grano, la cual contiene fibra, así como el centro, que contiene polifenoles bioactivos. El trigo común (*Triticum aestivum*) es un cereal antiguo domesticado que data de al menos 12 mil años atrás y se utiliza para hacer pan y otros productos horneados. Los estudios epidemiológicos han demostrado que una dieta de cereales integrales se asocia con la reducción del riesgo de muchas enfermedades, entre ellas enfermedad cardiovascular y diabetes.[12] Científicos de la Universidad de Pisa, en Italia, han encontrado que los extractos de trigo integral hacen que las células progenitoras endoteliales vivan y funcionen por más tiempo.[13]

Ejotes

Un componente de los ejotes (específicamente la variedad *Phaseolus vulgaris*, el común) ha demostrado proteger las células progenitoras endoteliales contra el daño oxidativo de los radicales libres y mejorar su supervivencia.[14] Puedes comer ejotes frescos o secos, y se cultivan muchas variedades que se utilizan en la gastronomía.

Aronia negra

Es un fruto de color oscuro y del tamaño de una mora azul que crece en arbustos (*Aronia melanocarpa*) en Norteamérica y Europa. Su color indica que está llena de polifenoles. Estas moras se utilizan tradicionalmente en Europa del Este para preparar jaleas y jugos, pero se han vuelto más populares en todo el mundo por sus propiedades promotoras de la salud. Científicos de la Universidad de Varsovia, en Polonia, examinaron las células progenitoras endoteliales en la sangre de personas jóvenes y sanas, y descubrieron que exponerlas a extractos de aronia puede proteger las células madre del estrés, además de mejorar su capacidad de migrar y participar en la regeneración de los vasos sanguíneos.[15]

Salvado de arroz

Los granos de arroz llegan del campo cubiertos con una capa dura, comestible y cargada de vitaminas, llamada salvado. Éste muchas veces se retira y desecha durante el proceso de refinación para convertir el arroz integral en arroz blanco, pero contiene muchos bioactivos promotores de la salud, incluyendo betaglucano y ácido ferúlico, un polifenol. El salvado de arroz también es una buena fuente de fibra dietética.

Investigadores de las universidades de Sevilla y de Lleida, en España, y de las universidades de Sarre y de Leipzig, en Alemania, mostraron que el ácido ferúlico del salvado de arroz puede proteger y mejorar la actividad y la supervivencia de las células progenitoras endoteliales. Les dieron ácido ferúlico extraído del salvado de arroz a cinco voluntarios humanos sanos para que lo consumieran durante quince días. Los investigadores tomaron muestras de sangre de los voluntarios antes y después del estudio, aislaron sus células madre y las cultivaron en cajas de plástico. Luego expusieron las células al agua oxigenada (peróxido de hidrógeno), que crea estrés oxidativo y las daña.

En las células madre tomadas antes de la exposición al extracto de salvado de arroz, el agua oxigenada hizo que murieran por medio de un proceso llamado apoptosis, una forma de suicidio celular, en un índice 4.7 veces más que el normal. Por otro lado, las células madre tomadas después de la exposición al salvado de arroz estaban completamente protegidas contra el estrés bioquímico y sobrevivieron con normalidad.[16]

Consumir una dieta alta en grasa saturada daña la pared de los vasos sanguíneos y lleva a la formación de placas que los estrechan y provocan enfermedad cardiovascular. En laboratorios, científicos han demostrado que añadir salvado de arroz a la alimentación de ratones que consumen una dieta alta en grasa reduce su incidencia a la arteriosclerosis.[17] Al proteger la pared de los vasos sanguíneos del daño, labor de las células madre, la formación de placa arteriosclerótica se redujo 2.6 veces. Si tomamos en cuenta ambos estudios, sugieren que el salvado de arroz puede proteger las células madre involucradas en la reparación del daño a los vasos sanguíneos promovido por una dieta alta en grasa.

Una advertencia importante sobre el arroz integral: algunos campos donde se cultiva tienen altos niveles de arsénico. El arroz integral tiene más de la cáscara expuesta del arroz, así que contiene 80% más arsénico que el arroz blanco. De acuerdo con un estudio de *Consumer Reports*, las variedades más seguras de arroz integral son de California, India y Pakistán, que tienen un tercio menos de arsénico que el arroz de otros lugares.[18]

Cúrcuma

Es una raíz de la familia del jengibre, ampliamente utilizada en la gastronomía del sureste de Asia. Puedes comerla fresca, pero es más común seca y molida en un polvo naranja brillante que se utiliza como especia y en la medicina tradicional. El bioactivo principal en la cúrcuma es la curcumina, la cual tiene propiedades antiinflamatorias, antioxidantes, antiangiogénicas y prorregenerativas. Un estudio realizado por la Universidad Soochow de China examinó ratones con diabetes y mala circulación en las piernas.[19] Como ocurre en la diabetes, los ratones tenían una cantidad significativa menor (sólo la mitad) de células progenitoras endoteliales circulantes, en comparación con los ratones sanos. Los ratones diabéticos recibieron curcumina disuelta en aceite de oliva en la boca durante dos semanas. Después de la dosis, las células progenitoras endoteliales se duplicaron en los ratones diabéticos o recuperaron sus niveles normales en los ratones no diabéticos. Asimismo, después de consumir la cúrcuma, el flujo sanguíneo de las piernas mejoró dramáticamente, aun hasta ocho veces. Si consideramos que esta especie también añade sabor a muchos platillos, la gente con diabetes debería incorporar la cúrcuma a su dieta.

Los alimentos y las bebidas altos en resveratrol

El resveratrol es un bioactivo conocido que se encuentra en las uvas, el vino tinto y el jugo de uva. No obstante, el resveratrol también está presente en las moras azules, los arándanos, los cacahuates y los pistaches. En la naturaleza, el resveratrol actúa como fungicida natural para pelear contra los hongos que destruyen las plantas. Así que este bioactivo es antes que nada parte del sistema de defensa de la salud de una planta.

Cuando los humanos consumen resveratrol, se estimulan distintos tipos de células humanas y el bioactivo influye en su comportamiento. Por ejemplo, el resveratrol activa las células madre cardiacas que suelen estar dormidas en nuestro corazón, pero son capaces de regenerar el tejido cardiaco bajo estrés. Los científicos de la Universidad de Soochow, Hospital del Pueblo Kunshan 3 y la Universidad de Medicina de Nanjing, en China, estudiaron el efecto del resveratrol en las células madre de los corazones de ratones. Les dieron resveratrol todos los días a ratones normales y saludables durante una semana y descubrieron que, incluso en ausencia de enfermedad, hacía que aumentara la cantidad de células madre en el tejido cardiaco aun hasta 1.7 veces.

En ratones que habían sufrido un ataque cardiaco, los investigadores inyectaron un millón de células madre cardiacas terapéuticamente para ver si podían rescatar el corazón. Los animales que recibieron resveratrol y la inyección tuvieron un aumento de vasos sanguíneos en el corazón y casi duplicaron la supervivencia de las células madre cardiacas.[20]

El reto práctico con el resveratrol es que se encuentra presente sólo en pequeñas cantidades en el vino tinto y la mayoría de los alimentos, así que necesitarías consumir mucho vino para igualar las cantidades utilizadas en las investigaciones. Por eso, el resveratrol puede ser una de las pocas excepciones donde sería mejor obtener el bioactivo a través de un suplemento concentrado y no del alimento mismo.

Los alimentos altos en zeaxantina

Es un bioactivo conocido como carotenoide. Es un pigmento que les da al maíz y al azafrán su tonalidad amarilla-naranja, pero también es común en verduras de hoja verde, como la col rizada, las hojas de mostaza, las espinacas, los berros, la col berza, las acelgas y los brotes de helecho. La zeaxantina también se encuentra en concentraciones muy altas en las moras goji, esas moras secas, rojas, planas y elípticas que se usan en distintas preparaciones orientales, tés herbales, sopas y sofritos. Este bioactivo es muy importante para la salud ocular. Después de comer alimentos con zeaxantina, se acumula en la retina, la capa en la parte posterior del ojo, donde se percibe la luz y se transfiere al cerebro. Los estudios clínicos han demostrado que consumir zeaxantina puede ayudar a proteger al ojo contra la degeneración macular asociada con la edad.[21]

Científicos de la Universidad Jinan, en Guangzhou, China, y del Hospital del Pueblo Shenzhen 3, han examinado el impacto de la zeaxantina en las células madre. Con liposucción sacaron células madre de grasa humana y las expusieron a la zeaxantina. Esas células madre sobrevivieron mejor y mostraron menos señales de inflamación que las células madre sin zeaxantina.

Los científicos estudiaron entonces si la zeaxantina podía ayudar a las células madre a rescatar un órgano dañado por la enfermedad. Inyectaron 2 millones de células madre mesenquimales que obtuvieron de tejido adiposo humano a ratones con falla hepática para que pudieran regenerar el hígado. Algunos de los ratones recibieron células madre que primero habían estado expuestas a la zeaxantina, y el resto recibieron células madre sin tratar. Después de siete días, el tratamiento con células madre comunes disminuyó el daño hepático casi a la mitad. Sin embargo, en ratones que recibieron células madre tratadas con zeaxantina, las células madre redujeron el daño hepático en un increíble 75% en el mismo lapso.[22] Los resultados del estudio sugieren que comer alimentos con zeaxantina puede ayudar al desempeño de nuestras células madre para la regeneración de los órganos.

Los alimentos altos en ácido clorogénico

El ácido clorogénico es otro bioactivo poderoso que se encuentra en altas concentraciones en el café, al igual que el té negro, las moras azules, los duraznos, las ciruelas frescas y secas, las berenjenas y los brotes de bambú. Tiene efectos antiinflamatorios, antiangiogénicos y disminuye la presión arterial.[23] Ahora podemos incluir el beneficio de la protección de las células madre. Investigadores de la Universidad Nanchang, en China, estudiaron cómo el ácido clorogénico puede influir en la supervivencia de las células madre mesenquimales involucradas en la curación y la regeneración de los órganos. Descubrieron que, al exponer las células madre al ácido clorogénico, se vuelven más resilientes contra el estrés, lo que duplica su índice de supervivencia y extiende su capacidad de participar en el mantenimiento de los órganos sanos en el cuerpo.[24]

Frambuesas negras

Su color oscuro y su sabor amargo revelan un poderoso contenido de bioactivos, como ácido elágico, elagitaninos, antocianinas y quercetina. De hecho, un suplemento alimentario hecho de frambuesa negra ha demostrado tener beneficios clínicos en pacientes con cáncer de colon y en prediabéticos.[25] El ácido elágico de las frambuesas negras activa las células madre.[26] Investigadores del Hospital Anam de la Universidad de Corea, en Seúl, estudiaron los efectos de las moras en 51 pacientes con síndrome metabólico.[27] Se trata de un cúmulo de condiciones que ponen en peligro la salud, como obesidad, glucosa elevada, hipertensión, triglicéridos altos y bajo HDL (colesterol bueno) que deja a cualquiera con un alto riesgo de desarrollar enfermedad cardiovascular. Tomaron muestras de sangre al principio del estudio y se midió la cantidad de células madre. Los pacientes recibieron entonces polvo de frambuesa negra o un placebo para que lo consumieran durante tres meses.

Esto es lo que descubrieron: las personas que consumieron el polvo de frambuesa negra tuvieron 30% más células progenitoras endoteliales circulantes, mientras que los niveles de células madre de los sujetos que tomaron un placebo en realidad *bajaron* 35% debido a su síndrome metabólico. Cuando los investigadores calcularon la dureza de los vasos sanguíneos en las personas que consumieron polvo de frambuesa negra, encontraron una reducción después de 12 semanas, indicio de vasos sanguíneos más sanos y efectos beneficiosos de más células madre circulantes.

Apio chino

El apio chino es una verdura común en Asia, con tallos más delgados y un sabor más profundo que el apio occidental. Tal vez lo hayas comido como parte de un sofrito, ya que se utiliza comúnmente en los platillos de restaurantes chinos auténticos. Las hojas, los tallos y las semillas del apio chino son comestibles y contienen muchos bioactivos promotores de la salud, incluido un trabalenguas: 3-n-butilftalida (NBP).[28] La NBP es importante porque se aprobó como medicamento farmacéutico en 2002 por agencias reguladoras en China para que los doctores pudieran usarlo como tratamiento neuroprotector en pacientes que sufrieron un infarto.[29] La NBP también se encuentra en suplementos con extracto de semillas de apio; mejora la circulación cerebral, disminuye la inflamación cerebral, desarrolla nervios y limita el daño cerebral después de un infarto.[30]

Investigadores de la Universidad Soochow, en China, estudiaron cómo la NBP ayuda a pacientes a recuperarse de un infarto. Reclutaron a 170 personas que habían sufrido un infarto isquémico grave, es decir, un coágulo sanguíneo interrumpió el flujo sanguíneo y mató parte de su cerebro.[31] En la prueba, algunos pacientes tomaron NBP oral y otros recibieron los cuidados básicos nada más. Los investigadores tomaron muestras de sangre siete, catorce y treinta días después del tratamiento. En todos los pacientes, la cantidad de células madre en el torrente sanguíneo se incrementó inmediatamente después del infarto, la respuesta esperada del sistema de defensa regenerativo, pero en pacientes que sólo recibieron el cuidado básico, los niveles de células madre mermaron después del día 7. En cambio, en los pacientes que recibieron NBP, sus células madre circulantes se incrementaron de manera continua. Para el día 30, los pacientes tratados con NBP tenían niveles de células madre circulantes 75% más altos que los pacientes con el cuidado básico. Las tomografías cerebrales mostraban que los pacientes con NBP también mejoraron su flujo sanguíneo en la zona del infarto, lo que explica la cantidad mayor de células madre dirigiéndose hacia el lugar lesionado del cerebro.

Si bien estos resultados se dieron con una forma de NBP como medicamento, demuestra que un bioactivo presente en el apio chino tiene propiedades que activan las células madre y pueden ayudar a sanar y regenerar órganos después de una catástrofe médica como un infarto.

Mangos

Los mangos son una fruta de hueso con una pulpa intensamente dulce, comestible y de color amarillo, que se come cruda, cocida, seca o encurtida. También puedes mezclarla con otros ingredientes y se encuentran comúnmente en las cocinas del sureste de Asia y Latinoamérica. Aunque tienen muchos bioactivos carotenoides que le dan a la pulpa su color, los mangos contienen un bioactivo único llamado mangiferina, que cuenta con propiedades antitumorales, antidiabéticas y prorregenerativas.[32] En animales de laboratorio, la mangiferina ha demostrado mejorar el control de la glucosa, al regenerar las células beta-islotes del páncreas que producen la insulina.

Científicos de la Academia de Ciencias Médicas de Sichuan, el Hospital Estatal del Pueblo Sichuan, la Universidad de Sichuan y el Hospital del Pueblo Leshan, al suroeste de China, descubrieron que la mangiferina podía incrementar la secreción de insulina en ratones, al elevar la cantidad de células beta-islotes en el páncreas hasta en 67% y al activar los genes de la regeneración y la producción de insulina.[33] Otros científicos han demostrado que la mangiferina puede estimular la regeneración ósea.[34] Estos estudios experimentales inyectaron mangiferina, así que las dosis no se pueden traducir directamente al consumo de mango, pero los resultados demuestran el magnífico comportamiento del bioactivo.

Las bebidas estimulantes de células madre

Vino tinto

El consumo moderado de vino tinto es beneficioso para la salud. Investigadores del Hospital General para Veteranos de Taipéi, en Taiwán, estudiaron las células madre de ochenta personas sanas, de treinta y tantos años, que recibieron vino tinto (media copa),[35] cerveza (una lata), vodka (un *shot*) o agua todos los días durante tres semanas.[36] No les permitían beber té, jugo de uva ni otras bebidas alcohólicas fuera de lo especificado en el periodo del estudio. Al inicio de éste, todas las personas tenían niveles similares de presión arterial, células madre y otros marcadores físicos.

Después de tres semanas, los análisis de sangre mostraban que el vino tinto provocó un aumento del doble de los niveles de células progenitoras endoteliales circulantes. No se vieron los mismos beneficios entre las personas que tomaron cerveza, vodka o agua. Cuando las células madre se expusieron al vino tinto o al resveratrol, tuvieron mayor capacidad de migrar, formar vasos sanguíneos y sobrevivir. Es más, los sujetos que bebieron vino tinto tuvieron una mejoría de 35% en la capacidad de dilatación de los vasos sanguíneos, reflejo de su salud vascular. Quienes bebieron vino tinto también tuvieron un incremento de 50% en sus niveles sanguíneos de un marcador poderoso llamado óxido nítrico, una de las señales más fundamentales que controlan la salud en el cuerpo. El óxido nítrico no sólo ayuda dilatando los vasos sanguíneos, sino estimula la angiogénesis para sanar y envía señales para activar más células madre.

En lo que respecta al vino tinto, más no es necesariamente mejor. Los investigadores han informado que los beneficios se ven con una o dos copas de vino al día, pero si se consume más, el beneficio es menor. Es importante saber que los altos niveles de alcohol en realidad dañan las células madre y también interfieren con su capacidad para regenerar los órganos. Así pues, como sucede con la mayoría de las cosas en la alimentación, la clave es la moderación.

Científicos del Instituto de Investigación Farmacológica Mario Negri, en Italia, analizaron 13 estudios clínicos del vino tinto y sus efectos en la enfermedad cardiovascular. Juntos, los estudios incluían a 209 mil 418 personas. Su análisis concluyó que el consumo de vino tinto está asociado con 32% menos riesgo de arteriosclerosis.[37]

Cerveza

La cerveza se prepara con levadura, y los lúpulos de la producción contienen polifenoles bioactivos, como xantohumol, que terminan en la bebida misma. Estos bioactivos pueden explicar la reducción de 25% del riesgo de muerte por enfermedad cardiovascular con el consumo moderado de cerveza (una o dos al día).[38] En cambio, cocteles como ginebra o vodka son bebidas alcohólicas destiladas y no contienen polifenoles. No es de sorprender que estas bebidas no estén asociadas con beneficios para la salud.

Los investigadores de la Universidad de Barcelona, en España, examinaron el efecto de la cerveza en las células progenitoras endoteliales en 33 hombres entre los 55 y los 75 años, con diabetes y otros factores de riesgo cardiovascular, como fumar, obesidad, colesterol alto o una historia familiar de cardiopatía prematura.[39] Les dieron a los hombres dos cervezas normales con alcohol, una cerveza sin alcohol o bien dos *shots* de ginebra para beber cada día durante dos semanas. Tomaron muestras de sangre al principio y al final del estudio para contar la cantidad de células madre circulantes. Los resultados mostraron que los que bebieron cerveza con alcohol tenían ocho veces más células endoteliales circulantes, y los que bebieron cerveza sin alcohol tuvieron un incremento de cinco veces. Beber ginebra no incrementó las células madre. La cerveza también incrementó los niveles sanguíneos de una proteína que recluta células madre llamada factor derivado del estroma (SDF-1).

Los investigadores compararon entonces el efecto de la cerveza versus la ginebra y descubrieron que en los hombres que bebieron ginebra habían *disminuido* las células progenitoras endoteliales circulantes y también tenían menos proteína reclutadora de células madre en la sangre, comparados con quienes bebieron cerveza. Claramente, beber cerveza es una mejor opción que los licores fuertes si quieres proteger tus células madre. Pero recuerda lo mismo que dije sobre el vino: más no es mejor, debido a los efectos tóxicos del alcohol en las células madre.

Té verde

El té verde tiene muchos beneficios bien investigados, y ahora entre ellos se encuentra el de activar el sistema regenerativo. Es una cuestión que se ha estudiado en fumadores. El humo del cigarro incinera químicamente las paredes de los vasos sanguíneos, lo que lleva a incrementar el riesgo de arteriosclerosis y enfermedad cardiovascular. El humo de cigarro también es dañino para las células madre y reduce la cantidad circulante. La gente que fuma tiene 60% menos células madre en su torrente sanguíneo comparada con los no fumadores. Una razón más para no fumar.[40]

Investigadores del Hospital Universitario Nacional Chonnam, en Corea, y de la Escuela de Posgrados de Medicina de la Universidad de Nagoya, en Japón, examinaron los efectos de beber té verde en las células madre de fumadores.[41] Incluyeron a veinte hombres jóvenes, al final de sus veinte, que habían fumado durante seis años, y les dieron a beber cuatro tazas de té verde al día durante dos semanas (un total de cincuenta y seis tazas). Tomaron muestras de sangre al principio y al final del estudio para contar la cantidad de células progenitoras endoteliales circulantes. Los resultados mostraron que beber té verde incrementa 43% el número de células madre circulantes en dos semanas.

La salud de los vasos sanguíneos de los fumadores también mejoró con el té verde a lo largo del periodo de estudio. Su respuesta de dilatación vascular aumentó 29%. En el laboratorio, los científicos han descubierto que el té verde y sus catequinas pueden estimular la regeneración cerebral, muscular, ósea y nerviosa, y puede mejorar la curación de heridas.[42] El té verde ofrece beneficios para el sistema regenerativo de todo el cuerpo, una razón más para beberlo.

Té negro

Alguna vez se creyó que el té negro estaba desprovisto de beneficios para la salud porque es fermentado y tiene menos polifenoles que el té verde; sin embargo, investigadores de la Universidad de L'Aquila, en Italia, han demostrado que el té negro, de hecho, puede movilizar las células madre.[43] Para estudiar el efecto reunieron a diecinueve personas de cincuenta y tantos que acababan de recibir un diagnóstico de hipertensión leve a moderada, pero que todavía no habían recibido tratamiento con ningún fármaco. Los sujetos no tenían otras enfermedades y no se medicaban. Les dieron una taza de té negro o bien un placebo para que lo bebieran dos veces al día durante una semana. Les dieron la instrucción de no añadir al té leche, azúcar ni nada. Los investigadores contaron la cantidad de células endoteliales que circulaban en el torrente sanguíneo. Después de una semana, beber té negro aumentó en 56% las células progenitoras endoteliales circulantes. La salud del sistema vascular también mejoró con dos tazas de té negro al día, como se vio por la habilidad de los vasos sanguíneos de quienes bebían el té para dilatarse mejor. Con la idea de analizar si el té negro podía proteger la circulación contra los efectos de la grasa alimentaria, los investigadores pidieron a los sujetos que consumieran crema batida alta en grasa y luego bebieran el té. Comer crema batida tuvo un efecto negativo sorprendentemente veloz en el flujo sanguíneo. La dilatación vascular en realidad *disminuyó* 15% sólo dos horas después de comer la crema batida. No obstante, el té negro protegió el flujo sanguíneo de quienes bebieron té contra este impacto y preservó su capacidad de vasodilatación.

Hábitos alimenticios estimulantes de las células madre

Si bien nos hemos enfocado en la evidencia de alimentos y bebidas específicos para influir en las células madre, los hábitos generales de alimentación pueden tener su propio efecto beneficioso en la capacidad regenerativa del cuerpo.

La dieta mediterránea

La dieta mediterránea no era originalmente una dieta formal, sino una amplia serie de hábitos alimentarios de la gente de los países mediterráneos. Ancel Keys y sus colegas de la Universidad de Minnesota recabaron primero la información sobre este estilo de alimentación en Italia y Grecia, realizando el famoso Estudio de los Siete Países, a partir de 1958. El estudio examinó y comparó las asociaciones entre la comida y la salud de 12 mil hombres que vivían en Italia, Grecia, Yugoslavia, Países Bajos, Finlandia, Japón y Estados Unidos. Fue uno de los primeros estudios que mostraron la relación entre el consumo de grasa saturada y la cardiopatía. La dieta de la región mediterránea se asoció durante mucho tiempo con resultados comparativamente mejores para la salud cardiaca. Ahora sabemos, gracias a diversos estudios epidemiológicos y clínicos, que la dieta mediterránea reduce el riesgo de desarrollar muchos tipos de padecimientos crónicos. La pieza clave de este patrón alimentario es que incluye frutas, verduras, cereales integrales, leguminosas, nueces y aceite de oliva y de pescado; la diversidad es una característica, y cada alimento contiene su propio tesoro de bioactivos que activan la defensa de la salud.

Entre los impactos beneficiosos de la dieta mediterránea se encuentran estimular las células madre para ayudar al cuerpo a regenerarse. Investigadores de la Universidad de Córdoba, en España, examinaron a 20 adultos mayores sanos (10 hombres y 10 mujeres mayores de 65 años) que consumieron una dieta mediterránea con aceite de oliva extra virgen, una dieta alta en ácidos grasos saturados (38% de grasa con mantequilla) o una dieta baja en grasa y alta en carbohidratos (nueces de Castilla, bizcochos, mermelada y pan) durante cuatro semanas. Midieron la circulación de las células progenitoras endoteliales en la sangre al principio y al final del estudio. Los resultados mostraron que la gente que consumía la dieta mediterránea tenía un incremento de cinco veces la cantidad de células progenitoras endoteliales circulantes, en comparación con las dietas menos saludables, que contienen grasas saturadas o son altas en carbohidratos.[44]

Para analizar si las dietas afectan el flujo sanguíneo, los investigadores realizaron una prueba llamada de hiperemia reactiva isquémica, la cual utiliza un láser para medir qué tan bien se recuperan los vasos sanguíneos de un periodo de cuatro minutos de constricción con un baumanómetro estándar en el brazo. El baumanómetro se infla para cortar temporalmente el flujo sanguíneo. Qué tan bien vuelve a circular la sangre después de liberar la presión refleja el estado general de la salud circulatoria en el sujeto. En el estudio español, las personas que consumieron una dieta mediterránea o baja en grasa y alta en carbohidratos tuvieron un incremento de 1.5 veces de recuperación del flujo sanguíneo, en comparación con la dieta de grasa saturada, en correlación con los altos niveles de células progenitoras endoteliales que se percibieron. Dichas células protegen la pared de los vasos sanguíneos, promoviendo una mejor salud vascular. Esta investigación sobre el efecto de la dieta mediterránea en las células madre añade toda una nueva dimensión a la comprensión de sus beneficios para la salud.

Restricción calórica y ayuno

La restricción calórica no es una dieta de moda, sino una condición que se experimentó a lo largo de la evolución humana. Sobre todo durante el periodo de cazadores-recolectores, encontrar comida era un acontecimiento impredecible. Como resultado, nuestro metabolismo no sólo evolucionó para tolerar la restricción calórica, sino que funciona perfectamente en estas condiciones. Se sabe que la restricción calórica, definida como la reducción del consumo de calorías en 20 a 40%, puede incrementar la longevidad y reducir el riesgo de enfermedades crónicas. Científicos del Instituto Tecnológico de Massachusetts han descubierto que la restricción calórica activa las células madre en el intestino, lo que ayuda a regenerarlo.[45] Otros estudios han demostrado que reducir las calorías en los ratones incrementa la producción de la proteína regenerativa SDF-1 y su receptor CXCR-4; juntos reclutan y atraen células madre de la médula ósea hacia el torrente sanguíneo.[46]

Lo que llevó las cosas a otro nivel fue el increíble descubrimiento en un estudio conjunto entre científicos de la Escuela de Medicina de la Universidad Jiao Tong, de Shanghái, y la Segunda Universidad Médica Militar de China. Mostraron que ayunar puede estimular la regeneración cerebral. A diferencia de la restricción calórica, en el ayuno se restringen completamente los alimentos durante un periodo prolongado de tiempo. Los científicos estudiaron ratones que sufrieron un infarto grave. Hicieron ayunar a un grupo de ratones durante cuarenta y ocho horas y los compararon con ratones que tuvieron acceso a una dieta normal sin restricciones. Luego tomaron células progenitoras endoteliales de los ratones cuatro días después del infarto y descubrieron que las células madre del grupo en ayuno tenían una capacidad superior para regenerar el cerebro y los vasos sanguíneos necesarios para que el flujo de sangre ayudara con la recuperación. Cuando inyectaron células madre en ayuno directo en el torrente sanguíneo de ratones que sufrieron un infarto, también mostraron un desempeño superior. Las células madre migraron justo hacia la zona del cerebro afectada por el infarto y crearon una respuesta angiogénica 50% mejor de lo usual para restaurar el flujo sanguíneo y hubo una reducción de 32% del tamaño de la zona dañada en el cerebro. Los ratones en tratamiento de células madre en ayuno tuvieron una mejor recuperación neurológica, incluidos mejor equilibrio y velocidad al caminar, en comparación con los que recibieron células madre de otros ratones que no ayunaron.[47]

Hábitos alimentarios que perjudican a las células madre beneficiosas

Probablemente no te sorprenderá saber que los alimentos con una reputación no saludable también dañan tus células madre. Alejarte de ellos protegerá tu sistema de defensa regenerativo. Un grupo de células madre con buen funcionamiento no sólo sirve para mantener en buena forma tus órganos, sino ayuda a desacelerar el progreso del envejecimiento.

La dieta alta en grasa

Una dieta alta en grasas saturadas no sanas es muy dañina para las células madre.[48] El daño se extiende a todo el cuerpo, pero vale la pena comentar lo que le puede hacer a tu cerebro. Conlleva problemas con la neurogénesis, el proceso que regenera las neuronas en la región del hipocampo, responsable de la formación de nuevos recuerdos.[49] Evitar las dietas altas en grasa ayuda a conservar la salud cognitiva, importante a cualquier edad, ya sea que estés en primaria o en un asilo.[50]

Las dietas altas en grasa también lastiman tu sistema circulatorio, al dañar las células progenitoras endoteliales. Científicos del Colegio de Medicina de la Universidad Chang Gung, en Taiwán, observaron el impacto de una dieta con altos niveles de grasas saturadas en la respuesta del cuerpo de los ratones a la isquemia.[51] En su estudio, los investigadores alimentaron ratones con colesterol alto y glucosa elevada en ayunas (características que imitan un estado prediabético en los humanos) con una dieta predominante en grasa. Se midió la cantidad de células madre en la sangre. En la dieta alta en grasa, los ratones tuvieron 41% menos niveles de células progenitoras endoteliales circulantes, comparados con los ratones que seguían una dieta normal. Después, los ratones pasaron por un proceso para disminuir el flujo de sangre de sus extremidades. La respuesta normal a esto sería una oleada de células madre de la médula ósea hacia la extremidad. Las células madre ayudan a regenerar la circulación y el tejido moribundo. Sin embargo, los investigadores descubrieron que el flujo sanguíneo disminuyó 75% en los ratones que comieron la dieta alta en grasa, además de que hubo 55% menos crecimiento de capilares en sus extremidades. La disminución de células madre, el flujo sanguíneo pobre y la disminución de angiogénesis reflejan el impacto negativo que tiene la dieta de grasa en la regeneración.

Desafortunadamente, las dietas altas en grasa no afectan las células madre adiposas, la mayor fuente de células grasas en el tejido adiposo. Científicos de la Universidad de Columbia Británica demostraron que los ratones que comían gran cantidad de grasa saturada tenían un crecimiento de células madre adiposas bajo la piel 42% mayor.[52] Para empeorar las cosas, un estudio de laboratorio realizado en el Instituto Tecnológico de Massachusetts demostró que una dieta alta en grasa puede influir en células madre intestinales normales de una manera peligrosa: incrementando su tendencia a desarrollar tumores.[53] Para ser claros, estos estudios usan grasas saturadas en su dieta, así que puedes asignar los problemas relacionados con las células madre a esas grasas saturadas "malas", no a las grasas poliinsaturadas "buenas".

Al evitar las grasas saturadas en tu dieta, puedes mejorar la capacidad regenerativa de tu sistema circulatorio, incrementar tu cognición y ayudar a detener la generación de nuevas células adiposas o células tumorales a partir de tus células madre.

Alimentos hiperglucémicos

Añade esto a la lista de cargos contra el azúcar: los altos niveles de azúcar incapacitan nuestro sistema de defensa regenerativo. La comida y las bebidas que elevan la glucosa bloquean la producción de células madre, disminuyendo la capacidad de tu cuerpo para reparar los órganos. Esto empeora todavía más. La glucosa elevada ha demostrado debilitar y matar células madre importantes en todo el cuerpo, desde las células progenitoras endoteliales hasta las células progenitoras óseas y las células madre cardiacas.[54] Si necesitas que tus células madre estén en su mejor momento, haz que tu dieta se incline por un bajo índice glucémico, es decir, minimiza o evita por completo los alimentos azucarados, procesados, que contengan poca o nada de fibra y provoquen un pico de glucosa, como las bebidas endulzadas y muchos alimentos empaquetados.[55]

Dieta alta en sodio

La sal hace que la comida tenga buen sabor, pero el consumo elevado de sal de manera crónica está vinculado con una avalancha de problemas de salud que van desde la presión arterial alta y la enfermedad cardiovascular hasta la eliminación de la mucosa protectora de tu estómago y un mayor riesgo de padecer cáncer de estómago. Científicos del Colegio de Medicina de Wisconsin estudiaron el impacto de la sal en las células madre, al alimentar ratas con dietas diferentes que contenían cantidades variables de sal. Un grupo recibió una dieta normal (0.4% de sal) y otro grupo se alimentó con una dieta alta en sal (4% de sal, es decir, diez veces más).[56] Los científicos recolectaron células madre de la médula ósea de las ratas de ambos grupos durante siete días con este tipo de alimentación. Luego inyectaron células madre de ratas en dietas normales en dietas altas en sal a un nuevo grupo de ratas cuyas patas tenían poco flujo sanguíneo para medir su capacidad regenerativa.

El resultado demostró que las células madre de las ratas con una dieta normal de sal mejoraban la circulación de las receptoras en 24%.

Sin embargo, las células madre expuestas a una dieta alta en sal quedaron incapacitadas y a duras penas podían participar en la regeneración, con una mejora de sólo 6% del flujo sanguíneo. Las células madre expuestas a un alto contenido de sodio no sobrevivieron por mucho tiempo, con un incremento de muerte celular de 50% después de que se inyectaran como tratamiento, en comparación con las células madre expuestas a un consumo normal de sal. Los cardiólogos les indican a los pacientes con enfermedad cardiovascular que eviten el consumo excesivo de sal en sus alimentos por los riesgos de presión arterial alta, pero ahora tienen otra razón de mucho más peso para llevar una dieta baja en sodio.

Enfermedades relevantes: el cáncer y sus peligrosas células madre

Los tumores cancerígenos contienen una minúscula pero mortal población de células madre, conocidas como células madre cancerígenas. Se descubrieron en 1994 y son peligrosas. Son mutaciones de las células madre normales, lo que significa que son capaces de regenerar tejido como células madre normales, sólo que se trata de tejidos cancerosos. Las células madre cancerígenas también ayudan en el crecimiento de tumores que se extendieron a otros órganos.[57]

Los alimentos que matan las células madre cancerígenas

Encontrar formas de matar las células madre cancerígenas ha sido uno de los santos griales en la investigación del cáncer. Si bien es una meta de las empresas de biotecnología que están trabajando en la creación de tratamientos para la enfermedad, los científicos ya descubrieron los factores alimentarios que tienen la capacidad de matarlas, al menos en algunas formas de cáncer. Las células madre cancerígenas son responsables de generar muchos tipos de cáncer así como de encender su recurrencia después del tratamiento.[58]

Té verde

El té verde tiene muchas funciones útiles, incluida la capacidad de matar las células cancerígenas. Científicos de la Universidad Médica de Nanjing y del Centro de Cáncer de la Universidad Sun Yat-Sen, en China, estudiaron el efecto del polifenol en el té verde, galato de epigalocatequina-3 (EGCG), en un laboratorio y descubrieron que puede reducir aun hasta 50% del crecimiento de las células madre cancerígenas en el colon. Además, el EGCG obligó a las células madre cancerígenas a matarse por medio del proceso de apoptosis.[59] Otro estudio de la Universidad de Salford, en Inglaterra, mostró que el té verde matcha, una forma pulverizada de la hoja del té, puede interrumpir la secuencia metabólica de las células madre del cáncer de mama, negándoles energía y haciendo que mueran.[60] El efecto que tiene el EGCG del té verde en las células madre cancerígenas puede ayudar a explicar los efectos protectores del té contra distintos cánceres, entre ellos, el de colon.

Papas violeta

Originarias de Perú, las papas violeta eran valoradas por los antiguos incas por sus beneficios para la salud. Contienen el bioactivo antocianina, un pigmento azul-morado que también les da su tono a las bayas oscuras. Científicos de la Universidad de Pennsylvania exploraron el efecto de las papas violeta en las células madre cancerígenas.[61] En el laboratorio, alimentaron ratones con alto riesgo de desarrollar cáncer de colon con el equivalente alimenticio de una papa violeta (de la variedad Majesty) cada día de la semana. Compararon los efectos de la papa con los de un medicamento antiinflamatorio llamado Sulindac, el cual suprime los pólipos del colon y el desarrollo de cáncer en esa zona.[62] Después de una semana, examinaron el colon de los ratones. Los que comieron papas violeta tenían 50% menos tumores. Cuando los tejidos del colon se examinaron con más detalle bajo el microscopio, había un incremento de 40% en la muerte de las células madre cancerígenas, comparado con el grupo que no comió papas violeta. Descubrieron que las células madre cancerígenas en los ratones que comieron papas violeta carecían de sus factores clave de supervivencia. Cuando los científicos tomaron células madre cancerígenas de los ratones y las expusieron a un extracto de papa violeta, descubrieron que éste provocaba una reducción de hasta veinte veces de la agresividad en el comportamiento de las células madre cancerígenas.

Los científicos prepararon la papa violeta de distintas formas, incluidas la cocida, la picada y la congelada; no obstante, los componentes bioactivos repelentes de las células madre cancerígenas parecían estables incluso en distintas condiciones y técnicas de preparación. Gracias a sus efectos, las papas violeta pueden tener, además de su maravilloso color, propiedades anticancerígenas únicas que las papas blancas tradicionales no tienen.

Nueces de Castilla

Son nueces muy populares que se comen crudas, tostadas, garapiñadas o incluso encurtidas. Son densas en nutrientes y contienen bioactivos, entre ellos el ácido gálico, el ácido clorogénico y el ácido elágico. Como describí antes, comer nueces de Castilla se asocia con la reducción del riesgo de desarrollar cáncer de colon y también mejora la supervivencia de pacientes que lo padecen. Científicos de la Universidad de Mujeres Ewha, la Universidad Nacional de Seúl y la Universidad Sungkyunkwan de Corea del Sur estudiaron un extracto de nuez de Castilla por su capacidad de matar células madre cancerígenas.[63] En el laboratorio desarrollaron células madre de cáncer de colon aisladas de un paciente y las expusieron a un extracto de nuez de Castilla. Después de dos días de exposición, la cantidad de células madre cancerígenas tratadas con el extracto disminuyó en 34%. A los seis días había una supresión impactante de 86% del crecimiento de células madre cancerígenas. El potente efecto de las nueces de Castilla en las células madre cancerígenas podría explicar los resultados del estudio de 826 pacientes con cáncer de colon etapa 3, que tuvieron una probabilidad de muerte 57% menor y 42% menos probabilidad de recurrencia de la enfermedad asociados con comer nueces.[64] Si tienes cáncer de colon, comer nueces de Castilla podría literalmente salvar tu vida.

Aceite de oliva extra virgen

Contiene una clase de bioactivos conocidos como secoiridoides, los cuales representan aun hasta 46% del total de polifenoles presentes. Estos químicos naturales se absorben en el intestino delgado y pueden detectarse en el plasma sanguíneo y en la orina, indicando su presencia y disponibilidad en el cuerpo.[65] Científicos españoles demostraron en el laboratorio que los secoiridoides del aceite de oliva podían reducir dramáticamente el crecimiento de las células madre del cáncer de mama.[66] Cuando se inyectó a ratones con células madre de cáncer de mama expuestas a los secoiridoides, 20% de los roedores no desarrollaron tumores. En el 80% que sí, los tumores eran 15 veces más pequeños y crecían a una velocidad mucho menor que las células de cáncer de mama sin tratar. El resultado es consistente con la supresión de las células madre de cáncer de mama.

El poder de los secoiridoides del aceite de oliva en las células madre quedó demostrado a nivel genético: después de exponer las células madre de cáncer de mama, los bioactivos cambiaron la actividad de 160 genes que participan en el control de las células madre. Un gen redujo cuatro veces su actividad, mientras que la actividad de otro gen antagónico de las células madre cancerígenas se incrementó trece veces. El poder protector de la salud del aceite de oliva extra virgen ahora se extiende a la eliminación de las células madre peligrosas.

Otros alimentos que atacan las células madre cancerígenas

Otros bioactivos relevantes se encuentran en alimentos que suprimen las células madre cancerígenas. La genisteína se encuentra en la soya. La luteolina aparece en el apio, el orégano y el tomillo. La quercetina es parte de las alcaparras, las manzanas y los pimientos. Los tres compuestos matan las células madre de cáncer de próstata.[67] La luteolina es particularmente potente y provoca una eliminación 20 veces mayor de la actividad de las células madre de cáncer de próstata. El bioactivo del té verde, el EGCG, también ha demostrado trabajar junto con el bioactivo quercetina para inhibir las células madre del cáncer de próstata.[68]

Algunos bioactivos tienen papeles duales. Pueden promover el sano funcionamiento en un sistema de defensa mientras combaten el efecto opuesto en el mismo sistema. Como vimos en el capítulo 6, el ácido clorogénico ayuda a mantener una circulación normal por medio de la angiogénesis en tejidos sanos, mientras deja de alimentar simultáneamente a los tumores peligrosos cortando su abastecimiento de sangre.

De la misma manera, el ácido clorogénico estimula el funcionamiento de las células madre normales para la regeneración de los órganos, a la vez que limita las células madre cancerígenas. De hecho, científicos de la Universidad Nihon, en Japón, descubrieron que el ácido clorogénico bloquea los genes que apoyan las células madre de cáncer pulmonar y aumenta mil veces la actividad de los genes que matan las células cancerígenas.[69] Todavía no se comprende muy bien esta dualidad de los bioactivos. Entre los alimentos altos en ácido clorogénico se encuentran el café, las zanahorias y algunas frutas de hueso, como los chabacanos y las ciruelas.

Científicos de la Universidad Nacional de Seúl, en Corea, descubrieron que el resveratrol, el bioactivo presente en el vino tinto, las uvas, los piñones, los pistaches, el chocolate amargo y los arándanos, puede interferir con el crecimiento de células madre de cáncer de mama aun hasta en 60%.[70] El ácido elágico es otro bioactivo que ataca las células madre de cáncer de mama.[71] Algunos alimentos altos en ácido elágico son las castañas, las zarzamoras, las nueces de Castilla y las granadas.

La dieta cetogénica

La dieta cetogénica es una dieta alta en grasa y muy baja en carbohidratos que imita el ayuno con el propósito de generar cetonas en el cuerpo. Las cetonas se crean a partir de la grasa acumulada en el cuerpo cuando no hay carbohidratos disponibles para que el metabolismo produzca glucosa. Las células utilizan las cetonas como fuente de energía en lugar de la glucosa. Esta estrategia alimentaria, si bien es difícil de mantener, se ha utilizado durante décadas para controlar la epilepsia y se explora también para tratar el glioblastoma, un tumor cerebral mortal.[72]

Mientras que las células normales y sanas se pueden adaptar al uso de cetonas como fuente de energía, las células cancerígenas no pueden adaptarse de la misma manera porque necesitan de la glucosa para abastecer su alta demanda de energía. Cuando la glucosa es baja, los tumores no pueden crecer. Las cetonas también interfieren con la capacidad de las células cancerígenas de obtener energía, haciendo que los tumores sean más propensos a responder al tratamiento cuando el paciente adopta una dieta cetogénica. En ratones de laboratorio con tumores cerebrales, la dieta cetogénica puede encoger los tumores hasta 50% y alargar su supervivencia.

Para explorar el impacto de una dieta cetogénica en las células madre del glioblastoma, investigadores de la Universidad de Florida, en Gainesville, tomaron células madre cancerígenas de pacientes con glioblastoma cuyos tumores se habían retirado quirúrgicamente.[73] Las células se desarrollaron en incubadoras con un nivel normal de glucosa, baja glucosa o condiciones cetogénicas. En las de baja glucosa, cesó la capacidad de crecimiento de las células madre de cáncer cerebral, en comparación con las condiciones normales de glucosa. Esto sustenta la idea de que debes evitar un consumo mayor de azúcar, ya que estimula el crecimiento de las células madre cancerígenas en pacientes que padecen la enfermedad. Cuando expusieron las células a los cuerpos cetónicos, además de una baja glucosa, se duplicó la supresión de las células madre del glioblastoma.

Esta clase de tumor se utilizó para estudiar el efecto cetogénico en parte por la importancia de las células madre cancerígenas en dicha enfermedad. Incluso si este tipo de cáncer se elimina exitosamente o se trata tempranamente, las células madre del glioblastoma ayudan a que regrese con agresividad. Evitar los azúcares añadidos y adherirse a una dieta cetogénica son estrategias útiles para combatir los tumores cerebrales.

Unamos las piezas

Tus células madre siempre están trabajando pero, conforme envejeces, se vuelven más lentas y necesitan ayuda. Comer alimentos que las movilizan puede incrementar la capacidad intrínseca de tu cuerpo de proteger y conservar tus órganos. La alimentación regenerativa, la cual estimula las células madre desde el interior, es toda una nueva forma de pensamiento, al elegir qué alimentos y bebidas consumirás cada día.

Ten en mente que los hábitos alimentarios de Asia y el Mediterráneo contienen ingredientes comunes que han demostrado ayudar a las células madre. Y ten cuidado con los otros hábitos, como las dietas altas en grasa, altas en sodio o altas en azúcares, que pueden aturdir las células, algo que no quieres hacer con frecuencia.

Si estás combatiendo una enfermedad crónica, activar tus células madre puede ser importante para ayudarte a superar el daño que ésta hace a tus tejidos. Si tuviste un ataque cardiaco o un infarto, tus células madre pueden ayudarte a salvar el corazón y reconstruir el cerebro. En tales situaciones, alimentar tus células madre es una forma de pelear por tu salud, recuperar tu fuerza y mantener tu cuerpo funcionando de la forma que necesita para vivir mucho tiempo.

Si quieres mejorar tu condición física, comer más alimentos regenerativos te ayudará a incrementar el flujo sanguíneo y tener más energía y resistencia. Si eres atleta o estás entrenando para aumentar tu rendimiento físico de alguna manera, deberías reclutar células madre que desarrollan musculatura. Si eres una persona de mediana edad y quieres que tu cuerpo permanezca joven, si tuviste una cirugía y quieres sanar rápido, o si te estás recuperando de una enfermedad y quieres tu salud de vuelta rápidamente, comer alimentos que incrementan tus células madre circulantes puede ser una forma de lograrlo.

Finalmente, no todas las células madre son amigas. Las células madre cancerígenas son extremadamente peligrosas. Si tienes cáncer o alguna vez lo tuviste, tu enfoque número uno debe ser matar esas células madre cancerígenas. No existe una medicina que pueda hacerlo todavía, pero hay una variedad de alimentos cada vez mayor que se estudian por su efecto supresor, y el de sus bioactivos, sobre ellas. Por fortuna, los alimentos que atacan las células madre cancerígenas no dañan a las beneficiosas.

ALIMENTOS CLAVE QUE AFECTAN LA REGENERACIÓN

Estimulantes de las células madre		Asesinos de células cancerígenas	
Apio chino	Duraznos	Aceite de oliva (AOEV)	Soya
Arándanos	Ejotes	Alcaparras	Té verde
Aronia negra	Espinacas	Apio	Tomillo
Arúgula	Frambuesa negra	Arándanos	Uvas
Berenjena	Hojas de mostaza	Cacahuates	Vino tinto
Berros	Jugo de uva	Café	Zanahorias
Brotes de bambú	Mango	Castañas	Zarzamoras
Brotes de helecho	Moras azules	Chabacanos	
Cacahuates	Moras goji	Chocolate amargo	

Estimulantes de las células madre		Asesinos de células cancerígenas	
Café	Pistaches	Ciruelas	
Cereales integrales	Productos del mar altos en omega-3	Granadas	
Cerveza	Salvado de arroz	Manzanas	
Chocolate amargo	Té negro	Nueces de Castilla	
Ciruelas	Té verde	Orégano	
Col berza	Tinta de calamar	Papas violeta	
Col rizada	Uvas	Pimientos	
Cúrcuma	Vino tinto	Pistaches	

Capítulo 8

Alimenta tu ecosistema interno

Cuando una futura madre dice en la cena que está comiendo por dos, es muy probable que esté pensando en tomar mejores decisiones alimentarias por el bebé que crece en su vientre. Sin embargo, todos deberíamos tomar estas decisiones acertadas cuando nos sentamos a comer porque nunca comemos sólo para uno, ni siquiera para dos, sino para 39 billones. Ésta es la cantidad de bacterias que conforman el microbioma de nuestro cuerpo.[1]

Alimentar adecuadamente a nuestras bacterias intestinales desencadena un efecto dominó bioquímico que influye no sólo en la digestión, sino en nuestra salud en general. Una comunidad de bacterias intestinales bien atendida afectará tu capacidad de resistir enfermedades como el cáncer y la diabetes, influir en tu habilidad de sanar heridas y le dirá a tu cerebro que libere químicos que te vuelvan más sociable. Apenas comenzamos a comprender cómo nuestro microbioma ayuda al cuerpo a resistir padecimientos que varían desde la enfermedad intestinal inflamatoria, la depresión, la obesidad y la enfermedad cardiovascular, hasta el Parkinson y el Alzheimer.

Veamos un solo ejemplo de lo mucho que puede influir nuestro microbioma en la salud. Una bacteria intestinal llamada *Akkermansia muciniphila* suma entre 1 y 3% de todas las bacterias en el microbioma intestinal, pero esta pequeña población tiene un fuerte impacto. La *Akkermansia* puede ayudar a controlar el sistema inmunológico, mejorar el metabolismo de glucosa en el cuerpo, disminuir la inflamación intestinal y combatir la obesidad.[2] Su impacto en el sistema inmunológico llama particularmente la atención. Los pacientes con algunas formas de cáncer ahora reciben tratamientos vanguardistas de inmunoterapia llamados inhibidores del punto de control inmunitario, que son una forma enteramente nueva de lidiar con el cáncer. A diferencia de la quimioterapia, que daña el sistema inmunológico, estos tratamientos encauzan específicamente el sistema inmunológico de la persona para eliminar el cáncer. Su forma de trabajar consiste en arrancar la capa bioquímica tras de la cual se esconden las células cancerígenas para que no las detecte el sistema inmunológico.

En 2015, un grupo de investigadores liderado por el doctor Laurence Zitvogel, del Instituto Gustav Roussy, en París, demostró que hacer siquiera los más pequeños cambios al microbioma intestinal de ratones podía afectar su forma de responder al tratamiento de inmunoterapia. Encontraron la misma conexión en los pacientes humanos de cáncer, identificando la *Akkermansia* como una de las bacterias clave de un intestino sano presentes en el microbioma de personas que se beneficiaron de este tipo de tratamiento.[3] Si los pacientes tienen la bacteria presente en su intestino, son más propensos a responder al tratamiento y pueden llamar a su propio sistema inmunológico para pelear contra el cáncer. Si los pacientes no tienen la bacteria, su sistema inmunológico no responde al inhibidor de punto de control y el cáncer evadiría la inmunidad para seguir creciendo. De los 39 billones de bacterias en el microbioma, la presencia de *Akkermansia* predijo una mejor respuesta a la inmunoterapia del cáncer.

Ésta es la cuestión: puedes utilizar tu dieta para incrementar la *Akkermansia* en tu intestino. Ciertos jugos de fruta influyen en el ambiente intestinal para adecuarlo al crecimiento de la *Akkermansia*. El jugo de granada, por ejemplo, es alto en elagitaninos, un grupo específico de bioactivos que alrededor de 70% de las personas pueden metabolizar en urolitina-A, un bioactivo más. La urolitina-A tiene actividad antioxidante, antiinflamatoria y anticancerígena. Se cree que la *Akkermansia* es responsable de este metabolismo. Quizá no sorprenda a nadie que los elagitaninos hayan demostrado estimular el crecimiento de *Akkermansia*. Los arándanos también mejoran las condiciones intestinales que ayudan a la *Akkermansia* a florecer.

La información relativa al jugo de arándanos y de granada demuestra qué tan poderosa es la influencia de la alimentación en nuestro microbioma, el cual tiene, a su vez, un efecto en nuestra respuesta inmunológica al tratamiento contra el cáncer y, literalmente, con implicaciones de vida o muerte. Esta clase de investigación sobre las conexiones entre alimentos específicos, las bacterias buenas y malas en las que influyen, sus metabolitos y los resultados de salud asociados con ellos está cambiando nuestra idea de la nutrición humana, además de ser descubrimientos que afectan profundamente lo que un médico o un nutriólogo recomiendan que comas.

Te puedes beneficiar de inmediato de un microbioma más sano si consumes alimentos y sigues hábitos alimentarios que tengan influencia en tus 39 billones de bacterias residentes. Todo lo que tragues y no sea enteramente absorbido por tu intestino delgado llega hasta el final de tu aparato digestivo. Ahí, las bacterias de tu microbioma esperan su comida y también digieren y metabolizan proteínas, carbohidratos, grasas, bioactivos o aditivos y químicos sintéticos de los alimentos. Los científicos han descubierto cómo la dieta puede ayudar a mantener un ecosistema sano para tus bacterias e incluso ayudar a reconstruirlo. Un microbioma con muy pocas bacterias útiles puede enriquecerse con esas nuevas bacterias, del mismo modo en que un sistema con demasiadas bacterias dañinas puede ver que sus números bajan. De tal manera, ajustar el microbioma puede restablecer el equilibrio óptimo, elevando esencialmente nuestras defensas y desatando la capacidad de nuestro microbioma para defender la salud. Por otra parte, algunos alimentos pueden bajar nuestras defensas, al invertir negativamente nuestro balance de bacterias, promoviendo la enfermedad. Antes de ver los alimentos que influyen en el microbioma, demos un vistazo a las enfermedades vinculadas con su desequilibrio.

Enfermedades que importan: donde se perturba el microbioma

La perturbación del microbioma llamada disbiosis ahora se descubre en afecciones serias que van de la obesidad y el síndrome metabólico a la diabetes tipo 2 y más. Estas enfermedades dañan las bacterias intestinales y presentan anormalidades asociadas con hábitos alimentarios no saludables, además de otros factores ambientales y el uso de antibióticos. En padecimientos inflamatorios del intestino, como la enfermedad de Crohn y la colitis ulcerosa, los investigadores están encontrando bacterias proinflamatorias dominantes en el colon, las cuales eliminan la mucosa protectora del intestino, haciendo que la pared intestinal sea más vulnerable a la inflamación y las toxinas. Las alergias alimentarias se relacionan también con la disbiosis. Los niños con menos diversidad en su microbioma son más propensos a desarrollar alergias alimentarias a largo plazo.[4] El microbioma de niños alérgicos a ciertos alimentos es distinto del de sus hermanos que no padecen alergias alimentarias.[5]

El cáncer, especialmente en los órganos del tracto gastrointestinal (esófago, estómago, páncreas, vesícula, colon y recto), se asocia con desequilibrios del microbioma.[6] Cuando están ausentes las bacterias beneficiosas, la capacidad del sistema inmunológico para detectar y combatir las células cancerígenas queda desactivado. Los residentes bacterianos equivocados interfieren con la capacidad del cuerpo de defenderse a sí mismo. Las bacterias influyen en nuestra manera de controlar el colesterol en la sangre. La disbiosis también se asocia con la arteriosclerosis y la enfermedad cardiovasular.[7] Cuando las bacterias de tu boca, el microbioma oral, pierden su equilibrio, puede resultar en hipertensión y cardiopatía.[8] Una sobreabundancia de ciertas bacterias puede hacer que tu cuerpo produzca altos niveles de una sustancia tóxica llamada N-óxido de trimetilamina (OTMA) cuando consumes carne roja. El OTMA daña la pared de los vasos sanguíneos y facilita la formación de placa arteriosclerótica dañina, la cual, como sabemos, puede provocar un ataque cardiaco o un infarto.[9]

Los desequilibrios en el microbioma intestinal también se observan en personas con enfermedad de Parkinson y enfermedad de Alzheimer. Ya surge evidencia de que si en el intestino crecen ciertas bacterias dañinas, pueden producir neurotoxinas que inflaman el cerebro.[10] Un microbioma alterado se ve en el trastorno depresivo grave, el trastorno bipolar y la esquizofrenia.[11] La gente que sufre de asma y enfermedad pulmonar obstructiva crónica (EPOC) tienen distintos perfiles bacterianos en el esputo, comparada con personas sin enfermedades pulmonares.[12]

La disbiosis intestinal también genera proteínas anormales que provocan la producción de anticuerpos capaces de generar enfermedades autoinmunes.[13] Se observa una reducción de bacterias sanas en la esclerosis múltiple, la artritis reumatoide, la enfermedad celiaca y la enfermedad intestinal inflamatoria. Todas estas afecciones se asocian con anormalidades en el microbioma. Es muy probable que muchas de las enfermedades más graves de nuestra época tengan un microbioma alterado como "común denominador", de la misma manera que una constelación correcta de bacterias beneficiosas es una característica obligada para una buena salud.

La buena noticia es que comer ciertos alimentos puede ayudar a moldear la población bacteriana de tu sistema de defensa del microbioma, al incrementar las bacterias buenas y disminuir las malas.

Los alimentos que contienen bacterias beneficiosas

Una manera de ayudar a tu microbioma es comer bacterias.[14] Muchos alimentos contienen bacterias saludables que se incluyen en los alimentos fermentados y evitan que se echen a perder. No es tan asqueroso como tal vez suene. Conservar alimentos con bacterias saludables comestibles data de las sociedades antiguas de Grecia, Roma, India y China. Incluso hoy, los cultivos vivos de bacterias son un elemento central en la preparación de muchos alimentos comunes. Consumir comida fermentada puede incrementar la diversidad de tu microbioma intestinal, lo que mejora tus defensas de salud. Éstos son algunos de los alimentos preparados con bacterias y sus beneficios para la salud.[15]

Chucrut

Es una guarnición ligeramente agria, ácida y deliciosa de muchos platillos tradicionales, y a veces se utiliza como un condimento similar al *relish*. Es increíblemente rico en microbios, pues se prepara fermentando col blanca rebanada finamente con bacterias productoras de ácido láctico (*Lactobacilli*).[16] Una taza de chucrut puede tener hasta 5 billones de bacterias.[17] Se originó en China y los mercaderes lo llevaron al este y el oeste de Europa en sus rutas comerciales, donde se incorporó a la gastronomía eslava y germana. La col se sala, y dejarla destapada permite que los lactobacilos se asienten y se reproduzcan en la mezcla. Muchos tipos de bacterias distintas colonizan inicialmente el chucrut y contribuyen a su fermentación. Conforme el puré se vuelve más agrio con el tiempo, el cambio en la acidez altera la composición de la población bacteriana hasta que se estabiliza en el punto de madurez del chucrut.

Hay una gran cantidad de investigaciones sobre el chucrut y la salud.[18] Científicos de la Universidad de Carolina del Norte definieron los cambios en la población bacteriana del chucrut durante la fermentación. Descubrieron que, si bien hay muchas bacterias distintas presentes al inicio, la bacteria que finalmente domina es *Lactobacillus plantarum*, asociada con una serie de acciones promotoras de la salud, como estimular una respuesta antiinflamatoria de parte de las células madre intestinales.[19]

La fermentación bacteriana de la col blanca rallada también libera nuevos compuestos bioactivos.[20] Como ejemplo, la fermentación libera glucosinolatos de la planta. Las enzimas bacterianas los descomponen después en fragmentos más pequeños llamados isotiocianatos, productos que tienen propiedades antiangiogénicas y pueden matar células cancerígenas directamente. Es magnífico que bromatólogos del Instituto de Recursos Naturales de Finlandia descubrieran que los niveles de isotiocianatos son más elevados en el chucrut que en la col blanca cruda.[21] Además de las bacterias probióticas y los bioactivos generados, el chucrut es una buena fuente de fibra dietética, la cual alimenta el microbioma.

Kimchi

Cualquiera que haya disfrutado de la gastronomía coreana probablemente ha comido kimchi, un sabroso platillo picante de verduras fermentadas, como col, rábanos, cebollitas de cambray, chiles, ajo, jengibre y un producto del mar fermentado llamado jeotgal. El nombre *kimchi* proviene de la palabra coreana *gimchi*, que literalmente significa "verdura sumergida". La forma tradicional de prepararlo es meter las verduras en una olla de cerámica y enterrarla para que se fermente. Existen más de 160 variedades de kimchi, servidas por lo general como guarnición para acompañar la comida. Puedes encontrar kimchi en cualquier restaurante coreano y en los anaqueles de las tiendas de productos orientales.

En esencia, el kimchi es un probiótico. Al igual que el yogurt, lleva gran cantidad de bacterias beneficiosas activas al intestino. Muchas de las bacterias que participan en la fermentación del kimchi son las mismas que se encuentran en un microbioma humano sano: *Bacteroidetes*, *Firmicutes* y *Lactobacillus*, entre otras.[22] Científicos del Instituto Mundial del Kimchi, en Corea, descubrieron incluso una nueva especie de bacteria, llamada *Lentibacillus kimchi*, la cual produce vitamina K_2 o menaquinona. Recordarás del capítulo 6 que la vitamina K_2 es un bioactivo antiangiogénico que se encuentra en la carne oscura del pollo y en el queso.[23] Otro producto bacteriano en el kimchi es el ácido propiónico, un ácido graso de cadena corta que disminuye el nivel de colesterol, reduce la inflamación, previene la acumulación de placa arteriosclerótica en las arterias y mejora la salud digestiva.[24] Se ha visto que los extractos de kimchi pueden matar células cancerígenas en el colon, los huesos y el hígado, así como de leucemia.[25] La bacteria *Lactobacillus plantarum* que crece en el kimchi crea un producto bacteriano que protege contra la influenza A.[26]

Investigadores de la Universidad Ajou, en Corea, estudiaron a 21 personas de mediana edad con prediabetes y síndrome metabólico, el término utilizado para describir una tormenta perfecta de padecimientos que dirigen a una persona hacia el territorio de la enfermedad cardiovascular: obesidad abdominal, lípidos elevados en la sangre, presión arterial alta y glucosa elevada. Cada participante tenía niveles de glucosa abajo del criterio establecido para la diabetes, pero más altos de lo normal (niveles de glucosa en ayuno entre 100 y 125 mg/dl en un análisis de sangre). El propósito del estudio era determinar si el kimchi podía mejorar su estatus metabólico y ver si existían diferencias entre el kimchi fresco y el fermentado.[27]

Dividieron a los participantes en dos grupos. Durante ocho semanas uno comió kimchi recién hecho y el otro kimchi fermentado. Todo el kimchi se preparó en la misma fábrica. El kimchi fresco tenía 15 millones de *Lactobacillus* por mililitro de material, mientras que el kimchi fermentado tenía 6.5 mil millones de bacterias por mililitro, o 443 veces más que el fresco. Durante el experimento, los investigadores midieron la grasa total, el porcentaje de grasa corporal y la presión sanguínea de los participantes, y realizaron análisis de sangre para revisar el estatus de inflamación y determinar los niveles de glucosa. Después de ocho semanas, los investigadores pidieron a los participantes que no comieran ningún alimento fermentado por cuatro semanas, para "limpiar" su sistema.

En general, el kimchi fermentado, con más bacterias, tuvo un efecto mayor que el kimchi fresco. Comer kimchi fermentado disminuyó significativamente la masa de grasa corporal: 6%, comparado con 3.9% del kimchi fresco, lo que significa que la pérdida de grasa fue 1.6 veces mayor. El grupo que comió kimchi fermentado también tuvo una disminución de 2% de grasa corporal, mientras que no hubo un cambio significativo en el grupo de kimchi fresco. El grupo de kimchi fermentado también experimentó una disminución significativa de la presión arterial.

Los participantes realizaron, asimismo, una prueba oral de tolerancia a la glucosa para ver qué tan eficiente era su cuerpo para procesar la glucosa después de comer kimchi. Les dieron una bebida que contenía una cantidad de azúcar equivalente a 42 *jelly beans*. Los investigadores midieron sus niveles de glucosa en la sangre antes de beber y dos horas después. Los participantes que comieron kimchi fermentado tuvieron 33% de mejoría en su prueba de tolerancia a la glucosa, en comparación con su respuesta antes de comer kimchi. La mejora en la tolerancia de glucosa fue 3.5 veces mejor en el grupo que comió kimchi fermentado versus el grupo que comió kimchi fresco. Así pues, comer cualquier clase de kimchi tiene beneficios en la grasa corporal, la presión arterial y la sensibilidad a la glucosa, pero el kimchi fermentado tiene muchos más beneficios que el fresco.

Otro estudio de la Universidad Dongguk, en Corea, examinó a 44 mujeres clasificadas con sobrepeso por su IMC mayor a 25.[28] Les dieron 1.2 tazas de kimchi fresco o fermentado para comer diariamente durante ocho semanas, con medidas relacionadas con la obesidad, biomarcadores sanguíneos y microbioma fecal. Similar al estudio de la Universidad de Ajou, hubo una mejora significativa en el grupo que comió kimchi fermentado, incluida la reducción de 5% de la grasa corporal.

Una advertencia: el kimchi es muy alto en sal. Cómelo con cautela si padeces hipertensión o estás en riesgo de desarrollar cáncer estomacal.

Pao cai (col fermentada china)

El pao cai (pronunciado "pao tsai") es un platillo tradicional chino de verduras fermentadas que se suele servir en restaurantes chinos como entrada fría. Al igual que el kimchi, el pao cai se prepara encurtiendo verduras saludables: col, rábano, tallos de hojas de mostaza, zanahorias y jengibre. Muchas de las mismas bacterias que participan en la fermentación del pao cai se encuentran también en un microbioma humano sano,[29] incluidos *Firmicutes* y *Lactobacillus*, las especies dominantes en la salmuera. Un estudio científico realizado por la Universidad Normal de Shaanxi, en China, descubrió hasta 30 especies bacterianas distintas, por lo que el pao cai es un alimento rico en probióticos.[30] La col blanca en el pao cai también es fuente de fibra dietética, y una sola taza aporta 9% del consumo recomendado de fibra al día. En China, estas verduras encurtidas se comen muchas veces como condimento del arroz.

Queso

En lo que respecta al microbioma, el queso es bueno para tu intestino. Se prepara con leche, un cuajo de enzimas y un cultivo inicial. El cultivo se compone de distintos tipos de bacterias, dependiendo del tipo de queso que se prepare. Las bacterias crean ácido láctico y, junto con la enzima, cuajan la leche y separan el suero. Después pasa por varias etapas para generar sabores y texturas únicos de cada queso tradicional y comercial.

Todos los quesos tienen su propio microbioma, resultado de su cultivo inicial y establecidos por la región donde se prepara el queso y el ambiente en que madura (piensa en quesos que maduran en cuevas, por ejemplo). En el transcurso de semanas, meses o incluso años, mientras se añeja el queso, muchos organismos (desde bacterias, hasta hongos y levaduras) se asientan y lo invaden, contribuyendo a su sabor y a su propio "microbioma". Cuando comemos el queso, ingerimos las bacterias vivas y los productos generados por ellas, ambos beneficiosos para nuestra salud.

El parmesano es un queso duro, tradicional y delicioso de Parma, Italia, preparado en la forma de discos gigantes que se añejan uno o dos años antes de venderse para su consumo. Aunque están presentes diversas bacterias durante los primeros meses de su preparación, la acidez cambia conforme madura el queso y muchas de las bacterias desaparecen para cuando el queso está listo para su venta.[31] Entre las bacterias supervivientes se encuentran *Lactobacillus casei* y *Lactobacillus rhamnosus*, ambas con actividad beneficiosa contra la gastroenteritis,[32] la diabetes,[33] el cáncer,[34] la obesidad[35] y la depresión posparto.[36] El queso parmesano es una fuente natural de bacterias probióticas.

El queso Gouda, hecho con leche de vaca, es otra clase de queso estudiada por sus propiedades probióticas. Recordarás del capítulo 6 que el Gouda contiene vitamina K_2 (menaquinona), la cual presenta actividad antiangiogénica. También tiene un microbioma diverso de más de 20 especies, incluyendo *Lactobacilli plantarum* y *Lactobacillus casei*, cuyas poblaciones cambian conforme se añeja el queso. El Gouda europeo está hecho con leche cruda, pero en Estados Unidos es un producto pasteurizado. Las investigaciones de la Universidad de Gante y del Instituto de Agricultura y Pesca de Bélgica demostraron que el Gouda hecho a partir de leche cruda tiene una diversidad mayor de bacterias —característica beneficiosa— que los quesos pasteurizados.[37]

Si bien los quesos preparados con leche cruda se valoran en sus países de origen, la Administración de Alimentos y Medicamentos (FDA) de Estados Unidos indica que todos los productos lácteos deben estar pasteurizados en su forma final empaquetada.[38] La protección federal que busca la seguridad alimentaria surgió en 1949, después de brotes de enfermedades asociadas con el consumo de quesos de leche cruda, y en 1987, la FDA prohibió la venta de todos los productos lácteos crudos. Aunque algunos quesos que se añejan durante más de 60 días pueden quedar exentos de esta regulación, implica que los quesos disponibles en Estados Unidos no tendrán el mismo perfil completo del microbioma que se ve en el mismo tipo de queso en Europa.

Recordarás, por el experimento que describí en el capítulo 3, que el Camembert contribuye a un microbioma sano. También tiene un efecto prebiótico, el cual influye en los niveles de bacterias en el intestino que no son parte del cultivo inicial en la preparación del queso. Un estudio clínico del Instituto Nacional de la Investigación Agronómica de Francia demostró que las personas que consumen queso Camembert tienen cifras más elevadas de una bacteria intestinal llamada *Enterococcus faecium*, la cual no se encuentra presente en el queso, pero el efecto prebiótico del queso alimenta el crecimiento natural de esta bacteria intestinal.[39]

De tal manera, vemos que el queso es un alimento que contiene su propio microbioma y éste influye en el microbioma humano a través de sus efectos pre y probióticos. Las bacterias del queso sobreviven las enzimas digestivas. Recorren el camino a través de todo el sistema digestivo y se encuentran en las heces de quienes comen queso. Ten en mente las advertencias sobre la sal y el contenido de grasa saturada, pero el queso influye en la salud por su capacidad de contribuir al microbioma humano.

Yogurt

Está hecho con leche que se calienta, se enfría y luego se mezcla con bacterias para fermentarlo. Es un alimento antiguo que data de al menos cinco 5 mil años, y sus beneficios en la salud se describen en los textos de la antigua Grecia. El yogurt natural se dio cuando la leche se contaminó accidentalmente con bacterias, y se descubrió que el producto resultante era comestible. Sin embargo, la presencia real de una bacteria, *Lactobacillus*, no se conoció hasta que lo descubrió un estudiante de medicina en Bulgaria al analizar la microbiología del yogurt local.[40] Más adelante, el premio Nobel Ilya Metchnikoff notó la longevidad de los campesinos búlgaros y la atribuyó a su consumo de yogurt, para ellos un alimento básico. Hoy en día, el yogurt en su forma pura (sin endulzantes añadidos) se considera un alimento saludable y sus beneficios pueden deberse a los probióticos.

Investigadores de la Universidad de Youngstown, en Ohio, realizaron un pequeño estudio con seis voluntarios sanos, a quienes ofrecieron, durante cuarenta y dos días consecutivos, una taza de yogurt: más o menos la cantidad que comúnmente se ingiere en Europa y Australia, donde es muy apreciado.[41] Se les entregó el yogurt cada tres o cuatro días, a lo largo de un periodo de las seis semanas del estudio. Cada uno contenía aproximadamente mil millones de bacterias. Pidieron a los sujetos que entregaran muestras fecales cada siete días, para un total de siete muestras en el transcurso del estudio. Los investigadores encontraron un incremento general de distintas especies de *Lactobacillus* promotoras de la salud después de consumir el yogurt. Los cambios bacterianos variaron mucho entre los sujetos (un estudio distinto incluso mostró que la respuesta del microbioma al yogurt varía entre hombres y mujeres).[42] Pero el estudio de Youngstown sí detectó un incremento de *Lactobacillus reuteri*, *Lactobacillus casei* y *Lactobacillus rhamnosus*, muchas veces encontrados en probióticos comerciales, lo que demuestra que comer yogurt puede influir en el microbioma intestinal.

Una investigación mucho más grande sobre el yogurt se realizó en España como parte del estudio Predimed de la dieta mediterránea.[43] Los investigadores dieron seguimiento a 7 168 participantes y examinaron su consumo de yogurt junto con su consumo de lignanos, polifenoles vegetales que las bacterias intestinales metabolizan en los bioactivos enterodiol y enterolactona, los cuales disminuyen el riesgo de cardiopatía.[44] La fuente de los lignanos en la dieta de los participantes provenía en general del aceite de oliva, productos de trigo, jitomates, vino tinto y espárragos. Los investigadores de Predimed estaban interesados en ver si comer lignanos y yogurt alimentaría las bacterias presentes en el intestino y provocaría un mayor beneficio para la salud.

Los resultados mostraron que las personas que consumieron más lignanos tenían niveles de glucosa más bajos, mientras que los participantes que comieron niveles altos de lignanos y yogurt tenían niveles más bajos de colesterol total en la sangre, incluyendo niveles menores del dañino colesterol LDL. La bacteria *Lactobacillus* que se encuentra en el yogurt puede incrementar la eliminación de colesterol en el cuerpo, por lo que los investigadores especulan si los lignanos tienen un efecto prebiótico y alimentan las bacterias intestinales. Al mismo tiempo, el yogurt tiene un efecto probiótico, abasteciendo las bacterias mismas. Comer yogurt junto con una dieta vegetal rica en lignanos puede ofrecer beneficios protectores contra la enfermedad cardiovascular y un mejor control de la glucosa.

Pan de masa madre

El pan es un alimento básico en el mundo y los arqueólogos han descubierto que los humanos primitivos horneaban ya desde hace 14 mil años, antes del advenimiento de la agricultura, por lo que es un alimento "paleo".[45] Preparado sólo con agua y harina, y fermentado con levadura o bacterias, el pan puede hornearse, cocerse al vapor o freírse. El pan tradicional de masa madre se prepara con un cultivo inicial que contiene la bacteria *Lactobacillus*, la cual crea ácido láctico, dándole su clásico sabor ligeramente amargo. El cultivo inicial de la masa madre, junto con las bacterias originales, se pasa de generación en generación para una preparación de pan tradicional por medio de un proceso de "alimentación". Para hacerlo, se sacan pequeños trozos de la masa cargada de bacterias y se reservan para cada ocasión en que se prepara el pan y preparar el siguiente.

Un tipo de bacteria de la masa madre, *Lactobacillus reuteri*, tiene funciones increíbles en la salud. Ha demostrado mejorar la inmunidad y suprimir el desarrollo tumoral.[46] La *L. reuteri* también reduce el aumento de peso y puede acelerar la curación de heridas. Las bacterias activan el eje intestino-cerebro y estimulan al cerebro para que libere la hormona social oxitocina.[47]

Científicos de la Universidad de Alberta, en Canadá, trabajando con colegas de la Universidad Huazhong de Agronomía y la Universidad Tecnológica de Hubei, en China, estudiaron esta bacteria en la masa madre comercial. Descubrieron que una cepa de *L. reuteri* en el cultivo inicial de la masa que se entregó de un panadero a otro desde 1970 en realidad evolucionó para vivir y prosperar en la masa de pan.[48] Para dominar este nuevo territorio, algunas cepas de *L. reuteri* desarrollaron en el cultivo inicial la capacidad de producir un antibiótico natural llamado reutericiclina, el cual mata otras bacterias dañinas que crezcan alrededor. Si bien la bacteria misma no sobrevive las temperaturas altas necesarias para hornear, científicos del Instituto Tecnológico de Massachusetts demostraron que los beneficios quizá no necesiten las bacterias vivas cuando se trata de la *L. reuteri*. En el laboratorio, los científicos pulverizaron completamente la bacteria para que no sobreviviera ninguna *L. reuteri*, pero encontraron que sustancias que provienen de las partículas de bacterias muertas pueden acarrear los mismos beneficios que las bacterias vivas. Es una total sorpresa porque siempre se supuso que los beneficios de las bacterias intestinales requerirían que estuvieran vivas. Descubrimientos así nos muestran cuánto falta por saber sobre el microbioma y nuestra salud. Entonces, incluso cuando la *L. reuteri* en el pan de masa madre muere en el horno caliente, los fragmentos bacterianos que perduran en el producto terminado pueden ofrecer beneficios para la salud cuando se consume.[49]

Los alimentos que tienen una influencia positiva en tu microbioma

Al comer alimentos probióticos como los que acabo de comentar puedes introducir bacterias beneficiosas en tu cuerpo, pero incluso los alimentos que no contienen cultivos vivos y activos pueden influir en tu microbioma para bien, al crear condiciones que permiten a las bacterias beneficiosas prosperar. Las investigaciones especifican qué alimentos tienen este efecto, pero antes de entrar en esta parte de la ciencia, es importante que conozcas los principios alimentarios generales que mantendrán felices a tus bacterias beneficiosas.

Cuida tu microbioma

Los principios básicos para el cuidado de tu microbioma intestinal siguen tres reglas básicas: comer fibra dietética de alimentos integrales, comer menos proteína animal, comer más alimentos frescos e integrales, y menos alimentos procesados. Te mostraré la información que ilustra por qué estas reglas son importantes en tu vida.

El primer principio: come mucha fibra dietética de alimentos integrales. La fibra dietética viene de alimentos integrales, y es una comida saludable para tu microbioma.[50] Desde los albores del *Homo sapiens*, hace 300 mil años, la fibra ha sido una fuente principal de sustento humano. Recolectaba y comía alimentos fibrosos, como cereales, nueces, leguminosas y frutas.[51] Rara vez consumía proteína animal. Es más, la comida se tomaba del suelo y se arrancaba de entre la vegetación cargada de bacterias, de tal manera que el alimento de nuestros ancestros no sólo tenía fibra, sino microbios. Este patrón alimentario de fibra y bacterias moldeó la forma como el cuerpo evolucionó para sobrevivir. Nuestro cuerpo aún está diseñado para seguir el patrón original de alimentación, más adecuado para tu microbioma y tu salud en general. Los alimentos altamente procesados de hoy son un desarrollo reciente, que surgió apenas a mediados del siglo XX. Esto significa que el patrón alimentario moderno de la comida industrializada sólo ha estado presente en 0.02% de la existencia humana y es relativamente poco conocido para nuestro cuerpo en términos de cómo se diseñó para funcionar nutricionalmente.

El segundo principio: come menos proteína animal. Comer carne es pesado para tu microbioma. Después de la primera revolución agrícola en 10000 a. C., los humanos dejaron de cazar y recolectar, que era un proceso lento, y encontraron apoyo en el cultivo, aumentando la disponibilidad de la comida. Aun así, la gente comía alimentos vegetales en su mayoría. El ganado de ese entonces era un recurso alimenticio local. Pero en el siglo XVIII, los avances en la agricultura mejoraron el manejo de cosechas y animales de granja, incrementando todavía más la disponibilidad de comida. Hacia la segunda mitad del siglo XX, la agricultura invirtió el modelo de alimentación de local a global. Los hábitos alimentarios humanos se centraron en un alto consumo de proteína animal y se enfocaron menos en los alimentos vegetales, lo que resultó en un consumo menor de la fibra dietética que necesita nuestro microbioma. Menos fibra lleva a un ecosistema no sano de bacterias beneficiosas y menos producción de ácidos grasos antiinflamatorios de cadena corta. Al mismo tiempo, el incremento de proteína animal modifica el comportamiento de las bacterias de forma que generan más inflamación en el intestino.[52]

El tercer principio: come más alimentos integrales y frescos, y menos alimentos procesados. Junto con el consumo excesivo de carne, la química moderna llegó a la industria alimentaria. Los alimentos altamente procesados contienen aditivos, conservadores y saborizantes artificiales. La industrialización abarató la comida, aumentó su disponibilidad y su durabilidad, y a través de la manipulación de sabores y la publicidad la hacen más atractiva que los alimentos frescos tradicionales. Al mismo tiempo, las condiciones sanitarias, la regulación de la industria alimentaria y los esfuerzos de salud pública reducen la exposición humana a todas las bacterias de nuestro ambiente. La pasteurización y la limpieza excesiva llevan a una menor exposición de bacterias promotoras de la enfermedad, pero también de las bacterias promotoras de la salud. Las prácticas alimentarias modernas industrializadas han cambiado nuestra relación con el microbioma y la salud.

Veamos un poco acerca de la evidencia científica que sustenta estas reglas generales. Investigadores de la Universidad de Florencia, en Italia, realizaron a finales de la década de 2000 un estudio profundamente revelador que ilustra la importancia de estos principios. En específico, los investigadores examinaron a detalle las dietas y el microbioma de niños pertenecientes a dos culturas contrastantes: un pueblo rural de Burkina Faso, en África occidental, y de la ciudad de Florencia, en Italia.[53] La gente de Burkina Faso vive en una sociedad rural agraria. Comen una dieta baja en grasa en general, con cereales, leguminosas y verduras. La carne es rara. En contraste, la gente que vive en Florencia come una dieta urbana, industrializada. La dieta rural de Burkina Faso incluye poca grasa y proteína animal, mientras que la dieta europea es alta en ambas.

Los investigadores recolectaron y analizaron muestras fecales de niños en ambas áreas en la mañana, después de su primera comida. No es de sorprender que los investigadores informaran que los niños de Burkina Faso comían 1.8 veces más fibra dietética que los florentinos. El análisis del microbioma fecal reveló que 90% de las bacterias en ambos grupos de niños pertenecía a cuatro categorías principales, o filo, de bacterias: *Actinobacter*, *Bacteroides*, *Firmicutes* y *Proteobacteria*. En los niños africanos, el filo *Bacteroides*, que descompone los alimentos vegetales, era 2.5 veces más predominante que en los niños europeos.

Los investigadores examinaron la materia fecal para la producción de ácidos grasos de cadena corta (AGCC), los subproductos beneficiosos de la digestión bacteriana de fibra vegetal. Recordarás del capítulo 3 que las bacterias intestinales generan tres tipos de metabolitos útiles de los AGCC: acetato, butirato y propionato, los cuales protegen el intestino y la salud en general, al reducir la inflamación, mejorar la inmunidad, inhibir la angiogénesis, ayudar a las células madre y aumentar la sensibilidad a la insulina. En correlación con su consumo incremental de fibra dietética, los niños de Burkina Faso tenían tres veces mejores niveles de AGCC que los niños de Florencia. El análisis de materia fecal reveló que los niños de Burkina Faso tenían más diversidad de bacterias en sus heces que los europeos. Un microbioma diverso es una pieza fundamental de la salud, y una dieta vegetal baja en grasa se asocia con un microbioma más diverso y sano que pueda producir niveles más altos de AGCC protectores.

Los alimentos modernos industriales que consumimos en casi todo el mundo desarrollado cambiaron el microbioma humano inexorablemente hacia un perfil menos sano. Dada la influencia del microbioma en nuestro sistema inmunológico, la comunidad médica ve las alarmantes relaciones entre el microbioma y el aumento de padecimientos como alergias alimentarias, obesidad, diabetes y otras enfermedades crónicas que comienzan en la niñez y nos asolan de adultos. Y recuerda, en el estudio que describí participa Italia, el hogar de la dieta mediterránea, todavía considerado entre los lugares más sanos del mundo moderno. Podrás imaginarte el impacto de la dieta occidental menos saludable.

Ahora que comprendes la importancia que tiene para tu microbioma consumir una dieta alta en fibra, baja en proteína animal y basada principalmente en alimentos integrales sin procesar, veamos algunos de los alimentos específicos que pueden tener un efecto beneficioso.

Los alimentos que benefician tu microbioma

Pan integral de centeno (pumpernickel)

Es un tipo de pan que beneficia al microbioma más allá de las bacterias mismas. Originario del norte y el centro de Europa, el pan integral de centeno tradicional se prepara con un cultivo inicial de masa madre y harina de centeno integral. El centeno es un tipo de cereal que contiene fibra dietética, polifenoles y lignanos. Estos bioactivos son prebióticos que influyen en tu microbioma al igual que en tu metabolismo.

Un equipo de investigadores internacionales de la Universidad Joseph Fourier, la Universidad Grenoble y la Universidad de Auvernia, en Francia; de la Universidad de Parma, en Italia, y la Universidad de Almería, en España, examinó los efectos del consumo de centeno integral en el microbioma. En el laboratorio, alimentaron ratas sanas con comida preparada con centeno integral o refinado durante 12 semanas, y estudiaron los efectos en su microbioma.[54] Los resultados revelaron que los animales que consumían centeno integral tenían 60% menos niveles de *Desulfovibrionaceae*, una bacteria que genera una toxina llamada ácido sulfhídrico, la cual lastima la pared intestinal. Cuando el intestino se daña de esta manera, es más fácil que partículas de la comida salgan del intestino, provocando una reacción inflamatoria, lo que puede generar potencialmente una reacción alérgica o incluso autoinmune (es el fenómeno popularmente conocido como "intestino permeable"). El pan de centeno integral tiene un efecto prebiótico que puede disminuir la población bacteriana generadora de esta toxina, lo que se traduce en un intestino y un cuerpo más sanos.

Kiwi

En realidad es una baya grande originaria de China, donde antes se recolectaba con fines médicos. Ahora se encuentra en supermercados de todo el mundo. El kiwi es del tamaño de un huevo y tiene una piel café y peluda que rodea una carne de color verde intenso, punteada con diminutas semillas negras. La fruta (antes llamada grosella china) llegó a Nueva Zelanda en 1904, donde se cultivó más adelante. En 1959 se exportó por primera vez a Estados Unidos y se renombró kiwi en referencia al ave café que no vuela, ícono nacional de Nueva Zelanda.

Investigadores de la Universidad Nacional de Singapur realizaron un estudio para examinar el efecto del kiwi en el microbioma intestinal.[55] Alimentaron a seis voluntarias con el equivalente de dos kiwis al día durante cuatro días (un total de ocho frutas) y observaron los cambios de su microbioma fecal. Las diferencias se percibieron rápidamente. Encontraron que la presencia de *Lactobacillus* se incrementó 35% en sólo 24 horas de comer kiwi. Otra bacteria, *Bifidobacteria*, aumentó gradualmente 17% a lo largo de cuatro días en casi todos los sujetos (83%). Ambas bacterias se consideran beneficiosas para las bacterias intestinales que producen AGCC, que disminuyen la inflamación. Los AGCC ayudan a mantener la integridad de la pared intestinal para prevenir que alimentos digeridos salgan del intestino, además de mejorar el metabolismo de glucosa y lípidos.[56] Comer kiwi tiene un efecto prebiótico que ayuda a las bacterias beneficiosas en el intestino y reduce la inflamación.

Brassica

Es una familia de verduras con la sólida reputación de ser saludables. Incluyen el brócoli, la coliflor, la col china, la col blanca, la col rizada, el colinabo, los nabos y la arúgula. Como vimos en el capítulo 6, las plantas contienen bioactivos con beneficios antiangiogénicos. También modifican el microbioma al *disminuir* la presencia de bacterias dañinas en el intestino.

Investigadores del Instituto de Investigación sobre Alimentos en Norwich, Reino Unido, realizaron un estudio clínico sobre verduras brassica (brócoli y coliflor) en diez adultos sanos de treinta y tantos años y examinaron los cambios en su microbioma a lo largo de dos semanas.[57] Los sujetos recibieron una taza de alimentos brassica al día (brócoli, coliflor, sopa de brócoli y camote) o comieron una dieta con sólo 10% de brassica (una décima parte de taza, comparado con el otro grupo). El análisis de sus heces al final del estudio reveló que las personas que comieron una dieta alta en brassica redujeron sus cifras de bacterias productoras de toxina en 35%. El ácido sulfhídrico daña la pared intestinal y se encuentra en cantidades elevadas en las heces de pacientes con enfermedad intestinal inflamatoria.[58] Al igual que el pan de centeno integral, las verduras brassica pueden proteger contra el desarrollo de colitis y la inflamación intestinal al reducir las bacterias dañinas que producen ácido sulfhídrico.

Brotes de bambú

Muchas personas saben que el bambú es la comida de los pandas. Pero en Asia, los brotes de bambú son un platillo vegetariano popular, extremadamente alto en fibra dietética y bioactivos. Se encuentran cocidos, enlatados y secos en la gastronomía china, japonesa, coreana y de todo el sur de Asia. En los países occidentales, a veces encontramos bambú rebanado como complemento en la barra de ensaladas.

Un estudio de la Academia de Ciencias de China observó cómo consumir brotes de bambú afecta el microbioma y la obesidad.[59] En el laboratorio, investigadores alimentaron ratones con una dieta baja en grasa o alta en grasa. Luego añadieron fibra de bambú (el equivalente de comer un tercio de taza de brotes de bambú diario en humanos) a su comida durante seis semanas y midieron el peso, la tolerancia a la glucosa, el tejido adiposo (grasa) y el microbioma en los ratones. El bambú tuvo un impacto significativo.

En los ratones que comieron una dieta alta en grasa, añadir el bambú *disminuyó* la cantidad de peso en aumento en un impresionante 47%. Con el bambú, el desarrollo de grasa se redujo entre 30 y 50% en el abdomen, la pelvis y bajo la piel. Cuando los investigadores observaron el microbioma, los ratones que comieron brotes de bambú tuvieron 45% más diversidad bacteriana en el intestino. Recuerda, más diversidad bacteriana implica una mejor salud. Los cambios en el microbioma fueron sustanciales después de comer bambú. Había 300% más *Bacteroidetes*, una de las principales bacterias en el microbioma sano. Un hallazgo interesante: comer brotes de bambú provocó una disminución en la familia de bacterias a la que pertenece la *Akkermansia*. Aunque estos hallazgos se dieron en ratones, la *Akkermansia* también es importante para la respuesta al tratamiento contra el cáncer en pacientes que reciben inmunoterapia (particularmente inhibidores del punto de control inmunitario, como atezolizumab, avelumab, durvalumab, nivolumab y pembrolizumab), así que sería mejor evitar los brotes de bambú si estás en esta situación.[60]

Un consejo importante para tu salud: los brotes de bambú frescos y crudos, cosechados en el bosque, contienen pequeñas cantidades de una toxina relacionada con el cianuro. Hervirlos durante 10 o 15 minutos elimina casi toda la toxina.[61] No vayas por la selva buscando bambú y te lo comas.

Chocolate amargo

Junto con sus beneficios antiangiogénicos y estimulantes de las células madre, el cacao que se utiliza para preparar chocolate tiene efectos positivos en el microbioma intestinal. Un estudio realizado por investigadores de la Universidad de Luisiana mostró que la fibra del cacao alimenta las bacterias intestinales buenas, como las *Bifidobacterias* y los *Lactobacilli*. Las bacterias utilizan la fibra para generar acetato, propionato y butirato, los AGCC útiles, con propiedades antiinflamatorias que también mejoran la glucosa y el metabolismo de lípidos.[62]

Recordarás del capítulo 3 que muchos factores del estilo de vida, más allá de la alimentación, afectan tu microbioma, incluido el estrés. Investigadores de la Organización de Países Bajos para la Investigación Científica Aplicada diseñaron un estudio para analizar si comer chocolate podía mitigar los efectos en el microbioma relacionados con el estrés.[63] Reunieron a 30 personas sanas entre los 18 y los 35 años, y establecieron primero sus niveles de estrés a partir de lo que comentaban en una encuesta. Sus resultados los dividieron en grupos de alta ansiedad y baja ansiedad. Al inicio, los investigadores analizaron la sangre y la orina de ambos grupos en busca de marcadores de estrés. Después, los participantes recibieron 40 g —el equivalente de una barra de chocolate mediana— de un chocolate amargo comercial (Noir Intense, cacao al 74%) para que lo comieran cada día durante dos semanas. Los investigadores observaron los marcadores de estrés en la sangre y la orina.

Cuando los sujetos con altos niveles de ansiedad comieron chocolate amargo durante dos semanas, los investigadores notaron que los niveles de cortisol y adrenalina, dos marcadores de estrés, disminuyeron en la orina así como dos marcadores llamados hipurato y p-cresol, ambos metabolitos de las bacterias intestinales. El chocolate redujo los niveles de estos biomarcadores en los sujetos con mucha ansiedad hasta alcanzar los niveles de quienes reportaron baja ansiedad.[64] El estudio demostró que, para las personas estresadas, comer chocolate amargo por dos semanas puede influir en las bacterias beneficiosas y reducir los marcadores de estrés en el cuerpo.

Para estudiar las bacterias específicas afectadas por el consumo de chocolate, investigadores de la Universidad de Reading, en Reino Unido, reunieron a veintidós voluntarios de treinta y tantos años y les dieron una bebida que contenía un nivel alto o bajo de flavonoles de cacao durante cuatro semanas.[65] La bebida alta en flavonoles se preparó con un polvo de cacao enriquecido con flavonoles (CocoaVia). Los investigadores observaron muestras de sangre y heces antes y después de las cuatro semanas, y descubrieron que la bebida alta en flavonoles de cacao mejoró impresionantemente el índice de bacterias beneficiosas a dañinas. Hubo un incremento de *Lactobacillus* (17.5 veces) y *Bifidobacteria* (3.6 veces), y una disminución de la dañina *Clostridium histolyticum* (2 veces), una bacteria mejor conocida por provocar gangrena. Todos estos estudios ofrecen evidencia de que el cacao puede estimular tus bacterias beneficiosas mientras controla las malas, y que incluso ayuda a corregir desequilibrios en el microbioma provocados por el estrés crónico.

Nueces de Castilla

Son una buena fuente de AGP omega-3 y fibra dietética. Comer nueces de Castilla disminuye tu riesgo de muchos padecimientos, desde enfermedad cardiovascular, hasta cáncer. Junto con otros mecanismos, sus beneficios están vinculados al microbioma. Investigadores de la Universidad de Múnich estudiaron a 135 personas sanas de más de 50 años y las dividieron en grupos que recibían una dieta enriquecida con nueces de Castilla (casi 21 mitades de nuez al día) o una dieta sin nueces durante ocho semanas.[66] Cuando compararon muestras fecales antes y después del estudio, quienes comieron nueces de Castilla tuvieron un incremento en sus cifras de bacterias beneficiosas *Bifidobacteria* y *Firmicutes*, las cuales producen AGCC antiinflamatorios (butirato, propionato, acetato). Al mismo tiempo, comer nueces de Castilla redujo la cantidad de bacterias dañinas *Clostridium*. Otro estudio de la Universidad de Illinois, en Urbana-Champaign, corroboró estos cambios relacionados con las nueces de Castilla. Las personas que comieron una cantidad similar al día durante tres semanas tuvieron un incremento de 60 a 90% de la bacteria beneficiosa *Firmicutes*, productora de butirato.[67] Al comer nueces de Castilla puedes hacer cambios que optimicen el equilibrio entre las bacterias beneficiosas y dañinas de tu microbioma.

Leguminosas

Son buenas para tus bacterias intestinales porque son altas en fibra. Un estudio de la Universidad de Guelph, en Ontario, y de Agriculture and Agri-Food Canada analizó el efecto de dos clases de leguminosas, los frijoles blancos y los negros, en el microbioma intestinal.[68] En el laboratorio, alimentaron ratones durante tres semanas con una comida básica o una comida que incluía frijoles negros o blancos cocidos. La cantidad de frijoles que utilizaron era el equivalente a una dosis de 1.6 tazas de frijoles blancos o 1.2 tazas de frijoles negros al día. Terminado el estudio, compararon los dos grupos y descubrieron que los ratones que comieron frijoles incrementaron una bacteria beneficiosa llamada *Prevotella*, la cual produce AGCC antiinflamatorios (acetato, propionato, butirato), más de 70 veces. También hubo un incremento de 2.3 veces de otra bacteria llamada *Ruminococcus*, la cual descompone las células vegetales como otra forma de crear AGCC.

Los investigadores también examinaron el efecto de los frijoles en la mucosa protectora del intestino, así como la función de la barrera intestinal, ambas vinculadas con las bacterias intestinales. Más mucosa protege al intestino y una pared fuerte forma una barrera por la que no se pueden escabullir sustancias inflamatorias. Los que comieron frijoles tuvieron una disminución de 81% de bacterias dañinas que descomponen la mucosa protectora del intestino. Cuando los científicos examinaron el intestino de los que comieron frijoles descubrieron que sus células secretoras de mucosa en el bajo colon aumentaron 60% en los que comieron frijoles blancos y 120% en los que comieron frijoles negros. En el bajo colon, las células de mucosa incrementaron 57% con la comida de frijoles negros. Estos estudios demuestran que tanto los frijoles negros como los blancos pueden contribuir a las condiciones de salud del intestino. Los garbanzos, las lentejas y los chícharos también son parte de la familia de las leguminosas, y se esperaría que tuvieran beneficios similares.

Hongos

Los hongos crecen en suelos ricos, llenos de bacterias y, al igual que el queso, poseen su propio microbioma.[69] Contienen bioactivos, como el betaglucano, que son antiangiogénicos y activan el sistema inmunológico. Los hongos también son fuentes excelentes de fibra dietética, la cual actúa como prebiótico.

Los hongos incrementan la diversidad de nuestro microbioma, indicador de un sistema de defensa fuerte. Científicos de la Universidad de Pennsylvania estudiaron este efecto al alimentar ratones sanos con una comida preparada con una pequeña cantidad de champiñones (1% de su peso) o sólo comida normal para ratones durante seis semanas. En el grupo que comió champiñones, cada ratón comió el equivalente de sólo una quingentésima parte de un champiñón de tamaño promedio cada día. Los investigadores recolectaron sangre, orina y materia fecal a lo largo del experimento.

Las pruebas de orina mostraron que los ratones que comieron champiñones tuvieron siete veces más ácido hipurato, un indicador de diversidad bacteriana y salud.[70] El consumo de hongos también incrementó las bacterias protectoras (*Bacteroidetes* y el filo bacteriano Verrucomicrobia, el cual incluye la deseada *Akkermansia*), mientras que disminuyó la cantidad de especies dañinas del filo *Firmicutes*. Al final de las seis semanas, los investigadores expusieron a los ratones a una bacteria dañina, *Citrobacter rodentium*, la cual infecta el intestino. Los científicos descubrieron que los ratones que comieron champiñones tuvieron menos inflamación intestinal y menos daño por la infección, demostrando el efecto protector de comer hongos.

Científicos del Instituto Tecnológico del Sur de China y del Instituto Treerly de Nutrición y Salud de las Mujeres, en China, estudiaron el efecto de los hongos shiitake en el microbioma envejecido, al alimentar ratones adultos y viejos con extractos de shiitake durante cuatro semanas.[71] Los ratones viejos tienen menos niveles de *Firmicutes* y *Bacteroidetes*, pero el consumo de shiitake aumentó la cantidad de dichas bacterias en hasta 115%. En humanos, un estudio interesante de centenarios mostró el mismo patrón en el microbioma intestinal.[72] Tanto en ratones como en personas, los hongos shiitake podrían revertir los cambios en el microbioma que suelen acompañar la edad avanzada.

Las setas melena de león, reconocidas por sus propiedades culinarias y medicinales, fueron sujeto de estudio de científicos en la Universidad Jiangnan, en China, para analizar sus efectos en el microbioma.[73] En el laboratorio, alimentaron ratones con severa inflamación intestinal el equivalente a una cucharada de setas. El resultado mostró que podía reducir los síntomas y las proteínas asociadas con la inflamación intestinal hasta en 40%. Las setas incrementaron la bacteria sana *Akkermansia*, mientras que redujeron la bacteria dañina *Desulfovibrio*, productora de toxinas sulfurosas.

Bebidas

Jugos de fruta: granada, arándano y uva Concord

Beber ciertos jugos de fruta tiene un efecto positivo en los niveles de *Akkermansia muciniphila*, asociada con la disminución de la inflamación intestinal y la capacidad de combatir la obesidad así como respuestas antitumorales de algunos tipos de inmunoterapia contra el cáncer.[74]

Los beneficios que tiene beber jugo de granada en el microbioma se vinculan con sus bioactivos, los elagitaninos. Como vimos en el capítulo 3, la granada es abundante en ellos. La bacteria *Akkermansia* puede metabolizarlos en un metabolito llamado urolitina-A, que se excreta en la orina.[75] Los estudios sugieren que alrededor de 70% de las personas pueden metabolizar los elagitaninos de esta manera. Investigadores de la Universidad de California-Los Ángeles estudiaron a 20 voluntarios sanos y realizaron análisis de orina para identificar quiénes podían crear urolitina-A. En esos pacientes, beber una taza de jugo de granada puro al día durante cuatro semanas mejoró la presencia de *Akkermansia* en 71 por ciento.[76]

Los arándanos contienen proantocianinas que incrementan la capa mucosa en el intestino, donde vive la *Akkermansia*. En un estudio con ratones, científicos de la Universidad Laval y de la Universidad de Quebec, en Montreal, analizaron el efecto de un extracto de arándanos equivalente a que los humanos bebieran alrededor de una taza al día de jugo de arándano. Alimentaron ratones sanos con una dieta estándar o una dieta alta en grasa. El extracto de arándanos pudo incrementar los niveles de *Akkermansia* en 30% después de nueve semanas, y también evitó que los animales engordaran.[77] Comer arándanos frescos o congelados enteros es la mejor forma de obtener sus beneficios, pues el jugo de arándanos comercial elimina algunos de los bioactivos que se encuentran en la piel y las semillas.[78]

Un granjero llamado Ephraim Bull desarrolló la uva Concord negra en Concord, Massachusetts, como la uva "perfecta". Es la uva que se utiliza para preparar la clásica mermelada de uva. Científicos de la Universidad Rutgers y la Universidad de California-San Francisco estudiaron el efecto de un extracto de uva Concord en ratones alimentados con una dieta alta en grasa durante trece semanas.[79] Los ratones que consumieron cada día el extracto, equivalente a un tercio de taza de jugo de uva Concord, subieron menos de peso y tuvieron cinco veces más *Akkermansia* que los ratones que no lo bebieron. Los ratones alimentados con uvas Concord también tuvieron 21% menos aumento de peso en una dieta alta en grasa, comparados con ratones que sólo recibieron la dieta alta en grasa.

Los licuados de fruta son una buena forma de obtener el beneficio de los bioactivos de la fruta en una bebida. Algunas frutas de hueso, como los duraznos, los chabancanos y los mangos, contienen ácido clorogénico, un bioactivo que también promueve el crecimiento de *Akkermansia*.[80] Las cerezas contienen antocianinas y promueven el crecimiento de *Akkermansia* en el colon. Científicos de la Universidad de Michigan alimentaron ratones de laboratorio que desarrollaron tumores de colon naturalmente con cerezas congeladas o secas, y descubrieron que comer cerezas mezcladas en su comida redujo hasta en 74% la cantidad de tumores que habían desarrollado.[81]

Vino tinto

Los beneficios del vino tiento ahora pueden extenderse a un mejor microbioma intestinal y a la reducción de la inflamación en el cuerpo.[82] Los polifenoles del vino no se absorben bien en el intestino delgado, lo que significa que siguen por el tracto digestivo hasta que llegan al colon, donde alimentan a las bacterias intestinales, las cuales convierten los polifenoles en metabolitos bioactivos que pueden medirse en las heces. Investigadores del Instituto de Investigación en Ciencias de la Alimentación, de la Universidad Autónoma de Madrid, en España, estudiaron el efecto de beber una copa grande de vino tinto (250 ml) en los polifenoles en las heces.[83] Encontraron que cuatro semanas de beber el equivalente de una copa grande de vino tinto diario promueve que las bacterias creen metabolitos a partir de los polifenoles del vino, específicamente ácido propiónico, ácido benzoico y ácido valérico, los cuales tienen propiedades antiinflamatorias beneficiosas.[84] Así que, aunque no sea un conocedor de vinos, cuando bebas una copa o dos de vino tinto, el beneficio no es exclusivamente la experiencia placentera para tu paladar, sino los metabolitos bacterianos que terminan en tu tracto digestivo.

En un estudio distinto de España, investigadores de la Universidad de Oviedo y del Instituto de Productos Lácteos de Asturias-Consejo Superior de Investigaciones Científicas descubrieron que beber sólo dos tercios de copa de vino tinto al día se correlaciona con niveles menores de una toxina que daña el ADN, llamada malondialdehído, un marcador del envejecimiento, el estrés oxidativo y el daño celular en el cuerpo. Los investigadores lo atribuyeron a cambios en el microbioma fecal que observaron en los sujetos.[85, 86]

Tés

Además de sus propiedades antioxidantes, antiinflamatorias y antiangiogénicas, los polifenoles en el té que promueven la salud ayudan a crear un microbioma más favorable en el intestino. Como hemos visto, el té verde tiene el estrellato en lo que respecta a la salud, pero no es el único té que promueve las defensas de salud.

Un estudio realizado por científicos de la Universidad Ningbo y del Colegio Vocacional de Ciencia y Tecnología Wenzhou, en China, analizaron té verde, té oolong y té negro por sus efectos en las bacterias intestinales, y los tres tuvieron efectos beneficiosos.[87] Los investigadores descubrieron que los bioactivos de los tres tipos de té pasaban a través del intestino delgado, donde no se absorbían completamente, y llegaban al colon, donde influían en el microbioma. Los investigadores incubaron los polifenoles del té verde, té oolong y té negro por separado, tomando muestras fecales de voluntarios jóvenes y sanos, y analizaron el microbioma en el laboratorio. Los investigadores notaron que los tés podían generar un incremento de 3% de las bacterias beneficiosas *Bifidobacterium* y *Lactobacillus*, y una disminución de 4% de la bacteria dañina *Clostridia histolyticum*. El té oolong tuvo el mejor efecto. Los investigadores también examinaron la concentración de AGCC antiinflamatorios en las heces después de 36 horas de la exposición al té. Cada té incrementó sustancialmente los tres AGCC, acetato, propionato y butirato. Increíblemente, los polifenoles del té negro tuvieron un aumento general mayor, en comparación con el té verde o el oolong. Así que, además de sus beneficios en relación con las células madre, el té negro es particularmente bueno para el microbioma y ahora toma su bien merecido lugar como un té saludable.

La saponina del té, un químico natural que tiene propiedades parecidas al jabón, es uno de los cientos de bioactivos presentes en el té. Científicos de la Universidad de Wollongong, en Australia, y de la Universidad de Medicina Xuzhou, en China, han demostrado que las saponinas del té influyen en el microbioma.[88] Alimentaron ratones con una dieta alta en grasa, la cual perjudicó su microbioma intestinal, además de provocarles obesidad, inflamación cerebral y mala memoria. Pero cuando alimentaron a los ratones con saponinas de té siguiendo la misma dieta alta en grasa, su intestino produjo 40% menos *Desulfovibrio*, la bacteria que genera el tóxico ácido sulfhídrico. Los ratones que tomaron las saponinas también engordaron menos, tuvieron menos inflamación cerebral y demostraron tener mejor memoria que los ratones que sólo consumieron la dieta alta en grasa.

En general, beber té verde, té negro y té oolong puede incrementar las bacterias buenas, disminuir las malas y ayudar al microbioma a producir ácidos grasos de cadena corta promotores de la salud.

Evita los endulzantes artificiales

Hasta ahora me he enfocado principalmente en los alimentos que puedes añadir a tu dieta para volverte activamente más sano, en lugar de los alimentos que deberías eliminar, pero en lo referente al microbioma, quiero mencionar una sustancia que sería mejor evitar por completo: los endulzantes artificiales. Actualmente están aprobados para consumo humano la sacarina, el aspartame, la sucralosa, el acesulfame y el neotame. Hacen extraordinariamente bien el trabajo para el que fueron diseñados: saben muy, muy dulces.[89] La sacarina es 300 a 500 veces más dulce que el azúcar, el aspartame 180 veces más y la sucralosa 600 veces más. Su ventaja es que satisfacen el gusto por lo dulce sin que haya calorías de por medio. Una de las formas de lograr esto es tener una baja absorción en el intestino, pero esto significa que llegan directamente hasta las bacterias intestinales. La gran pregunta es qué tanto afectan estos endulzantes al microbioma.

Científicos del Instituto Weizmann de Ciencia y la Universidad de Tel Aviv, en Israel, examinaron el impacto de tres de estos endulzantes: sacarina, sucralosa y aspartame, en el microbioma intestinal.[90] Dieron a beber agua con endulzantes artificiales o azúcares naturales (glucosas y sacarosa) a ratones de laboratorio durante 11 semanas, y compararon sus bacterias intestinales con las de ratones que consumieron sólo agua simple. Notaron que la sacarina tenía el efecto más prolongado en el microbioma, con una disminución de 1.2 veces de las bacterias beneficiosas *Lactobacillus reuteri*. Recordarás de la *L. reuteri* que es una bacteria intestinal importante que afecta la inmunidad, resiste el desarrollo de tumores en senos y colon, además de influir en el eje intestino-cerebro para producir la hormona social oxitocina.

Un atractivo de los endulzantes artificiales es que la mayoría no contienen ningún carbohidrato, así que se encuentran muy abajo en el índice glucémico. No obstante, sorprendentemente, cuando los ratones bebieron endulzantes artificiales, azúcar natural o agua sola, los científicos analizaron su capacidad de metabolizar la glucosa y se dieron cuenta de que los ratones que bebían agua con endulzantes artificiales tenían menos tolerancia a la glucosa, comparados con los que bebían agua con azúcar o agua sola. Esto no tendría sentido si sólo consideraras la estructura química de los endulzantes, pero ya se investigó la posibilidad de su interacción con el microbioma. Cuando a los ratones les dieron antibióticos de amplio espectro (ciprofloxacino, metronidazol o vancomicina) para eliminar sus bacterias intestinales, todos tuvieron respuestas similares al análisis de tolerancia a la glucosa, revelando que la interacción de los endulzantes artificiales con el microbioma era responsable de la intolerancia a la glucosa.

El grupo israelí también estudió a 381 personas no diabéticas sanas de cuarenta y tantos años y descubrió que el consumo a largo plazo de endulzantes artificiales no calórico se correlacionaba con los cambios en su microbioma intestinal.[91] También tuvieron un índice mayor de cadera a cintura (una medida de la obesidad), niveles más elevados de glucosa en ayuno y niveles altos de hemoglobina A1c, marcador sanguíneo que refleja la glucosa alta a largo plazo. Cabe destacar que los investigadores notaron que parecía haber diferencias individuales en la forma como las personas respondían a los endulzantes artificiales, lo que también puede ser por variaciones en su microbioma.

Otro estudio de laboratorio realizado por científicos de la Universidad Case Western Reserve, la Universidad de Ohio, los institutos nacionales de Salud y la Universidad de Aberdeen, en Escocia, mostró que un endulzante artificial podía provocar disbiosis. Estudiaron ratones propensos a desarrollar una inflamación intestinal parecida a la enfermedad de Crohn y los alimentaron con sucralosa maltodextrina por seis semanas. Cuando examinaron sus bacterias intestinales después de la alimentación, encontraron una sobrepoblación de *E. coli*.[92]

Estos estudios demuestran cómo los alimentos sintéticos pueden interferir con el microbioma. En el caso de los endulzantes artificiales, las potenciales consecuencias pueden influir en la forma como las bacterias intestinales controlan el metabolismo de glucosa y el aumento de peso. Esto es relevante porque, después de todo, la razón para utilizar endulzantes artificiales es evitar estos problemas.

Unamos las piezas

Todo lo que pones en tu boca: frutas, verduras, carbohidratos, carnes, comida chatarra, refrescos, endulzantes artificiales, alimenta tus células humanas y luego se convierte en alimento para tu microbioma intestinal. Tus bacterias pueden metabolizar los componentes alimentarios que no puede digerir el cuerpo humano y es posible que generen bioactivos beneficiosos que protejan tu salud. De tal manera, la próxima vez que hagas tus compras en el supermercado o veas un menú, planees una comida, tomes una botana o saques una bebida del refrigerador, responde esta pregunta: ¿Es bueno para mis bacterias? Trata bien a tu microbioma y tus bacterias te devolverán el favor defendiendo tu salud.

La mejor manera de comer para tus bacterias es incorporar más fibra dietética y menos proteína animal y grasa a tu dieta. Los alimentos vegetales son fuentes excelentes de fibra y bioactivos que alimentan y estimulan el microbioma sano. Tus bacterias intestinales crean entonces metabolitos que reducen la inflamación, ayudan a regular la glucosa y el colesterol, y mejoran la inmunidad. Los beneficios no sólo te ayudarán a ti, sino a tu descendencia.

Comer para ayudar a tu microbioma te permite ir más allá de las frutas, las verduras y las nueces. Comer alimentos fermentados tradicionalmente y quesos que contienen bacterias útiles añade diversidad a las bacterias de tu intestino. Las bacterias beneficiosas también prosperan con el cacao, y consumirlo de cualquier manera disminuye las bacterias dañinas. Recuerda que ciertos jugos de fruta (granada, arándano, uva Concord) incrementan la bacteria intestinal llamada *Akkermansia*, la cual puede optimizar tu sistema inmunológico para eliminar el cáncer. Las bacterias sanas disfrutan una copa de vino tinto lo mismo que una taza de té de muchas formas, ya sea negro, oolong o verde.

Si por alguna razón has tomado antibióticos, definitivamente alterarán tu microbioma. Sería mejor que tomaras medidas con tu alimentación para reconstruir el ecosistema de tu intestino. Los químicos artificiales muchas veces se encuentran en alimentos procesados y pueden tener consecuencias negativas para tus bacterias, lo mismo que para tu salud, incluso en otras generaciones. Así que recuerda: cuando se trata de comer una dieta saludable, no es sólo para ti. Cuida también tu microbioma.

ALIMENTOS CLAVE QUE AFECTAN EL MICROBIOMA

Prebióticos		Probióticos
Aceite de oliva (AOEV)	Frijoles negros	Chucrut
Arúgula	Garbanzos	Kimchi
Brócoli	Hongos shiitake	Pan de masa madre

Prebióticos		Probióticos
Brotes de bambú	Jitomates	Pao cai
Cereales integrales	Jugo de arándano	Queso Camembert
Cerezas	Jugo de granada	Queso Gouda
Chabacanos	Jugo de uva Concord	Queso parmesano
Champiñones	Kiwi	Yogurt
Chícharos	Lentejas	
Chocolate amargo	Mangos	
Col blanca	Nabos	
Col china	Nueces de Castilla	
Col rizada	Pan de centeno integral (pumpernickel)	
Coliflor	Setas melena de león	
Colinabo	Té negro	
Duraznos	Té oolong	
Espárragos	Té verde	
Frijoles blancos	Vino tinto	

Capítulo 9

Dirige tu destino genético

La contaminación, las toxinas industriales, la radiación ultravioleta y el estrés emocional pueden causar daños en tu código genético. Cuando el ADN se daña, los genes no funcionan bien. Las consecuencias, como el envejecimiento y las arrugas, pueden ser visibles. Pero los efectos también pueden ser invisibles y terribles, provocando cáncer o dañando el cerebro, el corazón, los pulmones y otros órganos. Sin embargo, hay alimentos y bebidas que te pueden ayudar a proteger tu ADN contra los ataques ambientales así como las mutaciones naturales.

Cuando leemos sobre dieta y salud, *antioxidantes* es un término que escuchamos frecuentemente. Se pregonan como sustancias naturales que se encuentran en superalimentos que pueden neutralizar radicales libres y ofrecer gran variedad de beneficios, desde combatir el cáncer hasta desacelerar el envejecimiento. La creencia popular es correcta. Los radicales libres son químicos altamente reactivos formados por oxígeno y nitrógeno, producto de las reacciones químicas naturales que se dan en el cuerpo. Nuestro cuerpo intenta reducir de manera natural el nivel de radicales libres al utilizar antioxidantes que producen las células. Si los radicales libres sobrepasan los antioxidantes naturales, pueden provocar una condición llamada estrés oxidativo. Cuando los radicales libres se descontrolan, actúan como metrallas químicas y pueden lastimar nuestro ADN.

Muchos alimentos contienen químicos bioactivos con propiedades antioxidantes. Muchas veces estos alimentos y sus antioxidantes se alaban por su capacidad para neutralizar los radicales libres, disminuir el estrés celular y proteger el ADN. Por supuesto, también puedes encontrar publicidad de suplementos alimentarios y alimentos funcionales con propiedades antioxidantes por donde mires. Vender productos antioxidantes se ha vuelto un gran negocio; la proyección de ventas es de 278 mil millones de dólares para el año 2024.[1]

Pero veamos la evidencia científica y clínica de los alimentos que protegen nuestro ADN y cómo funcionan en realidad. Primero, hay una vitamina famosa con propiedades antioxidantes: la vitamina C. Uno de los suplementos alimenticios que más se consumen, la vitamina C se encuentra naturalmente en muchos alimentos vegetales. Muchos estudios de laboratorio han demostrado los efectos antioxidantes de la vitamina C, pero como siempre sucede, la evidencia clínica es la que manda.[2]

Investigadores del Instituto de Educación Vocacional de Hong Kong (Shatin) realizaron un pequeño, aunque revelador, estudio clínico para examinar los efectos de beber jugo de naranja en la protección del ADN.[3] Las naranjas son famosas por su alto contenido de vitamina C. Los investigadores reunieron a seis sujetos y tomaron muestras de sangre antes de que cada uno bebiera 1.75 tazas de jugo de naranja pasteurizado. Tomaron una segunda muestra de sangre dos horas después. En otra ocasión, los investigadores repitieron el experimento con los mismos sujetos, pero esta vez les dieron una bebida placebo hecha con agua, azúcar y una tableta de vitamina C en lugar del jugo de naranja. Después de ambos estudios, los investigadores utilizaron una prueba especial llamada electroforesis de una sola célula para analizar la capacidad de la sangre de proteger el ADN antes y después de que los voluntarios bebieran. En la electroforesis, los glóbulos blancos o leucocitos quedan expuestos al peróxido de hidrógeno, el mismo químico utilizado para decolorar el cabello. El peróxido crea un daño masivo de radicales libres y deshace el ADN en los glóbulos blancos. Si beber jugo de naranja tuviera un efecto protector, habría menos daño en el ADN al exponer las células al blanqueador.

De hecho, el estudio encontró que beber jugo de naranja mejora la capacidad de la sangre para proteger el ADN. El daño en el ADN después de beber jugo de naranja tuvo una reducción de 19%, comparada con el agua enriquecida con vitamina C. El efecto protector del ADN se vio tan sólo dos horas después de tomar el jugo, y sugiere que los beneficios provienen de algo más que sólo la vitamina C. Las naranjas contienen muchos bioactivos, incluidos naringenina y hesperidina, los cuales también son antioxidantes. Eso sustentaría la idea prevaleciente de que los beneficios combinados de los antioxidantes que se obtienen al consumir alimentos integrales pueden ser más poderosos que tomar un suplemento. Y en lo referente a las naranjas, en realidad sacas más provecho si comes la fruta entera que sólo el jugo. Las naranjas contienen fibra dietética y, como vimos en el capítulo anterior, es buena para tu microbioma. Si bien el jugo de naranja recién exprimido es una buena opción, ten cuidado con los jugos de fruta procesados. Muchos simplemente son bebidas endulzadas que contienen muy poca fruta.

Comer alimentos con antioxidantes es sólo una parte de la protección debida a tu código genético. Éste es el problema: neutralizar los radicales libres con antioxidantes es lo mismo que si el ejército disparara misiles al cielo. Puede ser una empresa exitosa si hay pocos misiles, pero lanza suficientes misiles al cielo y algunos causarán destrucción en el suelo. La analogía aplica con la salud también. Si sólo hay niveles bajos de radicales libres en el cuerpo, los antioxidantes pueden dispararles fácilmente, pero si la carga es excesiva, como sucede con alguien expuesto regularmente a toxinas ambientales, al humo de cigarro o si es una persona con alguna condición inflamatoria crónica, los antioxidantes en los alimentos (o los suplementos) serán una protección útil, pero sólo en parte.

La buena noticia es que los antioxidantes no son el único mecanismo para prevenir el daño genético. Los alimentos pueden ser precursores de las defensas de la salud naturalmente vinculadas con nuestro ADN. Algunos pueden acelerar la reparación del ADN dañado después de la lesión. Lo que comemos también puede encender o apagar ciertos genes por medio de los llamados cambios epigenéticos. Pero los alimentos que tienen una influencia epigenética positiva pueden liberar genes beneficiosos o apagar los dañinos para prevenir y combatir la enfermedad. La comida también influye en el ADN, al proteger los telómeros. Recuerda que son herretes protectores que cubren las puntas de las cadenas de ADN. Cuidar los telómeros desacelera el azote del envejecimiento que los desgasta. Puedes activar estas salvaguardas del ADN consumiendo alimentos conocidos y deliciosos que son fáciles de incluir en tu dieta cotidiana. Así pues, lo que comemos puede protegernos contra el daño genético y apoyar la capacidad natural de nuestro ADN para resistir la enfermedad. Antes de discutir los múltiples alimentos y bebidas que pueden proteger tu ADN, veamos qué enfermedades están asociadas con el daño al ADN.

Enfermedades que dañan el ADN

Muchas enfermedades graves se relacionan con problemas con el ADN, incluido cada tipo de cáncer. El cáncer de piel es quizá el más común, provocado por la radiación solar (ultravioleta) que daña el ADN en toda el área expuesta (piensa en cuando te quemas en la playa). Es un proceso llamado "cancerización". Otros cánceres están vinculados con la exposición ocupacional, ambiental y alimentaria en los que se daña repetidamente el ADN de órganos específicos, incluido el cáncer pulmonar, de vejiga, esofágico, estomacal y de colon, donde las agresiones del aire y de la alimentación pueden penetrar en tu ADN. Las lesiones precancerosas, como pólipos en el colon, carcinoma *in situ* del seno, neoplasia intraepitelial cervical y queratosis actínica, un precursor del cáncer de piel, están llenas de células con ADN que necesita reparación.

Las infecciones por virus y bacterias causantes de enfermedad pueden dar lugar a mutaciones en el ADN, de donde surgen los tumores, como en el caso del cáncer cervical, hepático (hepatocelular) y de boca y vías respiratorias superiores. Algunas personas tienen mutaciones heredadas en las que el cuerpo tiene mecanismos débiles de reparación del ADN. Para ellos, el cáncer es un destino muy probable. Algunas de las condiciones que pueden acarrear el riesgo tienen nombres que parecen trabalenguas, como síndrome Li-Fraumeni (ninguna relación con el autor de este libro), ataxia telangiectasia y síndrome de Lynch. Si tienes alguna de estas afecciones, tu ADN no te está cuidando como es debido y necesita toda la ayuda que puedas darle. Los alimentos que defienden el ADN son invaluables para gente con esas dolencias.

El daño al ADN puede ser un efecto secundario de tratamientos tradicionales contra el cáncer, como la quimioterapia y la radiación. Si bien matan las células cancerígenas, los tratamientos indiscriminados en realidad provocan también un daño colateral al ADN de células normales y sanas. Eso puede llevar al desarrollo de cánceres secundarios en pacientes que trataron exitosamente y sobrevivieron a su primer cáncer. Los procedimientos médicos comunes de imagenología, desde rayos X hasta tomografías computarizadas, resonancias y tomografías por emisión de positrones, desprenden radiación que traumatiza al ADN normal.

Las enfermedades autoinmunes causan daño al ADN, no sólo en los órganos afectados por el sistema inmunológico hiperactivo, sino en cada glóbulo blanco que circula en el torrente sanguíneo. Es un problema que se ha visto en personas con lupus, artritis reumatoide, enfermedad celiaca y enfermedades intestinales inflamatorias, como enfermedad de Crohn y colitis ulcerosa, entre otras.[4]

Los cambios epigenéticos pueden ser dañinos o útiles, y ocurren a lo largo de la vida de una persona. La diferencia como se expresa el ADN puede pasar de generación en generación. Se ha descubierto que dichas alteraciones tienen un papel en el rango inmenso de enfermedades, incluida la esquizofrenia, trastorno del espectro autista, enfermedad de Alzheimer, enfermedad de Parkinson, depresión grave, arteriosclerosis y enfermedades autoinmunes.[5] Claramente hay gran variedad de amenazas contra la salud donde la protección del ADN sería de gran ayuda. Una dieta consciente con alimentos que contengan propiedades protectoras del ADN estimularía tus defensas de salud.

Los alimentos que influyen en la reparación del ADN

La mayoría de los libros de texto de nutrición describen la importancia de los macronutrientes como los cimientos del ADN normal, incluidas las vitaminas A, B, C, D y E, encontradas en espinacas, zanahorias, pimientos, lentejas, frijoles blancos, hongos, huevos, aceite de hígado de bacalao, sardinas y caballa (o macarela). Minerales como el magnesio, presente en las almendras, la avena, los plátanos o el tofu, o el zinc, contenido en ostiones, cangrejo y langosta, son necesarios para el mantenimiento de los mecanismos de reparación del ADN. Sin embargo, cada vez es más claro que los beneficios de los alimentos integrales son mayores que los de un solo componente, ya sea vitamina, mineral o incluso un bioactivo. Es una de las razones de que preste tanta atención a la información proveniente de estudios clínicos y de laboratorio de alimentos y bebidas enteros, y de estudios epidemiológicos en poblaciones reales del mundo.

Jugos de bayas

Si bien el jugo de naranja es una bebida básica en la mañana, hay otras opciones igual de tentadoras que pueden ofrecer efectos protectores para el ADN. Los jugos de mezclas de bayas se encuentran en todas partes, desde supermercados hasta barras de jugos y licuados. Las moras rojas y oscuras contienen muchos bioactivos, incluida la antocianina y otros polifenoles con efectos antioxidantes.

Un estudio de investigación realizado en la Universidad Kaiserslautern, en Alemania, reclutó a dieciocho hombres voluntarios sanos[6] y les dio un jugo de mezcla de bayas creado con uva roja, zarzamora, cereza agria, grosella negra y aronia. Los sujetos bebieron el jugo todos los días durante tres semanas, consumiendo un total diario de tres tazas, divididas en partes iguales en el transcurso del día. Después de las primeras tres semanas, se les pidió que no comieran bayas las siguientes tres semanas. Los investigadores tomaron muestras de sangre al principio y durante el estudio. Una electroforesis mostró que beber el jugo incrementó significativamente la protección del ADN: 66%, lo que se vio una semana después de comenzar con el jugo, en comparación con los niveles iniciales antes de comenzar a tomarlo. Cuando detuvieron el consumo, los efectos protectores también desaparecieron y el nivel de daño al ADN se incrementó paulatinamente en la sangre hasta llegar al índice original. Para ver si los efectos se debían a los bioactivos de las bayas, los investigadores eliminaron los polifenoles del jugo y repitieron el estudio. En esta ocasión, cuando los voluntarios consumieron la bebida, su sangre no mostró efectos protectores del ADN, determinando que el efecto se debe a los bioactivos.

Kiwi

Las rebanadas verdes del kiwi hacen que tu desayuno se vea atractivo, además de que su sabor parecido a las fresas es exquisito. Como vimos en el capítulo 8, el kiwi tiene un impacto beneficioso en el microbioma. También contiene altos niveles de vitamina C, ácido clorogénico y ácido quínico, cada uno con efectos antioxidantes.[7] Investigadores del Instituto de Investigación Rowett, en Escocia, examinaron la capacidad del kiwi de reducir el daño al ADN.[8] Reclutaron a catorce voluntarios sanos y les dieron uno, dos o tres kiwis al día. Los participantes comieron dosis distintas de la fruta durante tres periodos y se tomaron muestras de sangre para realizar una electroforesis al inicio y al final de cada periodo. Los resultados demostraron que comer kiwi, sin importar la cantidad de frutas, puede reducir el daño al ADN en 60% aproximadamente. Cuando los investigadores miraron más de cerca el ADN, descubrieron que comer tres frutas al día en realidad incrementaba la actividad *reparadora* del ADN en 66%. Así pues, comer kiwi no sólo neutraliza los radicales libres, sino que incrementa el índice de reparación de cualquier ADN dañado para que se recupere.

Zanahorias

Tal vez quieras consumir jugo o sopa de zanahoria por algo más que su gran sabor. Las zanahorias son ricas en bioactivos llamados carotenoides, pigmentos rojos y amarillos que se encuentran por todo el mundo vegetal. Los carotenoides son centrales energéticas en lo que respecta a la actividad antioxidante.

Investigadores del Instituto Quadram de Biociencia, en Reino Unido, querían examinar qué efectos protectores del ADN tenía comer zanahorias.[9] Reunieron a sesenta y cuatro hombres voluntarios y les dieron el equivalente de dos a cinco tazas de zanahorias (alrededor de cinco zanahorias medianas) al día, durante tres semanas, además de su dieta regular. Las zanahorias eran congeladas, de la variedad Sainsbury, y luego se cocían durante 10 minutos en agua hirviendo, se colaban y se picaban finamente en un procesador de alimentos. Los investigadores tomaron muestras de sangre al principio del estudio, pasadas tres semanas y luego seis semanas después. A las tres semanas de comer zanahorias, la sangre de los sujetos mostró un incremento en la actividad reparadora del ADN, pero no una disminución del índice de daño. Esto significa que las zanahorias no previenen el daño al ADN, pero sí lo reparan cuando ya sucedió. Es interesante comentar que los suplementos alimenticios que contienen carotenoides disminuyen el daño al ADN, consistente con sus conocidos efectos antioxidantes. Es un gran ejemplo de cómo los alimentos naturales pueden beneficiar tu salud de formas distintas a los suplementos.

Brócoli

Es cierto, comer brócoli es bueno para ti, y uno de sus beneficios es la protección al ADN.[10] Investigadores de la Universidad de Milán, en Italia, y de la Universidad de Copenhague, en Dinamarca, reclutaron a 27 estudiantes universitarios jóvenes, todos hombres, que fumaban más de

10 cigarros al día.[11] El humo de cigarro contiene una nube de químicos, llamados especies reactivas de oxígeno, y garantiza un daño al ADN. Así pues, los fumadores son un grupo de estudio perfecto para determinar si el brócoli puede ofrecer alguna clase de protección. Los investigadores hirvieron el brócoli (cultivo Marathon) durante 15 minutos y le dieron a cada sujeto 1.3 tazas de la verdura cocida al día durante 10 días. Tomaron muestras de sangre al principio y al final del estudio, y analizaron su capacidad para reducir el daño al ADN con una electroforesis. La intervención del brócoli llevó a una disminución de 23% del daño al ADN en la sangre de fumadores de cigarros. Después del periodo de consumo de brócoli, repitieron los análisis de sangre. No sorprende en absoluto que la sangre de los fumadores mostrara un retroceso a los mismos niveles de daño que se vieron antes del consumo de brócoli.

Alimentos ricos en licopeno: jitomate, sandía, guayaba, toronja rosa

La próxima vez que estés en la playa, considera beber un *shot* de jugo de tomate, sandía, toronja rosa o guayaba antes de salir. Te protegerá del daño por la exposición al sol. El tono rojo-naranja de estas frutas proviene del licopeno, el cual, entre otros beneficios que comenté en capítulos anteriores, protege al ADN de la radiación ionizante del sol.[12]

Científicos del Instituto Nacional de Salud Pública y del Instituto Nacional de Higiene, de Polonia, querían estudiar los efectos del licopeno. Seleccionaron a mujeres sanas, no fumadoras, de 30 años, que vivían en Varsovia, y tomaron muestras de glóbulos blancos. Luego expusieron los glóbulos blancos a los rayos X, analizando los efectos dañinos de la radiación con la electroforesis. La radiación dañó el ADN y mató casi todas las células. Sin embargo, cuando expusieron las células al licopeno una hora o inmediatamente *antes* de la exposición radiactiva, el daño fue significativamente menor y sobrevivieron más células. Esto demuestra un efecto protector, en particular con bajos niveles de licopeno. No obstante, cuando se añadió licopeno a las células *después* de exponerlas a la radiación, no hubo un beneficio protector en lo absoluto, y se incrementó por mucho el daño.

Este hallazgo demuestra que el licopeno no puede reparar el ADN después del daño radiactivo, pero sí puede tener un efecto protector antes de la exposición a la radiación. En vista de estos resultados, considera tomar un *shot* de jugo de tomate o de sandía antes de ir al dentista si te van a tomar una radiografía, o antes de subirte a un avión, donde es inevitable recibir una dosis de radiación durante el vuelo.

El licopeno también es protector contra el daño al ADN provocado por infecciones. La bacteria *Helicobacter pylori* infecta el estómago y desata un caos celular, provocando gastritis, úlceras estomacales y cáncer de estómago. Más de 4 mil millones de personas en el mundo están infectadas con *H. pylori*, por lo que es un problema de salud a escala mundial.[13] La bacteria hace estragos, al crear especies reactivas de oxígeno. En el estómago, éstas generan estrés oxidativo y daño al ADN.

Un estudio científico de la Universidad Yonsei, en Corea, y de la Universidad Dental y Médica de Tokio, en Japón, mostró que el daño por *H. pylori* sucede rápidamente. Sólo 15 minutos después de que se infectaran las células comenzó la producción de radicales libres. Después de la exposición, su producción continuó al menos una hora, con una creciente cantidad de destrucción del ADN en las células estomacales.[14] Sin embargo, cuando las células se trataron con licopeno una hora antes de la infección con *H. pylori*, la cantidad de especies reactivas de oxígeno dañinas se redujo más de 60%. El licopeno disminuyó el daño al ADN de las células casi 40%, y se pudieron rescatar las células. Este beneficio protector del licopeno en las células estomacales es similar a su efecto en los glóbulos blancos de las mujeres en Varsovia.

Productos del mar

Además de sus beneficios antiangiogénicos, las grasas poliinsaturadas (AGP omega-3) de los pescados y mariscos pueden proteger tu ADN. Hay muchas fuentes marinas de AGP omega-3 y te sorprendería saber que, si bien el salmón es una, no encabeza la lista. La próxima vez que estés en una pescadería o un restaurante, considera las fuentes principales de AGP omega-3 sobre las que leíste antes, en el capítulo 6, por sus ventajas para reparar el ADN: merluza (pescado de carne blanca, de la familia del bacalao), pepino de mar (un manjar en Asia, relacionado con la estrella de mar), almejas manila y berberechos, atún (ten cuidado con los altos niveles de mercurio), jurel aleta amarilla y la botarga (hueva seca de lisa gris, considerada un manjar en el Mediterráneo).

Los AGP omega-3 que promueven la salud tienen efectos antioxidantes que pueden contrarrestar la devastación del ADN provocada por los radicales libres.[15] Pero también pueden mejorar la reparación del ADN en las células, que pueden volverse cancerosas si se dejan desatendidas.[16] Investigadores de la Escuela de Medicina de Harvard y del Instituto Nacional del Cáncer examinaron 1 125 casos de pacientes con cáncer colorrectal.[17] (Los pacientes habían sido parte de dos estudios grandes, llamados el Estudio de la Salud de las Enfermeras y el Estudio de Seguimiento de los Profesionales de la Salud.) Los investigadores observaron los especímenes de cáncer en busca de señales de inestabilidad en el ADN. Cuando el ADN de un cáncer es estable, las células son menos erráticas y, por ende, es más fácil predecir su comportamiento. Cuando es inestable, todo se sale de control y puede volverse más peligroso. Los cánceres con ADN estable se llaman MSS (microsatélites estables), mientras que los cánceres con una alta inestabilidad en el ADN se llaman MSI-H (microsatélites inestables de alta frecuencia). Como mencioné en el capítulo 4, las células están programadas para poder reparar el ADN reemplazando las partes dañadas.

Los investigadores descubrieron que un alto consumo de AGP omega-3 marino se asocia con 46% menos riesgo de tener un cáncer de colon MSI-H más agresivo, en comparación con el bajo consumo de AGP omega-3. Una ingesta diaria elevada era el equivalente de la cantidad de grasa saludable que encontrarías en 100 g de pescado, una porción del tamaño de una baraja de naipes. Esta información muestra que comer alimentos ricos en AGP omega-3 no sólo reduce el daño al ADN por sus efectos antioxidantes, sino que ayuda a mejorar la capacidad del cuerpo de reparar el ADN.

Ostiones del Pacífico

Si te gustan los ostiones, te encantará este descubrimiento: los ostiones protegen tu ADN. Entre las más de mil variedades distintas de moluscos bivalvos, el ostión del Pacífico, relativamente pequeño y dulce, se cultiva y se consume ampliamente en el mundo. No crea perlas, pero sí ofrece beneficios antioxidantes. La carne de los ostiones tiene altas cantidades del aminoácido taurina, el cual protege el ADN contra el daño de los radicales libres. También contiene el aminoácido cisteína y los péptidos bioactivos que crean un antioxidante poderoso llamado glutatión.[18]

Si bien los ostiones crudos son un manjar, también se comen cocidos, como parte de guisados, o se muelen para preparar una salsa.

Esta última es particularmente potente porque los ostiones se hierven, creando un extracto que contiene bioactivos concentrados. La salsa clásica de ostiones es espesa y oscura, y se inventó en Guangdong, China, en el siglo XIX. Se utiliza comúnmente en sofritos para añadir un sabor umami a verduras brassica, como el brócoli y la col china, en la gastronomía del sureste asiático y de China.

Investigadores del Centro Nacional de Investigación Científica, en Francia, y del Centro Oncológico Fox Chase, en Filadelfia, estudiaron el efecto antioxidante del extracto de ostión en los humanos.[19] Registraron a siete hombres sanos y les dieron extractos de ostiones del Pacífico preparados al calentar ostiones frescos durante una hora a 80° C y luego dejándolos secar para molerlos. El polvo se tomó en forma de cápsula, como suplemento, tres veces al día, durante ocho días. Los investigadores tomaron muestras de sangre a lo largo del estudio, infligiendo daños al ADN y luego midiéndolo en la sangre para ver los efectos del extracto de ostión. Increíblemente, consumir el extracto llevó a una impresionante reducción de 90% del daño. El extracto también elevó los niveles sanguíneos del glutatión protector en 50 por ciento.

La próxima vez que disfrutes un plato de ostiones, pregunta si son del Pacífico. Y ahora puedes deleitarte añadiendo salsa de ostión para dar más sabor y protección a tu ADN cada vez que prepares un guisado.

Los alimentos con efectos epigenéticos

Más allá de proteger o reparar el ADN, los alimentos pueden influir en su funcionamiento a través de un proceso llamado cambio epigenético. Recuerda, las influencias epigenéticas son las que vienen del mundo exterior, como la dieta o el medio ambiente, y liberan ADN que de otra manera seguiría silencioso y fuera de funciones, o bloquean ADN que estaría activo. Mientras que algunos cambios epigenéticos provocados por exposición tóxica, por ejemplo, son dañinos para tu salud, la investigación ha demostrado que ciertos alimentos pueden provocar cambios epigenéticos beneficiosos que inclinan la balanza hacia la salud.

Un pequeño resumen de los distintos cambios epigenéticos: la metilación es cuando un químico metilo se sienta sobre una cadena de ADN y silencia un gen, así que no puede funcionar para formar su proteína. La desmetilación permite que las proteínas antes bloqueadas sí se produzcan. Las modificaciones de histonas desenrollan o enrollan el ADN para que esté más o menos disponible, lo que puede ser beneficioso para la salud, dependiendo de los genes sobre los que se influye. Al comprender los efectos epigenéticos, puedes elegir alimentos con la capacidad de desactivar un gen dañino o encender uno útil, así que se producen grandes cantidades de proteína beneficiosa. Cuando el ADN beneficioso se activa y el ADN dañino se silencia, estimulas tu salud.[20]

Soya

Además de sus efectos antiangiogénicos que matan de hambre al cáncer, la soya puede suprimir el cáncer de mama al activar epigenéticamente el poder de un gen supresor de tumores.[21] El trabajo de los genes es prevenir el crecimiento tumoral. Cuando se bloquean, se vuelve más fácil que crezcan las células de cáncer de mama, aun cuando haya otras defensas de salud que el cáncer deba superar para volverse mortal. Pero los efectos epigenéticos de la soya son particularmente importantes por la confusión que hay alrededor de la soya y del cáncer de mama.

Investigadores de las universidades de Missouri y de Iowa estudiaron el efecto de dar bioactivos de soya (isoflavonas) a mujeres para activar estos genes supresores de los tumores.[22] Reclutaron a 34 mujeres sanas en una prueba clínica prospectiva, al azar, de doble ciego. Las mujeres recibieron una dosis alta o baja de bioactivos de soya que debían consumir dos veces al día durante diez días. La dosis baja era el equivalente a comer 1.2 tazas de edamame al día, mientras que la dosis alta era el equivalente de 4 tazas. Los niveles de una isoflavona de soya, la genisteína, en la sangre eran mayores cuando las mujeres consumían más soya.

Los investigadores buscaron específicamente un gen supresor tumoral llamado receptor B2 del ácido retinoico (RARB2). Los genes supresores de tumores sirven como guardianes del genoma para prevenir el desarrollo del cáncer. En el caso del RARB2, este gen protector muchas veces se encuentra desactivado o neutralizado en el cáncer de mama. Recordarás que la metilación bloquea la función de una sección específica de ADN.[23] Los investigadores descubrieron que incluso después del consumo de una dosis baja de isoflavonas se encendía el gen supresor de tumores RARB2. Esto significa que comer soya provoca más supresión tumoral y una protección mayor contra el crecimiento del cáncer. Los sujetos que consumieron isoflavonas de soya también tuvieron niveles más elevados de un segundo gen supresor de tumores, la ciclina D2 (CCND2).[24]

Estos hallazgos tienen implicaciones prácticas para las mujeres que son portadoras de la mutación BRCA, ya que portar este gen se asocia con un riesgo mayor de desarrollar cáncer de mama, cáncer de ovarios y cáncer pancreático. Gracias a un conveniente análisis de ADN con saliva, más y más mujeres están conscientes de su estatus de BRCA. Al ser un gen supresor tumoral, una mutación en él implica menos protección contra el cáncer. Un estudio de pacientes con mutaciones de BRCA mostraron que también tienen otros supresores de tumores bloqueados, incluido el RARB2 y la CCND2.[25] La soya ayuda a activar estos genes contra el cáncer por medio del cambio epigenético, explicando parcialmente por qué la soya puede ayudar a contrarrestar el daño de tener una mutación de BRCA. Comer soya puede desatar un cambio epigenético en tu ADN que tenga un efecto protector contra el cáncer de mama.

Verduras crucíferas

Ya viste el valor del brócoli, pero toda la familia a la que pertenece, las verduras crucíferas, también provocan cambios epigenéticos beneficiosos en tu ADN. El brócoli, la col china, la col rizada y la col blanca contienen el bioactivo sulforafano. Científicos del Instituto de Investigación sobre Alimentos de Norwich, en Reino Unido, mostraron, por ejemplo, que exponer las células de cáncer de colon al sulforafano produce un profundo cambio en la actividad de los genes en las células. Los sulforafanos hicieron que 33 genes en el cáncer redujeran su actividad a la mitad.[26] Otros estudios han demostrado que los sulforafanos en las verduras crucíferas generan un incremento epigenético en la actividad de los genes supresores de tumores, parecido al de la soya, los cuales activan la defensa que tenemos programada contra el cáncer.[27]

Café

Los granos de café contienen polifenoles que fungen como precursores de algunas funciones beneficiosas del ADN. Al igual que la soya, los polifenoles de café encienden epigenéticamente el gen supresor de tumores RARB2. Científicos de la Universidad de Carolina del Sur ya documentaron estos efectos en el laboratorio, donde expusieron células humanas de cáncer de mama a dos bioactivos en el café: el ácido clorogénico y el ácido cafeico.[28] Ambos polifenoles modificaron las células cancerígenas para liberar los supresores tumorales en su ADN, impidiendo así el crecimiento cancerígeno.

Té

Parecido al café, el bioactivo más importante en el té verde, llamado galato de epigalocatequina (EGCG), provoca cambios epigenéticos que amplifican la influencia de los genes supresores tumorales, atenuando la capacidad generadora del cáncer. Junto con sus efectos antiangiogénicos y microbiómicos, no es de sorprender que haya evidencia clínica de los beneficios anticancerígenos del té.[29] El té verde también hace que las células experimenten cambios epigenéticos que incrementan la producción de una enzima antioxidante natural llamada glutatión-S-transferasa (GSTP1), la cual protege todavía más al ADN, neutralizando los radicales libres.[30]

Cúrcuma

Si alguna vez has comido en un restaurante indio, tailandés o indonesio, lo más probable es que hayas probado la cúrcuma, una especia comúnmente utilizada en la gastronomía del sureste asiático. También se utiliza en la mostaza para darle su característico tono dorado. La cúrcuma es una planta tropical, y sus raíces subterráneas se cosechan, se hierven, se secan en un horno y luego se muelen hasta hacerlas polvo para preparar la especia color naranja que se ha utilizado en la comida y la medicina ayurvédica durante miles de años. El bioactivo principal en la cúrcuma es la curcumina, y tiene muchos efectos epigenéticos beneficiosos que incrementan la actividad de los genes supresores tumorales en nuestro cuerpo, reconocidos por contrarrestar el crecimiento del cáncer de colon y la leucemia.[31]

Los efectos epigenéticos de la curcumina también protegen la salud de tus vasos sanguíneos.[32] Científicos de la Academia de Ciencias de China utilizaron ratas de laboratorio con hipertensión para descubrir que comer curcumina reduce las lesiones en los vasos sanguíneos coronarios que alimentan al corazón, permitiendo que sus genes produzcan una proteína llamada inhibidor tisular de metaloproteinasas (TIMP). Esta proteína reduce la inflamación. Dado que la inflamación daña la pared de los vasos sanguíneos, lo que promueve su estrechamiento debido a las placas de colesterol, la acción epigenética de la curcumina protege al corazón de la inflamación que podría finalmente culminar en un ataque cardiaco por las arterias bloqueadas.

La curcumina también beneficia al cerebro. Científicos de la Universidad Nacional de Busan, en Corea, mostraron que, al exponer células cancerígenas cerebrales (glioma) a la curcumina, se produce un efecto epigenético que obliga a las células cancerígenas a suicidarse.[33] El mismo grupo en Corea expuso células madre neurales sanas del cerebro a la curcumina para ver qué pasaría. En este caso, la curcumina estimuló las células madre para que desarrollaran neuronas normales y maduras, lo cual significa que los poderes epigenéticos contenidos en una sola especia, la cúrcuma, pueden hacer una labor triple: proteger contra el cáncer, disminuir la inflamación de los vasos sanguíneos y ayudar a las neuronas a crecer.

Hierbas

Muchas de las hierbas que se utilizan en la gastronomía del Mediterráneo contienen un bioactivo llamado ácido rosmarínico, llamado así por su descubrimiento original en el romero. Este ácido también se encuentra en la albahaca, la mejorana, la salvia, el tomillo y la menta. Científicos de la Universidad Poznan, en Polonia, examinaron sus efectos epigenéticos y descubrieron que el ácido rosmarínico previene el bloqueo de los genes supresores tumorales en las células humanas de cáncer de mama.[34]

Los alimentos que protegen los telómeros

Tus telómeros tienen un papel importante en la protección de tu ADN, escudando las puntas de tus cromosomas contra el daño. Los telómeros se acortan naturalmente con la edad, como si fueran una mecha que se va quemando, así que cualquier cosa que conserve su longitud ayudará a proteger tu ADN y combatir el envejecimiento. Veamos los alimentos y las bebidas que han demostrado contrarrestar el acortamiento de los telómeros.

Café

El café es una bebida que los humanos han disfrutado durante 600 años, y si eres como yo, forma parte de tu ritual cotidiano para comenzar el día en la mañana… sobre todo por la cafeína. Pero resulta que el café ofrece otros beneficios y bioactivos además de un impulso matutino. Disminuye tu riesgo a morir.

En un estudio masivo de 521 330 hombres y mujeres dentro de la Investigación Prospectiva Europea de Cáncer y Nutrición, el consumo de café con cafeína y descafeinado se asoció con la reducción de la mortalidad por cualquier causa, específicamente 12% menos en hombres y 7% en mujeres.[35] El mayor beneficio fue bajar el riesgo de morir de una enfermedad relacionada con el sistema digestivo, lo que tiene sentido, ya que el intestino queda expuesto a la mayor concentración de bioactivos del café.

La cafeína puede darte el impulso que necesitas, pero quizá no tenga un papel importante en la protección del ADN que ofrece beber café. En estudios de laboratorio, la cafeína en realidad acorta los telómeros.[36] Sin embargo, beber café tiene el efecto opuesto. En la Encuesta Nacional de Examen de Salud y Nutrición (NHANES, por sus siglas en inglés), los investigadores documentaron el consumo de café y cafeína en 5 826 adultos y demostraron que beber más café se asocia con telómeros *más largos*.[37] Por cada taza de café que los sujetos consumían al día, sus telómeros eran 33.8 pares de base más largos. Esto significa que beber una taza de café diario desacelera efectivamente el envejecimiento. El café contiene muchos más bioactivos que la cafeína, y probablemente los múltiples bioactivos trabajan juntos para ofrecer un efecto protector de los telómeros. (También recuerda que el café además tiene beneficios para la defensa angiogénica.)

Un tercer estudio grande, el Estudio de la Salud de las Enfermeras, sustentó los hallazgos sobre el beneficio del café. Los investigadores examinaron el consumo de café de 4 780 mujeres usando un cuestionario de frecuencia y luego midieron sus telómeros a partir de muestras de sangre.[38] En comparación con las que no bebían café, las mujeres que tomaban tres o más tazas de café al día tenían telómeros más largos.

Anteriormente el café se consideraba un riesgo para el desarrollo de cardiopatía, ya que la cafeína puede acelerar el ritmo cardiaco. Teóricamente tiene sentido pero, de hecho, se observó lo opuesto cuando realizaron estudios en poblaciones que tomaban café. Investigadores de la Universidad de York, en Reino Unido, realizaron un metaanálisis de estudios hechos con 3 271 personas, examinando el consumo de café y el índice de mortalidad después de un ataque cardiaco. (Un metaanálisis permite a los investigadores examinar múltiples estudios y utilizar sus métodos estadísticos para combinar los resultados y sintetizar todos los hallazgos para concluir una verdad común a partir de la evidencia disponible.) Cuando lo aplicaron al café, el análisis descubrió que las personas que bebían poco café (una o dos tazas al día) tenían 21% *menos* riesgo de morir por ataque cardiaco, mientras que las personas que bebían mucho café (dos o más tazas al día) tenían 31% menos riesgo de muerte. Los múltiples bioactivos en el café probablemente actúan sobre el corazón, promoviendo el bajo riesgo asociado. El beneficio neto del café para la salud, basado en toda la evidencia clínica, es un buen ejemplo de por qué es importante observar (y consumir) el alimento en su totalidad y no saltar a conclusiones a partir de sólo un componente, que en el caso del café es la cafeína.

Té

Dados los atributos acumulativos del té, una pregunta obvia es si beber té beneficia a los telómeros. Investigadores de la Universidad de Hong Kong, en China, estudiaron a un grupo de 976 hombres y 1 030 mujeres de 65 años o más.[39] El promedio de edad de los participantes era 72, un dato importante en el estudio de los telómeros, ya que éstos se acortan con la edad. Cada persona en el estudio informó cuánto y con qué frecuencia consumía alimentos de 13 categorías comunes en China, incluido el té. Los investigadores tomaron muestras de sangre y midieron la longitud telomérica en los glóbulos blancos. Los resultados fueron impactantes: beber té se asocia con una longitud telomérica mayor, pero sólo en los hombres mayores, no en las mujeres. Cuando se analizó la cantidad de té que bebían los hombres, quienes tomaban tres o más tazas al día tenían telómeros más largos, en comparación con quienes bebían menos de un tercio de taza. La diferencia en la longitud telomérica fue equivalente a un cálculo de cinco años más de vida entre quienes bebían mucho o poco té. Ningún otro grupo de alimentos se asoció con un alargamiento telomérico en esta población de adultos mayores. El estudio no preguntó específicamente qué clase de té, pero el té verde y el oolong son los que más se consumen en China.

¿Por qué las mujeres no disfrutaron de los mismos beneficios teloméricos del té? El único hallazgo estadísticamente significativo de este estudio fue un efecto negativo en las mujeres (pero no en los hombres) asociado con el uso de aceite para cocinar y telómeros más cortos. Los investigadores notaron que las mujeres que cocinan casi todo en la cultura china pueden estar de pie junto al wok, respirando el humo del aceite caliente a temperaturas extremadamente altas, lo que generaría subproductos químicos dañinos para los telómeros, eliminando potencialmente cualquier beneficio protector del té.

Nueces y semillas

Son botanas populares hoy en día y toda la evidencia señala sus beneficios para la salud. Son buena fuente de fibra dietética (para el microbioma) y contienen bioactivos potentes, como él ácido gálico y el ácido elágico. Por lo menos dos estudios grandes han demostrado que comer nueces y semillas se asocia con una reducción de la mortalidad.[40] En el Estudio de la Salud de los Médicos participaron 22 742 médicos y se demostró una asociación entre comer cinco o más porciones de nueces a la semana y una reducción de 26% del riesgo de mortalidad, comparado con personas que rara vez comen nueces o no las consumen en absoluto. El estudio Predimed demostró un beneficio todavía mayor. Evaluó en España a 7 447 personas sanas, pero con riesgo de enfermedad cardiovascular; quienes comían tres porciones de nueces a la semana tuvieron una reducción de 39% de riesgo de mortalidad, en comparación con las personas que no comían nueces ni semillas.

Dadas estas asociaciones entre el consumo de nueces y la mortalidad, investigadores de la Universidad Brigham Young, en Utah, estudiaron si el consumo de nueces influía en la longitud telomérica. Los investigadores encuestaron a 5 582 hombres y mujeres entre los 20 y los 84 años que eran parte del programa de la Encuesta Nacional de Examen de Salud y Nutrición (NHANES), liderada por el Centro Nacional para las Estadísticas de Salud de Estados Unidos, preguntándoles cuántas nueces y semillas comían y con qué frecuencia.[41] En el estudio, en "nueces y semillas" entraban almendras, mantequilla y pasta de almendra, nueces de Brasil, nueces de la India y mantequilla de nueces de la India, castañas, linaza, avellanas, nueces de macadamia, cacahuates y mantequilla de cacahuate, nueces pecanas, piñones, pistaches, pepitas, ajonjolí y tahini, semillas de girasol y nueces de Castilla. Después, los investigadores examinaron la sangre de los participantes para determinar la longitud de los telómeros y buscar correlaciones alimentarias.

Su análisis mostró que entre más nueces y semillas se consumían, más largos eran los telómeros. Por cada 10 g de nueces y semillas que se consumían al día, los telómeros eran 8.5 unidades más grandes en el transcurso de un año. Diez gramos es más o menos una cucharada de nueces, equivalente a nueve nueces de la India; siete nueces de Castilla; seis almendras; cuatro cucharaditas de linaza, pepitas o semillas de girasol, o dos cucharaditas de ajonjolí. Fácilmente se pueden consumir estas cantidades en un día de varias formas: solas, horneadas en barritas o troceadas en una ensalada.

¿Qué ventajas ofrece en términos del envejecimiento? Por lo general, los telómeros se encogen 15.4 pares de base al año. Dado que los hallazgos del NHANES demostraron que comer nueces o semillas incrementa la longitud telomérica 8.5 unidades por cada 10 g consumidos, los investigadores calcularon que, por cada medio puñado de nueces o semillas que se consuma al día, habrá una desaceleración de 1.5 años aproximadamente en el envejecimiento celular.

Dieta mediterránea

Más allá de sus ingredientes maravillosos y frescos, además de todos los beneficios que influyen en la angiogénesis, las células madre y el microbioma, la dieta mediterránea se asocia con un envejecimiento sano y una mejor longitud telomérica. En un estudio, investigadores de Harvard examinaron a 4 676 mujeres sanas de mediana edad del Estudio de la Salud de las Enfermeras para investigar la asociación entre los patrones alimentarios y los telómeros.[42] Las mujeres llenaron un cuestionario sobre su frecuencia alimentaria y los investigadores analizaron la información para ver qué tanto se asemejaban sus alimentos a la dieta mediterránea. El sistema de calificación que utilizaron en el análisis estaba basado en un consumo mayor de verduras (excluidas las papas), frutas, nueces, cereales integrales, leguminosas, pescados y grasas monoinsaturadas; un consumo de alcohol moderado, y un consumo bajo de carnes rojas y procesadas. Los investigadores tomaron muestras de sangre y midieron la longitud de los telómeros en los glóbulos blancos de los participantes. Las mujeres que tenían patrones alimentarios más similares a la dieta mediterránea tuvieron telómeros significativamente más largos. En cambio, las mujeres que comían una dieta típicamente occidental, alta en grasas saturadas y carne, presentaban el efecto opuesto. De hecho, las mujeres que tenían una dieta *menos* parecida a la mediterránea tenían telómeros más cortos que el promedio.

La dieta mediterránea se compone de alimentos y bebidas conocidos por ser altos en antioxidantes, ser reparadores del ADN y tener actividad antiinflamatoria, lo que desacelera el acortamiento de los telómeros.[43] Lo importante del estudio, sin embargo, es el hallazgo de que ningún alimento individual documentado en las dietas era por sí solo una poción mágica para incrementar la longitud telomérica. El hábito alimentario en general era el factor más importante.

Dietas asiáticas ricas en verduras

Como hábito alimentario, no hay duda de que una dieta vegetal es más beneficiosa para tu salud que una dieta pesada de proteínas animales. Además de la dieta mediterránea, la dieta asiática es otro hábito saludable comúnmente rico en alimentos vegetales. El primer estudio que recolectó información detallada y analizó esta dieta fue el Proyecto China-Cornell-Oxford, el cual describió elegantemente el pionero en nutrición y salud T. Colin Campbell en su libro simbólico *El estudio de China*. Este estudio detalló los vínculos entre la nutrición, la cardiopatía, el cáncer y la diabetes en Asia, y es ampliamente considerado uno de los estudios más completos sobre nutrición que se hayan realizado.

Más recientemente, científicos investigaron la conexión entre la dieta asiática y la longitud telomérica. Investigadores de la Universidad de Sichuan, del Hospital Universitario No. 4 de China Occidental, de la Universidad Sun Yat-sen y del Hospital del Pueblo de la Prefectura Autónoma Tibetana de Ganzi, en China, estudiaron a 553 adultos (272 mujeres y 281 hombres) del suroeste de China, de entre 25 y 65 años de edad.[44] Los participantes llenaron una encuesta alimentaria en la que se les preguntaba por los alimentos específicos que comieron en el último año. Los resultados revelaron cuatro hábitos alimentarios de un contexto real entre los sujetos: *1)* una dieta rica en verduras que consistía principalmente en frutas, verduras, cereales integrales, nueces, huevos, lácteos y té; *2)* una dieta *macho* (término de los investigadores), alta en proteína animal y alcohol; *3)* una dieta tradicional que incluía arroz, carne roja y verduras encurtidas, y *4)* una dieta de alta densidad energética, rica en bebidas endulzadas con azúcar, harina de trigo y alimentos fritos. Los investigadores tomaron muestras de sangre, midieron la longitud telomérica de los glóbulos blancos y correlacionaron los cuatro hábitos alimentarios con el tamaño de los telómeros.

Sólo la dieta rica en verduras se asociaba con telómeros más largos y, curiosamente, sólo en las mujeres. Este estudio no encontró una correlación entre ninguno de los cuatro hábitos alimentarios y la longitud telomérica en los hombres. No se comprende la razón de las diferencias sexuales en la longitud telomérica y la dieta, recordándonos que no hay una dieta universal para todos y se necesita más investigación en este campo antes de concretar recomendaciones alimentarias para el alargamiento de los telómeros.

Cambio general de dieta y estilo de vida

En un estudio importante, llamado Modulación de la Expresión Genética con Intervención de Nutrición y Estilo de Vida (GEMINAL, por sus siglas en inglés), liderado por Dean Ornish en el Instituto de Investigación Médica Preventiva, en Sausalito, y por Elizabeth Blackburn, ganadora del Premio Nobel, en la Universidad de California-San Francisco, se analizó un enfoque holístico y global de la dieta y el estilo de vida. Los investigadores estudiaron a 24 hombres diagnosticados con cáncer de próstata de bajo riesgo que se ofrecieron como voluntarios para seguir una dieta detallada y una intervención de estilo de vida durante tres meses.[45] La intervención incluyó un retiro de tres días, seguido de asesorías semanales sobre estilo de vida, una consulta por teléfono a la semana con una enfermera, yoga seis días a la semana, ejercicio (caminar 30 minutos al día, seis días a la semana) y una sesión semanal de una hora con un grupo de apoyo. El componente alimentario de la intervención era parecido a la dieta mediterránea y los sujetos también recibieron suplementos de AGP omega-3 (aceite de pescado), vitaminas C y E, y selenio.

Los investigadores tomaron muestras de sangre al principio y al final de la intervención de tres meses, y analizaron los glóbulos blancos para comprobar la actividad de la telomerasa, una enzima que ayuda a alargar los telómeros. El resultado mostró un increíble aumento de 30% en la actividad de la telomerasa después de la intervención de alimentación y estilo de vida. Una mayor actividad de la telomerasa extiende la longevidad de una célula y su capacidad para funcionar normalmente.[46] Entre más elevado sea el nivel de telomerasa, más largos serán los telómeros, lo que es bueno para la salud.

Cinco días después, los investigadores de GEMINAL hicieron un seguimiento con 10 participantes y compararon sus células sanguíneas y sus telómeros con 25 hombres con cáncer de próstata leve, quienes optaron por no seguir la intervención.[47] Los investigadores descubrieron que los telómeros eran significativamente más largos en el grupo que siguió la intervención, en comparación con sus niveles originales. En el grupo que no siguió la intervención, la longitud telomérica de hecho se había reducido. Seguir el programa fue beneficioso. Los que participaron en el grupo de intervención y siguieron más firmemente la dieta y el estilo de vida indicado tenían telómeros más largos que los permisivos.

Alimentos que dañan nuestros mecanismos de defensa del ADN

Algunos alimentos no son muy buenos para tu ADN e incluso pueden dañarlo. Si bien este libro se enfoca en lo que conviene incluir en la dieta, creo que es importante decirte qué alimentos y hábitos alimentarios pueden dañar el ADN.

Alimentos grasosos

La próxima vez que tomes una tira crujiente de tocino o cortes ese hermoso filete de rib eye marmoleado, piensa en tu ADN. Los alimentos grasosos pueden cambiar tu salud a través de los efectos epigenéticos. Investigadores estudiaron el impacto epigenético de la grasa saturada en voluntarios humanos en el Hospital Universitario Uppsala, en Suecia.[48] Reclutaron a 31 hombres y mujeres sanos, entre los 18 y los 27 años, con peso normal, y les dieron panqués altos en calorías durante siete semanas. Había dos clases de panqués: uno hecho con grandes (excesivas) cantidades de grasa saturada (aceite de palma refinado) y el otro con grasa poliinsaturada (aceite de girasol). La meta del estudio era comparar el aumento de peso provocado por comer demasiado de cada grasa. La cantidad de panqués que cada participante debía comer estaba calculada para provocar que subieran 3% de peso.

Los investigadores descubrieron que las grasas saturada y poliinsaturada tenían efectos distintos. Los participantes que comieron grasas saturadas incrementaron su grasa visceral, además de la grasa en el hígado. Sus niveles de triglicéridos en la sangre subieron 14%. En contraste, quienes comieron los panqués de grasa insaturada subieron su masa corporal magra[49] y disminuyeron 8% sus niveles de triglicéridos en la sangre.

Los investigadores estaban particularmente interesados en los cambios epigenéticos que acompañaban estos efectos asociados con la grasa, así que tomaron una biopsia de la grasa abdominal de los participantes al principio y al final del estudio para analizar los cambios genómicos de las células adiposas. Los genes en ambos grupos mostraron cambios epigenéticos. De hecho, se silenciaron 1 442 genes a través de la metilación por comer grasa. Comer panqué hizo que la grasa saturada no sana en realidad cambiara 28 proteínas que producen las células adiposas, mientras que los panqués de AGP no alteraron significativamente la expresión genética. Si bien las consecuencias exactas de los genes metilados individuales todavía no se conocen a detalle, el estudio demuestra claramente que comer en exceso alimentos grasosos no sólo engorda, sino que cambia el funcionamiento del ADN.

En el laboratorio, las dietas altas en grasas han demostrado provocar cambios epigenéticos indeseables que acaban con la capacidad del hígado de regenerarse. Ya que este órgano es clave para desintoxicar la sangre, puede llevar a una acumulación de toxinas y contribuir a un estado proinflamatorio en el cuerpo.[50]

Carne procesada

Todos saben que comer carne procesada no es parte de una dieta sana, pero es todavía más contundente que varios estudios a gran escala han demostrado que comer carne procesada en realidad encoge tus telómeros. El Estudio Multiétnico de Arteriosclerosis (MESA, por sus siglas en inglés) es un estudio de 6 mil hombres y mujeres, representantes de distintas etnias de seis comunidades de Estados Unidos (Baltimore;

Chicago; Forsyth County, Carolina del Norte; la Ciudad de Nueva York; Los Ángeles, y Saint Paul, Minnesota).[51] Entre el grupo, los investigadores estudiaron a 840 sujetos blancos, hispanos y afrodescendientes que registraron su consumo diario y la frecuencia de alimentación en 12 categorías alimentarias distintas en el transcurso del año anterior: cereales integrales, cereales refinados, fruta, verduras, productos del mar no fritos, nueces y semillas, lácteos, carne roja, carne procesada (incluidos jamón, salchichas, carnes frías, vísceras y codillos de cerdo), alimentos fritos (incluyendo papas, pescado y pollo), refresco no de dieta y café. Los investigadores tomaron muestras de sangre, midieron la longitud telomérica de los glóbulos blancos y correlacionaron la longitud telomérica con la dieta que reportaron.

Los hallazgos de MESA fueron reveladores. Sólo un alimento se asoció con telómeros más cortos: la carne procesada. De hecho, por cada porción adicional de carne procesada que consumían al día, los telómeros se volvían 0.07 unidades más pequeños. Ya que el envejecimiento normal acorta los telómeros 15.4 unidades al año, esto quiere decir que 220 porciones de carne procesada o comer carnes frías cinco días a la semana es el equivalente a acelerar tu envejecimiento un año por cada año que comes así.

El Estudio Familiar del Corazón Fuerte, un estudio importante financiado por el Instituto Nacional del Corazón, los Pulmones y la Sangre, también encontró una relación entre las carnes procesadas y los telómeros más cortos. El estudio explora los factores genéticos y de otra índole que contribuyen a la enfermedad cardiovascular en 13 tribus de nativos americanos. Los investigadores pidieron a 2 mil 864 nativos americanos que informaran sobre su consumo de carne procesada y no procesada del año anterior, tomaron muestras de sangre y midieron la longitud telomérica. En consonancia con la tendencia del estudio MESA, el análisis mostró que cada porción de carne procesada se asociaba con un acortamiento de los telómeros en 0.021 unidades.[52] La razón de que comer carne procesada provoque telómeros más cortos todavía no es clara. El procesamiento de carne puede generar químicos llamados productos finales de glicación avanzada (AGE, por sus siglas en inglés), conocidos por provocar inflamación, lo que a su vez ocasiona estrés oxidativo en las células y daña el ADN. También puede haber otros químicos en la carne que influyen en los telómeros.

Una sorpresa que surgió del Estudio Familiar del Corazón Fuerte fue el hallazgo de que comer carne roja *no procesada* una o dos veces al día en realidad estaba asociado con telómeros *más largos*. Una posible explicación de este resultado inesperado es que ciertos bioactivos de la carne roja, como la vitamina B, el hierro hemo y la carnosina, pueden disminuir el acortamiento telomérico.[53] Aun así, comer carne roja tiene múltiples desventajas. Más allá de las grasas saturadas no sanas, que se asocian con un incremento del riesgo de cáncer y enfermedad cardiovascular, la carne roja también contiene L-carnitina, que tus bacterias intestinales metabolizan para generar un químico dañino llamado óxido de trimetilamina-N (OTMA), implicado en el desarrollo de la obesidad, la diabetes, los cánceres gastrointestinales y la cardiopatía.[54] Un estudio de científicos de la Clínica Cleveland, en Ohio, con ratones mostró que la L-carnitina alimentaria acelera el desarrollo de arteriosclerosis que obstruye los vasos sanguíneos.[55]

El método de cocción de las carnes rojas, como asar a la parrilla, también puede generar químicos carcinógenos, como los aminos heterocíclicos, que se encuentran en la parte quemada de las carnes cocinadas en asador. Los trozos crujientes pueden saber deliciosos, pero pueden ser mortales. Así pues, en lo que respecta a la carne, considera estos riesgos y aléjate de las partes quemadas.

Bebidas endulzadas con azúcar

El refresco y las bebidas gasificadas muchas veces se consideran productos de la industria moderna pero, de hecho, el agua saborizada con hierbas naturales y frutas data de la antigüedad. El carbonato en la bebida para crear burbujas se inventó en 1767, cuando un químico llamado Joseph Priestley infusionó agua con dióxido de carbono, sentando las bases de las bebidas carbonatadas de hoy. Añadir grandes cantidades de azúcar y jugos de fruta para endulzar los refrescos se popularizó en el siglo XX. Como vimos en el capítulo 8, los endulzantes artificiales pueden alterar el microbioma pero, ¿cuáles son los efectos de las bebidas endulzadas con azúcar en el ADN? Como dije en el capítulo 4, las investigaciones sugieren que los niños pequeños que consumen refresco tienen telómeros más cortos, pero hay otro trabajo en esta área.

Investigadores de la Universidad de California-San Francisco, de la Universidad de California-Berkeley y de la Universidad de Stanford evaluaron el impacto del azúcar en el ADN de 5 mil 309 adultos cuyas estadísticas de salud eran parte de la Encuesta Nacional de Examen de

Salud y Nutrición (NHANES), organizada por el Centro Nacional de Estadísticas de Salud. La información de alimentos y los parámetros de salud recabada con el tiempo incluye la cantidad consumida de refrescos azucarados, bebidas azucaradas no carbonatadas (jugo de fruta, bebidas isotónicas y energizantes), refresco de dieta y jugo de fruta 100% natural.[56] Además de la información alimentaria, los participantes aportaron muestras de sangre para medir su longitud telomérica.

El estudio NHANES, publicado en 2014, mostró que el consumo diario promedio de bebidas azucaradas en Estados Unidos era de 500 ml (el equivalente a una lata y media de refresco). Los investigadores analizaron entonces la información disponible y descubrieron que cada lata de refresco consumido al día acortaba los telómeros 0.01 unidades, acelerando los efectos del envejecimiento. En las personas que bebían una botella de 600 ml al día, el acortamiento de los telómeros era equivalente a 4.6 años de un envejecimiento más acelerado cada año. Los investigadores notaron que este grado de acortamiento telomérico acelerado era similar al que provocaba fumar cigarros, también 4.6 años.

La buena noticia es que el acortamiento de telómeros parece ser reversible. El beneficio positivo de la actividad física moderada llevó a un aumento casi equivalente en la longitud telomérica (4.4 años), en una escala similar a la pérdida de longitud telomérica con los refrescos y las bebidas endulzadas del estudio NHANES.[57] Éste es un ejemplo de cómo todo lo que hacemos tiene un efecto añadido (o neto). Tomar más decisiones buenas te llevará hacia tener telómeros más largos, mientras que las malas decisiones acortarán los beneficios obtenidos.

Otro estudio realizado por investigadores de la Universidad de California-San Francisco y la Universidad de California-Berkeley examinaron los efectos de beber refresco en 65 mujeres embarazadas entre 18 y 45 años. Los investigadores pidieron a las mujeres que informaran sobre su consumo de bebidas y luego tomaron muestras de sangre para medir los telómeros al inicio del estudio, después de tres meses y después de nueve meses de que naciera su bebé. Los resultados demostraron que, cuando las mujeres redujeron su consumo de bebidas azucaradas, los telómeros se alargaron.[58]

Unamos las piezas

Dejarte llevar por "la buena vida" implica muchos peligros para tu ADN. No puedes evitar todo el daño porque envejecer inevitablemente conlleva un precio, pero puedes tomar tus decisiones alimentarias conscientemente como contramedidas para proteger, reparar y redirigir tu ADN hacia la defensa de tu salud. Hay decisiones cotidianas sencillas que puedes tomar sobre los alimentos. Los alimentos con bioactivos antioxidantes pueden neutralizar los químicos oxidativos y nocivos en el torrente sanguíneo, pero recuerda que eso sólo protege al ADN del daño. Algunos alimentos pueden ayudar a repararlo activando la maquinaria celular que se encarga de enmendar los problemas.

Los alimentos con efectos epigenéticos pueden influir en el ADN a tu favor, liberando genes que protegen tu salud, como los supresores tumorales que previenen el crecimiento de células cancerígenas. Poner a trabajar a tu ADN podría literalmente salvar tu vida.

Finalmente, los alimentos que protegen y extienden la longitud de los telómeros pueden proteger tu ADN y ayudarte a combatir los efectos del envejecimiento. Aunque los telómeros sí se acortan en el transcurso de nuestra vida y exponen el ADN al daño, la comida y los hábitos alimentarios pueden desacelerar ese acortamiento y, en algunos casos, incluso alargar los telómeros. Tu ADN no es sólo el esquema de tu código genético: es una autopista de información que necesitas proteger, reparar y a veces redirigir para combatir los asaltos del ambiente y el desgaste de la edad como forma de defender tu salud.

ALIMENTOS CLAVE QUE AFECTAN EL ADN

Antioxidación	Incrementa la reparación del ADN	Influencias epigenéticas	Alargamiento de telómeros
Almejas manila	Almejas manila	Albahaca	Ajonjolí
Atún	Atún	Brócoli	Almendras
Berberechos	Berberechos	Café	Avellanas
Botarga	Botarga	Col blanca	Cacahuates
Brócoli	Jurel	Col china	Café
Guayabas	Jurel aleta amarilla	Col rizada	Castañas
Jitomate	Kiwi	Cúrcuma	Linaza
Jugo de bayas	Pepino de mar	Mejorana	Mantequilla de almendra

Antioxidación	Incrementa la reparación del ADN	Influencias epigenéticas	Alargamiento de telómeros
Jugo de naranja	Zanahorias	Menta	Mantequilla de cacahuate
Jurel		Romero	Mantequilla de nueces de la India
Jurel aleta amarilla		Salvia	Nueces de Brasil
Kiwi		Soya	Nueces de Castilla
Naranjas		Té verde	Nueces de la India
Ostiones del Pacífico		Tomillo	Nueces de macadamia
Papaya			Nueces pecanas
Pepino de mar			Pepitas
Salsa de ostión			Piñones
Sandía			Pistaches
Toronja rosa			Semillas de girasol
			Tahini
			Té verde

Capítulo 10

Activa tu centro
de control inmunológico

Al parecer, todas las abuelas comparten su sabiduría respecto a qué alimentos ayudan a combatir la enfermedad. Cuando se trata de la inmunidad, algunas tradiciones alimentarias se observan a través de la lente de la defensa de la salud. La inmunología moderna está revelando qué alimentos afectan la inmunidad y nos dice cómo funcionan.

Por ejemplo, el caldo de pollo, uno de los remedios caseros más viejos que se conocen. Ahora sabemos que el caldo preparado con carne y huesos de pollo sí contiene bioactivos naturales que en el laboratorio pueden modificar la reacción inflamatoria de nuestro sistema inmunológico. Menos inflamación en el cuerpo se traduce en menos sufrimiento por síntomas de resfriado y gripa.[1] O considera la panacea "Alimenta un resfriado, no una fiebre". En realidad, los ciclos de ayuno pueden ayudar al cuerpo a liberarse de células inmunológicas gastadas y viejas que ya tuvieron su mejor momento, y hacer que se generen nuevas a partir de células madre, listas para luchar contra una infección.[2]

Los nuevos descubrimientos revelan que alimentos específicos pueden ayudar a afinar tu sistema inmunológico, mantenerlo en las mejores condiciones y ayudarte a esquivar enfermedades. Comprender el impacto de la dieta en el sistema inmunológico es sencillo: lo que comemos y bebemos puede encender o apagar las dos ramas de la inmunidad —el sistema inmunológico innato y el adquirido— para defender nuestra salud. En este capítulo identificaremos la evidencia que sustenta los alimentos específicos que estimulan la capacidad de tu cuerpo de resistir las enfermedades gracias al sistema inmunológico.

Primero veamos algunos de los padecimientos más graves en los que el sistema inmunológico tiene un papel importante al momento de enfermarte. Esto te ayudará a reconsiderar las distintas situaciones donde puedes utilizar la alimentación a tu favor.

Las enfermedades relacionadas con la inmunidad

El sistema inmunológico está tan inextricablemente vinculado con la salud que todas las enfermedades también lo están de alguna manera. Dos principios grandes conectan la inmunidad con la salud. Primero se encuentran las condiciones donde el sistema inmunológico se debilita y no puede evitar que los invasores se asienten. En segundo lugar se encuentran las condiciones donde el sistema inmunológico está tan acelerado que su exuberancia provoca inflamación y la destrucción accidental de tus propios tejidos sanos.

Condiciones de inmunidad débil

Primero observemos las enfermedades que resultan de una inmunidad debilitada. Un sistema inmunológico desgastado puede abrir la puerta a infecciones mortales, pero esto es sólo un peligro. El cáncer también puede echar raíces por un sistema inmunológico incapaz de reconocer las células cancerígenas. Puedes atender esta debilidad usando tratamientos contra el cáncer llamados inmunoterapias, nuevos medicamentos que ayudan al sistema inmunológico a localizar y destruir las células cancerígenas. Los medicamentos han llevado hacia el descubrimiento de un tratamiento para melanoma maligno, cánceres de pulmón, riñón, vejiga, cabeza, cuello y cérvix, y algunos cánceres de la sangre, como el linfoma de célula-B grande y la leucemia linfoblástica aguda.

Los tratamientos aprobados por la Administración de Alimentos y Medicamentos (FDA, por sus siglas en inglés) pueden ayudar al sistema inmunológico de tu cuerpo a encontrar y destruir el cáncer; sin embargo, un sistema inmunológico intacto y óptimo puede ubicarlo naturalmente. Algunos cánceres, como el mieloma múltiple y la leucemia, son enfermedades de las células inmunológicas que acaban con su capacidad de defender la salud.

La ironía es que los tratamientos tradicionales contra el cáncer, basados en una dosis alta de quimioterapia y radiación, en realidad debilitan el sistema inmunológico. Destruyen las células que crecen rápido, una forma efectiva de atacar el cáncer, pero también caen en el fuego las células inmunológicas y otras células sanas durante el tratamiento, dificultando la propia capacidad del cuerpo para defenderse contra el cáncer.

Las infecciones de ciertos virus también pueden destruir la capacidad del cuerpo de montar una respuesta inmunológica adecuada. Como describí en el capítulo 5, el síndrome de inmunodeficiencia adquirida (sida) es el clásico ejemplo de una inmunidad dañada, resultado de una infección por el virus de inmunodeficiencia humana (VIH). El virus del papiloma humano (VPH) merma la capacidad del sistema inmunológico para detectar y destruir las células infectadas, lo que después incrementa el riesgo de cáncer cervical, cáncer de pene y cáncer en la boca y las vías respiratorias superiores.[3] Una vacuna contra el VPH entrena al sistema inmunológico para destruir el virus que provoca el cáncer. La hepatitis B y la hepatitis C son otras infecciones que comprometen la capacidad del cuerpo de montar un ataque con su propio sistema inmunológico para eliminar las células infectadas.[4] Estos tipos de hepatitis también pueden derivar en cáncer de hígado.

Algunas enfermedades en realidad incapacitan al sistema inmunológico. Aunque la diabetes tipo 1 y tipo 2 son enfermedades diferentes, ambas vuelven más vulnerables a las personas ante una infección. La obesidad también hace que las personas sean más susceptibles a infecciones y debilita la respuesta inmunológica, creando un estado crónico de inflamación leve en el cuerpo.[5] En estas condiciones, consumir alimentos que incrementen la inmunidad sería beneficioso.

Antes de continuar, hay una advertencia importante: no todas las deficiencias inmunológicas se pueden atender con alimentación. Para que los alimentos tengan un efecto, necesitas empezar con un sistema inmunológico intacto, que tenga todas sus partes. Con algunas enfermedades hereditarias, las células inmunológicas son defectuosas y no pueden funcionar adecuadamente, así que los factores alimentarios probablemente no ayuden. Algunas de estas afecciones con defectos inmunológicos mortales tienen nombres que parecen trabalenguas, como ataxia telangiectasia, síndrome de Chédiak-Higashi y trastorno de inmunodeficiencia combinada grave.

Enfermedades de inmunidad hiperactiva

El otro lado de una inmunidad debilitada es un sistema inmunológico hiperactivo. El resultado son enfermedades autoinmunes, donde el sistema inmunológico se activa en el lugar equivocado, en el momento equivocado, provocando inflamación crónica y daño a los órganos. Un clásico ejemplo de una enfermedad autoinmune es la diabetes tipo 1, en la que el cuerpo crea los llamados autoanticuerpos contra las células beta-islotes productoras de insulina en el páncreas. Cuando se destruyen las células, la insulina no se genera adecuadamente y el cuerpo no puede procesar bien la glucosa. En la artritis reumatoide, los anticuerpos destruyen las articulaciones y provocan una severa discapacidad con un dolor atroz.

El lupus eritematoso, comúnmente llamado lupus, también es una colección de enfermedades autoinmunes en las que los anticuerpos lanzan ataques terribles sobre distintos órganos, incluyendo el corazón, los pulmones, los riñones, la piel, las articulaciones, el cerebro y la médula espinal. La esclerodermia es una enfermedad insidiosa en la que se reemplazan los órganos con tejido duro cicatrizado después de que los ataca el sistema inmunológico.

Aunque la causa exacta de la esclerosis múltiple (EM) sigue siendo incierta, el daño en esta condición ocurre a partir de los anticuerpos que destruyen la capa aislante de las células nerviosas en la médula espinal y el cerebro, llevando a una destrucción gradual que termina siendo fatal.

La glándula tiroides también puede ser un blanco autoinmune. En la tiroiditis de Hashimoto, los anticuerpos atacan la tiroides, incapacitando su habilidad de generar hormona tiroidea. En la enfermedad de Graves también participan anticuerpos que agreden a la tiroides, pero con un giro, pues el cuerpo produce anticuerpos que imitan la hormona de señalización para la producción de hormona tiroidea. El efecto es que la tiroides libera una cantidad enorme y a la vez inadecuada de hormona tiroidea, con una horda de efectos secundarios.[6] La gente con enfermedad celiaca sufre por los anticuerpos que estimula el gluten que consumen, lo que provoca una dolorosa inflamación intestinal y la destrucción de las células de la pared del intestino delgado.[7]

Los niveles de inmunidad hiperactiva provocan inflamación crónica. Los asmáticos tienen un sistema inmunológico al que le encanta reaccionar, lo que provoca inflamación severa en sus pulmones cuando se exponen a diversos factores ambientales. La piel y las articulaciones

se inflaman en personas con psoriasis. En afecciones como la enfermedad intestinal inflamatoria (enfermedad de Crohn y colitis ulcerosa) se
desarrolla una inflamación masiva en el intestino, haciendo que sangre,
se hinche y duela. En el caso de la colitis ulcerosa, la inflamación constante puede provocar el desarrollo de cáncer de colon.

Los alimentos que estimulan el sistema inmunológico

Mientras consideramos los alimentos que ayudan a las defensas inmunológicas, primero veamos los alimentos que estimulan la función inmunológica. Pueden ser importantes para ti si tienes una afección que
se beneficie de un sistema inmunológico más activo. Nota importante:
en internet hay muchas aseveraciones sobre alimentos que supuesta-
mente incrementan la inmunidad, pero muchos no tienen el sustento
de la evidencia. En este capítulo describiré las investigaciones que se
han hecho con humanos sobre alimentos específicos y cuáles demostraron un beneficio inmunológico.

Hongos

El champiñón, uno de los hongos comestibles más comunes, se come
crudo en ensaladas o cocido junto con una gran variedad de ingredientes en las diversas gastronomías del mundo. Son una buena fuente de
bioactivos, incluido el betaglucano, una fibra dietética que incrementa
la inmunidad. Investigadores de la Universidad del Oeste de Sydney, en
Australia, estudiaron a 20 voluntarios sanos a quienes asignaron una
dieta normal o una dieta normal más champiñones.[8] Los participantes
de este último grupo comieron 100 g de champiñones blanqueados al día,
casi el equivalente a 1.3 tazas a la semana. Para probar si los champiñones afectaban la función inmunológica, los investigadores midieron los
niveles de dos anticuerpos (IgA e IgG) en la saliva de los sujetos. Se
produjeron más anticuerpos en la saliva después de la activación inmunológica. Los investigadores descubrieron un incremento constante en
los niveles de IgA en los participantes, con 55% de incremento después
de una semana de consumir champiñones, y un aumento continuo de
58% por encima de los niveles base hasta dos semanas después de con-

cluir el consumo de champiñones. Comerlos activó el intestino, lo cual estimuló la producción de anticuerpos en el sistema inmunológico; éstos circularon hacia las membranas mucosas, donde se secretaron en la saliva.

Gran cantidad de estudios en laboratorios usaron extractos de otros hongos culinarios, como shiitake, maitake, enoki, rebozuelo y setas, y demostraron que también pueden activar las defensas inmunológicas.[9] Además de su valor culinario, algunas de las clases más populares de hongos comestibles tienen beneficios para la inmunidad.

Ajo negro

El ajo es reconocido como ingrediente y como remedio natural. Los antiguos griegos lo utilizaban para fortalecer a sus atletas y soldados, y como componente de tónicos curativos. El ajo fresco tiene un olor fuerte y penetrante, valorado en la gastronomía, pero cuando se madura, el ajo se vuelve casi inodoro. El ajo negro se encuentra como suplemento alimenticio y conserva sus potentes bioactivos, como la apigenina, que puede influir en el sistema inmunológico.

Investigadores de la Universidad de Florida, en Gainesville, estudiaron los efectos del ajo negro en el sistema inmunológico de 120 hombres y mujeres sanos, a mediados de sus veinte y principios de sus treinta, durante la temporada de resfriados y gripa.[10] Dos grupos recibieron un extracto de ajo negro o bien un placebo durante noventa días. Se tomaron muestras de sangre para analizar la respuesta inmunológica. Los sujetos recibieron la indicación de llevar un informe diario de su enfermedad, registrando cualquier síntoma, como secreción nasal, congestión, dolor de garganta, tos, fiebre o molestias en el cuerpo, y anotar si estuvieron demasiado enfermos como para no ir a la escuela o al trabajo.

Al final del estudio, el grupo que consumió extracto de ajo negro tuvo significativamente más células T inmunológicas y células citolíticas (NK) circulantes que el grupo del placebo. Fue impresionante que las células T generadas a partir del extracto de ajo negro estuvieran sobrecargadas y se pudieran replicar ocho veces más rápido que las de quienes tomaron un placebo. Las células NK también se estimularon con el ajo. Había 30% más células activas que similares en personas con el placebo.

Los informes de enfermedad mostraron que las personas que tomaron el extracto de ajo tuvieron 20% menos síntomas de resfriado y gripa, se alejaron 60% menos de sus actividades cotidianas y faltaron 58% menos días al trabajo. El estudio mostró una buena correlación entre el ajo negro, el incremento en la actividad de las células inmunológicas y menos enfermedad.

En otro estudio realizado por la Universidad de Medicina de la Prefectura de Kioto, en Japón, reclutaron pacientes con cáncer inoperable.[11] Cuando les dieron ajo negro durante seis meses, aumentó la actividad de sus células NK circulantes. Esto abre la puerta a la investigación de si el ajo negro puede ayudar a aumentar la respuesta inmunológica contra el cáncer en pacientes que reciben inmunoterapia. Los estudios ofrecen evidencia clínica de que el ajo negro puede fortalecer nuestra defensa inmunológica contra las infecciones cotidianas y potencialmente contra el cáncer.

Germen de brócoli

Son hilos vegetales de tres o cuatro días que tienen un sabor suave a nuez: deliciosos en una ensalada. Recuerda que el brócoli contiene sulforafanos, bioactivos potentes, los cuales activan el sistema inmunológico. Asombrosamente, el germen de brócoli contiene hasta 100 veces más sulforafano que el brócoli maduro común.[12] Si lo masticas muy bien percibirás el sabor a brócoli. La masticación es importante porque descompone las paredes celulares para liberar una enzima llamada mirosinasa, la cual es necesaria porque convierte el sulforafano, naturalmente inactivo en la planta, en su forma activa dentro de tu boca. Activarlo puede influir en las células de tu cuerpo.

Investigadores de la Universidad de Carolina del Norte, en Chapel Hill; de la Universidad de Stanford, y de la Universidad del Hospital Infantil Basilea, en Suiza, estudiaron el impacto que tiene el consumo de germen de brócoli en el sistema inmunológico realizando una prueba clínica que involucraba la vacuna de la gripa.[13] Querían saber si el germen podía ayudar a estimular la respuesta del cuerpo después de la vacuna. Los científicos incluyeron a 29 voluntarios sanos, cercanos a los 30 años, y les dieron dos tazas de germen de brócoli licuado o un placebo para que lo tomaran durante cuatro días. Los voluntarios recibieron una vacuna de gripa en aspersor nasal al segundo día de tomar el licuado. La vacuna llevaba un virus de gripa vivo, pero debilitado, hacia la membrana mucosa de la nariz.

El resultado mostró que los voluntarios que bebieron germen de brócoli tenían 22 veces más células T NK en su sangre, comparados con los que tomaron el placebo. Las células NK también tenían más capacidad para matar el virus, y la prueba fue que los voluntarios que bebieron germen de brócoli también tuvieron menos virus de gripa restante en las células de su nariz, demostrando que el cuerpo eliminó a los invasores con mayor efectividad. Comer germen de brócoli puede estimular tus defensas inmunológicas contra el virus de la gripa.

Aceite de oliva extra virgen

Es un componente vital en la dieta mediterránea, y los bioactivos que contiene, como hidroxitirosol, oleocantal y ácido oleico, pueden estimular tu sistema inmunológico. Investigadores de la Universidad Tufts, la Universidad de Massachusetts y el Instituto de Ciencia y Tecnología de Alimentos y Nutrición, en España, diseñaron un estudio clínico para ver si reemplazar el aceite (mantequilla y aceite de maíz) en la típica dieta de Estados Unidos con aceite de oliva extra virgen podía mejorar la respuesta inmunológica de una persona. Los investigadores seleccionaron a 41 voluntarios obesos o con sobrepeso del área de Boston, todos mayores de 65 años.[14] Los sujetos comieron una dieta común: alta en grasas saturadas y refinadas, y cereales procesados bajos en fibra dietética. Les dieron a todos una botella de aceite y un untable. Un grupo recibió aceite de oliva extra virgen español en su forma líquida y untable.[15] El otro grupo recibió una mezcla de aceite de maíz y de soya, y un untable de mantequilla. Durante tres meses, los participantes comieron la dieta de Estados Unidos, pero usaron sólo el aceite y el untable asignados. Ambos grupos consumieron un promedio de tres cucharadas de aceite al día. Los análisis de sangre revelaron que las células T inmunológicas en el grupo con aceite de oliva incrementaron su capacidad de activación y aumentaron en cantidad 53%. Las mismas células inmunológicas en el grupo que comió aceite de maíz y mantequilla no cambiaron.

El aceite de oliva también ayuda al cuerpo a reaccionar ante los alérgenos. El bioactivo hidroxitirosol, que se encuentra en el aceite de oliva extra virgen, ayuda a las células inmunológicas a producir interleucina-10, la cual reduce la inflamación.[16] La combinación de estos efectos demuestra que sustituir los aceites de cocina con aceite de oliva extra virgen en una dieta común de Estados Unidos puede tener beneficios antiinflamatorios y estimulantes de la inmunidad.

Cabe mencionar que no todos los aceites de oliva contienen la misma cantidad de hidroxitirosol. Un estudio del Instituto de la Grasa, en España, comparó los polifenoles de cuatro aceites de oliva extra vírgenes españoles, hechos con aceitunas de una sola variedad (arbequina, hojiblanca, manzanilla, picual).[17] Los niveles de hidroxitirosol más altos eran del aceite extraído de las aceitunas picual.

Ácido elágico

Muchos alimentos famosos contienen ácido elágico, un potente bioactivo con propiedades que movilizan las defensas de la salud. Las castañas, las zarzamoras, las frambuesas negras, las nueces de Castilla y las granadas tienen los niveles más elevados. Como mencioné en el capítulo 6, el ácido elágico tiene efectos antiangiogénicos que pueden matar de hambre los tumores y evitar que crezcan, pero en lo que respecta a la inmunidad, el ácido elágico puede ayudar a las células inmunológicas mejorando su capacidad para detectar y destruir células cancerígenas.

Científicos de la Universidad de Roma Tor Vergata, en Italia, descubrieron este efecto inmunológico en el cáncer de vejiga.[18] En el laboratorio, el ácido elágico mostró el crecimiento de células cancerígenas en la vejiga, previniendo que crearan proteínas y estimularan los vasos sanguíneos de los tumores. Esperaban esta reacción basándose en el efecto angiopreventivo del ácido elágico. Lo que descubrieron tuvo además implicaciones sorprendentes. El ácido elágico también redujo la producción de la proteína PD-L1 hasta en 60%. La PD-L1 ayuda a ocultar las células cancerígenas para que escapen a la detección de las células inmunológicas del cuerpo, volviendo invisible al cáncer. Cuando un cáncer no puede crear tanta PD-L1, el sistema inmunológico ubica con más facilidad a las células cancerígenas y convoca a las tropas inmunológicas para destruirlo.

Cuando se inyectó ácido elágico a la vejiga cancerosa de unos ratones, el crecimiento tumoral se inhibió hasta en 61%. Estos resultados sugieren que el ácido elágico tiene la capacidad de inhibir el cáncer ayudando a dos de los sistemas de defensa del cuerpo: la angiogénesis y la inmunidad. El ácido elágico es el primer bioactivo alimentario que ha mostrado tener la capacidad de atacar la proteína PD-L1 y su camuflaje. Es la meta de las inmunoterapias que ayudan al sistema inmunológico a deshacerse del cáncer. Si bien los estudios elágicos se realizaron en el laboratorio, sugieren que algunos alimentos tienen propiedades inmunoterapéuticas que pueden complementar el tratamiento contra el cáncer o asistir potencialmente al cuerpo en su propia capacidad de vigilar y prevenirlo.

Jugos de frutas con poderes estimulantes de la inmunidad

Jugo de arándano

Durante años se ha recomendado beber jugo de arándano para prevenir infecciones en la vejiga. Investigadores de la Universidad de Medicina de Sapporo, en Japón, demostraron ese beneficio en un estudio clínico con mujeres que padecían infecciones del tracto urinario (ITU). Las mujeres bebieron una taza y media de jugo de arándano todas las noches antes de dormir durante 24 semanas. En las mujeres mayores de 50 años, beberlo redujo la recurrencia de infección hasta en 40%, comparado con las mujeres que tomaban una bebida placebo.[19]

La explicación popular para este efecto es que el jugo de arándano cambia la acidez de la orina, impidiendo que las bacterias ganen terreno en las infecciones. Pero resulta que hay mucho más en esta historia. Investigadores de la Universidad de Florida, en Gainesville, diseñaron un estudio para investigar cómo influye el jugo de arándano en el sistema inmunológico.[20] Reclutaron a 45 voluntarios sanos y les dieron jugo de arándano o una bebida placebo que se veía exactamente como el jugo de arándano, con las mismas calorías, pero que no contenía sus bioactivos.[21] El estudio se realizó durante la temporada de gripa entre marzo y mayo. Cada sujeto bebió diario una botella de 400 ml (casi dos tazas) de su bebida asignada durante diez semanas. Lo mismo que en el estudio del ajo negro, todos llevaron un registro diario de los síntomas de resfriado y gripa durante el estudio.

Los análisis de sangre mostraron que beber el jugo natural de arándano tenía un efecto beneficioso en las células T gamma-delta, un tipo especial de célula T inmunológica que se encuentra en la pared intestinal y otras membranas mucosas del cuerpo, incluido el tracto urinario. Las células T gamma-delta son las primeras en responder ante la presencia de bacterias y virus que quieren invadir dichas membranas. En comparación con las células de los sujetos que tomaron el placebo, las células T gamma-delta en la sangre de quienes bebieron el jugo de arándano eran tres veces más potentes en su capacidad de división y expansión, lo que incrementa la defensa inmunológica.

Las células inmunológicas de sujetos que bebieron jugo de arándano también produjeron un incremento espectacular de 148% de la respuesta inmunológica contra la infección, después de tomar el jugo. El grupo placebo en realidad produjo 25% menos de esta señal inmunológica, por lo que eran más susceptibles a la infección.

Al correlacionar todos estos cambios con los informes diarios de la enfermedad, el grupo que consumió jugo de arándano tuvo 16% menos síntomas de resfriado y gripa. Los beneficios de beber jugo de arándano son claramente más que una leyenda urbana. Los arándanos activan el sistema inmunológico no sólo en la vejiga, sino en todo el cuerpo.

Jugo de uva Concord

Además de las propiedades protectoras del ADN que discutimos en el capítulo anterior, el jugo de uva Concord tienen beneficios estimulantes de la inmunidad. El jugo de esta uva oscura contiene bioactivos, como las antocianinas, las procianidinas y el ácido hidroxicinámico, que influyen en las células T. Otros bioactivos de la uva en el jugo, como la vitamina C y la melatonina, también activan el sistema inmunológico.[22]

Los mismos grupos de la Universidad de Florida, en Gainesville, que estudiaron el jugo de arándano realizaron un estudio clínico al azar, controlado con un placebo, del jugo de uva Concord y sus efectos en el sistema inmunológico.[23] Setenta y ocho hombres y mujeres sanos, de cincuenta a setenta y cinco años, recibieron 350 ml (1.5 tazas) de jugo 100% de uva Concord o una bebida placebo parecida que debían tomar diario durante nueve semanas. Los análisis de sangre mostraron que los sujetos que tomaron el jugo de uva Concord tuvieron 27% más células T gamma-delta protectoras que antes de comenzar el estudio. No hubo cambio en las cifras de células T del grupo placebo.

Una consideración importante de salud con cualquier bebida, incluso las endulzadas naturalmente, como en el caso del jugo de uva Concord, es el impacto que pueden tener en tu glucosa. Los jugos de fruta pueden contener mucha azúcar, lo que eleva tus niveles de insulina y estresa tu metabolismo. Los diabéticos y otras personas que necesiten controlar sus niveles de glucosa deberían tener cuidado al añadir jugos de fruta a sus dietas y consultarlo con su médico. Los pacientes de cáncer también deben cuidarse de las bebidas altas en azúcares por la evidencia creciente que existe de que el azúcar alimenta las células cancerígenas y las ayuda a crecer.

Moras azules

Han demostrado tener una influencia impresionante en el sistema inmunológico por sus bioactivos. Investigadores de la Universidad de Luisiana estudiaron los efectos inmunológicos de las moras azules con una prueba clínica al azar, controlada con placebo, en 27 personas cercanas a los 60 años que tenían síndrome metabólico.[24] Esta afección es la antesala de la enfermedad cardiovascular. Los participantes bebieron un licuado de moras azules o un licuado placebo dos veces al día, en el desayuno y la cena, durante seis semanas. Los licuados de moras azules eran de 300 ml (1.5 tazas) y estaban hechos con polvo de moras azules congeladas y secas, yogurt o leche. La cantidad de polvo de mora azul en cada licuado era el equivalente a dos tazas de moras azules frescas.[25] El placebo se preparó con los mismos ingredientes, menos las moras azules.

Los análisis de sangre antes y después del estudio mostraron que las personas que bebieron el licuado de moras azules tenían 88% más células inmunológicas llamadas células dendríticas mieloides en la sangre. Éstas ayudan a iniciar la respuesta inmunológica contra las infecciones. Los sujetos que bebieron el licuado placebo no tuvieron ningún cambio en sus células dendríticas mieloides ni en otra célula inmunológica.

Al final del estudio, los marcadores inflamatorios de las personas que bebieron los licuados de moras azules también disminuyeron, sugiriendo que las moras calman la inflamación excesiva incluso mientras estimulan la función inmunológica.

Investigadores de la Universidad de los Apalaches, en Carolina del Norte; de la Universidad de Montana, y de la Universidad Vanderbilt, en

Tennessee, colaboraron en un estudio que pretendía definir el impacto de las moras azules en el cuerpo después del ejercicio intenso.[26] Se sabe que los entrenamientos intensos pueden disparar un incremento breve de células inmunológicas, el cual se apaga inmediatamente después del entrenamiento. Los investigadores reclutaron a veinticinco voluntarios de treinta y pocos años en buena condición física, y evaluaron su consumo base de oxígeno, su ritmo cardiaco y su respiración. La mitad del grupo recibió bolsas preempaquetadas de moras azules (el equivalente a 1.7 tazas por porción) para que las comieran diario durante seis semanas. Siguieron lineamientos alimentarios estrictos para que todos tuvieran una dieta base similar. La otra mitad del grupo debía seguir la dieta, pero sin las moras.

Al terminar las seis semanas del consumo de moras, los participantes corrieron en caminadora durante dos horas y media. Primero, los investigadores tomaron muestras de sangre antes de correr. Luego, una hora antes de hacer ejercicio, quienes comieron las moras consumieron una porción de moras azules mayor a la usual (375 g, o 2.7 tazas de moras azules frescas). Inmediatamente después de que los participantes terminaran de correr, los investigadores tomaron otra muestra de sangre. Una hora después tomaron una muestra final para ver la progresión en sus células inmunológicas y el efecto de consumir las moras azules. Las muestras de sangre se analizaron buscando distintas células inmunológicas, incluyendo células T, células B y células citolíticas naturales (NK).

Los resultados fueron reveladores. Los participantes que comieron moras azules tuvieron casi el doble de células NK *antes* de hacer ejercicio, comparados con quienes no comieron moras. Normalmente, se esperaría que las células NK disminuyeran rápidamente después de un entrenamiento intenso, pero en el grupo que consumió moras azules, las células NK permanecieron elevadas al menos una hora después de que el ejercicio cesó.

La capacidad de las moras azules de incrementar las cifras de células NK es significativa. Las células NK son críticas para la respuesta inmunológica que elimina las células infectadas por virus o células tumorales, y pueden ayudar al sistema inmunológico a desarrollar recuerdos contra los invasores extraños. Estos estudios son particularmente interesantes porque revelan la dosis de moras azules necesaria para obtener este efecto inmunológico: en este caso, 1.7 tazas de moras al día.

Chiles

Pertenecen al género *Capsicum*, del cual proviene el nombre del bio-activo formidable responsable del picor, la capsaicina. Los brillantes colores, rojos, amarillos y verdes, de los chiles también te dejan ver la presencia de bioactivos como la zeaxantina, la luteína y los betacarote-nos, y cada uno tiene su propia actividad biológica. La capsaicina activa el sistema inmunológico, y se ha demostrado que incrementa las cifras de glóbulos blancos circulantes, al igual que de células B productoras de anticuerpos.[27]

Científicos de la Universidad de Connecticut estudiaron el efecto de la capsaicina en la respuesta inmunológica específica del cáncer.[28] En el laboratorio, ratones con fibrosarcomas, una clase de tumor agre-sivo, recibieron inyecciones de capsaicina. Los tumores dejaron de crecer o, en algunos casos, se encogieron por completo y desaparecie-ron. Cuando los científicos examinaron los residuos de cáncer bajo el microscopio, vieron que los tumores tratados con capsaicina tenían 42 veces más células agonizantes que los tumores sin capsaicina. Se dieron cuenta de que la respuesta era consistente con la muerte inmu-nológica del cáncer.

Los científicos estudiaron cómo la capsaicina colabora con el siste-ma inmunológico de los ratones en el caso de cáncer de colon que está creciendo. Descubrieron que la capsaicina activa las células dendríti-cas inmunológicas, que en realidad tienen receptores específicos para la capsaicina.[29] Parecido a una llave en específico para abrir un canda-do, la capsaicina enciende las células inmunológicas. De nueva cuenta, cuando trataron a los ratones con capsaicina, el crecimiento tumoral se redujo dramáticamente. La capsaicina estimuló el sistema inmunológi-co de los ratones para producir linfocitos T citotóxicos que matarían las células cancerígenas.

Si bien estos experimentos suministraron la capsaicina en la forma de una inyección directa al tumor, demostraron que el bioactivo de los chiles tiene un poder para movilizar y armar al sistema inmunológico contra las células cancerígenas. Para apreciar la potencia de la capsaici-na en estos experimentos con ratones, los científicos utilizaron sólo 200 microgramos de capsaicina en cada tratamiento, el equivalente de una quinta parte de un chile habanero.

Ostiones del Pacífico

Como expliqué en el capítulo 9, los ostiones del Pacífico tienen propiedades protectoras del ADN. Este tipo de ostión, uno de los más cultivados a nivel mundial, es cremoso, con un sabor salado que lo vuelve una opción muy popular entre los conocedores de mariscos. Si bien los ostiones son famosos por sus propiedades transformadoras como afrodisiacos, su efecto estimulante de la inmunidad debería recibir más atención. Esta actividad surge a partir de las proteínas que contiene.

Científicos de la Universidad Shandong, en China, compraron ostiones del Pacífico de una pescadería local y extrajeron los péptidos estimulantes de la inmunidad.[30] Durante 14 días, alimentaron ratones con células cancerígenas de sarcoma con este extracto de ostión para comparar el efecto entre el extracto, un medicamento de quimioterapia, ciclofosfamida, y ninguna clase de tratamiento. Los resultados mostraron que los ratones que comieron extracto de ostión tuvieron un increíble 48% de reducción en el crecimiento tumoral, comparados con los ratones sin tratamiento. Aunque los ratones tratados con quimioterapia sí experimentaron la mayor reducción tumoral, la quimioterapia también dañó el bazo y el timo. Dado que ambos son órganos inmunológicos, este efecto es un golpe indeseable contra el sistema de defensa inmunológico. En contraste, los órganos inmunológicos de los ratones que consumieron el extracto de ostiones incrementaron su tamaño, lo que sugiere que el extracto desplegó sus efectos anticancerígenos mejorando la función inmunológica. Los ratones que recibieron el extracto también tuvieron dos veces la cantidad de células anticancerígenas NK, en comparación con los ratones sin tratamiento, y 38% más que los ratones tratados con quimioterapia.

Lo fascinante de esto es que los ostiones contienen múltiples estimulantes de la inmunidad, incluso más allá de sus péptidos. Un grupo de científicos de la Universidad de Ciencia y Tecnología de Taiwán mostró que un polisacárido estimulante de la inmunidad se encuentra presente en los ostiones del Pacífico. Un extracto de estos polisacáridos puede estimular las células T y las NK.[31] Cuando alimentaron ratones de laboratorio con melanoma en crecimiento con polisacáridos de ostión, el crecimiento tumoral se redujo en un impresionante 86%, en comparación con los ratones sin tratamiento.[32]

Los ostiones también tienen beneficios antiinflamatorios, como revelaron científicos de la Universidad Nacional de Taiwán. Prepararon una solución al pochar ostiones durante cuatro horas y luego mezclar su carne con alcohol para extraer sus bioactivos, incluyendo proteínas y betaglucanos.[33] Los científicos alimentaron ratones con inflamación intestinal por una alergia grave a la ovoalbúmina, la proteína en las claras de huevo, con el extracto. Esta alergia provoca diarrea y daño inflamatorio graves en el intestino. No obstante, cuando los ratones alérgicos recibieron el extracto de ostión, su reacción a la ovoalbúmina fue considerablemente más leve. Su diarrea mejoró 30% y hubo 37% menos inflamación en su intestino. Bajo el microscopio, las células intestinales se veían casi normales a pesar de la exposición al alérgeno.

Una nota para los amantes de los mariscos: el ostión ahora añade a su currículum la activación de la defensa inmunológica, una respuesta antiinflamatoria y la protección del ADN. Estos beneficios deberían superar su reputación como afrodisiaco.

Regaliz

La raíz, no el dulce, se utiliza tradicionalmente como saborizante y en la medicina herbal para tratar malestares estomacales y respiratorios. Ya se descubrió que estimula la inmunidad. Entre muchos bioactivos, el regaliz contiene isoliquiritigenina, glabridina y ácido 18-beta-glicirretínico, un endulzante natural que es 50 veces más dulce que el azúcar y no eleva la glucosa. De hecho, el ácido glicirretínico en realidad reduce la glucosa, al crear células más sensibles a los efectos de la insulina.

Científicos de la Universidad de Montana estudiaron el regaliz y observaron que la glicirricina puede mejorar las defensas inmunológicas contra las infecciones virales.[34] Alimentaron glicirricina a ratones infectados con rotavirus, un patógeno altamente contagioso que invade el intestino y provoca diarrea. En humanos, el rotavirus provoca más de 30% de las muertes de niños por diarrea infecciosa en el mundo.[35]

Sus resultados demostraron que alimentar ratones con glicirricina aceleraba la capacidad de su cuerpo de deshacerse del virus hasta en 50%. Se logró incrementando la actividad de los genes en los intestinos que reclutan las células T inmunológicas para combatir infecciones. Aumentó la cantidad de células T guardianas de la pared intestinal y los nodos linfáticos. Curiosamente, las células B en los intestinos también se incrementaron. Recordarás del capítulo 5 que las células B producen anticuerpos para combatir las infecciones y memorizan cómo se ven las bacterias y los virus para responder a futuras infecciones.

Una advertencia sobre el ácido glicirretínico: los niveles altos pueden interferir con la regulación de sodio en el cuerpo. Esto significa que el consumo elevado de regaliz puede llevar a retención de sodio y presión arterial alta.[36] También puede alterar los niveles de potasio en la sangre, afectando el corazón, y puede interactuar con ciertos medicamentos.[37] Si consideramos los efectos secundarios potenciales, deberías tener mucho más cuidado al consumir suplementos de regaliz. Consúmelo con moderación y observa tu presión sanguínea.

El regaliz también contiene polisacáridos bioactivos, los cuales promueven la producción de una proteína de señalización llamada interleucina-7, que le indica al cuerpo que genere más células T inmunológicas. Esto puede promover una respuesta anticancerígena en el cuerpo. Científicos de la Universidad Tianjin de Medicina Tradicional China, en China, hirvieron raíz seca de regaliz y crearon un extracto con los polisacáridos. Analizaron sus efectos antitumorales, al alimentar con él a ratones con cáncer de colon dos veces al día, durante dos semanas.[38] Los ratones con tumores normalmente pierden peso, al igual que los humanos con cáncer. Sorprendentemente, los ratones que recibieron el extracto de regaliz engordaron y a la vez sus tumores se encogieron 20%. Los órganos inmunológicos de los ratones —el bazo y el timo— incrementaron su tamaño y peso, exhibiendo un aumento de la actividad inmunológica.

Los análisis de sangre revelaron que los ratones que consumieron regaliz tuvieron más células T auxiliares y células T citotóxicas. Durante el estudio, estos ratones conservaron actividad, comportamiento y apariencia normales. En cambio, los ratones que no recibieron regaliz se demacraron, lo mismo que los pacientes de cáncer, y su pelo perdió brillo.

Cuando los científicos compararon los efectos antitumorales del regaliz con el tratamiento de quimioterapia en los ratones, descubrieron que alimentarlos con extracto de regaliz podía alcanzar 61% del efecto antitumoral de la quimioterapia, pero sin los efectos secundarios. Esta clase de investigación saca a la luz científica los beneficios asociados con remedios tradicionales, como la raíz de regaliz, un apoyo para la salud inmunológica.

Los alimentos que reducen la inflamación y la autoinmunidad

A veces, calmar un sistema inmunológico hiperactivo puede ser tan importante como estimularlo. Las enfermedades autoinmunes son padecimientos al parecer intratables que los médicos atienden con altas dosis de esteroides para suprimir la inmunidad. Pero el problema con los esteroides es que tienen efectos secundarios no buscados, como debilitamiento de huesos, adelgazamiento de piel, formación de cataratas, interferencia con la curación de heridas y psicosis. Los esteroides, aunque muchas veces son efectivos, son cuando mucho una solución imperfecta. Comer alimentos para domar el sistema inmunológico es un paso importante para las personas que padecen una enfermedad autoinmune. Un enfoque alimentario puede ayudar a proteger los órganos de la destrucción del fuego amigo de tu propio sistema inmunológico así como de los medicamentos utilizados para tratar las enfermedades autoinmunes.

Algunos alimentos pueden aliviar el sufrimiento de las enfermedades autoinmunes reduciendo la inflamación. Muchos bioactivos son capaces de lograrlo, al calmar las células inmunológicas inflamatorias. Otros alimentos tienen un efecto prebiótico y alimentan las bacterias intestinales sanas, las cuales, como vimos en el capítulo 8, pueden ayudar al microbioma a producir sus propios metabolitos antiinflamatorios, como el *butirato*. Estos metabolitos pueden desacelerar las células inmunológicas hiperactivas. Cuando se apaga la inflamación, es más fácil recuperar el equilibrio normal inmunitario en el cuerpo para regresar a un estado de homeostasis. Una solución alimentaria efectiva puede incluso permitir que los pacientes autoinmunes eviten la necesidad de medicamentos.

Cualquiera que haya experimentado o cuidado a alguien con los síntomas dolorosos y debilitantes de padecimientos como artritis reumatoide, lupus, esclerodermia, esclerosis múltiple o enfermedades intestinales inflamatorias avalará la importancia de aliviar los síntomas. Y una vez que pase lo peor, la meta de prevenir futuros ataques es una preocupación seria para la persona con una enfermedad autoinmune y su médico. Quedarse en remisión hace que la vida sea mucho mejor, y una estrategia alimentaria para lograrlo es toda una ganancia.

Una forma de evitar los futuros ataques es alejarte de los hábitos alimentarios conocidos por provocar inflamación.[39] Investigadores del

Instituto Gustav Roussy, en Francia, en un estudio con 67 mil 581 mujeres, demostraron que comer una dieta alta en proteína de carne o pescado es proinflamatoria y se asocia con un mayor riesgo de EII.[40] El consumo elevado de azúcar y refrescos en personas que también comen pocas verduras está asociado con gran riesgo de colitis ulcerosa, otra enfermedad intestinal inflamatoria.[41] Dado que algunos hábitos alimentarios se sabe que propician la inflamación, evitarlos es importante si intentas aplacar tu sistema inmunológico.

En la siguiente sección compartiré evidencia de algunos alimentos y hábitos alimentarios que pueden ayudar a tranquilizar un sistema inmunológico hiperactivo, además de ayudarte a equilibrar la inmunidad como parte de una estrategia defensiva de la salud.

Alimentos que contienen vitamina C para el lupus

El lupus no es una enfermedad, sino una colección de enfermedades autoinmunes severas en que los autoanticuerpos atacan las articulaciones, los riñones, el corazón, los pulmones, la piel y otros órganos. Alrededor de 5 millones de personas en el mundo padecen lupus. Los tratamientos se apoyan en medicamentos con un potencial incremental para inhibir el sistema inmunológico, pero muchas veces incluyen el riesgo de graves efectos secundarios.

Los alimentos que contienen vitamina C pueden ayudar a apagar la respuesta autoinmune del cuerpo. Investigadores del Instituto Miyagi de Investigación sobre el Cáncer, en Japón, dirigieron un estudio sobre la dieta y el lupus a lo largo de cuatro años. Siguieron a 196 mujeres con lupus inactivo o leve, de 21 hospitales en la Prefectura Miyagi, al noreste de Japón. Su edad promedio era de 40 años. Se analizó el daño a los órganos y la actividad actual de la enfermedad, y se les pidió que llenaran un cuestionario de alimentación.

Al analizar todos los hábitos alimentarios, los investigadores descubrieron que consumir la mayor cantidad de alimentos con altos niveles de vitamina C estaba asociado con 74% menos riesgo de lupus activo, en comparación con las mujeres que tenían bajo consumo de vitamina C.[42] La cantidad de vitamina C que mostró el mayor beneficio fue 154 ml al día, el equivalente de una naranja y media, 1.5 tazas de fresas rebanadas, 8 tazas de jitomates cherry crudos (que se pueden reducir para preparar una buena salsa) o 2 tazas de brócoli crudo. Otras buenas fuentes de vitamina C son los jugos de fruta, como camu-camu (una fruta brasileña), acerola (cereza del oeste de India), guayaba y toronja. El estudio Miyagi fue el primero en demostrar una relación entre la vitamina C alimentaria (en niveles fácilmente accesibles) y la actividad del lupus.

La vitamina C afecta el sistema inmunológico de muchas maneras, incluyendo un incremento en la producción de células Treg inmunológicas en el cuerpo.[43] Recordarás del capítulo 5 que las células Treg tienen un trabajo único: apagan la respuesta inmunológica para restaurar el equilibrio inmunitario del cuerpo.[44] Para una enfermedad autoinmune como el lupus, elevar los niveles de Treg puede ser útil en la prevención de ataques, manteniendo el sistema inmunológico en calma, lo que puede explicar el efecto beneficioso de la vitamina C.

Té verde

De nueva cuenta, el té verde aparece como estimulante saludable, ahora en las enfermedades autoinmunes. El principal bioactivo con que te has familiarizado, el galato de epigalocatequina-3 (EGCG), apaga la actividad del sistema inmunológico reduciendo la cantidad de células T proinflamatorias. Al mismo tiempo el EGCG incrementa la producción de células Treg, las cuales devuelven la actividad del sistema inmunológico a sus niveles normales.[45] No olvides que el EGCG también es antiangiogénico y protege el ADN, demostrando que la Madre Naturaleza puede incluir múltiples beneficios en un solo bioactivo.

Científicos del Centro Jean Mayer USDA de Investigación sobre Nutrición Humana y Envejecimiento de la Universidad Tufts estudiaron los efectos del EGCG en ratones que desarrollaron una enfermedad cerebral autoinmune similar a la esclerosis múltiple humana (EM). En los ratones, esto se llama encefalitis autoinmune experimental. Lo que sucede en el cerebro de los ratones es que sus nervios pierden su aislante, como se ve en la EM humana. El resultado es la pérdida de nervios, la inflamación del cerebro y la formación de cicatrices. Cuando les dieron EGCG oralmente a los ratones, sin embargo, sus síntomas eran mucho menos severos. Las células inmunológicas generaron menos proteínas inflamatorias después de que los ratones consumieron EGCG. Cuando examinaron su cerebro, había menos inflamación general y se redujo el daño nervioso.[46] Así pues, el té verde puede inclinar la balanza de un sistema inmunológico hiperactivo hacia un estado más equilibrado y reducir la destrucción inmunológica del cerebro.[47]

Investigadores de la Universidad de Shizuoka, de la Universidad de Medicina de Kansai, del Instituto Nacional de Ciencias de la Longevidad y la Universidad de Tokio colaboraron para investigar los beneficios del té verde en una enfermedad autoinmune distinta: lupus.[48] Utilizaron un modelo distinto con los roedores: los animales desarrollaban espontáneamente autoanticuerpos similares a los que se ven en el lupus, pero su efecto incluía un severo daño renal, complicación temida por los pacientes de lupus. Los científicos mezclaron el té verde en polvo en la dieta de un grupo de ratones durante tres meses. Un segundo grupo consumió una dieta normal.[49] Los análisis de sangre mostraron que los roedores que recibieron el extracto de té verde tenían niveles significativamente más bajos de autoanticuerpos, en comparación con los que comieron con normalidad. De hecho, los ratones que consumieron té verde tenían depósitos inmunitarios de la enfermedad 80% menores que los animales en la dieta común. Cuando los científicos examinaron los riñones, los que consumieron té verde presentaban cuatro veces menos daño de su enfermedad autoinmune, en comparación con el otro grupo. Dado su daño renal menor, los ratones que consumieron el extracto de té verde sobrevivieron el doble de tiempo que los que tuvieron una alimentación distinta.

Científicos del Centro Médico de la Defensa Nacional de Taiwán descubrieron un efecto protector similar.[50] Cuando les dieron EGCG a ratones propensos al lupus durante cinco meses, hubo mucho menos daño renal. Lo que descubrieron, además, fue que el té verde incrementa las células Treg, las cuales controlan la reacción inmunológica y reducen la dureza de la enfermedad.[51]

Este beneficio se ha visto en estudios humanos. Investigadores de la Universidad Ahvaz Jundishapur de Ciencias Médicas, en Irán, realizaron una prueba clínica de doble ciego, al azar, controlada con placebo, en 68 mujeres, entre los 15 y los 55 años, que sufrían de lupus.[52] Durante tres meses, un grupo recibió extracto de té verde en una cápsula que debían tomar diario que contenía una cantidad de EGCG equivalente a 4.7 tazas de té verde. El otro grupo recibió un placebo. Los investigadores observaron la actividad del lupus con pruebas médicas y análisis de laboratorio de rutina. Las participantes entregaron muestras de sangre y orina, y llenaron cuestionarios de alimentación y estilo de vida.

Al terminar los tres meses, los investigadores descubrieron que las mujeres que estaban tomando el extracto de té verde experimentaron el doble de reducción de la actividad del lupus. En cambio, las participantes que recibieron el placebo no tuvieron ningún cambio significativo en su enfermedad. Los niveles de anticuerpos anti-ADN en la sangre, un marcador de lupus, eran bajos en el grupo de té verde. Cuando se analizaron los cuestionarios de calidad de vida, quienes recibieron el extracto de té verde tenían una mejora de 30% en su funcionamiento físico y su salud general, en comparación con las mujeres que consumieron el placebo.

En conjunto, estos estudios señalan un retrato convincente del poder del té verde para calmar un sistema inmunológico hiperactivo, así como prevenir los síntomas y el daño a los órganos que provoca el lupus.

Hábitos alimentarios que calman las enfermedades autoinmunes

Dieta vegana viva y cruda

Las dietas crudas suponen comer alimentos en su estado natural no procesado, es decir, que no se cocina ni se calienta más allá de 40° C. Aunque algunas culturas aborígenes comen alimentos crudos, el concepto moderno de la alimentación cruda se originó como parte del movimiento Lebensreform (de vuelta a la naturaleza) de finales del siglo XIX y principios del XX, en Alemania, el cual se rebeló contra los "peligros" de la civilización. Aunque, técnicamente, una dieta cruda puede ser omnívora, la versión de una dieta cruda en la cultura de la salud es la vegetariana o vegana. Los defensores de la dieta cruda insisten en que los alimentos sin cocinar contienen más nutrientes naturales, más antioxidantes y menos toxinas que los cocidos. Los críticos señalan que una dieta cruda implica un mayor riesgo de enfermedades relacionadas con la alimentación y quizá no provea un equilibrio nutricional adecuado para tu cuerpo, además de que algunos beneficios de las dietas crudas se basan en falacias sobre los daños del proceso de cocción. Estudios genéticos han demostrado, de hecho, que el cuerpo humano evolucionó para comer una dieta cocida.[53]

Algunas dietas crudas se llamaron después dietas vivas porque enfatizan el consumo de alimentos germinados, los cuales se cree que

248

contienen enzimas beneficiosas derivadas de la germinación. Las dietas vivas pueden incluir alimentos fermentados con altos niveles de bacterias beneficiosas, como *Lactobacillus*. Se cree que, juntas, las dietas crudas, vivas y veganas tienen el potencial de reducir la inflamación y llevar a un estado menos amenazante de la inmunidad. Una dieta viva, cruda, vegetal puede entonces calmar las enfermedades autoinmunes, como la artritis reumatoide.

Investigadores del Hospital Central de la Universidad de Turku, en Finlandia, estudiaron el impacto de una dieta cruda y viva en 43 personas, la mayoría mujeres entre los 40 y los 60 años, con artritis reumatoide activa y crónica.[54] Todos los pacientes tenían articulaciones inflamadas y marcadores inflamatorios elevados en la sangre. Los investigadores dividieron a los pacientes al azar en dos grupos y les dieron una dieta vegana viva sin cocinar o les permitieron seguir su dieta omnívora normal durante un mes. La dieta de intervención incluía ingredientes vegetales remojados, germinados, fermentados, licuados o deshidratados. Los ingredientes incluían mantequilla de almendra, manzanas, aguacates, plátanos, betabeles, moras azules, zanahorias, nueces de la India, coliflor, alimentos fermentados (pepinillos, chucrut, avena), higos, ajo, mijo, col morada, algas, ajonjolí, germen (frijol mungo, lentejas, trigo), fresas, semillas de girasol, salsa tamari, trigo germinado y calabacitas. Todos los productos de origen animal quedaron excluidos. Los investigadores realizaron entrevistas y análisis de orina para asegurar que siguieran la dieta. Miraron las muestras de sangre y heces, y calificaron las mejoras en los síntomas como "altas" o "bajas".

Los resultados mostraron que 28% de los pacientes que seguían la dieta vegana estaban en el grupo de mejora alta, mientras que ninguno de los pacientes que consumieron la dieta omnívora de control recibió una puntuación alta. La estructura del microbioma fecal cambió significativamente en el grupo de la dieta viva, pero no en el grupo omnívoro. Estos hallazgos sugieren que una dieta viva puede mejorar los síntomas de artritis reumatoide al provocar cambios en el microbioma que reducen la inflamación.

Dieta alta en verduras y baja en proteína

Una dieta que calme la inmunología puede ayudar a pacientes con EM para que eviten una agudización de los síntomas o una recaída de la enfermedad. Investigadores de la Fundación Don Carlo Gnochi, en Italia, exploraron una dieta vegetal durante 12 meses como intervención para la EM.[55] Reclutaron a 20 voluntarios que tenían un historial de recaída y remisión de EM, una secuencia frustrante de rebotes de la enfermedad. Los participantes se eligieron por los hábitos alimentarios que indicaron llevar 12 meses antes de caer en uno o dos grupos distintivos. Un grupo había consumido una dieta alta en verduras, pero baja en proteína. Su dieta consistía principalmente en frutas y verduras frescas, leguminosas, nueces, cereales integrales y aceite de oliva extra virgen. Tenían un consumo bajo de pescado, aves, huevos y productos lácteos; comían poca azúcar o sal, y no consumían alcohol, carne roja ni grasas animales de ninguna clase. El otro grupo informó seguir una dieta típica occidental, consistente con el consumo regular de carne roja, carnes procesadas, granos refinados, alimentos endulzados y grasas saturadas. Durante el estudio, un nutriólogo profesional entrevistó a cada participante cada cuatro meses para asegurarse de que seguía comiendo la misma dieta.

Al inicio y al final del estudio, los participantes tuvieron una revisión de sus síntomas de EM. Sus resultados mostraron que los que comían una dieta alta en verduras y baja en proteína tenían tres veces menos recaídas de EM y dijeron tener menos discapacidad, comparados con las personas que consumieron la dieta occidental. De hecho, quienes siguieron la dieta occidental dijeron haber tenido un *incremento* de la discapacidad después de 12 meses. Los análisis de sangre demostraron que los participantes que comían la dieta vegana tenían menos células T inmunológicas en la sangre y menos niveles de células llamadas monocitos, las cuales se asocian con la inflamación. Esto fue consistente con la protección contra las recaídas y los síntomas de EM.

Los investigadores tomaron muestras de heces porque buscaban un vínculo entre la dieta de los participantes, su microbioma y las respuestas inmunológicas. Encontraron uno: los participantes de la dieta vegetal tenían niveles 35% más elevados de una bacteria intestinal llamada *Lachnospiraceae*, la cual produce los ácidos grasos de cadena corta antiinflamatorios que vimos en el capítulo 8. Esta bacteria también ayuda a madurar las células Treg, las cuales calman la respuesta inmunológica en la EM, lo que puede suprimir la enfermedad.[56] Aunque en este estudio sólo participó una pequeña cantidad de pacientes, las diferencias en las mejorías que se vieron entre los dos hábitos alimentarios y la actividad de las células T es muy prometedora, y quizá haga que las personas afectadas por EM cambien su hábito alimentario a uno vegetal.

Dieta del protocolo autoinmune

Otro patrón alimentario, llamado la dieta del protocolo autoinmune, toma el modelo de la dieta paleo. Se ha explorado como estrategia para aliviar la enfermedad intestinal inflamatoria (EII). Las personas que la padecen tienen síntomas gastrointestinales severos, como dolor abdominal, inflamación, diarrea, sangrado rectal, pérdida de apetito, pérdida involuntaria de peso. Si bien algunas medicinas sofisticadas, llamadas tratamientos biológicos, pueden ser útiles, no siempre llevan la enfermedad hasta un estado de remisión, además de que tienen efectos secundarios.

Veamos primero la dieta paleolítica. La dieta paleo es un protocolo de eliminación basado en la idea de que los alimentos que consumían los humanos durante la era paleolítica no provocaban inflamación en el cuerpo, comparados con los alimentos modernos procesados. Aunque, a decir verdad, hay evidencia escasa de lo que la gente realmente comía durante el Paleolítico, la dieta paleo se ha evaluado en estudios pequeños para determinar su impacto en la inflamación intestinal, y se especula que los efectos antiinflamatorios son útiles para un sistema inmunológico hiperactivo.

Un grupo de investigadores liderado por el Instituto de Investigación Scripps, en California, se dio a la tarea de determinar si una versión más estricta de la dieta paleo, llamada la dieta del protocolo autoinmune, podía beneficiar a los pacientes de EII. El protocolo elimina todos los alimentos que se consideran irritantes para el intestino y que provocan "permeabilidad" intestinal. De acuerdo con los principios detrás del protocolo autoinmune, estos alimentos incluyen todos los cereales, las nueces, las semillas, los productos lácteos, las verduras de la familia de las solanáceas (jitomates, papas y pimientos), todos los aceites vegetales y todos los endulzantes. (Recuerda, he comentado muchos de estos alimentos a lo largo del libro y te he mostrado la sólida evidencia de sus beneficios para la salud por medio de varios sistemas de defensa.) El protocolo autoinmune sí permite casi todas las verduras, pescados y mariscos ricos en AGP omega-3, proteína animal (incluido hígado), aceite de oliva extra virgen, alimentos fermentados y algunas frutas. Al inicio del protocolo hay una fase de eliminación en la que se omiten todos los alimentos "ofensivos". Entonces sigue un mes de seguimiento estricto de la dieta hasta que todos los síntomas de la EII desaparecen y el bienestar general mejora. Más adelante, los alimentos eliminados se reintroducen lentamente, uno a la vez, para reconstituir la diversidad en la dieta, hasta que los síntomas de EII comienzan de nuevo. Los alimentos ofensivos se omiten y mantienes tu dieta sólo con los alimentos tolerados.

En el estudio clínico de Scripps, 15 de los pacientes con enfermedad intestinal inflamatoria activa (ya sea enfermedad de Crohn o colitis ulcerosa) quedaron en un protocolo de dieta autoinmune de 11 semanas.[57] Aunque fue un estudio pequeño, seguir el protocolo autoinmune llevó a una mejoría muy clara en la severidad gravedad de la EII. Para los participantes con enfermedad de Crohn, el protocolo llevó a 51% de mejora en su calificación dentro del índice Harvey-Bradshaw, el cual se utiliza para medir la severidad. En los participantes con colitis ulcerosa, el protocolo redujo significativamente el sangrado rectal después de seis semanas y su calificación parcial Mayo, un sistema para medir qué tan seria es la enfermedad, mejoró 83%. En la semana seis, 73% de los pacientes habían experimentado una remisión, siguiendo así las once semanas que duró el estudio.

Los investigadores también descubrieron evidencia de una reducción de la inflamación intestinal en personas con el protocolo autoinmune. Una proteína llamada calprotectina, la cual refleja la inflamación, bajó 76% en el transcurso del estudio.[58] Por inspección visual del intestino con una endoscopia, los investigadores vieron mejoras en la pared intestinal de los pacientes al final de la semana 11 del estudio.

Un factor importante que debes tener en mente al evaluar los resultados del estudio Scripps es que la dieta no fue la única intervención para la enfermedad. La mitad de los pacientes también tomaron medicamentos para EII, incluidos tratamientos biológicos, como infliximab, adalimumab y vedolizumab. Es necesario hacer más estudios para analizar la dieta por sí sola, pero el protocolo autoinmune parece ser útil en conjunto con tratamientos médicos, aunque no sea un reemplazo de éstos. El estudio Scripps tampoco examinó los beneficios de reintroducir alimentos a la dieta, importante en situaciones reales donde es mejor tener una dieta más diversa. Ya que el protocolo autoinmune es una dieta de eliminación, no es fácil que la gente se adhiera a ella durante un largo periodo de tiempo. Si bien no creo que las dietas de eliminación a largo plazo sean ideales para una alimentación sana, definitivamente es útil identificar qué alimentos provocan síntomas y evitarlos. Sólo esto puede dar alivio a los pacientes de una EII activa.

Unamos las piezas

Comer para ayudar a tu sistema inmunológico y que pueda defender la salud es como escuchar música con audífonos. Es fácil si cuidas el volumen; algunas veces necesitas subirlo y otras veces necesitas bajarlo a niveles más tolerables. Muchas veces necesitas estimular el sistema inmunológico para protegerte contra las infecciones, como durante la temporada de gripa. Al igual que en situaciones estresantes, necesitamos fortalecer nuestra inmunidad. Una defensa inmunológica fuerte puede protegerte contra una miríada de enfermedades que provienen del exterior del cuerpo, como las infecciones, pero también puede defenderte de enfermedades que se desarrollan internamente, como el cáncer o los padecimientos autoinmunes. Y si tienes cáncer, definitivamente necesitas hacer todo lo posible para proteger tu sistema inmunológico y darles a tus defensas inmunológicas la mejor oportunidad de encontrar y destruir las células cancerígenas. Esto es particularmente preocupante si recibes una dosis alta de quimioterapia o radiación, ya que ambas apalean las defensas inmunológicas. Una dieta que estimule la inmunidad durante tu tratamiento contra el cáncer puede ayudar a que sea todavía más exitoso.

La moraleja de esto es: protege tu sistema inmunológico con todo lo que tienes. Si recibes una de las nuevas inmunoterapias contra el cáncer, las cuales confían en que tu sistema inmunológico eliminará las células cancerígenas, es vital que esté en su mejor forma. Tu médico no lo puede hacer por ti, pero tú puedes comer bien en casa.

Recuerda también que tu microbioma intestinal se comunica con tu sistema inmunológico a través de la capa gelatinosa de los intestinos llamada tejido linfoide asociado con el intestino (GALT). Cuando tus bacterias intestinales están sanas, ayudan a tu sistema inmunológico a mantenerte sano. Así pues, todos los alimentos en el capítulo 8 que mantienen sano tu microbioma también ayudan a elevar tus defensas inmunológicas. Por eso es importante no aislar las defensas de la salud poniendo atención a una sola; trabajan en conjunto. Los cinco sistemas de defensa que he detallado en este libro interactúan uno con otro para colaborar en el apoyo a tu salud.

Por otra parte, las enfermedades autoinmunes son afecciones serias en las que tu sistema inmunológico es demasiado agresivo y puede provocar un daño grave o hasta mortal a tus órganos. Ciertos alimentos y hábitos alimentarios pueden calmar el sistema inmunológico, reducir los síntomas y prevenir los ataques autoinmunes. Estas enfermedades nos enseñan que, cuando se trata de la inmunidad, quieres estar en la zona de Ricitos de Oro, donde el sistema no esté demasiado activo ni demasiado inactivo, sino lo justo. En cuanto a las enfermedades autoinmunes, quizá necesites constantemente ajustar un poco tu dieta para calmar la inflamación.

Como has podido ver, la sabiduría antigua sobre la alimentación para fortalecer tu inmunidad ya entró en la época científica. Si aprovechas la información de este libro, es más fácil que nunca llevar a la práctica cotidiana el conocimiento de los alimentos que influyen en la inmunidad.

ALIMENTOS CLAVE QUE AFECTAN EL SISTEMA INMUNOLÓGICO

Estimulan la inmunidad		Calman la inmunidad
Aceite de oliva (AOEV)	Hongos rebozuelo	Acerola (vitamina C)
Ajo negro	Hongos shiitake	Brócoli (vitamina C)
Castañas	Jugo de arándano	Camu-camu (vitamina C)
Champiñones	Jugo de uva Concord	Fresas (vitamina C)
Chiles	Moras azules	Guayabas (vitamina C)
Frambuesas negras	Nueces de Castilla	Jitomates cherry (vitamina C)
Germen de brócoli	Ostiones del Pacífico	Naranjas (vitamina C)
Granadas	Raíz de regaliz	Té verde
Hongo enoki	Setas	Toronja (vitamina C)
Hongo maitake	Zarzamoras	

PLANEA, ELIGE Y ACTÚA
Trabaja con tu comida

No importa lo bien que estés ahora, sino lo bien que estarás mañana.

ATUL GAWANDE

Es momento de mejorar la forma como abordas la comida y tus decisiones alimentarias. Todos los días, múltiples veces, tomas decisiones importantes que pueden inclinar la balanza a tu favor para vivir más tiempo y mejor sin ninguna enfermedad crónica temida. En la tercera parte te mostraré cómo poner en práctica tu nuevo conocimiento sobre las defensas de la salud y los múltiples alimentos que influyen en ellas.

He creado un esquema de 5 × 5 × 5 para que sea facilísimo incorporar alimentos que puedan ofrecer beneficios a tu vida diaria. Mi enfoque no es una dieta que sirva para todos; no se trata de un plan para perder peso. Es una forma sencilla que te ayudará a tomar decisiones sanas consciente y consistentemente, sin importar a qué te dediques ni dónde vivas.

La mejor parte es que el método que estás a punto de aprender no se basa en la eliminación, la restricción ni la privación, sino en los alimentos que te gustan más, tus preferencias personales. Qué maravilla sería que los alimentos que son sanos para ti también fueran tus favoritos. Esto es justamente lo que es posible, a partir de las investigaciones antes expuestas en estas páginas.

En los siguientes capítulos aprenderás cómo replantear tu cocina, descubrirás algunos alimentos excepcionales, pondrás en práctica el marco 5 × 5 × 5 y tendrás algunas recetas sencillas y deliciosas para comenzar tu nueva vida más saludable. Finalmente, te dejaré dar un vistazo único al movimiento vanguardista de "la comida como medicina": dosis alimentarias que han demostrado evitar enfermedades. *Puedes* comer para vivir mejor y sin enfermedades, y te mostraré cómo hacerlo.

Capítulo 11

El marco 5 × 5 × 5: comer para sanar

Has llegado hasta aquí. Primero aprendiste sobre los sistemas de defensa de la salud que ayudan a tu cuerpo a resistir las enfermedades y luego sobre los alimentos y las bebidas que estimulan dichas defensas. Ahora estás listo para entrar en acción, sanar tu cuerpo y armarlo contra las enfermedades. En este capítulo aplicarás todo tu nuevo conocimiento. Estoy a punto de darte un plan alimentario de por vida, basado en la fortificación de los cinco sistemas de defensa sobre los que ya aprendiste: la angiogénesis, la regeneración, el microbioma, la protección del ADN y la inmunidad.

No se trata de un plan para perder peso, tampoco de una dieta para complementar el ejercicio ni de un plan para tener más claridad mental. No es un plan dividido en comidas o días que te diga cómo vivir tu vida. Es algo mucho mejor. El plan es libre porque no te voy a decir qué tienes que comer (o no comer) en todo momento. En cambio, te daré una forma relajada de integrar a tu estilo de vida alimentos que incrementan tus defensas para que te veas mejor, te sientas mejor y vivas más tiempo.

Lo llamo el marco 5 × 5 × 5. En pocas palabras, es una forma de comer para sanar. Te ayudará a utilizar tu propia capacidad para sanar y salvar tu propia vida. El marco 5 × 5 × 5 es una estrategia que desarrollé para apoyar los cinco sistemas de defensa de la salud incorporando a tu alimentación actual cinco alimentos saludables que ya consumes y hasta cinco veces al día, en cada oportunidad que tengas para comer: desayuno, comida, cena y un par de momentos donde comas una colación o un postre.

Ya que el marco 5 × 5 × 5 no es una prescripción, se adapta al plan alimentario que estés siguiendo ahora, ya sea paleo, Whole30, Ornish, bajo en carbohidratos, vegetal, sin gluten, sin alérgenos o cetogénico, y es muy sencillo adoptarlo si no sigues ningún plan. El marco 5 × 5 × 5 no excluye a nadie porque es un concepto muy amplio que fácilmente puedes integrar a otros protocolos. Cualquiera puede hacerlo.

El marco también es personal y único, ya que lo creas basándote en tus preferencias, en lo que disfrutas. También te servirá si te gustan los lineamientos estrictos y eres un aficionado de las dietas que cuentan calorías y detallan planes semanales.

Es flexible y su implementación necesita muy poco esfuerzo, por lo que es muy fácil mantenerlo. No es restrictivo. Se trata de *añadir* alimentos beneficiosos a tu dieta, no de excluir otros. El plan te invita a añadir las opciones alimentarias que ya eliges, en lugar de omitir alimentos. Funciona si preparas varias comidas a la vez y divides las porciones con antelación, pero también funciona si preparas tus comidas cada día o si te encantan las sobras.

Todo en el marco 5 × 5 × 5 está sustentado en la ciencia que acabas de aprender en este libro y es universalmente atractivo porque te ofrece muchas opciones. Esto hace que funcione muy bien con principiantes, entusiastas de la salud, nutriólogos y asesores de salud y bienestar.

El marco 5 × 5 × 5 no es un programa arduo de 7, 10 o 30 días que te haga sufrir, sino un plan diseñado para que sea fácil continuar y puedas integrarlo a tu vida cotidiana a largo plazo. Es fluido y flexible, y toma en consideración que cada día es distinto, cada persona es única y las circunstancias cambian todo el tiempo.

Te mostraré cómo adaptar el marco para que puedas comer saludablemente en distintos ambientes y diversas situaciones. Para la mayoría de la gente no es realista que los obliguen a comer un mismo plan alimentario en todo momento. Mi filosofía es que la alimentación debe adaptarse a los alimentos que puedas encontrar, las circunstancias sociales en que te encuentres y tu presupuesto. El marco 5 × 5 × 5 funciona porque no se trata de encontrar la perfección, sino de tus decisiones. Las decisiones diarias sí importan, sobre todo porque ¡se suman!

Cómo utilizar el marco 5 × 5 × 5

- Primero, usa mis listas de alimentos en la página 265 y con ellas identifica tus alimentos favoritos entre los más de 200 elementos que benefician al menos uno de los cinco sistemas de salud. Esto te ayudará a crear tu lista de alimentos personalizada.
- Después, elige los cinco alimentos que vas a comer todos los días. Asegúrate de que cada uno apoye al menos uno de los sistemas de defensa y que cubras todos los sistemas con tu elección.
- Finalmente, consume los cinco alimentos al día como parte de una de las cinco comidas o colaciones, o en todas, o en otras "ocasiones" cuando comas. La mayoría de las personas tiene cinco encuentros con la comida todos los días (desayuno, comida, colación, cena, postre), y tal vez te parezca más fácil incorporar tus alimentos elegidos en estos cinco momentos. Pero puedes comerlos todos juntos en grupo. Puedes comer con tanta frecuencia, o sin ella, como desees, dependiendo de tu preferencia personal. Sólo asegúrate de comer los cinco alimentos cada día.

Más adelante, en el capítulo 14, te daré una guía muestra de comidas para ayudarte a aplicar el marco diario y compartiré algunas recetas deliciosas y fáciles de preparar que te mostrarán cómo incorporar ingredientes promotores de la salud de manera sencilla a lo largo de toda tu semana. También te daré detalles más específicos sobre cómo alimentarte de esta manera. Primero, no obstante, déjame contarte sobre algunos principios clave que utilicé para crear este marco.

La vida no siempre es perfecta

Tomar decisiones positivas con los alimentos fortalece tus defensas de salud, pero de vez en cuando estarás en una situación donde las buenas decisiones no sean fáciles o ni siquiera tengan cabida. Por eso tomar buenas decisiones con regularidad ayudará a equilibrar los efectos de las que no sean tan saludables y debas tomar ocasionalmente. También es la razón de que sea tan importante saber cuál es tu riesgo de salud en general, lo que podrás determinar con el análisis de riesgos en el apéndice B, el cual te permitirá tener una mejor comprensión de la urgencia o la flexibilidad que tengas. Si estás en la zona verde, puedes permitirte un poco más de libertad, pero si estás en la zona amarilla o roja, y te encuentras de pronto en una situación donde no puedes tomar una decisión saludable, vale la pena tomar el control de tus decisiones lo más pronto posible dentro del marco $5 \times 5 \times 5$.

En mi vida cotidiana, cuando sé que estaré en situaciones donde mis decisiones alimentarias están limitadas a elementos menos saludables, me lleno de mejores opciones antes, más tarde ese día o al siguiente. Entre más alimentos saludables consumas, menos espacio quedará en tu estómago —y en tu vida— para los alimentos no saludables. Permite que lo bueno desplace a lo malo.

Come lo que te gusta

El marco $5 \times 5 \times 5$ te da la libertad de elegir qué comer y cuándo comerlo. El principio es elegir tus alimentos favoritos entre una lista de alimentos reconocidos por estimular tus sistemas de defensa, los cuales se volverán parte de tu marco de salud personalizado. Tú eliges. Cada persona prefiere comer los alimentos que le gustan. Mi intención era crear un marco que no fuera una prescripción diciéndote qué *debes* comer ni una prescripción que te dijera qué debes *sacar* de tu dieta.

La gente que sigue planes muy restrictivos tiende a desviarse del camino y retomar sus viejos hábitos (muchas veces no saludables) cuando deja demasiados alimentos que le encantan. Si eres como yo, te aburrirás comiendo lo mismo una y otra vez. El marco $5 \times 5 \times 5$ está diseñado para evitar este problema con tus alimentos favoritos y puedes variar tus comidas. Es más fácil continuar un hábito sano cuando comes lo que te gusta.

Personaliza tu alimentación

Mi filosofía es que no hay un plan de salud que pueda servir y sea adecuado para todos. Los médicos saben que, en el futuro, nuestra labor con los pacientes será cada vez más personalizada. Estamos cambiando de una visión cuadrada a adoptar recomendaciones únicas para cada individuo, basándonos en las necesidades específicas de su cuerpo (y sus células y su genética) y sus deseos. La meta será combinar los mejores tratamientos con modificaciones en el estilo de vida, basándonos en la estructura y la situación individual de cada paciente.

Pero no tienes que esperar el futuro para beneficiarte de un acercamiento personalizado a la salud. Puedes crear tus propias soluciones utilizando el marco 5 × 5 × 5 para comer una dieta personalizada todos los días, tomando en cuenta lo que te gusta y lo que no, tus alergias y sensibilidades alimentarias, tus riesgos de salud, preocupaciones, circunstancias, presupuesto y todo lo que sea importante para ti. Si tienes alguna razón médica para no comer ciertos alimentos, también es personal. Elige los alimentos saludables que disfrutes y evita los que no.

Que sea sostenible

Un plan es sensato si puedes seguirlo y es exclusivo para ti. Intentar embonar en un plan diseñado para otra persona es como querer ponerte un par de zapatos que te quedan chicos. No te sentirás bien y no podrás soportarlos por mucho tiempo. En lo que respecta a la longevidad y la prevención de enfermedades, la diversidad alimentaria es buena. La salud como recompensa no viene de un solo elemento del menú. Es la mezcla de todos los alimentos que entran en tu cuerpo con el tiempo y finalmente inclinan la balanza a tu favor, en contra de la enfermedad. El marco 5 × 5 × 5 es sostenible porque es personal, está basado en tus gustos y se adapta a las circunstancias de la vida, así que puedes ceñirte a él.

Adáptate

Las circunstancias cambian con el tiempo, día a día, y aun en cuestión de horas. Cuando estás en la oficina, por ejemplo, tu acceso a los alimentos es distinto de cuando estás en tu casa durante el fin de semana. Las opciones que tienes en un restaurante varían enormemente de lo que tienes disponible en tu propia cocina. Cuando te invitan a la casa de alguien, la comida que amablemente decidieron preparar quizá no sea lo que por lo general eliges comer por tu cuenta. Si vas en la carretera o estás de vacaciones, tu destino puede tener opciones alimentarias completamente distintas de las que tengas en casa. Tu marco 5 × 5 × 5 está diseñado para ser flexible y adaptarse a cualquier situación conforme la vida cambie.

Como sucede con muchas áreas de la vida, ser capaz de adaptarse y resistir es clave para tener éxito. Me gusta pensar en la alimentación para vencer las enfermedades como si fueran artes marciales mixtas (AMM). En las AMM, dos peleadores entran en una jaula para competir en asaltos de cinco minutos. No se restringen a un solo estilo de pelea, como el box. En cambio, pueden usar múltiples estilos (aikido, box, judo, jiujitsu, kung fu, lucha) al enfrentarse a su oponente. La meta de sumar puntos y ganar va por encima de la rígida adherencia a un estilo o filosofía en particular. El maestro de artes marciales Bruce Lee, considerado uno de los pioneros de AMM, una vez explicó que la efectividad de su estilo de pelea era no tener un estilo. Incorporaba técnicas de varias artes marciales a su práctica para ser fluido y adaptarse. Lee incluso usó técnicas de esgrima para vencer a su oponente.

Esta clase de flexibilidad es igual de importante para la salud a largo plazo cuando se trata de la alimentación. Me refiero a esto: primero, necesitas tener una conciencia situacional agudizada (cómo es que tus emociones, hambre y estrés afectan tus decisiones alimentarias), las convicciones correctas sustentadas con evidencia científica y la voluntad de actuar. Después necesitas utilizar todas las herramientas a tu disposición. No todo el mundo puede encontrar alimentos orgánicos, sin OGM, de granjas sustentables y locales y de animales de libre pastoreo todo el tiempo. La gente tiene prisa, va por su vida muchas veces a un paso arduo, y hay ocasiones en que tiene acceso limitado o no tiene tiempo para encontrar los alimentos que de otra manera elegiría comer en una situación más cercana a la ideal.

El marco 5 × 5 × 5 funciona en estas circunstancias. Al abordar la selección de tus alimentos con fluidez, el marco 5 × 5 × 5 te permite mantener una dieta saludable usando los alimentos, las bebidas y los ingredientes saludables que tengas a la mano para activar tus sistemas de defensa contra las enfermedades. Sé consciente de las opciones saludables que tengas en tu entorno, anticipa las situaciones donde puedas encontrar alguna dificultad para tener acceso a comida de buena calidad y saludable, y trata de improvisar con lo que tengas a tu disposición. Una vez que hayas practicado la flexibilidad, comer para combatir la enfermedad se volverá un reflejo cotidiano, natural y relajado.

Pon en acción el marco 5 × 5 × 5

Este marco reúne toda la información que aprendiste en el libro y lo incorpora a un plan de acción sencillo que aumentará tu salud, mantendrá satisfechas tus papilas gustativas y te protegerá contra las enfermedades.

Así funciona. Cada uno de los "5" implica una acción que puedes tomar a favor de tu salud:

- 5 sistemas de defensa
- 5 alimentos defensores de la salud cada día
- 5 oportunidades de comerlos al día

Definamos cada uno.

El primer 5 en 5 × 5 × 5: los sistemas de defensa de la salud

Hay cinco sistemas de defensa en tu cuerpo: la angiogénesis, la regeneración, el microbioma, la protección del ADN y la inmunidad, los cuales conservan tu estado de salud en perfecto equilibrio. Cuando ocurre una ligera alteración en tu salud, los sistemas se ajustan para encargarse del problema y seguir funcionando tras bambalinas sin que te des cuenta. Es el estado de salud que debes conservar toda tu vida.

Si haces algo diariamente por cada uno de esos sistemas, fortificarás tu resistencia contra las enfermedades y desarrollarás el hábito de llenar todas tus bases el resto de tu vida. Para apoyar y fortificar los cinco sistemas de defensa, utilizarás el segundo 5.

El segundo 5 en 5 × 5 × 5: alimentos que defienden la salud

Hace referencia a *tus* elecciones de por lo menos cinco alimentos *favoritos* que puedas incluir en tu dieta todos los días. No necesitas permiso para comer lo que te gusta porque te ayudaré a crear tu propia lista de alimentos preferidos a partir de una base de datos de alimentos y bebidas con una asociación demostrada científicamente con uno o más de los sistemas de defensa. Algunos de los alimentos que te encantan influyen en un sistema, mientras que otros influyen en más de uno a la vez; incluso hay alimentos que estimulan los cinco sistemas al mismo tiempo. (Compartiré la lista contigo en el capítulo 13.)

Lo sorprendente es que al elegir los cinco alimentos para influir en cada uno de los sistemas de defensa todos los días, añades 35 alimentos promotores de la salud a la semana... ¡o 1820 opciones saludables al año! Estos depósitos en el banco de la salud contribuyen mucho para contrarrestar las decisiones alimentarias menos saludables que todos tomamos de vez en cuando. Hagamos las cuentas: digamos que tomas un total de 100 malas decisiones al año (alimentos fritos, carne roja a la parrilla, etc.). Si sigues el marco de $5 \times 5 \times 5$, un alto porcentaje de tus decisiones alimentarias serán saludables: 95%. De nueva cuenta, permite que lo bueno pese más que lo malo.

Para dejarlo claro, no son los únicos cinco alimentos que comerás cada día, sino los cinco alimentos que eliges añadir deliberadamente a los demás alimentos que consumas ese día. Asimismo, probablemente no serán los mismos todos los días. Puedes repetir de un día a otro si gustas, pero el punto es comer *por lo menos* cinco cada día. Por supuesto, eso no limita tus decisiones saludables. Puedes incluir cuantos ingredientes saludables quieras. Entre más comidas saludables vayas acumulando, más fuerte estarás y acumularás más saldo positivo en tu banco de la salud.

El tercer 5 en $5 \times 5 \times 5$: oportunidades para comer los alimentos que defienden la salud

El último 5 hace referencia a *cuándo* comes: comidas y colaciones. El hecho es que la mayoría de nosotros tenemos cinco momentos en el día para comer: desayuno, comida, cena y quizá una colación y un postre. Eso implica que tienes cinco oportunidades todos los días para comer alimentos saludables que tú elijas. La grandiosa noticia es que las cinco ocasiones sólo son opciones. Puedes elegir comer tus cinco opciones en una sola comida o repartirlas en tus comidas. Esto permite que tengas la flexibilidad suficiente para adaptar tu alimentación saludable a un cambio de circunstancias, incluidos los momentos en que tengas prisa o necesites brincarte una comida.

Hago hincapié en las cinco comidas para subrayar el mensaje de abundancia. No recomiendo que te saltes una comida o comas más de cinco veces. Todavía puedes aplicar el marco 5 × 5 × 5 si prefieres tener más o menos comidas al día. También puedes aplicarlo si prefieres picar varias veces al día. A la mayoría de las personas les parece más fácil incorporar sus cinco alimentos si los consumen durante sus cinco comidas, pero puedes hacer lo que te sirva mejor.

Una vez que comiences, te darás cuenta de lo fácil que es, ya que es flexible, lo puedes personalizar, es realista y transformará tus hábitos. Lo más importante de todo es que está basado en tus preferencias. Empecemos.

Paso 1: crea tu lista de alimentos personalizada

Para el marco 5 × 5 × 5 debes crear primero tu lista personalizada de alimentos (LPA) a partir de los alimentos que disfrutas actualmente. Creas tu propia lista siguiendo la lista maestra de todos los alimentos. Ya leíste sobre todos éstos en este libro. Ahora, toma una pluma, revisa la lista y marca el recuadro de *cada* alimento o bebida que te guste. Sé honesto. Toma el tiempo necesario porque tal vez algunos no los identifiques de inmediato. Búscalos en internet si no estás familiarizado con ellos. ¿Los reconoces? ¿Ya los comiste alguna vez? Incluso si no eres devoto de la comida saludable, con el marco 5 × 5 × 5 pronto te convertirás en un experto para elegir alimentos que apoyen tus defensas. Si hay en la lista algún alimento que de plano no te guste, al que seas alérgico o no puedas consumirlo de ninguna manera, ignóralo (no marques el recuadro).

Lista personalizada de alimentos

FRUTAS	
• Acerola	• Cerezas
• Arándanos	• Cerezas (secas)
• Arándanos (secos)	• Chabacanos
• Aronia negra	• Ciruelas
• Camu-camu	• Ciruelas negras
• Caqui	• Duraznos

- Frambuesas
- Frambuesas negras
- Frambuesas negras (secas)
- Fresas
- Granadas
- Guayabas
- Kiwi
- Lichis
- Mandarinas
- Mangos
- Manzanas (Granny Smith)
- Manzanas (red delicious)
- Manzanas (reinette)
- Melón amargo
- Moras azules
- Moras azules (secas)
- Moras goji
- Naranjas
- Papaya
- Pasas sultana
- Sandía
- Toronja
- Toronja rosa
- Uvas
- Zarzamoras
- Zarzamoras (secas)

VERDURAS

- Acelgas
- Achicoria
- Achicoria puntarelle
- Achicoria radicchio
- Ajo negro
- Alcaparras
- Apio
- Apio chino
- Arúgula
- Berenjena
- Berros
- Brócoli
- Brócoli rabe
- Brotes de bambú
- Brotes de helecho
- Cebollas
- Chiles
- Chucrut
- Col berza
- Col blanca
- Col china
- Col rizada
- Coliflor
- Colinabo
- Ejotes
- Endibia belga
- Endibia frisé
- Escarola
- Espárragos
- Espinacas
- Flor de calabaza
- Germen de brócoli
- Hojas de mostaza
- Jitomates
- Jitomates cherry
- Jitomates de piel oscura
- Jitomates mandarina
- Jitomates San Marzano
- Kimchi
- Lechuga morada
- Nabos
- Pao cai
- Papas violeta
- Romanesco

- Tardivo (achicoria de cosecha tardía) di Treviso
- Wasabi
- Zanahorias

LEGUMINOSAS/HONGOS

- Champiñones
- Chícharos
- Frijoles blancos
- Frijoles negros
- Garbanzos
- Hongos enoki
- Hongos maitake
- Hongos morilla
- Hongos porcini
- Hongos rebozuelo
- Hongos shiitake
- Lentejas
- Setas
- Setas melena de león
- Soya
- Trufas

NUECES, SEMILLAS, CEREALES INTEGRALES, PAN

- Ajonjolí
- Almendras
- Avellanas
- Cacahuate
- Castañas
- Cebada
- Cereales integrales
- Chía
- Linaza
- Mantequilla de almendra
- Mantequilla de cacahuate
- Mantequilla de nueces de la India
- Nueces de Brasil
- Nueces de Castilla
- Nueces de la India
- Nueces de macadamia
- Nueces pecanas
- Pan de masa madre
- Pan de cereal integral (pumpernickel)
- Pepitas
- Piñones
- Pistaches
- Salvado de arroz
- Semillas de girasol
- Tahini

PESCADOS Y MARISCOS

- Almejas Manila
- Almejas navaja
- Anchoas
- Atún
- Atún aleta azul
- Atún de ojo grande
- Berberechos
- Botarga
- Caballa (o macarela)
- Caviar (esturión)

- Halibut
- Huachinango
- Hueva de pescado (salmón)
- Jurel aleta amarilla
- Langosta espinosa
- Lisa gris
- Lubina negra
- Merluza
- Ostiones del Pacífico
- Ostiones orientales
- Pámpano
- Pargo
- Pargo azul
- Pepino de mar
- Pez de San Pedro (John Dory)
- Pez espada
- Robalo del Mediterráneo
- Salmón
- Salmonete
- Salsa de ostiones
- Sardina
- Tinta de calamar
- Trucha alpina
- Trucha arcoíris

CARNE

- Pollo (carne oscura)

LÁCTEOS

- Queso Camembert
- Queso cheddar
- Queso Edam
- Queso emmental
- Queso Gouda
- Queso jarlsberg
- Queso munster
- Queso parmesano
- Queso Stilton
- Yogurt

HIERBAS Y ESPECIAS

- Albahaca
- Azafrán
- Canela
- Cúrcuma
- Ginseng
- Mejorana
- Menta
- Orégano
- Raíz de regaliz
- Romero
- Salvia
- Tomillo

ACEITES

- Aceite de oliva (AOEV)

DULCES

- Chocolate amargo

BEBIDAS

- Café
- Cerveza
- Jugo de arándano
- Jugo de granada
- Jugo de mezcla de bayas
- Jugo de naranja
- Jugo de uva Concord
- Sidra sin colar
- Té de jazmín
- Té de manzanilla
- Té negro
- Té oolong
- Té verde
- Té verde sencha
- Vino tinto (Cabernet, Cabernet Franc, Petit Verdot)

Ahora observa tu trabajo. Felicidades, acabas de seleccionar los alimentos que disfrutarás de la lista maestra. Cada uno ha demostrado activar al menos uno de tus sistemas de defensa. Ahora, incorporemos esta información al siguiente paso.

Paso 2: márcalo

Ahora que ya identificaste tus alimentos favoritos, es momento de señalar cómo tus preferencias ayudan a cada defensa. Ve al apéndice A y saca una copia de la hoja de trabajo 5 × 5 × 5. Son varias páginas con listas de alimentos con el encabezado de sus distintos sistemas de defensa: angiogénesis, regeneración, microbioma, protección del ADN, inmunidad. Toma la lista del paso 1 y copia las marcas que señalaste a la hoja de trabajo en el sistema de defensa que activan. No importa si algunos de los alimentos que señalaste aparecen múltiples veces en la hoja de trabajo; esto se debe a que algunos alimentos afectan múltiples sistemas de defensa. Marca los alimentos que prefieras *cada vez* que aparezcan en la hoja de trabajo.

Una vez que hayas transferido tus alimentos favoritos a la hoja de trabajo, saca tu teléfono y toma una fotografía de cada página. Es un registro de tu lista personalizada de alimentos (LPA) 5 × 5 × 5 y podrás llevarla contigo a donde vayas.

Ahora que tienes tu LPA en tu teléfono, será fácil sacarla para elegir alimentos en un supermercado, restaurante o incluso una cena con amigos. Al principio quizá tengas que consultarla varias veces, pero cuando te hayas familiarizado con tus preferencias, identificar tus alimentos saludables favoritos empezará a ser un hábito. Las fotografías también son una buena lista de compras para cuando intentas decidir qué comprar.

Paso 3: elige cinco al día

Ahora ya estás listo para iniciar el marco 5 × 5 × 5 completo. Para cada día de la semana buscarás entre tu LPA y elegirás cinco alimentos diferentes, uno de cada categoría de defensa. Está bien si algunos alimentos influyen sobre más de un sistema de defensa. Estos cinco alimentos son los que te asignarás para comer cada día. De esta manera diariamente apoyarás todos los sistemas de salud.

Más allá de estos cinco alimentos, los que comas el resto del día son libres (por favor, elige opciones saludables y siéntete libre de elegir de las listas de este libro). Escribe los cinco alimentos que elegiste para cada día. Para facilitar esta parte puedes anotarlas en la aplicación de notas de tu teléfono, escribirlas en un papel o en tu diario. Si están en tu teléfono, las tendrás contigo a lo largo del día. Si planeas tus comidas o compras para toda la semana, empieza a preparar tus listas el domingo y señala todos los alimentos que quieras añadir a tus comidas a lo largo de la semana.

Muchos alimentos influyen sobre más de un sistema de defensa. Esto es bueno. Por ejemplo, los hongos son estimulantes de la inmunidad y del microbioma. Las naranjas son antiangiogénicas, ayudan a reparar el ADN y calman tu sistema inmunológico. La regla es ésta: si eliges un alimento que haga más de una cosa, contará como uno de tus cinco alimentos. Aún necesitas elegir cuatro más que toquen alguno de los sistemas de defensa. Si uno de tus alimentos influye en todos los sistemas, necesitas otros cuatro para que sean cinco alimentos.

Esto es fácil de seguir y no requiere que transformes por completo tu alimentación para el resto de tu vida. Es una forma práctica de añadir alimentos promotores de la salud a tu estilo de vida. Tal vez después de aplicar el marco 5 × 5 × 5 te sientas tan bien que quieras añadir más alimentos todos los días. Por favor, hazlo. También quiero retarte a elegir nuevos alimentos que no sabes si te gustan. Sólo marca el recuadro y toma una nueva foto. Tu LPA (tu lista) debe crecer y cambiar con el tiempo. A la larga te darás cuenta de que tienes múltiples opciones saludables en cada comida porque ya conoces qué alimentos empoderan tu salud. Tus amigos, familiares y colegas te preguntarán por qué elegiste los alimentos de tu plato y podrás decirles algo que no sepan. Comer para vivir se volverá instintivo y divertido.

Si estás interesado en elegir alimentos basándote en su capacidad de combatir una enfermedad en específico, te mostraré cómo pensar en estas opciones más adelante tanto en este capítulo como en el 15. Para una referencia rápida sobre qué alimentos influyen en cada sistema de defensa, ve el apéndice A. Encontrarás tablas que muestran qué sistemas de defensa influyen en ciertas enfermedades en la primera parte del libro.

Paso 4: come los cinco

Ya estás listo para la ejecución. Ve por los cinco alimentos que elegiste y cómelos en los momentos que elegiste. La flexibilidad es importante porque tu agenda y la calma de comer ciertos alimentos pueden cambiar de un día a otro y de una situación a otra. Depende enteramente de ti. La clave es activar los cinco sistemas de defensa todos los días. Ése es el marco 5 × 5 × 5. Con el tiempo tomarás tantas decisiones buenas naturalmente que casi todos los alimentos que comas cualquier día defenderán tu salud.

Paso 5: guía tu vida

Seguido me preguntan si este marco es compatible con ser paleo, pescetariano, cetogénico, vegetariano, vegano, llevar una dieta sin gluten o sin lácteos, o cualquier otra restricción. La respuesta es que sí. Si estás siguiendo una filosofía alimentaria en específico, aún puedes utilizarlo, pues en la lista personalizada hay muchas opciones alimentarias. Sólo necesitas estar familiarizado con los alimentos que tu dieta te impide comer y descartarlos de tu lista de preferencias.

Otra pregunta es qué pasa si me salto un día. El marco 5 × 5 × 5 se trata de hacer lo mejor que puedas y ver a largo plazo; recuerda, la meta es una buena salud y un menor riesgo de enfermedad en el transcurso de tu vida. Desviarte unos cuantos días del marco no destrozará tu salud para siempre. Y no hay necesidad de "hacer trampa", porque en el marco 5 × 5 × 5 tú eliges los alimentos desde un principio.

Los arquetipos del marco 5 × 5 × 5

La mayoría de nosotros vivimos una vida que embona en algunos escenarios comunes, los cuales presentan ciertos retos para una alimentación consistente y saludable. Así pues, creé una serie de arquetipos que te mostrarán cómo usar el marco 5 × 5 × 5 para llevar tu vida. Ve si alguno de estos arquetipos describe tu vida (tal vez te relaciones con varios, y también está bien). Sólo son ejemplos, todos somos distintos, pero te daré consejos que les han servido a otros (y a mí) para seguir un camino firme hacia la alimentación saludable. Las recomendaciones están diseñadas para ser valiosas en general. Incluso si no te identificas con la situación, ¡úsalas de todas formas!

El "padre ocupado"

Si tienes hijos, sabes exactamente a qué me refiero. Tal vez tengas hijos de varias edades o un niño pequeño. Sientes que tus hijos, tu pareja, tu jefe, tu familia política y los amigos que no tienes tiempo de ver te jalan en todas direcciones. Sientes que es demasiado duro sobresalir en cualquier área de la vida porque estás en demasiadas cosas. Si tienes niños pequeños o un hijo enfermo tal vez duermas poco o por episodios. Es posible que necesites llevar y traer a tu hijo de la escuela, de la guardería o de alguna actividad. Es difícil encontrar tiempo para cuidarte en esta etapa de la vida, pero realmente quieres mantener una dieta saludable como prioridad. Si no tienes el combustible adecuado, tu salud lo va a padecer. Tus hijos te necesitan como modelo de comportamiento y merecen un padre y una madre sanos. Lo mismo sucede con tu pareja.

Planear tus comidas puede ayudarte a obtener una mejor salud en este atareado momento de tu vida.

El marco 5 × 5 × 5 puede ayudarte de la siguiente manera cuando necesites planear con antelación:

- Reserva un poco de tiempo el domingo para revisar tu lista personalizada de alimentos. Considera la semana siguiente. Elige los cinco alimentos que quieres comer cada día.
- Si tienes pareja, haz que señale su propia lista por separado para que puedan comparar o combinar listas al momento de comprar, planear y cocinar.
- Planea cocinar grandes porciones con los alimentos que elegiste para defender tu salud y así tendrás preparadas cenas para toda la semana; puedes usar sobras de una cena como comida de otro día. De esta manera, consumes tus cinco alimentos durante la cena y la comida con un mínimo gasto de energía mental para pensar qué comer cada día. Un día para cocinar y preparar puede cubrir tus cinco alimentos diarios durante toda la semana. Algunas ideas para cocinar porciones grandes:
  - Prepara una olla de sopa o guisado que puedas servir en la cena y la comida al día siguiente.
  - Rostiza verduras y añádelas a varias comidas en el transcurso de la semana.
  - Cuece porciones grandes de cereales, como quinoa y arroz integral, para consumirlos a lo largo de la semana.
- Mientras tanto, ten a la mano algunas colaciones saludables, como nueces y fruta.
- Usa el servicio de entrega a domicilio de tu supermercado para llevar productos frescos y otros ingredientes hasta tu puerta y ahorrar tiempo.
- Revisa tu LPA cada vez que ordenes tu comida por internet.

El "viajero frecuente"

Eres un profesional ocupado. Tal vez estás expandiendo tu negocio o tu empleo requiere que viajes seguido. Sientes que siempre andas a la carrera, viajando de un lugar a otro. Seamos sinceros, cada vez que tienes que comer en el camino, ya sea en un aeropuerto, un vuelo, un autobús, un auto o en un hotel, la comida no suele ser muy buena para ti. De hecho, muchas veces es terrible. Ir a un restaurante para cada comida cansa. Y como estás de camino todo el tiempo, es difícil tomar decisiones saludables consistentemente.

Encontrarás situaciones donde debas usar la técnica de artes marciales mixtas (AMM) y adaptarte a las circunstancias usando lo que tengas a tu disposición. Si necesitas comer en un aeropuerto o durante un vuelo, lo primero que debes hacer es abrir tu teléfono y revisar si hay algo de tu lista personalizada en el menú limitado, y pide eso. Recuerda, cada comida o colación es una oportunidad de incrementar tus defensas. Haz lo mismo si estás en un hotel y necesitas ordenar comida al cuarto o comer en el restaurante.

Cuando sea necesario puedes utilizar el marco 5 × 5 × 5 de la siguiente manera:

- **Cuando te prepares para partir, revisa tu lista personalizada de alimentos y elige los que probablemente encontrarás en tu destino.** Esto te permitirá adaptarte mentalmente a tus opciones cuando llegues.
- **Elige de tu LPA alimentos no perecederos que puedas empacar fácilmente y llevar contigo antes de salir.** Por ejemplo, mezcla de nueces, barritas caseras y chocolate. Cuando cenes en un restaurante, tan pronto como abras el menú haz una referencia cruzada entre lo que ofrecen y tu LPA, y ordena cuantos ingredientes puedas de tus selecciones diarias. Si no ves nada que cubra tus necesidades, haz un pedido especial a la cocina para que los ingredientes entren en tu marco 5 × 5 × 5.
- **A veces encontrarás grandes ingredientes de tu LPA en las entradas, pero no en los platillos principales.** En ese caso, pide dos entradas que contengan ingredientes saludables en lugar de un platillo menos saludable.
- **Si te vas a quedar en un hotel durante algunos días y te sientes exigente, reserva una habitación con refrigerador.** Puedes ir a un mercado cercano y llenarlo con elementos de tu lista.
- **Compra té y café en una tienda local, o lleva tus propias bolsitas de té, prácticas para viaje.** (Mi favorito es una mezcla de té para la angiogénesis desarrollado por la Fundación de Angiogénesis y Harney & Sons.)

La "joven estrella de rock"

Todos los adultos jóvenes son estrellas de rock. Éste es el arquetipo: estás en tus veintitantos, viviendo con compañeros de departamento o tal vez por tu cuenta. Trabajas duro y también te diviertes mucho. Disfrutas tu libertad y tu independencia. Verte bien y sentirte bien es importante para ti, así que vas al gimnasio, corres un medio maratón y tal vez tienes un entrenador personal. Estar en forma es lo tuyo, pero comer saludablemente tiende a darse en oleadas. Seamos honestos: cuando sales en la noche es posible que a veces te enfiestes demasiado y definitivamente no es lo mejor para ti. Pero estás joven y tu cuerpo lo resiste, así que te recuperas fácilmente de ese abuso. Después de leer este libro ya sabes que el daño infligido a tu cuerpo hoy tendrá su precio más adelante en la vida. Tus defensas de salud hacen su magia ahora, pero el costo a largo plazo puede hacer que sufras seriamente en la siguiente fase de tu vida, una década o dos después. No quieres que te pase, pero tampoco quieres preocuparte por el futuro todo el tiempo.

Puedes divertirte y comer bien utilizando el marco 5 × 5 × 5:

- **Cada mañana, revisa tu LPA y señala los cinco alimentos que vas a comer ese día.** Haz que encontrar esos alimentos y señalarlos se vuelva parte de tu reto personal diario. Si consumes temprano la mayoría, te da más espacio para desviarte un poco del camino a lo largo del día y explorar cosas nuevas que encuentres cuando estés con tus amigos.
- **Descarga una aplicación que te permite registrar tus metas diarias.** Dado que seguramente eres una persona que disfruta lograr al 100%, podrás comer al menos esos cinco alimentos cada día.
- **Si haces ejercicio,** come la mayoría de tus cinco alimentos antes o después de entrenar para que se vuelva parte de tu rutina de ejercicio.
- **Si bebes café o té todos los días,** sólo piensa: acabas de consumir uno de tus cinco, así que ahora tienes que elegir cuatro más para comer en el día.
- **Motívate haciendo de esto una especie de competencia.** Encuentra un amigo o un compañero de trabajo que quiera aceptar un reto amistoso y ve quién puede cubrir al 100% el marco 5 × 5 × 5 más tiempo sin romper la racha.

- **Cocina tú mismo.** Aprende a preparar comida. Tener algunos utensilios básicos, los cuales comentaré en el siguiente capítulo, hará más fácil cocinar de forma saludable. Cocinar regularmente te da más control y flexibilidad para seguir el marco $5 \times 5 \times 5$ que cenar afuera diario.

La "sabiduría de la mediana edad"

Es otro clásico arquetipo. Después de construir una carrera y un hogar, finalmente llegaste a un punto donde puedes (casi siempre) manejar tu vida. Eres bueno para planear y ya eres un experto en equilibrar tu familia, tu trabajo, tu vida social y tus intereses personales. Tienes el control de tus decisiones y los recursos a tu disposición. Ya te conoces y estás cómodo con lo que te gusta y no te gusta.

En lo que respecta a la comida, sabes qué vas a comer y definitivamente qué no vas a probar. Eres una persona de hábitos, por elección. Aun cuando te consideras más joven de lo que eres cronológicamente, la realidad es que tus amigos se empiezan a ver viejos y a padecer enfermedades en las que ni siquiera pensaban hace 10 años. Es posible que hayas perdido algún amigo o miembro de tu familia por una enfermedad crónica. Te guste o no, tu propia mortalidad se introduce lentamente en tus pensamientos.

Incluso si eres sabio y de costumbres arraigadas, puedes utilizar el marco $5 \times 5 \times 5$ de la siguiente manera:

- **Usa tu autoconocimiento y tu experiencia para marcar los recuadros de tus alimentos preferidos en la lista.** Identifica otros que definitivamente te encantan y señálalos con un círculo.
- **Planea desde el fin de semana y elige los alimentos que quieres comer cada día por adelantado.** Enfócate muy bien y piensa exactamente cómo vas a conseguir comer en tu marco de $5 \times 5 \times 5$, y asegúrate de enfocarte en los alimentos que más disfrutas.
- **Si sales a comer, piensa a dónde vas a ir para encontrar alimentos dentro de tu LPA.** Tal vez ya sepas qué restaurantes pueden tener los ingredientes más saludables de tu lista. Ve cuántos alimentos de tu LPA puedes consumir en una sola comida.
- **Si no eres muy bueno en la cocina, preparar alimentos saludables se puede volver tu nuevo pasatiempo.** Mira videos de cocina en

276

internet o toma una clase para incrementar tus habilidades en la cocina. Al preparar tu propia comida, no sólo puedes darte a ti mismo el regalo de la salud, sino a tus amigos y familiares. (Te daré muchos consejos útiles y trucos de cocina en el siguiente capítulo, así que no te lo pierdas.)

Una persona que enfrenta una enfermedad grave

Si estás luchando contra una enfermedad, probablemente experimentes una sensación de urgencia al leer este libro. Quieres vencer la enfermedad y restablecer tu salud o la de alguien que amas. Aun cuando la situación tal vez parezca abrumadora, es posible que familiares, amigos y médicos estén haciendo todo lo posible por ayudarte. Quizá no tengas energía para planear o cocinar. Si estás enfermo, a lo mejor ahora ni siquiera tienes ganas de comer. Sin embargo, ten en mente que la comida es un arma que puede activar los sistemas de defensa naturales del cuerpo. Cuando los enciendes adecuadamente, tus sistemas de defensa saben cómo hacer que tu cuerpo recupere la estabilidad de su salud.

Ésta es una forma práctica de utilizar el marco 5 × 5 × 5 en tu situación:

- Siempre discute con tu médico cualquier cambio en tu dieta.
- Pide ayuda a tu familia, tus amigos o un grupo de apoyo para que te ayuden a revisar la lista de alimentos. Permite que te lean la lista. Tú les dirás qué recuadros señalar. Si ya te conocen y saben qué alimentos te gustan, deja que ellos lo hagan por ti y luego revisa la lista para asegurarte de que todo esté correcto. Pídeles que tomen una fotografía con su teléfono para que tengan una referencia cuando te lleven algo de comer.
- Pide a quien te ayude a comprar comida, planear menús y cocinar que también tenga tu LPA y haga un plan semanal.
- Es posible que no estés comiendo mucho, así que intenta meter los cinco alimentos en una sola comida o dos.
- Si estás en el hospital, pregúntale al nutriólogo a cargo si puede ayudar a que consumas los elementos de tu lista. Muy pocas personas disfrutan la comida estándar de un hospital, así que pregunta al nutriólogo si te pueden preparar una especial. Si necesitas

apoyo para que cubran tus necesidades, pide ayuda al defensor de derechos humanos del hospital.

- No importa qué enfermedad enfrentes, debes poner mucha atención a lo que comes porque tu dieta puede ayudar a fortalecer las defensas de salud de tu cuerpo y los alimentos correctos pueden trabajar en conjunto con tus medicamentos.

Recomendaciones para incorporar el marco 5 × 5 × 5

Para ayudarte a integrar este marco a tu vida, toma en cuenta los siguientes cinco consejos que comparto, los cuales fueron muy útiles para guiar la forma como abordé mi propia alimentación.

Salte del club del plato limpio

A pesar de tu crianza, el reflejo de comer todo lo que está en tu plato, sin importar la cantidad, no es sano. Todos hemos experimentado la terrible sensación de comer hasta sentirnos satisfechos y luego tener la presión de terminar todo lo que alguien más sirvió en tu plato. Dejar el plato limpio es una idea que inició en 1917, durante la Primera Guerra Mundial, cuando había escasez de comida, algo que terminó por contribuir a que se comiera en exceso y a la obesidad.[1]

Consume porciones moderadas en cada comida. Come hasta que ya no tengas hambre. Los japoneses tienen un principio llamado *hara hachi bun me*, que significa "come hasta que ocho partes [de diez] estén llenas" o "abdomen 80% lleno". Es una idea sensata porque tu cuerpo ya tuvo suficiente comida antes de sentirte satisfecho. El primer bocado sabe muy bien. Cuando empiezas a sentirte lleno, es posible que notes cómo los alimentos ya no parecen tan apetecibles como ese primer bocado, pero quizá sigues comiendo por hábito o porque te condicionaron a dejar tu plato limpio para "no desperdiciar".

Desde este momento te doy permiso para dejar comida en el plato. Come lentamente y permite que los alimentos en tu estómago provoquen la liberación de las hormonas de saciedad que le indican a tu cerebro cuándo apagar el apetito. Pueden pasar hasta 20 minutos antes de que esto suceda. Si engulles tu comida, todo lo que había en el plato ya estará en tu cuerpo antes de que entre la respuesta natural de saciedad. El resultado: comerás en exceso.

Cuando los alimentos empiecen a perder su atractivo, detente y considera si quieres seguir comiendo. Pon atención a tu cuerpo mientras comes, así que deja tu teléfono o tu computadora y apaga la televisión a la hora de comer. No pongas demasiada comida en tu plato. Y levántate de la mesa antes de que sientas la necesidad de que alguien te cargue.

Sáltate algunas comidas a la semana

La mayoría de los estudios sobre alimentación y longevidad muestran que restringir tus calorías incrementa el tiempo de vida. Una restricción de 15% de calorías a lo largo de dos años no sólo desacelera el envejecimiento metabólico, sino puede conducir a una pérdida de 9 kg, según un estudio.[2] Más allá de los beneficios antienvejecimiento y para perder peso, la restricción calórica es beneficiosa porque activa tus cinco sistemas de defensa de la salud. Las dietas de moda, como 16:8, 5:2, *Eat-Stop-Eat* y la dieta del guerrero restringen las calorías, pero hay maneras más sencillas de hacerlo.

Ésta es una: no desayunes o no comas algunos días a la semana. Es posible que ya lo hagas si tienes una vida ocupada y atareada. Esto reducirá 15% tus comidas. Si decides saltarte una comida, sin embargo, asegúrate de que ese día de todas maneras consumas los cinco alimentos. Es fácil hacerlo si los incorporas en una sola comida o colación. No obstante, en lo referente al ayuno, considera que todavía no se conocen los efectos a largo plazo de un ayuno excesivo y de la cetogénesis en personas sanas. Como sucede con cualquier cosa en la alimentación, las medidas extremas suelen llevar a ganancias a corto plazo, pero pueden tener consecuencias a largo plazo para tu salud. Sé razonable cuando te saltes una comida.

Sé consciente de lo que comes

Cada vez que tengas comida frente a ti, consúmela deliberadamente: toma un momento y piensa en lo que vas a comer. Piensa por qué: tu intención es ayudar a tu cuerpo a ser más sano, no sólo atascar tu sistema de masa o de calorías. Los alimentos contienen bioactivos. Ten la intención de que trabajen en pro de tu salud. Escucha a tu cuerpo. Antes de la época de los alimentos empaquetados, procesados, de la comida rápida y de la entrega a domicilio, la gente comía lo que era instintivo y natural para ella. Si lo dejas ser, el cuerpo está diseñado para estar en equilibrio, así que le dirá a tu cerebro lo que necesita. Ahora sabemos que la señal también puede venir de tu microbioma. Come con la intención de cuidar tus bacterias intestinales.

Come con personas que te agraden

Comer no es sólo cuestión de supervivencia; es un acto de cultura, de tradición y de placer. Las personas que viven hasta los 100 años en las llamadas Zonas Azules —Okinawa (Japón), Cerdeña (Italia), Icaria (Grecia), Nicoya (Costa Rica), Loma Linda (California)— comen de forma muy distinta, a veces sorprendente, lo cual los lleva hacia la salud y la longevidad. Pero lo que sí tienen en común es la comunidad y los fuertes lazos sociales. Es más fácil disfrutar tus alimentos en compañía de amigos y familia.

Evita cenar solo en la medida de lo posible. Los humanos somos una especie social, y comer por diversión suele involucrar a otros. Incluso los cazadores-recolectores comían con sus redes sociales de confianza para compartir la preciada comida que habían obtenido. En muchas culturas, comer en grupo permite que en la cocina se preparen más viandas, así que la diversidad de alimentos queda disponible para todos. Comer juntos muchas veces implica preparar la comida juntos. Cocinar hace que aprecies los alimentos que preparaste y te permite tener una mejor conexión con los ingredientes que introduces en tu cuerpo.

Prueba nuevos ingredientes

Experimentar cosas nuevas es parte del autocrecimiento. Eso es parte del atractivo de ver programas de cocina en televisión, guías de viaje y menús de restaurantes. Conforme te vuelvas experto en el marco 5 × 5 × 5 te darás cuenta de que hay muchos alimentos que apoyan las defensas de salud y nunca habías considerado. Varios de ellos te gustan y algunos quizá no, pero seguramente habrá otros que todavía no hayas probado. Te recomiendo que actualices tu LPA cada seis meses por un par de razones. Primero, ya que las investigaciones continúan revelando nuevos alimentos que demuestran vencer la enfermedad, podrías incluirlos en tu vida. Segundo, te invito a explorar alimentos que no has probado todavía porque el descubrimiento también es parte de tu manera de disfrutar la vida, sobre todo si involucra la buena comida. En el capítulo 14 te daré algunas recetas y un plan de alimentación muestra para que puedas empezar con el pie derecho. Primero, vayamos a la cocina.

Capítulo 12

Replantea tu cocina

Ahora que sabes cómo crear tu marco 5 × 5 × 5 personalizado, necesitas las herramientas para lograrlo... empezando por tu cocina. Tal vez eres una de esas personas con una vida ocupada que casi siempre cenan fuera, pero ése no es el mejor camino hacia la salud. Tener en casa las herramientas necesarias para preparar una comida o una colación saludables facilita la alimentación de tu salud.

La información de este capítulo te ayudará a obtener el mayor beneficio de los alimentos que quieras consumir. Para vencer las enfermedades necesitas elegir los alimentos correctos, guardarlos adecuadamente y prepararlos de manera útil para ese beneficio que se busca. Es importante no sólo por el sabor y la seguridad de los alimentos. El proceso de cocción correcto puede ayudar a retener o incluso amplificar las propiedades promotoras de la salud de tus ingredientes. Cuando comes fuera, no tienes el control de los ingredientes ni de su preparación. Cuando cocinas en casa, tú decides.

Necesitas las herramientas adecuadas para preparar y cocinar así como los ingredientes correctos en tu alacena. En este capítulo te ayudaré a reconsiderar tu propia cocina y te diré exactamente qué necesitas tener a la mano.

La cocina siempre ha sido el centro de mi casa. Cuando era niño, llegaba de la escuela y mi mamá siempre tenía algo delicioso cocinándose en la estufa. El recuerdo del aroma de las cenas durante mi niñez todavía me provoca una sensación de bienestar. Siempre estuve interesado en lo que se rebanaba, picaba, revolvía, asaba, freía o cocía, así que mi mamá me enseñó mucho de ingredientes y métodos de cocción. Con el tiempo aprendí a cocinar mis platillos favoritos siguiendo sus recetas.

Las cocinas de hoy son distintas de las de nuestros abuelos. Los utensilios y herramientas básicas de una cocina solían ser comunes, muchas veces regalos de boda para ayudar a la pareja a comenzar su vida o cosas que se heredaban de una generación a otra. Hoy en día, aunque algunas personas tienen muchos aparatos que atascan su cocina, inspirados en programas de televisión o infomerciales, algunas cocinas no tienen siquiera lo esencial. No necesitas muchos aparatos complejos para preparar comidas deliciosas y saludables, pero sí hay herramientas básicas que deberías tener.

Veamos algunas de las cosas que deben estar en una cocina saludable, desde los gabinetes hasta la alacena. También te compartiré las mejores técnicas que todo cocinero en casa necesita saber para cocinar fácil y saludablemente.

Utensilios

Toda cocina debe estar equipada con algunos utensilios indispensables para preparar y cocinar alimentos de manera saludable. Algunas personas prefieren una cocina minimalista y vacía, pero hay elementos básicos que necesitas tener para preparar comidas saludables en casa.

- **Cuchillos (cuchillo de chef de 20 cm, cuchillo para pelar):** los cuchillos de acero inoxidable o de cerámica son mejores y duran más. Además, son fáciles de limpiar.
- **Pinzas de metal:** te ayudan a sacar ingredientes calientes de una olla o sartén mientras cocinas.
- **Colador de metal:** para colar pasta, lavar verduras y enjuagar frutas.
- **Sartenes de calidad (una sartén grande y otra pequeña con capa de cerámica, de acero inoxidable o de hierro):** las sartenes no deben contener plástico para que puedas pasarlas de la estufa al horno y las puedas limpiar fácilmente.
- **Olla profunda con tapa:** para preparar caldos y sopas.
- **Olla holandesa o cacerola de hierro con tapa:** para guisados en el horno.

- **Moldes de cerámica o vidrio para hornear:** para rostizar verduras, pescados y aves.
- **Charolas para hornear:** es mejor el acero inoxidable, pero los productos de aluminio se calientan más uniformemente, lo que da un mejor resultado (hornea sobre una hoja de papel pergamino si utilizas charolas de aluminio).
- **Vaporera de bambú:** fácil de limpiar, ligera y cocina los alimentos rápidamente sin la necesidad de usar aceite.
- **Wok:** consigue uno de hierro o de acero al carbono; nunca compres uno antiadherente. Busca alguno que tenga las agarraderas de metal (no de plástico).
- **Arrocera:** te ayuda a preparar arroz fácilmente y sin esfuerzo. Sólo añades agua, presionas un botón y te avisará automáticamente cuando esté listo. No hay necesidad de cuidar la estufa para tener una cocción perfecta o preocuparte por quemarlo o que se pegue al fondo de la olla.
- **Molino de alimentos:** se usa para moler y cernir alimentos y así eliminar semillas, piel y trozos grandes. Consigue uno de acero inoxidable con varias cuchillas.
- **Horno eléctrico:** una alternativa para calentar rápidamente la comida sin usar el microondas.
- **Tabla para picar:** consigue una de madera; es lo mejor para tus cuchillos y la superficie más natural para cortar y picar alimentos.
- **Pelador de verduras**
- **Abrelatas**
- **Batidor de globo:** sólo de metal.
- **Rallador fino:** para rallar queso, nueces y cáscaras.
- **Molino de pimienta**
- **Cucharas de madera**
- **Cucharón de acero inoxidable**
- **Licuadora:** para preparar licuados y sopas.
- **Taza medidora de líquidos, de vidrio**
- **Tazas medidoras de sólidos, de acero inoxidable**
- **Cucharas medidoras de metal**
- **Molino de café:** consigue dos, uno para el café y otro para las especias.
- **Prensa francesa para el café:** permite que los bioactivos del café se queden en el agua, no en el filtro de papel.
- **Dispensador automático de agua caliente:** facilita preparar té sólo apretando un botón.

- **Sacacorchos**
- **Contenedores:** siempre de vidrio, nunca de plástico.

Los electrodomésticos que es "bueno tener" te permitirán abordar más sofisticadamente la preparación y conservación de los alimentos saludables. De ninguna manera son necesarios, pero serían grandes complementos para tus herramientas.

- **Batidora de inmersión:** un bastón puede moler alimentos en un contenedor (es fabulosa para preparar sopas).
- **Extractor de jugos:** es una forma sencilla de preparar toda clase de jugos.
- **Mortero o molcajete:** perfecto para moler ajo y preparar pesto.
- **Cepillo de hongos:** limpia los hongos sin tener que lavarlos, eliminando la tierra de los suelos donde se hayan cultivado o las compostas (muchas veces, paja y estiércol de caballo o gallina) si son de granja.
- **Plancha:** una superficie de metal que puedas colocar encima de la flama o de otra fuente de calor. Provee una superficie uniforme y evita que la grasa gotee hacia el carbón o el fuego, lo que puede provocar que se eleve humo tóxico. Debe ser de hierro y la puedes usar en un asador o en la estufa.
- **Olla exprés:** para conservar los nutrientes y cocinar más rápido.
- **Olla de cocción lenta:** una olla de cerámica eléctrica que te permite dejar una comida desatendida durante el día y tenerla lista cuando llegas a casa.

Deja espacio para lo nuevo

Cuando ayudo a equipar la cocina, lo primero que hago es deshacerme de lo viejo para dejar espacio a lo nuevo que es útil para la salud. Si miras con detenimiento, probablemente tengas cosas que ya no necesitas, no sirven o que sería mejor que no tuvieras. Si tienes algún elemento de la siguiente lista, deshazte de él:

- **Sartenes antiadherentes de teflón:** evita el teflón porque es muy fácil que se caliente excesivamente en la estufa. Cuando la capa exterior se sobrecalienta a altas temperaturas, libera vapores tóxicos que pueden provocar una enfermedad llamada gripa de teflón, la cual mata a las aves expuestas a ella. En los humanos, la afección se llama fiebre por valores de polímeros y puede dañar seriamente tus pulmones.[1]

- **Contenedores de plástico:** el plástico se descompone con el tiempo y contamina la comida. Guarda las sobras, las sopas y los guisados en contendores de vidrio, no de plástico.
- **Utensilios de plástico:** espátulas, cucharas, coladores, tazas medidoras, etcétera.
- **Vasos de unicel y de plástico:** ambos contienen químicos que pueden filtrarse hacia los líquidos calientes. Usa tazas de cerámica para tus bebidas calientes. Cuando sea posible, lleva tu propia taza si vas a comprar café en una cafetería.

Tu alacena

Durante la Edad Media, la alacena era un cuarto donde se guardaba el pan y otros alimentos. En la época moderna, la alacena muchas veces es un clóset o un gabinete en la cocina donde se guardan alimentos secos, frascos y alimentos empaquetados que no necesitan refrigeración. Si la tuya está bien abastecida con los ingredientes correctos, estarás listo para crear platillos saludables en cualquier momento y te podrás enfocar en comprar únicamente los elementos frescos en el mercado. No obstante, la alacena muchas veces se convierte en un cúmulo de alimentos olvidados, que nunca utilizaste y sólo ocupan espacio, así que te sugiero revisar y limpiar tu alacena con regularidad.

¿Hay alimentos que te regalaron y nunca piensas comer? ¿Alimentos viejos, empacados, que compraste para una receta en especial y nunca volviste a usar? ¿Alimentos que compraste en tus vacaciones y llevan años ahí guardados? Si la respuesta a cualquiera de estas preguntas es un "probablemente", es momento de tirarlos. Revisa tu alacena ahora y luego cada seis meses. Saca todo lo que esté caduco y tira (o dona) todo lo que no tengas intención de comer. Al depurar tu alacena con regularidad, evitarás que se acumulen los alimentos caducos y te servirá como recordatorio de los alimentos útiles para tu salud que ya tienes y puedes utilizar para cocinar.

A continuación comento algunos elementos básicos que debes tener en tu alacena. Al final del capítulo encontrarás información sobre la caducidad de estos productos.

Aceites y vinagres

- **Aceite de oliva extra virgen:** compra aceite de oliva de extracción en frío hecho con alguna de las siguientes variedades de aceituna, las cuales tienen los niveles más altos de polifenoles: koroneiki (Grecia), moraiolo (Italia) o picual (España). Guárdalo en un frasco o una botella oscura para protegerlo de la luz, ya que ésta puede hacer que se eche a perder y degrade los bioactivos.
- **Vinagres:** el vinagre balsámico añejado realmente viene de Módena o Reggio Emilia, en Italia, y es caro pero vale la pena. Si tu supermercado local no lo tiene, puedes comprarlo por internet. Además de su magnífico sabor, contiene el bioactivo melanodina, el cual previene el daño al ADN.[2] El vinagre de manzana también es un buen elemento que tener a la mano, ya que reduce los niveles de colesterol en la sangre.[3] Guárdalo en un lugar frío y oscuro. Algunos vinagres balsámicos se añejan 100 años, así que probablemente durarán mucho en tu alacena.

Alimentos secos

- **Especias:** albahaca, cardamomo, canela, clavo de olor, hierbas de Provence, nuez moscada, orégano, páprika, romero, tomillo, cúrcuma, vainas de vainilla. Guárdalas en contenedores de vidrio herméticos.
- **Pimienta negra:** contiene piperina, la cual incrementa la absorción de otros bioactivos en la comida, como la curcumina de la cúrcuma.[4] Compra pimienta entera y muélela al momento conforme la necesites.
- **Leguminosas:** variedades secas (frijoles rojos, frijoles negros, garbanzos, habas, frijoles flageolet, frijoles Great Northern, alubias, lentejas, frijoles pintos). Las leguminosas comienzan a perder su humedad natural en uno o dos años. Sus vitaminas se degradarán eventualmente y caducan después de cinco años.[5]
- **Arroz:** integral (los de California, India o Pakistán se consideran más seguros por tener menos presencia de arsénico; evita los de Arkansas, Luisiana o Texas)[6] o haiga (medio molido, todavía con el beneficioso salvado). Por la presencia natural de aceites en el arroz integral, sólo dura entre seis y ocho meses en la alacena.

- **Harina:** de trigo integral, sin gluten, de arrurruz, de coco y de amaranto. Guárdalas en contenedores herméticos.
- **Pasta/tallarines:** de trigo integral, tallarines con tinta de calamar y de trigo soba (el trigo sarraceno incrementa la inmunidad).[7]
- **Café:** compra granos tostados y muélelos conforme sea necesario. Guárdalos en un contenedor hermético y protégelos de la luz y el calor, ya que pueden degradar su sabor y sus bioactivos. Sigue abierta la discusión de si congelarlos es mejor para conservar el sabor, pero se desconocen los efectos que tenga congelar los granos de café en los bioactivos.[8]
- **Té:** verde, oolong, negro y de manzanilla, en sobres, bolsitas individuales o con la hoja suelta. Guárdalos en contenedores oscuros.
- **Nueces:** almendras, nueces de la India, nueces de macadamia, nueces pecanas, piñones y nueces de Castilla. Por su alto contenido de aceite, la mayoría no se pueden guardar durante mucho tiempo. Puedes congelarlas para que duren más, pero te recomiendo sólo comprar las que vayas a comer en el transcurso de unas cuantas semanas.
- **Fruta seca:** puedes revolver chabacanos, moras azules, cerezas, arándanos, mango, papaya y pasas con tus nueces para tener una gran colación. Muchas veces se utilizan sulfitos como conservador y pueden provocar reacciones alérgicas, pero la mayoría de las marcas orgánicas no los contienen.
- **Hongos secos:** los hongos morilla, porcini, shiitake y rebozuelo se pueden remojar y reconstituir en agua caliente, añadiendo un sabor intenso a cualquier platillo durante la cocción. Guárdalos en un contenedor hermético.
- **Productos del mar enlatados:** las anchoas, las sardinas, el jurel, el atún, las almejas y los chipirones en su tinta son manjares españoles y portugueses. Las latas pueden durar varios años, pero tíralas si gotean o están muy golpeadas.
- **Cereales integrales:** cebada, trigo sarraceno, cuscús, farro, avena y quinoa. Guárdalos en contenedores herméticos.
- **Semillas:** chía, pepitas, ajonjolí y semillas de girasol. Son ricas en aceites naturales y se vuelven rancias rápidamente a temperatura ambiente, así que no se conservan muy bien. Compra pequeñas cantidades.
- **Alcaparras:** entre las mejores se encuentran las alcaparras sicilianas de la isla de Pantelaria, conservadas en sal. Refrigéralas después de abrir.

Salsas y pastas

- **Sriracha:** una salsa picante famosa, preparada con chiles, vinagre y ajo, utilizada como dip; toma su nombre de Si Racha, un pueblo costero al este de Tailandia. La salsa debe estar en refrigeración después de abrir.
- **Pasta de chile:** una pasta picante hecha con chiles, que se utiliza para cocinar y sazonar.
- **Jitomates enlatados:** los jitomates San Marzano son los mejores por su alto licopeno.
- **Pasta de tomate:** se vende en lata o en frasco. Las mejores versiones son de jitomates San Marzano, y el producto concentrado tiene un sabor más intenso. Una vez abierto, debes guardarlo en refrigeración y usarlo antes de tres meses.
- **Pasta de anchoas:** una pasta preparada con anchoas, sal y aceite de oliva, para dar sabor. Puede durar años cerrada, pero necesita refrigeración al abrir.
- **Pasta de miso:** hecha con soya fermentada y salada, arroz y cebada, y empacada con sabor umami. Refrigérala después de abrir.
- **Salsa de ostión:** una salsa umami de Asia. Refrigérala después de abrir.
- **Salsa de soya:** un producto fermentado que se conserva mejor en un lugar frío y oscuro. Es mejor guardarla en refrigeración una vez abierta.

Endulzantes naturales

- **Miel de abeja:** la miel de manuka, de Nueva Zelanda, estimula el sistema inmunológico y es buena con té y limón para calmar las molestias de garganta.[9]
- **Jarabe de maple:** el ambarino grado A contiene más de 20 bioactivos polifenoles.[10]
- **Azúcar de maple:** un endulzante natural hecho con jarabe o miel de maple. Se ha descubierto que contiene 30 bioactivos polifenoles, algunos de los cuales presentan propiedades antioxidantes y antiinflamatorias.[11]

Un comentario
sobre el agua embotellada

Muchas personas tienen agua embotellada en su alacena para hidratarse fácilmente, pero te recomiendo evitar consumir agua de botellas de plástico con regularidad. Los estudios han demostrado que incluso sin el plástico BPA, las partículas de plástico, llamadas microplásticos, se quedarán en el agua que bebas. Un estudio encontró hasta 2 400 piezas de microplástico en 250 ml de agua embotellada.[12] Como alternativa, guarda una jarra de vidrio con agua fría en el refrigerador. Puedes agregar bioactivos útiles si incluyes rebanadas de algún cítrico, frutos con hueso (como duraznos), bayas, apio o pepino para crear una bebida refrescante con un sabor tenue.

Las mejores técnicas de cocción

Una alimentación saludable comienza con ingredientes frescos, de alta calidad, pero una vez que los tengas, necesitas saber cómo cocinarlos. Muchas técnicas se pueden utilizar para preparar alimentos saludables, pero algunas son más fáciles para la comida casera. Entre la plétora de programas de cocina en televisión, probablemente has visto casi todos los métodos culinarios que usan los restaurantes, pero enfoquémonos en los que puedes reproducir en casa.

Las siguientes técnicas básicas fácilmente pueden entrar en tu repertorio. Te permitirán preparar tus alimentos favoritos de formas diversas para que tus comidas sean interesantes, novedosas y atractivas. Quizá estés familiarizado con algunas de ellas, pero ya que estamos haciendo un plan, numerando los utensilios y los ingredientes, vale la pena mencionar la mejor forma de preparar tus comidas. Considera que ninguna técnica supone una fritura profunda ni calentar en microondas.

- **Cocer al vapor:** método de cocción muy sano que utiliza el vapor para calentar y cocer la comida en un recipiente de metal o de madera. Una vaporera de bambú puede entrar en un wok de hierro con agua hirviendo. Puedes hacer una versión de esto al envolver la comida en papel pergamino con un poco de líquido y hierbas, y meterlas al horno. Se conoce como cocción *papillote*. El líquido en el interior creará el vapor dentro del empaque, el cual sella los jugos de la cocción.

- **Blanquear:** técnica que consiste en sumergir verduras en agua hirviendo durante poco tiempo (la duración depende de la cantidad y el tipo de verdura), pasarlas a agua fría para detener la cocción y luego colarlas. Es una técnica excelente para preparar verduras para sofritos, quitar la piel y eliminar un poco de su sabor amargo.

- **Sofreír:** técnica de cocción rápida para alimentos rebanados en una pequeña cantidad de aceite caliente (no permitas que humee) en un wok mientras mueves constantemente. Esto sella el exterior de los ingredientes para guardar los nutrientes y el sabor mientras se cuecen rápidamente por completo. Ten cuidado de no usar demasiado aceite o de calentarlo de más hasta su punto de humeo. Si usas aceite de oliva para sofreír, que sea un aceite de oliva ligero, no extra virgen, pues se quemará y dejará un sabor desagradable en los alimentos.

- **Saltear:** técnica que utiliza una sartén caliente con un poco de aceite en la estufa para cocinar alimentos, por lo general rebanados o picados, hasta que estén listos.

- **Pochar:** colocar suavemente alimentos delicados, como pescado, en agua hirviendo (entre 80° y 90° C) para que se cuezan lentamente a una temperatura baja, mientras sueltan su sabor y sus bioactivos al líquido, el cual puedes utilizar para preparar una salsa o un caldo.

- **Hervir a fuego lento:** forma suave de cocer los alimentos en líquidos hirviéndolos primero y luego bajando la flama para que se cuezan justo bajo el nivel de hervor. Hervir jitomates a fuego lento para preparar una salsa transformará sus licopenos en una versión química más beneficiosa y lista para absorberse.

- **Estofar:** la comida se sella en una sartén de fondo grueso, luego se añade líquido (generalmente caldo) y otros ingredientes a la sartén, y se tapa muy bien. Se deja cocer al vapor hasta que esté lista y todos los sabores se hayan integrado. El líquido tiene mucho sabor y puede usarse como salsa.

- **Cocción lenta:** inspirada en la forma tradicional de guisar en el horno, esta técnica cocina los alimentos hirviéndolos en líquido a baja temperatura durante horas, usualmente con un aparato eléctrico, el cual permite dejar el platillo desatendido. La cocción lenta es conveniente para quien no está en casa o pasa la mayor parte del tiempo ocupado, pero de todas maneras quiere tener una comida sustanciosa.

- **Cocción a presión:** método de cocción rápida que utiliza vapor para crear altas temperaturas dentro de un contenedor hermético que reduce el tiempo de cocción. Es particularmente útil para cocinar en grandes altitudes, donde el punto de ebullición del agua baja y es difícil cocinar pasta uniformemente porque el agua no estará lo suficientemente caliente antes de que se empiece a evaporar. Ten cuidado: las ollas de presión tienen instrucciones de seguridad para evitar que el vapor atrapado provoque una explosión o quemaduras graves.

- **A la plancha:** es la forma de cocinar verduras, pescados o carne sobre una superficie de metal o de piedra plana extremadamente caliente, encima pero no en contacto con la flama. La plancha sella el exterior y mantiene los nutrientes y los sabores en el interior, parecido al sofrito del wok, pero en una superficie plana.

- **A la parrilla:** todos conocen esta técnica primitiva de cocción que deja la comida (por lo general en rejillas o en un asador) encima de una flama o de carbones calientes. Asar a la parrilla con la fuente de calor por encima de los alimentos se llama rostizar, y suele hacerse dentro de un horno. Lo que tal vez no sepas es que asar carnes a la parrilla (pero no verduras) produce hidrocarburos aromáticos policíclicos (HAP) carcinógenos, que se forman cuando el aceite de la carne cae hacia la flama y humea. El humo que se eleva deposita los carcinógenos en la carne cocinada. Asar a altas temperaturas también convierte los aminoácidos y las proteínas[13] de la carne en aminos heterocíclicos tóxicos (AHT). Las proteínas animales marinadas con antelación en aceite de oliva, cúrcuma, soya y frutos ha demostrado reducir la formación de carcinógenos durante la cocción.[14] Si cocinas verduras a la parrilla, que sea a fuego medio. Asegúrate de limpiar la parrilla muy bien para que no recojas los hidrocarburos aromáticos policíclicos cancerígenos en los trozos carbonizados de la última carne que cocinaste ahí. Asar verduras sobre una parrilla limpia no crea carcinógenos si no se queman. Recuerda, la comida quemada sabe mal y su consumo no es seguro.

- **Rostizar:** cocinar envolviendo los alimentos (como verduras o carne) con un calor seco y difuso en un horno. Los mejores resultados con carnes y verduras rostizadas se obtienen usando temperaturas muy bajas (120°-150° C) y revisando su cocción con un termómetro. Para añadir sabor y mantener la comida lo más hidratada posible, puedes usar una marinada, bañar la comida con frecuencia o añadir un poco de aceite de oliva.

- **Hornear:** usar calor seco en un horno para cocinar un alimento, por lo general uno que comienza como masa o pasta.
- **Marinar:** un paso preliminar para cubrir, remojar o sumergir un alimento en un líquido sazonado antes de cocerlo, ya sea rostizado, salteado, sofrito o incluso al vapor. Las marinadas pueden ayudar a suavizar carnes duras y ofrecen un poco de protección contra la formación de carcinógenos cuando se cocinan en un asador. Para pescados y verduras, las marinadas se usan como forma de añadir especias, hierbas y aceites que estimulan las defensas de la salud.
- **Encurtir:** técnica antigua en la que se sumergen verduras para fermentarlas en salmuera o vinagre y alejar su caducidad. El proceso modifica la textura y el sabor, lo que resulta en una versión única del alimento. El uso controlado de sal, vinagre y bacterias naturales contribuye al procedimiento. Encurtir las verduras permite que se conserven y se coman durante los meses de invierno. Como viste en el capítulo 8, muchos alimentos fermentados, como el kimchi, el chucrut y el pao cai son verduras encurtidas ricas en bacterias beneficiosas, así que los alimentos proveen probióticos.

Otras técnicas promotoras de la salud

Éstos son otros consejos promotores de la salud para la preparación y la cocción de tus alimentos:

- **Cuando cocines verduras, usa todas las partes comestibles.** En el caso del brócoli, no uses sólo los floretes, sino también los tallos. Lo mismo con los hongos. Aunque tradicionalmente cocinas la parte de arriba y tiras los tallos, ¡cómelos! En el caso del brócoli y de los hongos, los tallos contienen niveles más altos de bioactivos para las defensas que la parte de arriba (floretes y píleos). De la misma manera, compra zanahorias frescas completas, que incluyan las hojas, y cocínalas, ya que tienen propiedades antiangiogénicas. Y cuando cocines jitomates, no les quites la piel, pues contiene altas dosis de licopeno.

- **Evita la fritura profunda y nunca reutilices un aceite en el que ya cocinaste.** Cada vez que calientas un aceite, se descompone. Al recalentarlo, su estructura química se desestabiliza más y el aceite comienza a volverse rancio y a descomponerse en productos oxidativos que dañan tu ADN.

- **Si usas aceite, que sea de oliva extra virgen.** Pero no lo calientes de más (el de oliva ni cualquier otro), hasta que llegue a su punto de humeo, pues eso puede generar vapores tóxicos y convertir el aceite en dañinas grasas trans. Si estás salteando o sofriendo, sólo usa una sartén de hierro, de acero inoxidable o de cerámica antiadherente.

- **Recalienta la comida gradualmente en el horno o en la estufa, en lugar del microondas.** Evita usar el horno de microondas con alimentos almidonados porque el calor transforma el almidón en un polímero dañino (productos finales de glicación avanzada) que pueden acumularse en tu cuerpo y dañar tus órganos.[15] Si llevas comida al trabajo, que sea en contenedores de vidrio o de metal, no de plástico. Lleva la comida caliente en un termo para evitar recalentarlo en el microondas si en tu lugar de trabajo no hay un horno eléctrico o estufa.

Conserva los alimentos en el refrigerador

Una de las primeras cosas que haces cuando regresas del mercado con productos frescos es guardarlos. Ésta es una lista de frutas y verduras que deberían ir en el refrigerador, a menos que las vayas a comer de inmediato, y el tiempo que permanecen frescas. Revisar y limpiar tu refrigerador es importante para llevar una dieta saludable. Saber cuánto duran las cosas te ayuda a planear tus compras y saber cuánto deberías comprar cada vez.

ESTOS GUÁRDALOS EN EL REFRIGERADOR

Alimento	Caducidad
Acelgas	3 días
Achicoria radicchio	4 días
Apio	2 semanas
Arándanos	4 semanas

Alimento	Caducidad
Brócoli (incluyendo el brócoli rabe)	1 semana
Calabacitas	5 días
Cerezas	3 días en un tazón abierto
Chícharos (frescos)	4 días en sus vainas
Chiles (frescos)	2 semanas
Col blanca	1-2 semanas
Col china	3 días
Col rizada	3 días
Ejotes	1 semana
Endibias	5 días
Espinacas	3 días
Frambuesas	3 días en una sola cama, sobre una toalla de papel
Fresas	3 días
Frutas de hueso (chabacano, ciruelas, duraznos, mandarina)	5 días
Granada (entera)	3 semanas
Hongos	1 semana en una bolsa de papel
Jengibre (fresco)	3 semanas
Kiwi	4 días
Lechuga	5 días
Limones	3 semanas
Mango	4 días
Manzanas	3 semanas
Moras azules	1 semana
Naranjas	2 semanas
Sandía	1 semana entera, 2 días picada abierta
Uvas	3 días
Zanahorias	2 semanas
Zarzamoras	2-3 días en una sola cama sobre una toalla de papel

Cómo conservar pescados y mariscos

Comer pescado con regularidad es importante para tu salud. Si comes pescados y mariscos seguido, ya estás familiarizado con la logística de compra y cocción. Si eres novato con los pescados, quiero darte una idea general de lo fácil que es. Comparar pescados frescos de una pescadería es algo sencillo para la gente que vive en las costas. Los pescadores salen en la noche y venden su producto fresco a los comerciantes en la mañana. Sin embargo, para la mayoría de la gente en el interior del país, el pescado de los supermercados llega de la costa y se exhibe en cajas de hielo. Independientemente de dónde compres el pescado, el mejor plan es llevarlo a casa, lavarlo con agua fría, secarlo y comerlo ese día o al siguiente. Guárdalo en el refrigerador hasta que lo vayas a cocinar. El pescado que se congeló de inmediato y se selló al vacío en el mismo barco de pesca es una buena alternativa para tener pescado fresco. De hecho, puede ser incluso de mejor calidad, ya que se congeló minutos después de haberlo pescado. Si compras pescado congelado, guárdalo en el congelador, en su empaque, hasta que vayas a cocinarlo.

Los mariscos vivos, como las almejas y los ostiones, necesitan refrigerarse de inmediato, tan pronto como llegues a casa. Pásalos a un tazón sin agua (el agua fresca los matará) y cúbrelos con una toalla húmeda para que conserven su humedad (nunca los selles en una bolsa de plástico o se morirán). Guarda el tazón en el refrigerador. De esta manera, las almejas duran vivas hasta una semana, mientras que los mejillones duran sólo tres días. La langosta y el cangrejo frescos, o el calamar que se congeló en algún punto se echan a perder con mucha facilidad, por lo que debes comerlos el mismo día que los compres.

QUÉ CONSERVAR SOBRE LA ALACENA DE TU COCINA O DENTRO DE ÉSTA

Alimento	Caducidad
Aceite de oliva extra virgen	2 años
Ajo	2 meses
Alcaparras (selladas)	1 año
Arroz	6-8 meses
Azúcar de maple	4 años
Café (granos enteros)	9 meses

Alimento	Caducidad
Café (molido)	3-5 meses
Cebollas	2 meses
Cereales integrales	6 meses
Chalotes	1 mes
Especias secas	1-3 años
Fruta seca	6-12 meses
Harina	6 meses
Hongos secos	1+ años
Jarabe de maple	4 años
Jitomates (frescos)	3-4 días
Jitomates enlatados	1 año
Leguminosas (secas)	1-2 años
Miel de abeja	2 años
Nueces	6-9 meses
Papas violeta	3 semanas
Pasta de anchoas	Varios años, <1 año en refrigeración una vez abierta
Pasta de chile	1 + años
Pasta de miso	1 + años, <1 año en refrigeración una vez abierta
Pasta de tomate	1 + años, 3 meses en refrigeración una vez abierta
Pasta/tallarines	1-2 años
Pimienta negra	1-3 años
Piñones	2 meses
Productos del mar enlatados	3 + años
Salsa de ostión	1 año, 6 meses una vez abierta
Salsa de soya	Indefinido, 2-3 años una vez abierta
Salsa Sriracha	1 + años
Semillas	2-3 meses
Tés negros	2 años
Tés verdes	1 año
Toronja	1 semana
Vinagre	5-10 + años

Tu cocina ya está renovada, tienes tus utensilios y pronto manejarás las técnicas de cocción como un experto. Ahora veamos de nuevo los alimentos. A lo largo de la segunda parte leíste la evidencia que sustenta el beneficio para la salud de muchos alimentos y bebidas. En el capítulo 11 elegiste de las listas de alimentos basados en esas pruebas para construir tu lista personalizada de alimentos y seleccionar los que quieres comer para defender tu salud. A continuación, veamos cómo elegimos los alimentos que vamos a cocinar y comer. Te mostraré por qué algunos son realmente excepcionales y te hablaré sobre otros que quizá no has probado pero valdría la pena explorar si estás abierto a experimentar un poco.

Capítulo 13

Alimentos excepcionales

Quiero contarte sobre otro grupo de alimentos, los que me parecen excepcionales. Todos tenemos nuestra definición personal de lo que es excepcional y la tuya quizá esté conformada por lo que ves en los medios. La televisión muestra a chefs viajando a tierras extrañas y comiendo alimentos "raros". Los programas de concursos de cocina presentan ingredientes secretos inusuales. Los gurús del bienestar en internet hablan de los últimos alimentos de moda de la selva. Las empresas de comida, los expertos en bienestar y las cadenas de restaurantes te acosan con ingredientes publicitados como superalimentos. El atractivo de lo excepcional es comprensible, pero deberíamos basarnos sólo en la ciencia y evidencia, no en los mensajes comerciales, para decidir qué alimentos sobresalen. La meta es elegir lo esencial y no lo superficial.

En este capítulo te hablaré de algunos alimentos que considero excepcionales a partir de sus virtudes culinarias y de salud. Piensa en ello como una versión resumida de la lista de reproducción de *Comer para sanar*. Búscalos y pruébalos. No sólo son fáciles de introducir en tu marco 5 × 5 × 5, sino que abrirán tu mente y tu paladar a nuevos y emocionantes sabores.

Presento mi colección de alimentos excepcionales dividida en cuatro categorías. La primera es "Hallazgos en el mundo", que incluye alimentos poco conocidos que quizá no hayas visto, mucho menos probado. Estos manjares de ciertas culturas culinarias te pueden sorprender y encantar si los pruebas preparados por un experto.

Después siguen "Los increíbles", los alimentos con beneficios sorprendentes o incluso impactantes. Muchos de estos alimentos no suelen estar asociados con la salud, pero la ciencia ahora los valora. Los beneficios realmente harán que te desencajes y aprenderás datos curiosos que puedes usar para sorprender a tus amigos y colegas la próxima vez que hagas una reunión.

De ahí vamos a las "Victorias absolutas". Son los alimentos que mencioné en este libro, los cuales no sólo influyen en uno, sino en *los cinco* sistemas de defensa de la salud. Comerlos es el equivalente de batear un jonrón para tu salud.

Finalmente, te daré algunos consejos sobre cómo encontrar las mejores versiones de los alimentos que ya son buenos para ti, lo que yo llamo "Destacados". Esta sección te lleva por un paseo virtual del mercado y te dice cómo compran los expertos para obtener lo mejor de lo mejor.

Hallazgos en el mundo

Por todas partes del mundo, los paladares se vuelven más sofisticados conforme las culturas se entremezclan y se introducen nuevos alimentos hacia una y otra fronteras. El resultado es que en los supermercados de América del Norte, Europa y Asia puedes encontrar hoy en día muchos alimentos que antes se consideraban exóticos, como salsa de pescado, burrata y arroz negro. Puedes encontrar alimentos interesantes en tus vacaciones o tus viajes de trabajo, quizá por casualidad o porque un amigo, colega o lugareño te animó a expandir tus horizontes y probar algo nuevo.

Incluso si no eres famoso, los videos en internet, los programas de televisión, los nuevos restaurantes y los camiones de comida nos dan acceso a sabores que la mayoría de la gente no hubiera conocido hace una generación. Esos alimentos te ofrecen la oportunidad de tener una aventura culinaria. Son algunos de los alimentos de distintas tradiciones culinarias en el mundo que son excepcionales por la ciencia que sustenta sus beneficios de salud, no sólo por su delicioso sabor:

Flor de calabaza. Durante los meses de verano encuentras flor de calabaza en algunos mercados. La flor entera es comestible y tiene un sabor ligeramente dulce. Se utiliza en ensaladas, sopas, añadida a pastas o rellenas y horneadas. La flor contiene un bioactivo natural, llamado espinasterol, que protege al ADN contra las mutaciones, ayuda a la inmunidad y mata las células cancerígenas de senos y ovarios.[1]

Caqui. Fruta dulce, parecida a un jitomate, el caqui es originario de China, pero se ha vuelto popular en el Mediterráneo y en Turquía, y ahora se encuentra en muchas partes del mundo. Es el fruto nacional de Japón. Hay distintas variedades: una de ellas se llama *hachiya*, suave y dulce cuando está madura, y puedes comerla como una natilla, con una cuchara. Los extractos de caqui han demostrado matar las células cancerígenas de colon y próstata.[2]

Wasabi fresco. La parte comestible de un pariente japonés del rábano, el wasabi real es un tallo llamado rizoma, el cual crece bajo tierra y se cosecha a mano en la primavera o a principios del otoño. El tallo se ralla finamente para crear la pasta de wasabi, un condimento delicado y fragante que potencializa el sabor del sushi. El extracto de wasabi ha demostrado matar las células cancerígenas de mama, hígado y colon.[3] (Nota: la pasta verde que se sirve con el sushi en los restaurantes no es wasabi real, sino una imitación preparada con polvo de rábano y colorante verde.)

Melón amargo. De piel delgada, de apariencia espinosa, el melón amargo es un tipo de calabacita usado en las gastronomías de China, India, Indonesia y el Caribe, al igual que en la herbolaria. Su sabor único y amargo disminuye dramáticamente al cocerlo y de alguna manera incrementa los sabores de los demás ingredientes en el platillo. Lo amargo muchas veces es mejor porque incluye beneficios para la salud, y los bioactivos de este melón, responsables de su sabor, han demostrado matar las células cancerígenas de colon y senos, disminuir el colesterol y mejorar los niveles de glucosa en diabéticos.[4] No es una verdura que puedas cocinar en casa siendo novato. Tu primer encuentro con el melón amargo es mejor si se da en un restaurante o en casa de un amigo que sepa cómo prepararlo.

Brotes de helecho. En algunas partes del mundo encuentras en el mercado estos tentáculos comestibles con forma de espiral unas cuantas semanas a principios de la primavera. Como otros alimentos vivos, están llenos de bioactivos que activan tus sistemas de defensa, incluidas tus células madre y tu microbioma.[5] Puedes saltearlos con un poco de aceite de oliva extra virgen o comerlos crudos, rebanados en una ensalada. Sólo asegúrate de quitarles bien la tierra antes de usarlos.

Trufas. Son otro manjar del bosque. Si quieres regalarte algo realmente especial, intenta rallar un poco de trufa fresca en tu pasta, arroz, verduras, pescado o pollo. Este manjar, parecido a una pelota de golf mal formada (de donde tomó su nombre la versión de chocolate), es un hongo subterráneo que encuentran los cerdos y los perros en Francia, Italia y España durante los meses de otoño e invierno. Las trufas liberan un aroma inconfundible, resultado de químicos naturales parecidos a las feromonas humanas. También contienen un estimulante inmunológico llamado anandamida, el cual realiza un trabajo doble como neurotransmisor. Increíblemente, la anandamida activa los mismos centros de recompensa del cerebro que estimula el *cannabis*, los cuales provocan una sensación de euforia.[6] Otros bioactivos en las trufas protegen el ADN y mejoran el funcionamiento muscular y el metabolismo de energía.[7] Como uno de los alimentos más caros del planeta, las trufas son un manjar único en el que vale la pena gastar cuando tengas la oportunidad.

Ahora, unos cuantos hallazgos en el mundo marino que alegrarán tus papilas gustativas y tus sistemas de defensa de la salud:

Botarga. Es la hueva seca y salada de un pescado llamado lisa gris, que se encuentra en el Mediterráneo. La versión clásica de Cerdeña se llama *bottarga di muggine* y se encuentra en las tiendas de productos italianos. Es un verdadero manjar rallado como queso sobre pasta o arroz, y añade un sabor a mariscos a cualquier platillo. Como la mayoría de las huevas de pescado, la botarga es una fuente de AGP omega-3. Hay un beneficio añadido: los extractos han demostrado matar células cancerígenas del colon en las pruebas de laboratorio.[8]

Tinta de calamar. La mayoría de los cefalópodos (calamar, sepia, pulpo) rocían una tinta negra para escapar de sus depredadores. Los pescadores recolectan el saco de tinta del cuerpo de las criaturas, ya que este manjar de gran sabor se utiliza para preparar arroz y pasta en la gastronomía costera del Mediterráneo. Hay algunos platillos famosos con tinta, como la paella negra de España, el *risotto al nero di seppia* de Venecia y el espagueti negro conocido como *pasta al nero*.[9] Las investigaciones que se han hecho en laboratorio sobre las propiedades de la tinta muestran que puede tener efectos antioxidantes, antiangiogénicos, protectores de las células madre y estimulantes de la inmunidad.[10] La tinta de calamar incluso puede proteger el microbioma intestinal contra los efectos secundarios de la quimioterapia.[11]

Almejas navaja. Si eres un aficionado a los mariscos, te encantarán las almejas navaja. Estos inusuales moluscos reciben su nombre por parecerse a las antiguas navajas de rasurar de los barberos. Miden entre 15 y 25 cm de largo, y se venden vivas en los mercados del mundo para que simplemente las hiervas o las cocines a la plancha con un poco de aceite de oliva, ajo y vino blanco. No necesitas quitarles la concha porque, al cocerlas, la concha se abre completamente, soltando su jugo y el cuerpo de la almeja, que es fácil de quitar. La carne de la almeja navaja es dulce y suculenta. En el laboratorio, los extractos de la carne se obtienen remojándolas en agua caliente, y han demostrado incrementar la producción de anticuerpos para las células inmunológicas, mientras que son capaces de matar directamente las células cancerígenas de hígado y senos.[12]

Los increíbles

Las investigaciones sobre alimentos y salud algunas veces te llevan a descubrimientos increíbles. Algunos estudios incluso revelan cómo ciertos alimentos que antes se despreciaban por completo, por no ser saludables, o que se consideraban gustos culposos, pueden tener beneficios para la salud y merecen que se les eche un segundo vistazo. La belleza de la ciencia es que nos permite abrir nuestra mente a la evidencia que tenemos ante nosotros, a veces dándonos una nueva perspectiva sobre los alimentos. Los siguientes alimentos no son recomendaciones, pero sí hechos simplemente sorprendentes tomados de las investigaciones:

Cerveza. El exceso de cualquier bebida alcohólica es dañino para tus defensas de salud, y la cerveza sí contiene un montón de calorías que probablemente no necesitas.[13] No obstante, contiene bioactivos que flotan en el líquido durante su fermentación. Uno de ellos, el xantohumol, tiene efectos anticancerígenos, es antiangiogénico y puede retrasar el crecimiento de las células adiposas (así es).[14] Un estudio epidemiológico de 107 mil 998 personas demostró que beber cerveza está asociado con un riesgo menor de cáncer de riñón.[15] La parte no alcohólica de la cerveza también estimula las células madre que son buenas para el corazón, como vimos en el capítulo 7.[16]

Queso. El queso contiene grasa saturada y puede ser alto en sodio, ambos peligrosos para la salud por sí solos, pero los estudios de decenas de miles de personas en Suecia han demostrado que comer *pequeñas cantidades* de queso (hasta seis rebanadas al día) se asocia con un riesgo menor de ataque cardiaco.[17] Un estudio importante de Alemania, realizado con 24 mil 340 personas, descubrió que comer diario el equivalente a dos rebanadas de queso duro, como Gouda, jarlsberg, emmental o Edam se asocia con un riesgo menor de cáncer pulmonar y cáncer de próstata.[18] Estos beneficios, como mencioné en el capítulo 6, están relacionados con la vitamina K_2, la cual se encuentra en los quesos duros. Otros quesos, como el parmesano, el cheddar y el Camembert, alimentan las bacterias intestinales sanas de nuestro microbioma.

Chocolate. Como dulce, el chocolate es una golosina que contiene grasa saturada y azúcar procesada, dos ingredientes no saludables. Pero el chocolate amargo contiene grandes cantidades de sólidos de cacao, el ingrediente central que ofrece gran cantidad de beneficios. Un porcentaje mayor de cacao, junto con menos azúcar y pocos lácteos, hace que el chocolate amargo sea una golosina más sana. Consumirlo ha demostrado reducir el riesgo de cardiopatía y diabetes, proteger tu ADN y mejorar el microbioma intestinal.[19] Como vimos en el capítulo 7, beber chocolate caliente hecho con grandes concentraciones de cacao puede incrementar tus células madre y mejorar el flujo sanguíneo. Es más, puede cambiar las células de tu sistema inmunológico de un estado proinflamatorio a uno antiinflamatorio.[20]

Prosciutto y jamón serrano. Las carnes procesadas definitivamente no son opciones saludables. Si bien la fuerza de voluntad y la autodisciplina son virtudes, algunas personas simplemente no pueden dejar de comer tocino. Si necesitas comer jamón para gozar de la vida, recuerda la información del capítulo 6: el jamón ibérico de bellota está hecho con cerdos alimentados sólo con bellotas, y el prosciutto de Parma italiano está hecho con cerdos que se alimentaron con queso parmesano (beneficioso para las bacterias intestinales) y castañas. Tanto las bellotas como las castañas contienen AGP omega-3. Por tu salud deberías minimizar tu consumo de todas las carnes, en especial las procesadas (no hay estudios hechos con humanos que apoyen el beneficio de comer ninguna carne procesada), pero es sorprendente que estos dos jamones ofrezcan un poco de grasa saludable.

Comida picante. Hubo un tiempo en que la comida picante se consideraba un problema para la salud, por el potencial de acidez, pero las investigaciones han hecho que nos replanteemos la generación de calor y las propiedades promotoras de la salud que se encuentran en la capsaicina de los chiles, tanto frescos como secos. Un estudio masivo de China, donde regiones enteras consumen una gastronomía picante, mostró que comer alimentos con chile por lo menos una vez al día se asocia con una reducción del riesgo de muerte por cualquier causa, incluidos el cáncer, cardiopatía, infarto, diabetes, infecciones y enfermedad respiratoria.[21] A tus bacterias intestinales también les gusta el picante. Las investigaciones muestran que un microbioma alimentado con chiles puede mantener a raya la inflamación y la obesidad.[22]

Papa violeta. Estas distintivas papas de piel oscura e interior azulado ahora se encuentran en los mercados modernos y los menús de ciertos restaurantes. La forma más saludable de comerlas es probablemente al horno o hervidas, rebanadas como ensalada. Pero los científicos en los laboratorios han descubierto que la papa violeta es antiangiogénica y puede matar las células madre cancerígenas. Los efectos anticancerígenos se conservan si la papa se hierve, se hornea o se fríe.[23]

Frutos secos. Las nueces (almendras, nueces de la India, nueces de macadamia, nueces pecanas, piñones, pistaches y nueces de Castilla) por sí mismas no son increíbles; sabemos que comerlas es bueno para ti. Pero lo que pueden hacer para cambiar tu destino con el cáncer sí es increíble. Un importante estudio europeo mostró que consumir una porción y media de nueces (22 mitades de nueces de Castilla) al día se relacionaba con una reducción de 31% del riesgo de desarrollar cáncer de colon.[24] Lo más sorprendente es que el estudio de 13 centros reconocidos de cáncer, incluidas la Universidad de Harvard, la Universidad Duke, la Universidad de California-San Francisco y la Universidad de Chicago, demostró que comer sólo dos porciones de nueces a la semana se asociaba con una reducción increíble de 53% del riesgo de muerte en pacientes con cáncer de colon etapa 3, a quienes trataban convencionalmente con quimioterapia.[25]

Victorias absolutas

A lo largo de este libro has visto cómo es que más de 200 alimentos en específico pueden activar uno o más de tus sistemas de defensa de la salud. Si tienes una mirada inquisitiva, habrás notado que algunos alimentos aparecen más de una vez en distintos capítulos porque influyen en más de un sistema de defensa. Los incluí en una sola lista de alimentos estrella, capaces de ayudar a los cinco sistemas de defensa a la vez. Como un beisbolista que batea un jonrón con todas las bases llenas, estos alimentos cubren todas las bases para una victoria absoluta.

Muchas veces me preguntan: si sólo pudiera recomendar un alimento, ¿cuál sería? No hay soluciones únicas cuando se trata de comida, pero si me viera forzado a elegir (y lo hago todos los días), sería alguno de esta lista.

VICTORIAS ABSOLUTAS

Frutas		Verduras	Bebidas
Cerezas	Lichis	Berenjena	Café
Chabacanos	Mandarinas	Brotes de bambú	Té de manzanilla
Ciruelas	Mangos	Brotes de helecho	Té negro
Duraznos	Moras azules	Col rizada	Té verde
Kiwis		Zanahorias	

Nueces/semillas	Productos del mar	Aceites	Dulces
Ajonjolí	Tinta de calamar	Aceite de oliva (AOEV)	Chocolate amargo
Linaza			
Nueces de Castilla			
Pepitas			
Semillas de girasol			

Ten en mente que hay muchos otros ingredientes y alimentos promotores de tus defensas que puedes comer junto con estos grandes, así que no te recomiendo enfocarte demasiado en ellos. Intenta combinar distintos alimentos para que haya diversidad y conserves el interés en tu dieta. Las grandes victorias, sin embargo, son los mejores alimentos que puedes incluir regularmente en tu LPA cuando planees tu semana. Si estás enfocado en una enfermedad en particular y quieres un recordatorio de qué enfermedades influyen estos alimentos, ve la tabla en la página 352 del capítulo 15, o relee los capítulos 6 al 10 para ver qué sistemas de defensa se conectan con enfermedades específicas.

Considera que la tabla de arriba sólo menciona los alimentos que comenté en la segunda parte del libro. Conforme avance la ciencia, otras investigaciones extenderán esta lista, así que te invito a registrarte en mi página web (www.drwilliamli.com) para recibir las últimas novedades en investigaciones y nuevos alimentos que puedas incluir en esta lista.

Destacados

Comprar en una tienda o mercado puede parecer repetitivo y es fácil estancarte en una rutina. Aunque los pasillos y los mostradores están repletos de opciones, de alguna manera siempre compras lo mismo. Si eso describe tu experiencia, tal vez te parezca que comprar comida es aburrido. Sabes que debe haber otras opciones mejores, pero no estás seguro de cuáles elegir. La LPA que creaste te ofrece muchas opciones deliciosas y llenas de color, pero te daré un paseo virtual por las tiendas y el mercado para mostrarte los alimentos destacados que busco cuando compro. Tener un poco de información y enfocarte en las mejores opciones que puedes llevar a casa abrirá tus horizontes. Mi filosofía es que, cuando se trata de comida, lo magnífico es siempre mejor que algo sólo bueno.

Frutas y verduras frescas. Siempre busca alimentos de temporada porque representan la mejor calidad en el mercado. Todo lo que encuentres en los pasillos de frutas y verduras es vegetal, y hay tantas opciones que siempre puedes hallar algo distinto para probar. Entre las verduras, si estás cansado de la col rizada, prueba las múltiples variedades de achicoria. Es una gran categoría de hojas verdes saludables, que incluye endibias belgas, escarola, endibia frisé, achicoria puntarelle, achicoria radicchio y tardivo di Treviso (achicoria de cosecha tardía). Todos tienen bioactivos con propiedades anticancerígenas que pueden interesarte para variar tu experiencia culinaria.[26] Hay muchos videos en YouTube que muestran cómo consumir achicorias: por ejemplo, salteadas, hervidas y preparadas con otras técnicas en recetas deliciosas.

Los jitomates son una gran fuente de bioactivos que reconstituyen las defensas, pero unos son mejores que otros. Para obtener altos niveles de licopenos, busca jitomates San Marzano, jitomates cherry, jitomates de piel oscura y jitomates mandarina.[27] Si buscas otra gran opción de licopeno, considera la sandía y la papaya. Algunas papayas incluso tienen niveles más elevados de licopeno que los jitomates.[28]

Cuando se trata de elegir frutas, la variedad de manzanas disponibles durante el otoño puede ser abrumadora. Las que tienen los niveles más elevados de polifenoles promotores de la salud son Granny Smith, red delicious y reinette. Yo busco éstas específicamente cuando quiero manzanas deliciosas para mi salud.

En la sección de hongos, busca piezas frescas, con tallo, en cajas de madera. Evita los píleos ya rebanados porque sus bioactivos se descomponen más rápidamente que si están en piezas completas. Los hongos rebozuelo, morilla, porcini, maitake y shiitake (frescos o secos) son mis favoritos por su sabor, pero no olvides que el champiñón común también es una opción saludable.

Pescados y mariscos. Todos saben que el salmón es saludable, pero si quieres más variedad o simplemente no te gusta su sabor, prueba otros productos altos en AGP omega-3. He consultado múltiples bases de datos internacionales en busca de los niveles de AGP omega-3 en los pescados y mariscos, y algunas de mis opciones preferidas con niveles elevados son: almejas manila, jurel aleta amarilla (no el atún), robalo, atún aleta azul y berberechos (un tipo de almeja pequeña). Asimismo, no olvides los beneficios de los ostiones si puedes conseguir frescos, considerando sus propiedades protectoras del ADN y estimulantes de la inmunidad.

Cuando estés en la sección de mariscos del mercado, ten en mente que algunos de los pescados más populares, como el atún y el pez espada, pueden contener grandes cantidades de mercurio. Si te fascina comer sushi y atún, sería bueno que analizaras tus niveles de mercurio. En general, las mujeres embarazadas deberían tener cuidado al comer sushi por esa misma razón.

No desprecies el pescado enlatado, el cual tiende a ser un pescado más pequeño, libre de mercurio y cargado con omega-3. El pescado enlatado de mejor calidad es el que viene de España, Portugal y Francia, pero se exportan y están en muchas tiendas de todo el mundo. Los pescados enlatados más comunes con los mejores niveles de omega-3 son el salmón, la caballa (o macarlea), el atún, las sardinas y las anchoas.

PESCADOS Y MARISCOS ALTOS EN GRASAS SALUDABLES

Nivel alto de AGP omega-3 (>0.5 g/100 g de producto)		
Almejas orientales	Jurel aleta amarilla	Robalo del Mediterráneo
Anchoas	Langosta espinosa	Salmón
Atún aleta azul	Lisa gris	Salmonete
Atún de ojo grande	Lubina negra	Sardina
Berberechos	Merluza	Trucha alpina
Botarga	Ostiones del Pacífico	Trucha arcoíris

Nivel alto de AGP omega-3 (>0.5 g/100 g de producto)		
Caballa (o macarela)	Pámpano	
Caviar (esturión)	Pargo	
Halibut	Pargo azul	
Huachinango	Pepino de mar	
Hueva de pescado (salmón)	Pez de San Pedro	

Aceite de oliva. Ya sabes que el aceite de oliva extra virgen es mejor para cocinar a bajas temperaturas, como complemento o aderezo para una ensalada. Pero cuando la mayoría de las personas compran aceite de oliva eligen la marca más común. Sin embargo, no todos los aceites de oliva tienen los mismos niveles de bioactivos. Yo busco los aceites que sean de sólo una variedad alta en polifenoles, ya sea koroneiki, picual o moraiolo. La próxima vez que estés frente a docenas de tipos de aceite de oliva, elige una botella y lee la etiqueta con atención para buscar con qué aceitunas está hecho.

* * *

Los alimentos sobre los cuales acabas de leer son algunos de los que considero excepcionales y que vale la pena conocer. No son sólo un sustento para tu salud, sino un gran estímulo para tus papilas gustativas. Pueden convertir tu alimentación en una aventura. Cuando pruebes algo nuevo y descubras que te encanta su sabor, añádelo a la LPA para que sea parte de tu repertorio personal de alimentos. Siéntete libre, por supuesto, de ir más allá de los alimentos en este capítulo y explora otros más que no conozcas y puedan hacerte feliz.

Ahora ya estás armado con el conocimiento de tus sistemas de defensa de la salud. Ya elegiste una lista de tus alimentos preferidos para estimular esas defensas. Ya sabes cuál es el repertorio de técnicas y de ingredientes que debe haber en tu cocina. Has visto algunos alimentos sorprendentes y excepcionales. Es momento de unir las piezas ¡y empezar a comer! En el siguiente capítulo compartiré recetas con estos deliciosos alimentos y un plan de comidas como muestra. Mi meta es inspirarte con algunas opciones para que puedas abordar esta forma de alimentación sencilla y flexible como parte de la satisfacción y el gusto culinario que debes tener el resto de tu vida.

Capítulo 14

Ejemplo de plan
de alimentación y recetas

La libertad de elegir es algo maravilloso, pero puede volverse abrumador cuando estás haciendo algo nuevo. Lo *novedoso* no tiene por qué ser *intimidante* ni *confuso*. Es útil tener una guía o un modelo que puedas seguir mientras te familiarizas y te sientes cómodo creando tu propia versión del marco 5 × 5 × 5 para alimentar tu salud. Este capítulo ofrece esa guía y la inspiración necesaria para que practiques esta forma de alimentación en tu vida cotidiana.

Reuní algunas recetas deliciosas que incluyen muchos de los alimentos promotores de la salud y con mejor sabor, que yo mismo disfruto, para que puedas utilizarlas al principio y preparar algunos platillos que te ayuden a recuperar tu salud en la cocina.

Guía de comidas
del marco 5 × 5 × 5

No pretendo que sigas la guía como si fuera ley. Su propósito es mostrarte algunas versiones de lo que es el marco 5 × 5 × 5 en la vida real. Verás cómo crear opciones diferentes de alimentación y podrás empezar a practicar usándola como modelo.

Sólo podrás comer para alimentar tu salud si tienes un plan que puedas seguir. Tu plan debe tomar en cuenta las realidades de tu día a día, que es por lo que las dietas rígidas son tan difíciles de seguir. Por este motivo, deliberadamente diseñé el marco 5 × 5 × 5 para permitir que,

310

a pesar de nuestras mejores intenciones, algunos días y semanas no se den de acuerdo con el plan. Cada día es por lo menos un poco diferente del anterior. Surgen cosas, la agenda se interrumpe o algo cambia.

Recuerda, incluso si practicas con el plan muestra y pruebas las recetas, la única indicación importante del marco 5 × 5 × 5 es que comas al menos cinco alimentos defensores de la salud al día para asegurarte de que tus opciones lleguen a cada uno de los cinco sistemas de defensa por lo menos una vez. Eso es todo. Más allá de esta regla, puedes adaptar el marco a cualquier situación y practicar este método en la forma que quieras. Por supuesto, deberías reducir los alimentos que no son buenos para ti, pero mi énfasis siempre estará en enfocarse en lo bueno para reemplazar lo malo. Es una buena filosofía para la vida.

Cómo leer la guía de comidas

- Cada columna representa un día hipotético de la semana.
- Al inicio de cada columna hay una lista de los cinco alimentos seleccionados para ese día y su propiedad asociada: A = angiogénesis, R = regeneración, M = microbioma, I = inmunidad, D = protección del ADN.
- Cuando lo leas detenidamente, notarás que algunos incluyen los cinco alimentos divididos entre las cinco comidas, mientras que otros días los concentran en dos o tres. Esto es para demostrarte cómo puedes adaptar este marco con flexibilidad en cualquier momento, donde sea que estés, sin importar qué pase.

El resto del capítulo contiene 24 recetas con alimentos para estimular tus sistemas de salud. Quiero mostrarte que es posible usar y combinar los ingredientes de formas increíblemente deliciosas. Probé todas las recetas y se pueden preparar en 30 minutos o menos (algunas recetas necesitan más tiempo de cocción, pero sin supervisión).

Al igual que los alimentos de este libro, las recetas toman técnicas y sabores de distintas culturas y tradiciones culinarias: la mediterránea y la asiática son influencias fuertes porque ambas regiones favorecen los alimentos integrales, vegetales, frescos, preparados con métodos sencillos de cocción, usando aceites saludables bajos en grasas saturadas. Recono-

Guía de comidas

Domingo	Lunes	Martes
Cinco alimentos diarios • Mandarinas (A) • Chocolate amargo (R) • Tallos de brócoli (M) • Salmón (D) • Jitomates (I)	Cinco alimentos diarios • Muslos de pollo (A) • Té verde (R) • Pan de masa madre (M) • Nueces de Castilla (D) • Naranjas (I)	Cinco alimentos diarios • Alcaparras (A) • Trigo integral (R) • Jugo de granada (M) • Jitomates (D) • Chocolate amargo (I)
Desayuno • Yogurt con mandarina	Desayuno	Desayuno • Barrita de chocolate amargo • Jugo de granada
Comida • Sopa de tallos de brócoli con orégano	Comida	Comida
Colación • Salsa de tomate casera + pan de masa madre tostado	Colación • Naranja + nueces • Té verde	Colación
Cena • Salmón al horno	Cena • Curry de pollo + pan de masa madre	Cena • Salsa de tomate fresca con pasta de trigo integral y alcaparras
Postre • *Mousse* de chocolate saludable	Postre	Postre

del marco 5 × 5 × 5

Miércoles	Jueves	Viernes	Sábado
Cinco alimentos diarios • Halibut (A) • Soya (R) • Gouda (M) • Té oolong (D) • Chocolate amargo (I)	Cinco alimentos diarios • Tofu (A) • Apio chino (R) • Hongos shiitake (M) • Mangos (D) • Chiles (I)	Cinco alimentos diarios • Nueces de Castilla (A) • Papas violeta (R) • Pan de masa madre (M) • Jitomate (D) • Col rizada (I)	Cinco alimentos diarios • Pollo (A) • Ostiones (R) • Yogurt (M) • Kiwi (D) • Café (I)
Desayuno • Té oolong	Desayuno	Desayuno	Desayuno • Yogurt con kiwi • Café
Comida • Ensalada con queso Gouda	Comida	Comida • Guisado de verduras de verano (contiene col rizada y jitomate) • Pan de masa madre	Comida • Medio plato de ostiones del Pacífico
Colación • Barrita de chocolate amargo (sobras)	Colación	Colación	Colación
Cena • Halibut hervido con jengibre, salsa de soya, aceite de ajonjolí y cebollitas de cambray	Cena • Sofrito de tofu, hongos shiitake, chile y apio chino	Cena • Pesto de nuez de Castilla y ñoquis de papa violeta	Cena • Pollo con menta y salsa de pescado
Postre	Postre • Mango	Postre	Postre

cerás opciones de la segunda parte, como los tallos de brócoli, el chocolate amargo, las castañas, los jitomates cocidos, las nueces de Castilla, los muslos de pollo y más. Todas las recetas se pueden preparar fácilmente con las herramientas que describí en el capítulo 12. Son la clase de recetas que disfruto cocinar y comparto con mis amigos y mi familia.

Dicho lo cual, quiero que consideres la guía de comidas y las recetas como un mero punto de partida, no un destino. El principio del marco $5 \times 5 \times 5$ es que se adapta fácilmente a tu vida real y te invita a explorar. Aunque he comentado más de 200 alimentos en el libro, hay muchos más que promueven una buena salud. Si ves un ingrediente que te intriga en una tienda o un mercado, pruébalo. Si no lo menciono aquí, te sugiero que investigues para saber si afecta algún sistema de defensa y qué beneficios tiene.

Así puedes buscar como un experto: entra a PubMed en internet. Es un motor de búsqueda magnífico, vinculado con una inmensa base de datos de la Biblioteca Nacional de Medicina de Estados Unidos en los institutos nacionales de Salud. PubMed tiene acceso a más de 28 millones de estudios científicos. Es gratis y público: <https://www.ncgi.nlm.nih.gov/pubmed>, y puedes buscar entre sus tesoros secretos de información. PubMed contiene resúmenes de casi todas las publicaciones,comentando la premisa básica del estudio, sus métodos y conclusiones, para que puedas darte una idea de los beneficios que puede tener un alimento.

Úsalo de esta manera: introduce el nombre del alimento que quieres investigar en la barra del buscador y cualquier otro término relacionado con los sistemas de defensa, como "angiogénesis", "regeneración", "células madre", "microbioma", "ADN" o "inmunológico". PubMed buscará entre sus 28 millones de artículos y te dirá qué estudios contienen esas palabras.

Yo te ayudaré a estar al día con la lista creciente de alimentos que he analizado al añadirlas a una lista de alimentos que se actualiza regularmente en <www.drwilliamli.com/checklist>.

También puedes incrementar la cantidad de recetas que te ofrezco aquí buscando en línea los ingredientes de tu lista personalizada de alimentos y probando otras recetas. Sólo ve a tu buscador favorito, escribe el nombre del alimento y la palabra "receta", y tendrás muchas opciones. Necesitas discriminar. Elige las recetas que usen ingredientes y métodos de cocción saludables. Éstas son las recetas que yo comparto para ayudarte al principio.

Índice de recetas

Recetas

Barrita de chocolate amargo

Una barrita que estimule tu microbioma y tus células madre es una buena forma de comenzar el día, sobre todo si está hecha con chocolate amargo.

- Rinde 12 porciones
- Tiempo de cocción: 15-20 minutos
- Tiempo de preparación: 15 minutos, más 2-3 horas para que se enfríe

Ingredientes

½ taza de nueces de la India troceadas (omite si eres alérgico)
2 tazas de hojuelas de avena o de avena instantánea
¼ de cucharadita de sal de mar
¼ de taza de chabacanos secos orgánicos, picados
¼ de taza de mango seco orgánico, picado
¼ de taza de arándanos secos orgánicos
¼ de taza de moras azules secas orgánicas
½ taza de chispas de chocolate amargo chicas (cacao al 70% o más) o chocolate amargo picado
½ taza de dátiles enteros (6-7 grandes, aproximadamente), sin hueso y picados finamente
¼ de taza de jarabe (o miel) de maple
½ cucharadita de extracto de vainilla

Preparación

Precalienta el horno a 180° C. En un tazón grande, revuelve las nueces de la India, la avena y la sal. Agrega los chabacanos, el mango, los arándanos, las moras azules y el chocolate, y mezcla bien. En el tazón de un procesador de alimentos, añade los dátiles, el jarabe de maple y la vainilla, y muélelos hasta obtener un puré de textura suave. Si la mezcla es muy espesa o tiene trozos, añade agua caliente, una cucharada a la vez, hasta conseguir la consistencia suave de una salsa de manzana. Vierte el puré de dátil y maple sobre la mezcla de avena y fruta, y revuelve para cubrir muy bien todos los ingredientes. Debe quedar pegajoso.

Vierte la mezcla en una charola para hornear de 20-22 cm, cubierta con papel pergamino, y presiona la mezcla con tus dedos o una espátula. Es importante presionar con *firmeza* antes de hornear. Coloca la charola en la rejilla de en medio del horno y hornéala de 15 a 20 minutos, hasta que los bordes se empiecen a dorar. Saca la charola y permite que se enfríe por completo sobre una rejilla. Luego guárdala en el refrigerador para que se endurezca de 2 a 3 horas, aproximadamente, o toda la noche, antes de cortar las barritas individuales. Guárdalas en un contenedor tapado en el refrigerador.

Chocolate caliente con jengibre y naranja

Beber chocolate amargo caliente puede incrementar la capacidad de tu cuerpo de regenerarse a sí mismo, al estimular la circulación de células madre en tu sangre. La parte más importante es que sea chocolate amargo. Esta receta la preparó mi buena amiga y extraordinaria *chocolatier* Katrina Markoff, con quien colaboré para crear chocolates que tuvieran combinaciones únicas de ingredientes saludables.

- ■ Rinde 4 porciones de 180 ml
- ■ Tiempo de cocción: 5 minutos
- ■ Tiempo de preparación: 5 minutos

Ingredientes

3 tazas de leche de almendra, coco, avena o vaca
½ taza de chocolate amargo al 72%
¼ de taza de cacao en polvo
¼ de cucharadita de jengibre seco o ½ cucharadita de jengibre
    fresco rallado

1 tira de cáscara de naranja de 10 cm
1 cucharada de azúcar de coco (opcional)
Crema de coco batida (opcional; receta abajo)

Preparación

Añade la leche, el chocolate, el cacao, el jengibre, la cáscara de naranja y el azúcar a una olla profunda y pequeña. Caliéntala a fuego medio y revuelve hasta que se disuelva y se haya derretido todo el chocolate. Saca la cáscara de naranja y sirve. Decora con crema de coco batida si lo deseas.

CREMA DE COCO BATIDA

- 1 lata de 400 ml de leche o crema de coco
- 2 cucharadas de aguamiel
- ½ cucharadita de extracto de vainilla
- 1 pizca de sal de mar

Enfría la leche de coco en el refrigerador toda la noche, asegurándote de no mover o inclinar la lata para que se separe bien la crema del líquido. Al día siguiente, enfría un tazón grande 10 minutos antes de batir. Saca la leche de coco del refrigerador sin moverla o inclinarla, y quita la tapa. Saca la crema espesa de encima y reserva el líquido para licuados o para preparar chocolate caliente como se indica arriba. Pasa la crema espesa al tazón frío. Bátela durante 45 segundos con una batidora eléctrica, hasta que se acreme. Añade el aguamiel, la vainilla y la sal, y mezcla hasta que esté cremoso un minuto más. Prueba y ajusta el dulzor si es necesario.

Úsala inmediatamente o refrigérala. Tomará una consistencia cada vez más firme en el refrigerador conforme se enfría. Dura hasta una semana.

Ensalada caliente con zanahoria

Una ensalada caliente con el aroma del comino, preparada con zanahorias y hongos shiitake antiangiogénicos y el sabor dulce de los jitomates cherry.

- Rinde 4 porciones
- Tiempo de cocción: 15 minutos
- Tiempo de preparación: 15 minutos

Ingredientes

1 manojo de hojas de zanahoria picadas en trozos de 3 a 5 cm,
  y desecha los tallos duros
2 cucharadas de aceite de oliva extra virgen, más el necesario para
  decorar
½ cebolla mediana, picada
2 dientes de ajo picados finamente
1 taza de hongos shiitake, píleo y tallo, rebanados finamente
½ cucharadita de sal de mar, más la necesaria para decorar
½ cucharadita de hojuelas de chile de árbol (opcional)
½ cucharadita de comino molido
1 taza de jitomates cherry cortados a la mitad
Ralladura de un limón
Pimienta negra recién molida, al gusto

Preparación

Acomoda las hojas de zanahoria en un platón o un tazón grande para servir, y reserva. Calienta el aceite de oliva en una sartén pequeña sobre fuego medio-alto. Agrega la cebolla y el ajo, y cocínalos de 2 a 3 minutos aproximadamente, hasta que se transparenten, suelten su aroma y se doren un poco. Agrega los champiñones y cocínalos de 3 a 5 minutos más aproximadamente, hasta que se suavicen. Añade la sal de mar, las hojuelas de chile de árbol y el comino. Incorpora los jitomates y saltéalos hasta que estén suaves. Vierte la mezcla de verduras cocidas encima de las hojas de zanahoria y revuelve para ablandarlas con el calor. Sazona con sal, pimienta, ralladura de limón y un chorrito de aceite de oliva extra virgen. Sirve en el momento.

Vinagreta tradicional de limón

Puedes preparar ensaladas con algunas combinaciones interesantes de hojas verdes, hierbas y verduras picadas. Sin importar lo que elijas, el aderezo adecuado puede hacer toda la diferencia entre una ensalada buena y una grandiosa. Fácilmente puedes añadir varios ingredientes saludables de la lista personalizada de alimentos a cualquier ensalada.

- Rinde de 4 a 6 porciones
- Tiempo de cocción: 0 minutos
- Tiempo de preparación: 5 minutos

Ingredientes

1 diente de ajo pequeño, picado finamente
1 pauete de anchoas escurridas
Jugo de ½ limón
1 cucharadita de mostaza de Dijon
¼ de taza de aceite de oliva extra virgen
Pimienta negra recién molida, al gusto
Sal de mar, al gusto

Preparación

Con la ayuda de un mortero (molcajete o tazón pequeño y la parte posterior de una cuchara), aplasta el ajo y las anchoas hasta formar una pasta. Añade el jugo de limón y la mostaza, y revuelve. Vierte el aceite de oliva, bate para incorporar los ingredientes. Muele un poco de pimienta negra al gusto. Agrega una pizca de sal. Puedes guardar el aderezo en un contenedor si llevas comida al trabajo y verterlo encima de tu ensalada en el momento.

Hongos rostizados

La manera perfecta de disfrutar una combinación de hongos para estimular tu inmunidad. Son un gran beneficio para tu microbioma y te pueden ayudar con las defensas angiogénicas.

- Rinde cuatro porciones
- Tiempo de cocción: 30 minutos
- Tiempo de preparación: 10 minutos

Ingredientes

900 g de hongos (champiñones, shiitake, cremini, rebozuelo, morilla, maitake o porcini), píleos y tallos, limpios y rebanados finamente en diagonal

¼ de taza de aceite de oliva extra virgen

4 dientes de ajo picados finamente

Pimienta negra recién molida, al gusto

6-8 ramitas de tomillo o romero

Sal de mar, al gusto

1 ramita de perejil picada finamente

Preparación

Precalienta el horno a 230° C. En un tazón grande, revuelve los hongos, el aceite de oliva, el ajo y la pimienta negra para incorporar. En una charola para hornear cubierta con papel pergamino, o en un molde para horno con rejilla, extiende uniformemente la mezcla de hongos, esparce el tomillo encima y hornéalos de 25 a 30 minutos, hasta que los hongos estén dorados. Permite que se enfríen un poco, sazona con sal, esparce perejil para decorar y sirve caliente.

> Nota:
> No debes lavar ni remojar los champiñones en agua. Para limpiarlos, pasa con cuidado una toalla de papel o un trapo limpio de cocina húmedo en todas partes. No agregues sal sino hasta que estén cocidos.

Berenjena asada

La berenjena contiene ácido clorogénico, el cual activa tu sistema regenerativo y otras defensas de la salud. En esta receta primero la asas y luego la aderezas con otros ingredientes que también alimentan tu salud, mientras ofrecen bioactivos y un sabor inigualable que absorberá la carne de la berenjena. Es un platillo realmente suculento y saludable.

- Rinde 4-6 porciones
- Tiempo de cocción: 5-6 minutos
- Tiempo de preparación: 20 minutos, mínimo 30 minutos de reposo

Ingredientes

4 berenjenas pequeñas o 2 medianas
2 cucharaditas de orégano fresco, picado, o 1 cucharadita de orégano seco
Hojas de 1 manojo grande de menta, picadas (puedes usar perejil si lo prefieres)
3-4 dientes de ajo picados finamente
Sal, al gusto
Hojuelas de chile de árbol, al gusto (opcional)
¼ de taza de aceite de oliva extra virgen
Vinagre balsámico de buena calidad, al gusto
6-8 hojas de albahaca
Aceitunas picadas, al gusto (opcional)
Alcaparras, al gusto (opcional)

Preparación

Calienta un asador o una parrilla sobre la estufa. Lava y seca la berenjena. Corta y desecha los extremos. Corta la berenjena, a lo largo, en rebanadas de medio centímetro.

Asa las rebanadas de berenjena 2-3 minutos de cada lado. Cuando esté lista, acomódala en una sola capa cubriendo el fondo de una cacerola grande. Esparce un poco de orégano, menta, ajo, sal y hojuelas de chile de árbol. Rocía aceite de oliva encima. Termina con un ligero chorrito de vinagre balsámico. Repite hasta sumar tres capas de berenjena y condimentos.

Tapa la cacerola con plástico autoadherible y déjala reposar a temperatura ambiente o en el refrigerador por lo menos 30 minutos para que los sabores penetren la berenjena. Esta receta también se puede preparar con antelación y refrigerar una noche, o la puedes conservar en refrigeración, en un contenedor hermético, por 7-10 días.

Para servir: acomoda las rebanadas de berenjena en un platón y decora con hojas de albahaca enteras o cortadas en julianas. Decora con aceitunas y alcaparras.

Esta receta es una fabulosa entrada o guarnición, y puedes servirla como ensalada sobre una cama de arúgula. También puedes cortar la berenjena en pequeños pedazos y servirla sobre rebanadas de pan tostado, como tapas.

Sopa de tallos de brócoli y orégano

Es una gran opción para incorporar a tu dieta los tallos y los floretes antiangiogénicos del brócoli. En esta receta añado germen de brócoli para darle un empujón extra al sistema inmunológico.

- Rinde 6-8 porciones
- Tiempo de cocción: 20 minutos
- Tiempo de preparación: 10 minutos

Ingredientes

1 cabeza de brócoli
2 cucharadas de aceite de oliva extra virgen
1 cebolla amarilla mediana, pelada y picada
4 dientes de ajo picados finamente
2 cucharaditas de orégano seco
5 tazas de caldo de verduras
2 tazas de espinacas enjuagadas
1 taza de hojas de perejil enjuagadas

Ralladura de ½ limón
Sal kosher, al gusto
Pimienta negra recién molida, al gusto
Germen de brócoli (como guarnición, opcional)

Preparación

Corta los floretes del tallo y reserva. Pela la corteza del tallo de brócoli y pícala en cubos de 2 cm. Deja los floretes y el tallo separados.

Calienta el aceite de oliva en una olla grande sobre fuego medio-alto. Agrega la cebolla y el ajo, y cocínalos 5 minutos aproximadamente, hasta que se transparenten y suelten su aroma.

Añade el tallo de brócoli picado y el orégano, y saltéalo 3-5 minutos antes de incorporar el caldo. Espera a que suelte el primer hervor y baja la flama a fuego medio. Déjalo 10 minutos, hasta que el brócoli esté suave, y reserva.

En una olla mediana, hierve 4 tazas de agua. Blanquea los floretes de brócoli 2-3 minutos antes de pasarlos rápidamente a un tazón con agua helada. Repite el procedimiento con las espinacas y el perejil, y sécalos con una toalla de papel o un trapo de cocina limpio.

Vierte la mezcla de brócoli y caldo a una licuadora, y comienza a molerlos a velocidad media-alta. Lentamente, agrega el brócoli colado, las espinacas y el perejil, y licúalo a velocidad alta hasta obtener una consistencia suave y de un color verde brillante. Sazona con sal y pimienta al gusto, y decora con ralladura de limón y germen de brócoli.

Sopa de castañas

Una forma deliciosa de consumir el ácido elágico de las castañas. Esta sopa es una delicia reconfortante en el otoño. Puedes servirla con hongos salteados y pan de masa madre crujiente.

- Rinde 4 porciones
- Tiempo de cocción: 30 minutos
- Tiempo de preparación: 10 minutos

Ingredientes

2 cucharadas de aceite de oliva extra virgen, más el necesario para
decorar
1 chalote grande, picado
2 tallos de apio con las hojas, picados
1 zanahoria mediana, picada
1 diente de ajo picado
Hojas de 2 ramitas de tomillo
3 hojas de laurel frescas o secas,
enteras para desecharlas después
Sal de mar, al gusto
Pimienta negra, al gusto
1½ tazas de castañas cocidas
4 tazas de caldo de verduras

Preparación

Calienta el aceite de oliva extra virgen en una olla profunda mediana
sobre fuego medio-alto. Agrega el chalote, el apio, la zanahoria, el ajo, el
tomillo, el laurel, la sal y la pimienta, y saltéalos 5-7 minutos aproximadamente, hasta que suelten su aroma. Incorpora las castañas y revuelve
bien. Vierte el caldo de verduras, espera a que suelte el primer hervor y
baja la flama a fuego medio para que hierva durante 20 minutos. Saca
las hojas de laurel. Con una batidora de inmersión, muele la sopa hasta
obtener una consistencia suave y cremosa. Sazona con sal y pimienta
al gusto. Decora dos tazones de sopa con un chorrito de aceite de oliva
extra virgen de buena calidad.

Sopa de hongos

Puedes preparar esta sopa caliente y reconfortante con una gran variedad de hongos que estimulen tu inmunidad y produzcan un sabor
umami. Sé creativo y consigue distintos hongos para experimentar con
la receta a tu gusto.

- Rinde 4 porciones
- Tiempo de cocción: 30 minutos
- Tiempo de preparación: 10 minutos

Ingredientes

2 cucharadas de aceite de oliva extra virgen
1 chalote grande, picado
4 dientes de ajo picados finamente
450 g de hongos (champiñones, shiitake, rebozuelo, cremini y setas) picados
Hojas de 3-4 tallos de tomillo
Sal de mar, al gusto
4 tazas de caldo de verduras
Pimienta negra, al gusto
¼ de taza de perejil picado

Preparación

En una olla profunda mediana, calienta el aceite de oliva sobre fuego medio-alto y saltea el chalote y el ajo durante 4-5 minutos aproximadamente, hasta que suelten su aroma. Agrega los hongos y las hojas de tomillo, y sazona con una pizca de sal de mar. Saltéalos 4-5 minutos aproximadamente, hasta que se doren. Reserva unos cuantos trozos bonitos de hongos para decorar la sopa al servir. Agrega el caldo y déjalo hervir otros 15-20 minutos. Con una batidora de inmersión o en una licuadora convencional, muele la sopa hasta obtener una consistencia suave. Sazona con sal y pimienta al gusto. Decora con los trozos de hongo reservados y perejil picado.

Sopa de calabaza

Una sopa clásica en otoño, dondequiera que haya calabazas (potimarro-
nes en Europa).

- Rinde 4 porciones
- Tiempo de cocción: 45 minutos
- Tiempo de preparación: 10 minutos

Ingredientes

2-3 calabazas de Castilla pequeñas,
  o 2½ tazas de puré de calabaza orgánico
  (2 latas de 450 ml)
2-3 cucharadas de aceite de oliva extra virgen
Sal de mar, al gusto
2 dientes de ajo picados
1 cebolla blanca mediana, picada
¼ de cucharadita de pimienta negra
½ cucharadita de cardamomo
½ cucharadita de canela
½ cucharadita de cúrcuma
¼ de cucharadita de nuez moscada
2 tazas de caldo de verduras
1 taza de leche de coco
Pepitas, al gusto

Preparación

Cubre una charola para hornear con papel pergamino y precalienta el
horno a 180° C. Prepara las calabazas cortándolas a la mitad y sacando
todas las semillas y las venas. Rocía aceite de oliva extra virgen en cada
una, sazónalas con sal de mar y acomódalas boca abajo sobre la charola
forrada. Hornéalas 30-45 minutos hasta que puedas insertar fácilmente
un cuchillo en la carne. Espera a que se enfríen para manipularlas y pela
la cáscara. Reserva.

Calienta el aceite de oliva en una olla mediana sobre fuego medio-alto. Saltea el ajo y la cebolla, y sazona con pimienta y ¼ de cucharadita de sal, y cocínalos 2-3 minutos aproximadamente, hasta que suelten su aroma. Incorpora el cardamomo, la canela, la cúrcuma y la nuez moscada, y revuelve bien. Agrega la carne de las calabazas y revuelve para cubrir con el aceite. Añade el caldo y la leche de coco, y espera a que burbujee. Con una batidora de inmersión, muele la sopa hasta obtener una consistencia suave y cremosa. Sazona con sal de mar al gusto. Decora con las pepitas.

Sopa de papa violeta rostizada

La sopa de papa nunca fue tan deliciosa. El color natural de la papa violeta mata las células madre cancerígenas y es antiangiogénico. Puedes decorar esta sopa con una cucharada de yogurt para ayudar a tu microbioma.

- Rinde 4 porciones
- Tiempo de cocción: 45 minutos
- Tiempo de preparación: 10 minutos

Ingredientes

450 g de papas violeta (4-6 medianas), peladas y picadas en cubos de 2 cm
3 cucharadas de aceite de oliva extra virgen, separadas
Sal de mar, al gusto
Pimienta negra recién molida
½ cebolla morada pequeña o 1 chalote grande, picados
2 dientes de ajo picados finamente
1 tallo de apio con hojas, picado
2 ramitas de romero pequeñas, enteras para desecharlas después
4-6 tazas de caldo de verduras
Perejil o eneldo picado finamente
Yogurt (para decorar, opcional)

Preparación

Calienta el horno a 200° C. Acomoda las papas en una charola para hornear grande, ya sea antiadherente o cubierta con papel pergamino o silicón. Rocía 1 cucharada de aceite de oliva extra virgen encima y sazona con sal y pimienta. Rostiza las papas durante 25-30 minutos aproximadamente, hasta que comiencen a caramelizarse y estén suaves.

En una olla profunda mediana, calienta las otras 2 cucharadas de aceite de oliva sobre fuego medio-alto. Añade la cebolla y saltéala 1-2 minutos. Agrega el ajo, el apio y el romero, sazona con sal y pimienta, y saltéalos 4-5 minutos aproximadamente, hasta que suelten su aroma y se suavicen. Incorpora las papas rostizadas y suficiente caldo para cubrir generosamente las papas. Espera que suelte el hervor, baja la flama a fuego bajo y deja que hierva 8-10 minutos, hasta que las papas estén suaves. Saca las ramas de romero y deséchalas. Con la ayuda de una batidora de inmersión, muele la sopa hasta obtener una consistencia suave y cremosa. Sazona con sal de mar al gusto. Decora con perejil o eneldo picado y pimienta negra recién molida. Sirve una cucharada de yogurt para decorar la sopa.

Variación:
Rostiza trozos de zanahoria morada y coliflor morada con las papas.

Guisado de verduras de verano

Durante los meses boyantes del verano, no hay mejor manera de obtener los beneficios de muchas verduras y hierbas frescas que preparando un guisado. En esta receta llena de energía hay 18 ingredientes que estimulan las defensas de tu salud.

- Rinde 4-6 porciones
- Tiempo de cocción: 45 minutos
- Tiempo de preparación: 30 minutos

Ingredientes

3 cucharadas de aceite de oliva extra virgen, más el necesario para decorar

1 cebolla mediana, picada

2 tallos de apio cortados en rebanadas de 1 cm

2 zanahorias con hojas; corta las zanahorias en cubos de 1 cm y pica finamente las hojas

Sal, al gusto

2-3 dientes de ajo picados finamente

½ cucharadita de hojuelas de chile de árbol o 1 chile verde fresco, cortado a la mitad, a lo largo (opcional)

2-3 ramas de orégano, mejorana o tomillo frescas, o una combinación

1 taza de puré de tomate (ve la salsa de tomate fresca, p. 335) (puedes sustituirlo con 4-6 jitomates pera frescos, pelados, sin semillas y picados, o con una lata pequeña de tomates picados)

1 calabacita mediana, cortada en cubos de 1 cm

2 papas violeta medianas, cortadas en cubos de 1 cm

1 camote pequeño, cortado en cubos de 1 cm

1 l de caldo de verduras

1 hoja de laurel seca o 2-3 frescas

2 tazas de col negra o de Toscana (*cavolo nero*) picada

1 lata de alubias, colados y enjuagados

10-12 hojas de menta o albahaca frescas, picadas

Pan de masa madre tostado

Preparación

Calienta el aceite de oliva en una olla grande sobre fuego medio-alto. Añade la cebolla, el apio, las zanahorias, esparce sal y cocínalos 3-4 minutos. Agrega el ajo, las hojuelas de chile de árbol y el orégano. Cocínalos 2-3 minutos más. Incorpora el puré de tomate, sazona con sal y espera a que hierva 5 minutos aproximadamente. Añade la calabacita, papas violeta, el camote y el caldo. Déjalo hervir. Agrega la hoja de laurel, baja la flama y déjalo hervir 20-25 minutos aproximadamente, hasta que las papas se sientan suaves si las picas con un tenedor. Incorpora la col, las hojas de zanahoria y los frijoles, y espera que hierva 10 minutos más. Quita la olla del fuego. Agrega la menta y revuelve. Sirve en tazones y decora con un chorrito de aceite de oliva extra virgen y pan de masa madre tostado.

Nota:

> Usa cualquier mezcla de tus hierbas y verduras favoritas. La salvia y el cilantro son otras buenas opciones de hierbas. Puedes incorporar chilacayote, calabaza de Castilla, ejotes, papas blancas y elote entre las verduras. Si quieres un guisado más sustancioso, puedes añadir pasta cocida, quinoa o farro (cebada a medio moler). Decora el guisado con cubos de aguacate fresco o tu queso favorito.

Pesto sencillo con trofie

Esta pasta tradicional de Liguria, Italia, simplemente no tiene igual por su asombroso sabor, su sencillez y la perfecta combinación de bioactivos de la albahaca, los piñones, el ajo y el aceite de oliva. La pasta muchas veces se prepara con harina de castaña, lo que le da un toque saludable adicional.

- Rinde 2-3 porciones
- Tiempo de cocción: 0 minutos
- Tiempo de preparación: 5 minutos

Ingredientes

2 tazas de hojas de albahaca frescas, sin tallos
¼ de taza de piñones o nueces de Castilla
2 dientes de ajo pequeños
⅔ de taza de aceite de oliva extra virgen, separadas
⅔ de taza de queso parmesano rallado, más el necesario para decorar
Sal de mar, al gusto
450 g de pasta trofie, hecha con harina de castaña (puedes comprarla en internet si tu supermercado no la vende)

Preparación

En un procesador de alimentos, muele la albahaca, las nueces, el ajo, la mitad del aceite y la mitad del queso hasta mezclar bien. Con el procesador encendido, vierte el resto del aceite en un hilo constante. Una vez que se incorpore, apaga el procesador y pasa la mezcla a un tazón. Incorpora el resto del queso. Agrega una pizca de sal, al gusto.

Aparte, hierve una olla grande de agua con sal. Agrega la pasta al agua hirviendo y cocínala *al dente*, 1 minuto menos de lo que indica el paquete. Reserva 1 taza del líquido de la cocción antes de colar la pasta. En un tazón grande, revuelve el trofie, el pesto y suficiente líquido de la cocción para cubrir la pasta. Sirve de inmediato y decora con más queso parmesano.

Pesto de nuez de Castilla

Si crees que el pesto de albahaca es el mejor, deberías probar el de nuez de Castilla. Piensa en todos los estudios clínicos que demuestran cómo estas nueces mejoran tu salud y combaten la enfermedad.

- Rinde 4 porciones
- Tiempo de cocción: 5 minutos
- Tiempo de preparación: 15 minutos

Ingredientes

1 rebanada de pan de masa madre, sin la orilla
½ taza de leche entera
1 taza de nueces de Castilla sin cáscara
2 cucharadas de piñones
1 diente de ajo pelado y troceado
¼ de taza de queso parmesano
1 ramita de mejorana fresca
3 cucharadas de aceite de oliva extra virgen
Sal, al gusto
Pimienta negra, al gusto

Preparación

Coloca el pan en un tazón pequeño. Vierte la leche y déjalo remojar 1-2 minutos. Exprime el pan con suavidad y pásalo a un procesador de alimentos. Reserva la leche sobrante.

Añade al procesador las nueces de Castilla, los piñones, el ajo, el queso y la mejorana. Enciende el procesador y vierte en hilo el aceite de oliva. Agrega la leche reservada conforme se necesite para obtener una consistencia espesa, pero cremosa. Sazona con sal y pimienta al gusto.

Puedes servir el pesto de nuez de Castilla sobre pasta o como salsa para bañar pescado, pollo o verduras. Se conserva en un contenedor hermético en refrigeración 3-4 días; no lo congeles.

Nota:

También puedes tostar ligeramente las nueces de Castilla en una olla pequeña o en el horno a 190° C durante 5 minutos para profundizar su sabor. Si tuestas las nueces y lo deseas, también puedes tallarlas para quitarles la cáscara con un trapo de cocina limpio.

Ñoquis de papa violeta

Otra forma de hacer que la pasta esté de tu lado. Papas violeta. Ñoquis. Un ataque contra las células madre cancerígenas. No hay más que decir.

- Rinde 4 porciones
- Tiempo de cocción: 40-50 minutos
- Tiempo de preparación: 30 minutos

Ingredientes

900 g de papas violeta
2 tazas de harina, más la necesaria para enharinar
1 huevo ligeramente batido
½ cucharadita de sal
Queso parmesano

Preparación

Lava las papas. En una olla grande con suficiente agua para cubrirlas, hierve las papas con la piel 30-40 minutos aproximadamente, dependiendo del tamaño de las papas, hasta que puedas picarlas fácilmente con un tenedor. Saca las papas y cuélalas bien. Permite que se enfríen sobre toallas de papel o un trapo de cocina limpio.

Cuando puedas manipular las papas sin quemarte, quítales la cáscara y aplástalas hasta obtener un puré. Para que tus ñoquis sean ligeros y esponjosos, usa un machacador o un molino de alimentos. Extiende el puré en una superficie grande enharinada y permite que se enfríe. Esparce alrededor de dos tercios de la harina sobre el puré y forma un pozo en el centro. Agrega el huevo y la sal en el pozo. Con las manos, incorpora los ingredientes y comienza a formar la masa. Amásalo con suavidad, añadiendo el resto de la harina poco a poco, conforme se necesite, hasta que la masa sea uniforme. No amases en exceso ni añadas más harina.

Extiende la masa en un rectángulo. Corta 8-10 piezas. Enrolla cada una sobre una superficie ligeramente enharinada para formar una soga larga de 1 cm de grosor aproximadamente. Corta cada soga en trozos de 2 cm y reserva.

Sacude ligeramente el exceso de harina de los ñoquis y pásalos a una olla de agua hirviendo con sal. Cuécelos 2-4 minutos, hasta que floten en la superficie. Sácalos con cuidado utilizando una cuchara ranurada y cuélalos bien. Reserva 1 taza del líquido de la cocción. Sirve los ñoquis en un tazón caliente. Decora con pesto de nuez de Castilla o cualquier otra salsa, y revuelve para cubrir. Añade algunas cucharadas del agua de la cocción si es necesario. Decora con más queso parmesano.

Nota:

Necesitas hervir los ñoquis antes de 30-45 minutos después de prepararlos o se pegarán. Si no los vas a cocer de inmediato, acomódalos sobre una charola de galletas enharinada para evitar que se peguen y congélalos 2 horas o hasta que estén duros. Una vez congelados, guárdalos en un contenedor y resérvalos en el congelador hasta que vayas a consumirlos.

Salsa de tomate fresca con pasta

Esta salsa clásica para platillos de pasta enfatiza la frescura de los jitomates y sus beneficios antiangiogénicos, a favor del microbioma y protectores del ADN. Agrega un poco de queso parmesano rallado para acompañar.

- Rinde 4-6 porciones
- Tiempo de cocción: 30 minutos
- Tiempo de preparación: 30-40 minutos

Ingredientes

1-1¼ kg de jitomates maduros, pero firmes, de preferencia San Marzano, Roma o pera
1-2 cucharadas de aceite de oliva extra virgen, más el necesario para decorar
½ cebolla pequeña, picada finamente
½ diente de ajo picado finamente
½ cucharadita de hojuelas de chile de árbol (opcional)
Sal, al gusto
3-4 hojas de albahaca frescas, cortadas en julianas, separadas
450 g de pasta de trigo integral
Queso parmesano rallado (opcional)

Preparación: método de puré de tomate 1 (con molino de alimentos)

Hierve una olla grande de agua. Lava los jitomates y córtalos a la mitad, a lo largo. Desecha las semillas y las venas. Añade los jitomates al agua hirviendo y cuécelos 4-6 minutos, hasta que se suavicen, pero no se deshagan.

Sácalos y déjalos varios minutos en un colador, moviéndolo para eliminar la mayor cantidad de agua.

Coloca un molino de alimentos sobre un tazón grande. Muele los jitomates en tandas. Gira la manija del molino en dirección a las manecillas del reloj para extraer el puré por abajo. Cuando termines cada tanda, gira la manija en sentido contrario a las manecillas del reloj para liberar las semillas y la piel, y deséchalas.

Preparación: método de puré de tomate 2 (con procesador de alimentos o licuadora)

Hierve una olla grande de agua. Prepara un tazón grande de agua helada y déjala junto a la estufa. En tandas, agrega 3-4 jitomates a la vez al agua hirviendo. Cuécelos 45-90 segundos, hasta que la piel se empiece a abrir. Sácalos con una cuchara ranurada y sumérgelos en el agua helada.

Pela los jitomates, córtalos a la mitad y retira todas las semillas y las venas. Cuela los jitomates para eliminar la mayor cantidad de agua posible. En tandas, pasa los jitomates a un procesador de alimentos o una licuadora, y muélelos hasta obtener una consistencia suave.

Preparación: salsa de tomate clásica

Calienta el aceite de oliva en una sartén grande o una olla profunda y ancha, con fondo grueso, sobre fuego medio-alto. Agrega la cebolla y saltéala 2-3 minutos. Añade el ajo y las hojuelas de chile de árbol, y saltéalos hasta que el ajo suelte su aroma, pero cuida que no se dore. Incorpora 2 tazas aproximadamente de puré de tomate. Sazona con sal. Cocina la salsa 20-30 minutos. Agrega la mitad de la albahaca fresca. Sirve con tu pasta favorita (sugiero espagueti). Rocía un poco de aceite de oliva extra virgen encima, decora con la albahaca restante y queso parmesano rallado.

Variaciones

- **Salsa de hongos:** Agrega una variedad de hongos frescos a la mezcla de cebolla y ajo, y saltéalos 2-3 minutos antes de añadir el puré de tomate.
- **Salsa de berenjena:** Añade cubos de berenjena (de preferencia con la piel, pero puedes quitarla si gustas) a la mezcla de cebolla y ajo.

Vierte ½ taza de agua y saltéalos con la olla tapada 4-5 minutos, hasta que el agua se evapore, antes de añadir el puré de tomate.

Nota:

Puedes preparar una porción más grande de puré de tomate y guardarlo en frascos herméticos siguiendo este método de conservación: sazónalo con sal antes de vaciar la salsa a los frascos. Guarda el puré de tomate sobrante en una bolsa de plástico resellable en el congelador. Puedes usar puré de tomate como salsa para pizza al instante; sólo añade un poco de aceite de oliva, sal y orégano al gusto.

Pasta con tallos de ajo y jitomates cherry

Los tallos de ajo son un manjar en el verano. Cuando los caramelizas y los mezclas con jitomates cherry llenos de licopeno, le das un sabor ligero y delicioso a la pasta. El jugo de limón recién exprimido enciende tus papilas gustativas y da un toque de bioactivos.

- Rinde 2-4 porciones
- Tiempo de cocción: 15 minutos
- Tiempo de preparación: 10 minutos

Ingredientes

12 tallos de ajo (170 g, aproximadamente)
    limpios y cortados en trozos de 5 cm, incluyendo las flores
4 cucharadas de aceite de oliva extra virgen, separadas
Sal, al gusto
900 g de jitomates cherry
350 gramos de linguini o alguna pasta larga
Jugo de limón recién exprimido, al gusto
1 cucharada de ralladura de limón
Pimienta negra, al gusto
Hojas de albahaca fresca, troceadas a la mitad
Queso mozzarella fresco, cortado en cubos de 2 cm
    (opcional)

Preparación

Precalienta el horno a 225° C. Pasa los tallos de ajo a un tazón con 2 cucharadas de aceite de oliva y 1 pizca de sal, y revuelve para cubrir bien. Extiéndelos uniformemente en una sola capa sobre una charola para hornear con borde o un molde con rejilla. Hornéalos 10-13 minutos para caramelizarlos y que estén crujientes. Ten cuidado de no quemarlos. Reserva hasta que se enfríen.

Aparte, hierve una olla de agua y agrega una cantidad generosa de sal. Cuece la pasta al dente, 1 minuto menos de lo que indica el paquete. Cuela y reserva.

Calienta las 2 cucharadas restantes de aceite de oliva extra virgen en una sartén. Añade los jitomates cherry para soasarlos, permitiendo que se abran y liberen sus jugos.

En un tazón, revuelve el linguini cocido y los tallos de ajo hasta integrar bien. Sirve una porción de pasta en un tazón y cubre generosamente con los jitomates soasados. Exprime un limón encima, esparce ralladura de limón y pimienta negra recién molida al gusto. Decora con hojas de albahaca troceadas y queso mozzarella (opcional). Sirve a temperatura ambiente.

Espagueti con cacao, calamares y chile

Esta receta saludable puede parecer una aventura, pero es un tesoro para tus papilas gustativas. La combinación de cacao y chile envuelve la pasta con un sabor increíble. Los calamares le dan un toque perfecto.

- Rinde 4 porciones
- Tiempo de cocción: 15-20 minutos
- Tiempo de preparación: 10 minutos

Ingredientes

2 cucharadas de aceite de oliva extra virgen
½ chalote picado finamente
1 diente de ajo picado finamente
¼ de cucharadita de hojuelas de chile de árbol

88939

230 gramos de calamares baby o anillos y tentáculos de calamar rebanados
Sal, al gusto
2 cucharadas de cacao troceado
2 cucharadas de cacao en polvo
180 ml de caldo de pescado
60 ml de jugo de naranja recién exprimido
350 g de espagueti
Chocolate amargo al 80%, rallado
1 cucharada de ralladura de naranja
Chile en polvo, al gusto

Preparación

Calienta el aceite de oliva en una olla profunda y grande sobre fuego medio-alto. Agrega el chalote, el ajo y las hojuelas de chile de árbol. Añade los calamares, sazona con sal y saltéalos 2-3 minutos. Saca los calamares de la olla y mantenlos calientes.

En la olla, agrega el cacao en trozos, el cacao en polvo, el caldo de pescado y el jugo de naranja. Revuelve para incorporar bien y que se disuelva el cacao en polvo completamente. Baja la flama a fuego lento.

En agua con suficiente sal, cuece el espagueti al dente, 1 minuto menos de lo que indica el paquete. Cuela la pasta y agrégala a la salsa. Calienta 1 minuto para incorporar.

Sirve el espagueti, agrega los calamares y decora con ralladura de chocolate amargo, ralladura de limón y chile en polvo.

Pollo al curry con coco

Un curry fácil de preparar es una receta esencial en cualquier hogar, además de que ofrece los beneficios de la cúrcuma como parte del curry en polvo. Esta receta agrega además muslos de pollo y chiles para un efecto inmunológico y antiangiogénico.

- Rinde 4 porciones
- Tiempo de cocción: 45 minutos
- Tiempo de preparación: 15 minutos

Ingredientes (salsa)

1 lata de 400 ml de leche de coco
⅓ de taza de caldo de pollo (orgánico o casero)
¼ de taza de mermelada de naranja
2 cucharadas de salsa de pescado thai
1 cucharada de curry en polvo
½ chile jalapeño o serrano, desvenado y picado finamente
Pimienta negra recién molida, al gusto

Ingredientes (pollo)

1 cucharada de aceite para cocinar
1¼ kg de muslos de pollo sin hueso, cortados a la mitad
1 cebolla mediana, cortada en trozos de 2 cm
1 cucharada de ajo picado finamente
2 papas de cáscara delgada, cortadas en trozos de 2 cm
1 camote amarillo mediano, pelado y cortado en trozos de 2 cm
340 g de zanahorias baby enteras, peladas
2 cucharaditas de ralladura de naranja
Sal, al gusto
3 cucharadas de albahaca tailandesa o normal, fresca, picada

Preparación

Revuelve los ingredientes de la salsa en un tazón de metal y bate hasta incorporar. Reserva.

Calienta el aceite en un wok o una sartén grande sobre fuego medio-alto. Agrega el pollo y cocínalo 5 minutos en total, volteándolo una vez, hasta que se dore ligeramente. Retira los muslos de la sartén. Reserva sólo 2 cucharadas de los jugos de la sartén y desecha lo demás. Añade la cebolla y cocínala 1-2 minutos. Agrega el ajo y cocínalo 15 segundos. Devuelve el pollo a la sartén. Incorpora las papas, las zanahorias y la ralladura de naranja, y vierte la salsa. Cuando suelte el primer hervor, baja la flama, tapa el wok y déjalo hervir a fuego lento 45 minutos aproximadamente, hasta que el pollo ya no esté rosa cuando lo cortes por la parte más gruesa y las papas y las zanahorias estén suaves. Agrega sal al gusto. Incorpora la albahaca justo antes de servir.

Pollo con menta y salsa de pescado

Los muslos de pollo, junto con sus beneficios antiangiogénicos, nunca han tenido un sabor tan suculento como en este platillo, preparado con menta y salsa de pescado thai.

- Rinde 4 porciones
- Tiempo de cocción: 15 minutos
- Tiempo de preparación: 15 minutos

Ingredientes (salsa)

½ taza de vino blanco seco
2 cucharadas de salsa de soya
2 cucharadas de salsa de pescado thai
2 cucharadas de menta picada
2 cucharaditas de azúcar demerara
¼ de cucharadita de pimienta negra

Ingredientes (pollo)

¼ de taza de aceite para cocinar
6-8 hojas de menta frescas, lavadas y secas con toalla de papel
1 chile jalapeño o serrano rebanado finamente
2 cucharaditas de ajo picado finamente
½ cucharadita de hojuelas de chile de árbol, o al gusto
450 g de muslos de pollo sin hueso, sin piel, rebanados finamente a lo ancho

Preparación

Revuelve todos los ingredientes de la salsa en un tazón pequeño hasta incorporar por completo. Reserva.

Calienta el aceite en un wok, pero no permitas que humee. Deja una hoja de menta en el aceite durante 30 segundos, hasta que esté brillante, transparente y de un verde esmeralda. Si la temperatura del aceite es muy alta, la hoja se volverá de un tono verde olivo y se amargará. Saca la hoja y déjala sobre una toalla de papel. Repite la operación con las hojas restantes.

Reserva sólo 2 cucharadas de aceite y desecha lo demás. Añade el chile, el ajo y las hojuelas de chile de árbol, y sofríelos 15 segundos. No permitas que se quemen. Agrega de inmediato el pollo en tiras y sofríelo 2-3 minutos. Vierte la salsa en el wok y revuelve el pollo 2 minutos aproximadamente, hasta que esté bien cocido. Sirve de inmediato sobre una cama de arroz integral.

Almejas a la plancha

La simplicidad de las almejas frescas, el aceite de oliva, el ajo y el vino blanco crea un platillo sublime que, sin duda, complacerá a todos los amantes de los mariscos y la comida saludable por igual.

- Rinde 4 porciones
- Tiempo de cocción: 15 minutos
- Tiempo de preparación: 10 minutos

Ingredientes

¼ de taza de aceite de oliva extra virgen
3 dientes de ajo picados finamente
900 g de almejas frescas (navaja, berberechos,
    Manila, americanas), limpias
1 taza de vino blanco seco
Sal de grano, al gusto
Pan crujiente

Preparación

Calienta una plancha o una sartén de fondo grueso sobre una parrilla o una estufa de gas hasta que esté muy caliente (si las preparas en interiores, asegúrate de encender el extractor de humo). Vierte el aceite de oliva en la sartén ya caliente para que no humee. Agrega el ajo y sofríelo 10 segundos. Añade inmediatamente las almejas en una sola capa y cocínalas 5 minutos, volteándolas una vez, hasta que estén casi abiertas y liberen sus jugos. Agrega el vino y sacude la sartén con fuerza. Cocínalas otros 5-6 minutos, hasta que se abran por completo. Desecha las almejas que no se abrieron.

Pasa las almejas a un tazón grande, vierte los jugos de la sartén y sazona con sal. Sirve de inmediato con mucho pan para remojarlo en esta delicia.

Pescado al vapor con jengibre

Cocer pescado al vapor hace que sea muy sencillo preparar una comida deliciosa y saludable. Agrega unos cuantos hongos, soya y cebollitas de cambray, y activarás múltiples sistemas de defensa a la vez.

- Rinde 4 porciones
- Tiempo de cocción: 20 minutos
- Tiempo de preparación: 10 minutos

Ingredientes

2 hongos shiitake
6 cucharadas de salsa de soya
⅛ de cucharadita de azúcar
4 filetes de robalo
2 cucharadas de aceite de ajonjolí
2 cebollitas de cambray rebanadas en julianas a lo largo,
    las partes blanca y verde separadas
1 trozo de 6 cm de jengibre fresco, pelado y cortado en juliana
    y dividido en dos partes
1 manojo pequeño de cilantro troceado
3 cucharadas de vino de arroz Shaoxing

Preparación

Rebana los hongos finamente y reserva. Revuelve la salsa de soya, la sal, el azúcar y 2 cucharadas de agua en un tazón pequeño, y reserva. Vierte 5 cm de agua en un wok, tápalo y espera a que el agua hierva. Quita la tapa y coloca una vaporera de bambú en el interior.

Enjuaga el pescado y sécalo con toallas de papel. Coloca los filetes de pescado en un plato resistente al calor o un refractario. Vierte el vino de arroz sobre el pescado. Acomoda el plato en la vaporera y tápala. Permite que hierva 10-12 minutos. Pica el pescado con un cuchillo filoso para ver si está listo; debe penetrar la carne por completo. Saca la vaporera y deja el pescado en un platón. Acomoda las cebollitas, la mitad del jengibre y todo el cilantro y los hongos alrededor del pescado.

Calienta el aceite de ajonjolí en una sartén, pero no permitas que humee. Apaga la flama y vierte el aceite sobre del pescado. Luego vierte la mezcla de salsa de soya encima. Sirve de inmediato.

Trufas de chocolate amargo y castañas

Son una magnífica forma de obtener los beneficios del chocolate en pequeñas cantidades, junto con el ácido elágico de las castañas. ¡Disfrútalas al estilo europeo!

- Rinde 3 docenas de trufas aproximadamente
- Tiempo de cocción: 5 minutos
- Tiempo de preparación: 20 minutos, 30 minutos de reposo

Ingredientes

450 g de castañas cocidas
120 g de chocolate amargo (cacao al 70%, o más),
    cortado en trozos de 2 cm
3 cucharadas de miel de abeja
1 cucharadita de extracto de vainilla
⅓ de taza de cacao en polvo
Ralladura fina de 1 naranja (opcional)

Leche de almendra, coco o entera, la necesaria
Capacillos de papel para trufa (opcional)

Para cubrir las trufas: elige las coberturas que quieras
y déjalas en pequeños tazones individuales

Cacao en polvo
Harina de coco
Azúcar de caña pura
Nueces de Castilla finamente picadas
Chispas de chocolate finamente picadas

Preparación

Con un pasapurés, un machacador o un tenedor, aplasta las castañas cocidas en un tazón grande. Derrite el chocolate a baño maría. Quita el chocolate del fuego y agrégalo a las castañas. Añade la miel de abeja, la vainilla, el cacao en polvo y la ralladura de naranja, y revuelve hasta incorporar por completo. Si la mezcla está demasiado seca, agrega 1 cucharada de leche a la vez hasta que sea uniforme. Si la mezcla es demasiado pegajosa para manipularla, refrigérala 20-30 minutos. Saca una cucharada de la mezcla y forma una bolita entre las palmas de tus manos. Rueda la bolita sobre la cobertura que desees y acomódala en una charola o en un capacillo de papel. Guárdalas en un contenedor con tapa en el refrigerador.

Variaciones

Agrega a la mezcla nueces de Castilla, o cualquier otra nuez, picadas finamente.

Mousse de chocolate saludable

Servir chocolate de postre siempre es un éxito, especialmente si es chocolate amargo para ayudar a tus células madre y tus vasos sanguíneos. Esta receta también te ofrece los beneficios de la proteína de soya.

- Rinde 4 porciones
- Tiempo de cocción: 5 minutos, 30 minutos de reposo
- Tiempo de preparación: 5 minutos

Ingredientes

120 g de chocolate amargo (cacao al 70%, o más), cortado en trozos de 2 cm
350 g de tofu cremoso
2 cucharadas de jarabe de maple
Nueces picadas (nueces de Castilla, avellanas, nueces pecanas), para decorar
Moras azules, fresas o zarzamoras, para decorar
Menta o lavanda fresca, para decorar (opcional)

Preparación

Derrite el chocolate a baño maría sobre fuego medio, moviendo de vez en cuando para evitar que se queme. Cuando esté completamente derretido, incorpora el tofu y el jarabe de maple. Revuelve. Pasa la mezcla a un procesador de alimentos y bátela hasta obtener una consistencia esponjosa. Sirve el mousse en tazones o copas individuales. Refrigéralas para que se enfríen y se asienten durante 30 minutos por lo menos. Para servir, decora con nueces picadas, moras y hojas de menta.

* * *

A continuación encontrarás un capítulo muy especial para las personas que están luchando contra una enfermedad o se preocupan por alguien en tales situaciones. Espero que los capítulos anteriores te hayan abierto nuevos horizontes sobre tus opciones alimentarias y cómo preparas tus alimentos. Ahora, en el último capítulo, llevaré nuestro diálogo sobre alimentación a otro nivel. Mientras que otros libros están llenos de recomendaciones respecto a qué comer, yo te diré las cantidades exactas que necesitas para conseguir un beneficio para tu salud: la dosis correcta.

Capítulo 15

Dosis alimentarias

En este último capítulo quiero compartir un nuevo concepto: las dosis alimentarias. Si vamos a referirnos a los alimentos como medicina, entonces necesitamos dosis. Al igual que los componentes (bio)químicos de los medicamentos, los bioactivos en los alimentos que comes tienen efectos específicos en tus células, parecidos a los farmacológicos. Como viste a lo largo de este libro, los alimentos se estudian con algunos de los mismos métodos empleados en el desarrollo de los medicamentos. Quiero que estés en la primera fila del movimiento de "la comida como medicina" y mostrarte cómo el concepto de dosis alimentarias que ahora utilizamos para combatir la enfermedad está cambiando el futuro. El primer paso es descubrir las dosis correctas de los alimentos que nos ayudarán a mejorar nuestra salud.

En lo que respecta a las medicinas, los médicos saben que es importante estar seguros de qué medicamento utilizar así como la dosis requerida para obtener los mejores resultados. La dosis es la cantidad de medicamento que se toma de cierta manera y con cierta frecuencia. Antes de que la Administración de Alimentos y Medicamentos (FDA, por sus siglas en ingles) apruebe un nuevo medicamento para el uso generalizado, las empresas farmacéuticas invierten mucho dinero (más de 2.6 mil millones de dólares por medicamento en promedio) para desarrollar y probar la dosis hasta encontrar la que sea correcta para obtener la mejor respuesta. No obstante, los médicos no conversan con los pacientes sobre dosis alimentarias de la forma como hablan sobre las dosis de los fármacos.

Una dosis alimentaria es la cantidad que se consume de cualquier alimento o bebida, asociada con o que deriva en un resultado específico para la salud. Por ejemplo, ¿cuántas manzanas necesitas para reducir el riesgo de cierta enfermedad? La dosis puede ser relevante para la prevención o el tratamiento de un padecimiento, o para manejarlo a largo plazo, o para suprimirlo y evitar que la enfermedad regrese. Una montaña de investigaciones ha revelado cómo es que alimentos y bebidas específicos pueden influir en la salud y la enfermedad, y la cantidad para lograrlo.

Pienso en dosis alimentarias cada vez que hablo sobre la salud alimentaria con un paciente. Explico cómo algunos alimentos pueden ser útiles en particular, pues, como los medicamentos, los bioactivos que contienen afectan las células y los sistemas biológicos de su cuerpo. Comparto lo que sé sobre la importancia de elegir los alimentos así como la forma de prepararlos para extraer todos sus beneficios. Y comparto cualquier información que los investigadores hayan publicado sobre las dosis para que mis pacientes puedan saber cómo incorporar la comida a su vida. La mayoría de los médicos necesitan urgentemente ampliar su entrenamiento sobre nutrición y salud, y cómo discutir estos temas con sus pacientes. Necesitamos saber mucho más y también invertir en la educación de los estudiantes de medicina, los médicos practicantes y los propios nutriólogos sobre las dosis alimentarias. La meta de un cuidado de la salud completo debería incluir la asistencia nutricional para los pacientes, ayudarlos a empatar sus necesidades con las herramientas alimentarias a las que tienen acceso.

La ciencia de las dosis alimentarias

La dosis alimentaria es una idea lógica desarrollada por investigadores como yo y los miembros de mi equipo en la Fundación de Angiogénesis, donde examinamos con rigurosos métodos científicos los alimentos, los extractos de alimentos y los bioactivos. Comenzamos con cantidades de un alimento identificado por medio de estudios clínicos o investigaciones epidemiológicas realizadas con hábitos alimentarios de grandes poblaciones en la vida real, y analizamos sus efectos beneficiosos en la salud. Estudiamos la información para verificar si los beneficios asociados con el alimento empatan con lo que sabemos respecto a sus componentes bioactivos en relación con los sistemas de defensa de la salud y su forma de conservar la salud y repeler la enfermedad. Entonces traducimos la cantidad de alimento o de la bebida que se dijo consumir, al igual que la frecuencia de su dosis.

En casos donde se mide el factor alimentario, calculamos la cantidad del factor presente en los alimentos como tal utilizando las bases de datos del gobierno. También analizamos los bioactivos en los alimentos y buscamos sus efectos en estudios de laboratorio, realizando pruebas moleculares, genéticas y bioquímicas comunes en la investigación farmacéutica. La actividad de las sustancias en los alimentos se traduce en una cantidad para determinar si la dosis necesaria es realista en cuanto al consumo. Así estudiamos la comida como medicina.

Cuando di mi conferencia en TED Talk, algunas de las reacciones más fuertes se dieron cuando mostré los resultados de un estudio que enfrentaba los medicamentos a la comida en el contexto de la angiogénesis. Examinamos cuatro medicamentos para el cáncer, siete medicamentos comunes (antiinflamatorios, estatinas, para la presión y un antibiótico) y 16 factores alimentarios de comida asociada con la disminución del riesgo de diversos cánceres. Increíblemente, 15 de estos factores alimentarios eran más potentes que uno de los medicamentos anticancerígenos del experimento. La mayoría de los alimentos se mantuvieron firmes o resultaron ser más potentes que los medicamentos comunes. Algunos de los anticancerígenos más viejos se descubrieron originalmente a partir de fuentes naturales, como cortezas de árbol, plantas medicinales y organismos marinos. Si bien el estudio no iguala el efecto de la comida con los efectos de los medicamentos en humanos, los resultados nos obligan a parar un momento y maravillarnos ante el poder de la Madre Naturaleza, aunque sin dejar de ser los más fieles seguidores del modelo farmacéutico de salud.

Hasta ahora, la mayoría de las referencias a las cantidades de un alimento "saludable" se han enfocado en el tamaño de las porciones (por lo general dirigidas a la pérdida de peso como meta). Sin embargo, hoy podemos aplicar nuevas herramientas de la genómica y la biología celular y molecular para explorar cómo los alimentos promueven la salud de formas imposibles hasta hace unos años. Y ya tenemos algunos hallazgos clínicos y epidemiológicos extraordinarios que nos ofrecen una nueva perspectiva para considerar las cantidades que necesitamos comer y cuándo.

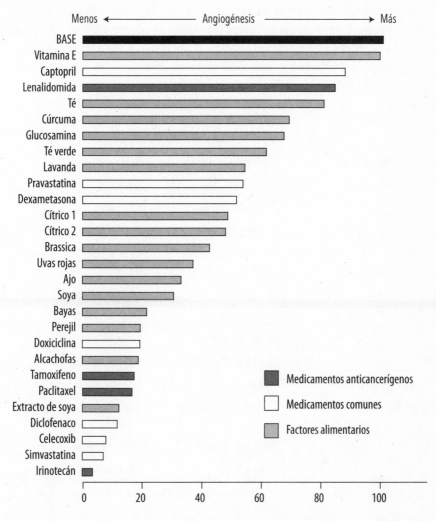

Menos ◄─────── Angiogénesis ───────► Más

Abajo hay una tabla que resume muchos de los alimentos que describí en el libro y las dosis que ofrecen beneficios contra la enfermedad. Estúdiala: es impresionante que puedas encontrar alimentos específicos con un impacto publicado sobre enfermedades como el cáncer de colon, de riñón o pulmonar; el lupus y la artritis, entre muchas otras.

De ninguna manera es una lista completa —ni podría serlo—, ya que las investigaciones continúan y se publican nuevos descubrimientos cada semana. Asimismo, considera que los alimentos que pudieron llegar a esta lista se identificaron a través de las investigaciones de dosis alimentarias específicas para enfermedades específicas. Hay muchos alimentos que pueden combatir la enfermedad y promover una salud sustentable gracias a su apoyo y la activación de los sistemas de defensa de la salud. Como forma de hacer que tu dieta sea un arsenal completo contra la enfermedad, revisa la tabla del apéndice A para tener un recordatorio de los alimentos que afectan cada sistema y las enfermedades cuando alimentas tus defensas.

TABLA DE DOSIS ALIMENTARIAS

Alimentos, sus dosis y las enfermedades que afectan

Alimento/bebida	Dosis para humanos	Enfermedad
Aceite de oliva	3-4 cucharadas al día	Cáncer de mama
	3-4 cucharadas al día	Cáncer colorrectal
	3-4 cucharadas al día	Cáncer de laringe
Atún	1+ porciones a la semana	Degeneración macular asociada con la edad
	100 g al día	Cáncer colorrectal
Brócoli	1-2 tazas a la semana	Cáncer de mama
	1-2 tazas a la semana	Cáncer esofágico
	2 tazas al día	Lupus eritematoso sistémico
Brotes de bambú	⅓ de taza al día*	Síndrome metabólico/obesidad
Caballa	1+ porciones a la semana	Degeneración macular asociada con la edad
	100 gramos al día	Cáncer colorrectal
Café	2+ tazas al día	Infarto al miocardio
Carne oscura de pollo	~1 pierna/muslo de pollo (100 gramos) al día	Cáncer colorrectal
Castañas	50 gramos al día*	Cáncer de vejiga
Cerezas	2 frutas al día	Cáncer esofágico
	2 frutas al día	Cáncer de cabeza y cuello
Cerveza	1 cerveza al día	Cáncer colorrectal
	1 cerveza al día	Enfermedad coronaria arterial
	5 cervezas a la semana	Cáncer de riñón
	1-2 cervezas al día	Demencia
Chabacanos	2 frutas al día	Cáncer esofágico
	2 frutas al día	Cáncer de cabeza y cuello

Alimento/bebida	Dosis para humanos	Enfermedad
Chocolate amargo	375 mg de flavonoides (1 paquete de CocoaPro) al día	Enfermedad coronaria arterial
Ciruelas	2 frutas al día	Cáncer esofágico
	2 frutas al día	Cáncer de cabeza y cuello
Duraznos	2 frutas al día	Cáncer esofágico
	2 frutas al día	Cáncer de cabeza y cuello
Edamame	1.2 tazas al día	Cáncer de mama
Frambuesas negras	2 tazas al día	Esófago de Barrett
	7 tazas al día*	Cáncer de vejiga
	4 bayas al día	Enfermedad cardiovascular
Fresas	1½ tazas al día	Lupus eritematoso sistémico
Jitomates cherry	8 tazas crudas al día	Lupus eritematoso sistémico
Kimchi	1⅕ tazas al día	Hipertensión
Kimchi fermentado	1.2 tazas al día	Síndrome metabólico/obesidad
Leche de soya	1 taza al día	Cáncer de mama
	1 taza al día	Arteriosclerosis
Mandarinas	2 frutas al día	Cáncer esofágico
	2 frutas al día	Cáncer de cabeza y cuello
Mango	2 frutas al día	Cáncer esofágico
	2 frutas al día	Cáncer de cabeza y cuello
Manzanas	1-2 al día	Cáncer de vejiga
	1-2 al día	Cáncer colorrectal
Moras azules	1 taza a la semana	Cáncer de mama
Naranjas	1½ naranjas al día	Lupus eritematoso sistémico
Nueces de Castilla	22 mitades al día	Cáncer colorrectal (riesgo)
	29 mitades a la semana	Cáncer colorrectal etapa 3 (muerte por)
Nueces de la India	26 nueces al día	Cáncer colorrectal
Nueces de macadamia	17 nueces al día	Cáncer colorrectal
Papas violeta	5 papas pequeñas al día*	Cáncer colorrectal

Alimento/bebida	Dosis para humanos	Enfermedad
Pargo azul	1+ porciones a la semana	Degeneración macular asociada con la edad
	100 g al día	Cáncer colorrectal
Pescado/marisco alto en AGP	90 g al día	Cáncer colorrectal
	90 g al día	Cáncer de mama
Pez espada	1+ porciones a la semana	Degeneración macular asociada con la edad
	100 g al día	Cáncer colorrectal
Piñones	¼ de taza al día	Cáncer colorrectal
Queso Edam	2 rebanadas al día	Cáncer colorrectal
Salmón	1+ porciones a la semana	Degeneración macular asociada con la edad
	100 g al día	Cáncer colorrectal
Sardinas	1+ porciones a la semana	Degeneración macular asociada con la edad
	100 g al día	Cáncer colorrectal
Té negro	2 tazas al día	Hipertensión
Té verde	2-3 tazas al día	Cáncer colorrectal
	4 tazas al día	Enfermedad cardiovascular[7]
	4-5 tazas al día	Lupus eritematoso sistémico
	4-5 tazas al día	Esclerosis múltiple
	4-5 tazas al día	Artritis reumatoide
Trigo integral	2.7 porciones al día	Enfermedad cardiovascular
	2.7 porciones al día	Diabetes tipo 2
Vino tinto	1 copa al día	Cáncer colorrectal
	½ copa al día	Arteriosclerosis
Yogurt	>1 porción al día	Enfermedad cardiovascular
Zarzamoras	5½ tazas al día*	Cáncer de vejiga

*Indica dosis equivalente, calculada a partir de un estudio preclínico.

Para las personas que quieren comenzar a comer para prevenir o detener una enfermedad, la pregunta principal solía ser "¿Qué alimentos debo evitar?" Pero mejor valdría la pena preguntar "¿Qué alimentos debo incorporar?"

Este cambio positivo en tu forma de pensar es un estímulo mucho más poderoso que te ayudará a pensar en los alimentos que realmente disfrutas entre todos los que te mostré a lo largo de este libro. Te invito a revisar la información y plantear nuevas preguntas, como "¿Cuánto?", "¿Cuántas piezas?" y "¿Qué tan seguido?"

He descubierto que el concepto de las dosis alimentarias tiene un impacto particular para los pacientes, los amigos o los familiares que luchan contra una enfermedad. Por ejemplo, como dije en la segunda parte, los estudios en personas con cáncer de colon han demostrado que comer dos porciones de nueces (catorce nueces de Castilla) a la semana se asocia con 42% menos riesgo de que la enfermedad regrese. Después de esto se vuelve obvia la recomendación de un cambio en el estilo de vida a bajo costo. Para el cáncer de mama, consumir 10 g de proteína de soya (el equivalente de una taza de leche de soya) al día se asocia con 29% menos riesgo de morir a causa de la enfermedad. No es posible ignorar esta clase de información después de ver la evidencia. Definitivamente, es útil para guiar tus decisiones alimentarias si intentas prevenir una enfermedad como el cáncer.

No es magia

Como sucede con todo en la salud y la enfermedad, las cosas no siempre son tan sencillas como parece cuando se trata de dosis alimentarias. Sí, las dosis son un concepto increíble, pero hay cinco advertencias importantes que debes tener en cuenta.

Primero, la mayoría de los estudios se realizan sólo con investigaciones epidemiológicas, una forma de utilizar poblaciones reales en el mundo, conformadas por personas como tú y yo, para buscar las asociaciones entre hábitos alimentarios comentados o registrados por los investigadores, y resultados específicos de salud. Los estadísticos y los científicos en nutrición te dirán que esta clase de investigación no establece causa y efecto como lo haría un estudio de medicamentos que utilizara ratones o una prueba clínica. Pero es un método poderoso y las asociaciones que surgen pueden ser realmente informativas, principalmente cuando hay cientos, miles o cientos de miles de personas involucradas.

Segundo, la mayoría de los estudios clínicos sobre alimentos y resultados específicos de salud (hipertensión, control de la glucosa, cardiopatía) son pequeños, lo que significa que pocas personas participan en ellos, quizá sólo unas cuantas decenas o menos. Esto significa que los estudios no son tan grandes como los farmacéuticos, en los que participan cientos o miles de personas. Sin embargo, la información que surge es parte de nuestra base de conocimiento sobre la dieta y la salud. Es un error pensar en descartar el valor de las investigaciones clínicas que no se realizan a esa escala. La información es información. Y siempre se necesitan más investigaciones para llegar a la verdad, incluso con los medicamentos.

Tercero, a partir de la vanguardista medicina personalizada estamos aprendiendo que todas las personas son diferentes. Todos tenemos un microbioma, una genética y una epigenética únicos. Todos metabolizamos los alimentos de diferente manera. Cuando comemos combinaciones de alimentos, sus bioactivos reunidos en nuestro cuerpo producen efectos distintos de los que podríamos predecir con un solo alimento. Es decir, incluso cuando se estudia gran cantidad de individuos, no podemos predecir si una persona en particular responderá a un alimento en específico exactamente de la misma manera. Las respuestas personales necesitan estudiarse a escala del individuo. Eso nos regresa al pensamiento equívoco de que todos los estudios sobre alimentación necesitan incluir a cientos de pacientes para obtener información significativa.

Cuarto, recuerda que, si estás luchando actualmente contra una enfermedad, definitivamente deberías consultar con tu médico antes de cambiar algo en tu dieta. Los alimentos pueden interactuar con los medicamentos, como los anticoagulantes, la quimioterapia, los antibióticos y una lista demasiado larga como para incluirla aquí. Ármate de información novedosa sobre los beneficios para la salud de alimentos específicos y sus dosis, y más adelante, tu médico, o tu equipo de salud, y tú decidirán juntos cuál es la mejor alimentación para ti.

Quinto, la razón principal para que adoptes una visión más amplia y más flexible de la alimentación y la salud es que no hay pociones mágicas que alejen la enfermedad. Como te mostré en esta parte, el cuerpo humano opera como una colección de sistemas interconectados. Lo que afecta a un órgano o a un sistema puede afectar a todo el cuerpo. En términos de elegir qué alimentos saludables puedes comer, la interconectividad es buena. Puedes ver los alimentos de muchas maneras a través de los ojos de la medicina, pero la naturaleza compleja de la comida implica que puedes alcanzar un estado de salud de la forma como los medicamentos no pueden. No tomamos medicinas para permanecer sanos, sino para curar o tratar una enfermedad. Pero podemos comer por nuestra salud.

Muchas personas viven su vida bajo el principio de que más es mejor, más grande es mejor y, por ende, cuando comes para tu salud, es mejor consumir tanto como puedas de un alimento. Así no funciona con los sistemas biológicos complejos del cuerpo. La salud es un estado de equilibrio, no un estado de exceso. Sólo porque dos tazas de salsa de tomate a la semana sean beneficiosas para reducir el riesgo de cáncer de próstata no quiere decir que aumentes esa protección si tomas un galón al día. Paracelso, el pionero suizo de la toxicología, dijo una vez: "Todas las sustancias son veneno; no hay nada que no lo sea. La diferencia radica en la dosis". Más no siempre es más; a veces menos es más.

En lo que respecta a la salud, tu meta es el equilibrio. Te interesa que tus sistemas de defensa de la salud permanezcan balanceados. En la biología existe un concepto importante que todos deberíamos conocer, llamado hormesis. En pocas palabras, la hormesis describe la respuesta de un sistema complejo en que una pequeña cantidad de algún estímulo (como la comida) es beneficiosa, y un poco más es un poco mejor. Pero hay una cantidad máxima de estímulo en la que más no da como resultado un efecto todavía mejor. De hecho, mucho más puede llevar a la pérdida del beneficio o a un daño. A veces se conoce como curva regresiva. Los ejemplos familiares con humanos incluyen el ejercicio, el ayuno e incluso beber agua. Todos son beneficiosos para tu salud, pero llega un punto de exceso donde el agotamiento, el hambre o la intoxicación por agua pueden destruir tu salud y ser fatales.

Eso significa que necesitas ser responsable respecto a las dosis alimentarias. No salgas y comas una misma dosis de algo todo el tiempo como robot. A los fieles seguidores de las dietas de moda les gusta encontrar una fórmula y seguirla sumisamente mientras puedan extraer el mayor beneficio. Pero conservar una buena salud a través de la alimentación debe ser algo natural. Toma tiempo forjar nuevos hábitos buenos y es posible que debas olvidar o reemplazar algunos malos hábitos del pasado. Te recomiendo comer para vivir siguiendo una dieta diversa así como los principios y patrones que te mostré en este libro. Incorpora dosis alimentarias de los alimentos que prefieras y tengan evidencia de un beneficio a la salud.

Protegerte de los asesinos principales

La enfermedad cardiovascular. El cáncer. La diabetes. La obesidad. Las enfermedades autoinmunes. Las enfermedades que conlleva el envejecimiento. Se trata de las afecciones crónicas que cobran millones de vidas al año, provocan sufrimiento indescriptible y son una carga para nuestros sistemas de salud. Muchas de estas enfermedades se relacionan directamente con el estilo de vida. Como puedes ver a partir del análisis de riesgos que incluí en el apéndice B, hay muchos factores que pueden afectar tu riesgo general de padecer una enfermedad. Pero sea cual sea tu nivel de riesgo, si desarrollas enfermedades crónicas, es alta la probabilidad de que se trate de alguno (o varios) de estos asesinos más comunes. Entonces, ¿por qué no utilizar la tabla de dosis alimentarias y elegir un alimento que ataque tu padecimiento?

La razón es ésta: si vamos a comer para sobrevivir a las enfermedades, necesitamos abordarlas de una forma más holística. Cada una tiene dimensiones en que fallan múltiples defensas de salud y necesitan que las ayudes. El hecho es que, si las defensas de tu cuerpo están bien abastecidas y son enteramente funcionales, tendrás una buena probabilidad de evitar la enfermedad. El éxito requiere que múltiples sistemas de defensa participen para prevenir o modificar adecuadamente la enfermedad. Ningún alimento lo hace por sí solo. Necesitas apoyarte en todos los sistemas de tu cuerpo. Te mostraré por qué es así en seis enfermedades devastadoras. Una vez armado con esta información, puedes consultar las tablas del apéndice A para ver qué alimentos influyen en tus sistemas de defensa. Una vez que establezcas los vínculos entre los sistemas de defensa, considera cómo crear tu plan personal para combatir estos asesinos.

Enfermedad cardiovascular

La cardiopatía es uno de los peores asesinos en el mundo. Es muy probable que conozcas a alguien que haya sufrido un ataque cardiaco. Pero la enfermedad cardiovascular no sólo afecta el corazón. Involucra problemas circulatorios que provocan un mal funcionamiento del corazón, el cerebro, los músculos de las piernas y otros órganos. Una mala genética, el colesterol alto (en particular de la clase "mala"), la inflamación, la obesidad, la diabetes y fumar son factores contribuyentes. Ejercen mucha presión en los sistemas de defensa del cuerpo para conservar el equilibrio y la salud. La alimentación tiene un papel muy importante en la prevención y la modificación del efecto de estos factores de riesgo.

Comer puede activar para bien los sistemas de defensa de la salud si te preocupa la enfermedad cardiovascular:

- Comer alimentos que estimulan la angiogénesis puede crear vasos que mejoren el flujo sanguíneo hacia los órganos.
- Los alimentos que reclutan células madre pueden ayudarte a crear nuevos vasos sanguíneos así como regenerar el músculo cardiaco, las células del cerebro y otros músculos.
- Comer alimentos que reduzcan la inflamación disminuirá la probabilidad de que los vasos con placa se revienten y provoquen un ataque cardiaco o un infarto.
- Los cardiólogos ya han encontrado vínculos entre el microbioma intestinal y el colesterol en la sangre, por lo que una dieta que mejore el microbioma puede ayudar a la salud cardiaca de muchas formas.

Cáncer

El cáncer es un asesino a nivel global, y sus tratamientos tóxicos se temen tanto como la enfermedad misma. Una de cada tres personas en Estados Unidos recibe un diagnóstico de alguna forma de cáncer en su vida,[1] y es la segunda causa de muerte detrás de la cardiopatía.[2] En Reino Unido, el riesgo es todavía mayor: uno de cada dos desarrollará cáncer.[3] La próxima vez que estés en una fiesta, mira a la gente a tu alrededor y calcula esa estadística (no olvides incluirte).

Si bien alguna vez se consideró que la única meta del tratamiento contra el cáncer debía ser matar las células cancerígenas, el conocimiento actual de la enfermedad es que se trata de mutaciones de células que el cuerpo no pudo impedir y eliminar. La genética, el estilo de vida y exponerte a altos riesgos amenazan tus defensas, pero en el siglo XXI algunos de los tratamientos más revolucionarios para el cáncer buscan activar la inmunidad. Lo que comes tiene un papel importante en esta meta.

Muchos de los cánceres que comenté tienen tumores sólidos cuyos nombres hacen referencia al órgano donde surgen, como el cáncer colorrectal, de ovarios, pulmonar, etc. Hay otra categoría que hace referencia a la sangre o a los cánceres líquidos, la cual incluye leucemias, linfomas y mieloma múltiple. Esta clase de cánceres se desarrollan a partir de los glóbulos blancos en la médula ósea. En lugar de existir como tumores en órganos específicos, las células de cánceres líquidos recorren todo el cuerpo. Si enfrentas o tienes una historia con alguno de estos cánceres, debes saber que los mismos principios básicos para defender la salud aplican con los cánceres líquidos y los tumores sólidos. Los cánceres líquidos también dependen del crecimiento angiogénico, tienen células madre que es necesario destruir, están llenos de mutaciones de ADN y las defensas inmunológicas pueden acabar con ellos. Como verás a continuación, hay formas en que los alimentos pueden ayudar a atrapar los cánceres líquidos.

Desde hace mucho se asoció una dieta deficiente con el riesgo de cáncer. El énfasis se encuentra en identificar elementos carcinógenos en tu dieta y eliminarlos. Es la única solución. Ahora bien, es momento de ver cómo la dieta puede disminuir el riesgo estimulando tus defensas, lo que también aumenta tu probabilidad de supervivencia si ya padeces la enfermedad.

- Los alimentos con actividad antiangiogénica pueden matar de hambre un tumor al cortar su abastecimiento de sangre.
- Los alimentos que se deshagan de células madre cancerígenas, tenaces y peligrosas, pueden aumentar la probabilidad de que el cáncer no vuelva después del tratamiento.
- Una dieta que active el sistema inmunológico —lo que también ocurre comiendo alimentos que promuevan la salud del microbioma— ayuda a controlar y eliminar el cáncer.
- Comer alimentos que protegen el ADN funciona a la vez como escudo y mecanismo reparador para asegurarte de que los errores en tu ADN no provoquen más cánceres.

Diabetes

Es un problema de salud que va en aumento. El hecho de que el cuerpo no pueda controlar adecuadamente el metabolismo conlleva problemas catastróficos en muchos órganos. Si bien la diabetes tipo 1 es una enfermedad autoinmune, la diabetes tipo 2 se considera una enfermedad de estilo de vida en la que el cuerpo desarrolla resistencia a la insulina, pero es posible muchas veces revertirla con ejercicio y dieta saludable. Es más, la mejor oportunidad para combatir esta enfermedad es en su origen, durante la etapa llamada prediabetes. Un estudio demuestra que, hacia los 45 años, la gente que esté sana en general tendrá 49% de probabilidad de desarrollar prediabetes, y entre ese porcentaje, 74% con el tiempo desarrollará diabetes tipo 2.

Es una enfermedad que debemos evitar a toda costa. Si bien reducir los carbohidratos, el consumo de carne roja y las bebidas azucaradas es fundamental para prevenir la diabetes, comer alimentos que fortalecen activamente los sistemas de defensa también disminuye el riesgo de diabetes.

Hay evidencia de que los cereales integrales, las nueces, los alimentos vegetales y el pescado pueden ayudarte a prevenir la enfermedad. Incluso si ya padeces diabetes, tu dieta es una oportunidad crucial para que disminuyas el riesgo de complicaciones más serias a raíz de la enfermedad, lo que finalmente desatará un caos para tu corazón, ojos, cerebro, nervios, riñones, pies y sistema inmunológico.

- Los alimentos que estimulan la angiogénesis pueden ayudar a tu cuerpo a compensar el lento crecimiento de vasos sanguíneos que ocurre en la diabetes. Una buena angiogénesis es importante para mejorar el flujo sanguíneo hacia el corazón y para incrementar la circulación hacia las heridas que necesitan sanar. Los alimentos que inhiben la angiogénesis en el ojo pueden evitar problemas ocasionados por la pérdida de visión. (El cuerpo sabrá cómo dividir los efectos para ayudar a tus vasos sanguíneos buenos, no a los malos, así que está bien consumir ambos alimentos para modificar la angiogénesis.)
- Hay menos células madre y demuestran menor actividad en los diabéticos, así que consumir alimentos que revitalicen las células madre puede mejorar la circulación, regenerar los nervios, restaurar el corazón y reparar el daño ocular.
- La gente con diabetes tiene un microbioma alterado, así que es vital reconstituir las bacterias intestinales beneficiosas.
- Es importante comer los alimentos adecuados para contrarrestar la inflamación porque la diabetes provoca un estado inflamatorio generalizado.
- Como cualquier médico aprendió en la escuela, la diabetes también baja las defensas, así que los alimentos que activen el

sistema inmunológico pueden hacer que los diabéticos eviten infecciones.

- El caos metabólico de la diabetes provoca esquirlas bioquímicas en el cuerpo que pueden dañar el ADN y acelerar el envejecimiento. Los alimentos que protegen el ADN pueden ayudar a defender el cuerpo contra este daño.

Obesidad

Hasta 40% de los adultos en el mundo tienen sobrepeso o son obesos, lo que conduce a más de 3 millones de muertes. China y Estados Unidos son las cabezas en el problema del sobrepeso, en parte como consecuencia de las malas decisiones alimentarias y la falta de ejercicio. El gran peligro que acecha junto con el sobrepeso es el síndrome metabólico, una condición de múltiples factores de riesgo para desarrollar cardiopatía: obesidad abdominal, niveles altos de colesterol y triglicéridos, hipertensión y glucosa elevada. Hasta una tercera parte de los adultos sólo en Estados Unidos tiene síndrome metabólico.[4] La forma más sabia de perder peso es comer mejor, comer menos y hacer más ejercicio. Puedes estimular tus defensas y combatir la obesidad con tu dieta:

- Como el tejido adiposo crece como un tumor y necesita un abastecimiento de sangre, comer alimentos antiangiogénicos literalmente puede matar de hambre a la grasa y restringir su crecimiento.
- Los alimentos que promueven un microbioma sano pueden reducir el colesterol en la sangre y propiciar la pérdida de peso.
- Ser obeso daña el ADN en tus células, así que los alimentos que lo reparan son beneficiosos para personas que ya tienen sobrepeso.[5]
- Hay estudios que han demostrado que la obesidad es, principalmente, un estado de inflamación de todo el cuerpo, por lo que comer alimentos antiinflamatorios puede ayudar a atenuar el estado inflamatorio. Las armas del sistema inmunológico también carecen de filo en las personas obesas, lo que tiene implicaciones para muchas otras enfermedades crónicas. Una dieta con alimentos que activen la inmunidad ayuda a contrarrestar la debilidad.

Enfermedades autoinmunes

Son condiciones en las que el sistema inmunológico del cuerpo actúa sobre sus propias células. Esta categoría de enfermedades engloba más de ocho afecciones distintas, incluyendo diabetes tipo 1, lupus, artritis reumatoide, esclerosis múltiple y enfermedad intestinal inflamatoria (enfermedad de Crohn y colitis ulcerosa), entre otras. El ataque inmunológico contra ti mismo provoca una inflamación grave y crónica por todo el cuerpo, y las intervenciones médicas con esteroides y terapias biológicas pueden ser efectivas para combatirla, pero tienen consecuencias de peso. Los esteroides en particular tienen efectos secundarios terribles, como glaucoma, aumento de peso, riesgo incremental de infecciones e incluso psicosis. Un acercamiento alimentario a las enfermedades autoinmunes involucra todos los sistemas de defensa:

- Cualquier alimento que calme el sistema inmunológico puede ser útil, incluidos los que tengan propiedades antiinflamatorias.
- La inflamación crónica suele provocar que se formen vasos sanguíneos indeseables, los cuales invaden y destruyen tejidos sanos, como las articulaciones en la artritis reumatoide, así que los alimentos con actividad antiangiogénica pueden ayudar a disminuir el daño.
- Un microbioma intestinal anormal provoca algunas enfermedades autoinmunes, así que puede ser útil comer alimentos que restauren las bacterias intestinales beneficiosas. Por ejemplo, alimentos como las nueces de Castilla, los frijoles (negros y blancos), el kiwi y el cacao incrementan la producción bacteriana de butirato, y sus propiedades antiinflamatorias han demostrado disminuir la destrucción de hueso y articulaciones en la artritis.[6]
- Existe evidencia sólida de pruebas clínicas que demuestra cómo algunas enfermedades autoinmunes, entre ellas, la esclerodermia, la esclerosis múltiple y la miastenia grave, se pueden eliminar reconstituyendo el sistema inmunológico con trasplantes de células madre.[7] Otro enfoque es utilizar el ayuno para reprogramar el sistema inmunológico. Los alimentos que apoyan la regeneración de un sistema inmunológico sano son útiles para mantener el orden y prevenir el caos de las enfermedades autoinmunes.

Enfermedades del envejecimiento

Conforme transcurre el tiempo, nuestro cuerpo muestra las señales inevitables del envejecimiento, como canas y arrugas. Pero algunas enfermedades que se ven en personas mayores son increíblemente destructivas para la salud y el bienestar, y todos deberían evitarlas.

Las enfermedades neurodegenerativas, como la de Alzheimer y la de Parkinson, suponen la pérdida de la función cerebral normal con la edad.[8] Algunas dietas, como MIND, mezcla de la dieta mediterránea, y la dieta DASH, y la Guía Canadiense para la Salud Cerebral pueden ayudar a conservar el funcionamiento cognitivo y retrasar la inevitable progresión de las enfermedades neurodegenerativas. Comer alimentos que mejoran las defensas de la salud puede ser todavía más importante conforme envejecemos.

- En el caso de las enfermedades neurodegenerativas, estimular la angiogénesis a través de la alimentación puede mejorar el flujo sanguíneo y disminuir la inflamación, un beneficio para la función cognitiva.
- Las dietas que activan las células madre pueden mejorar la regeneración de nervios y tejido cerebral.
- Controlar el microbioma con la dieta ayuda a que las bacterias intestinales sanas envíen mensajes adecuados al cerebro.
- Los alimentos que protegen el ADN también pueden cuidar al cerebro envejecido del daño en el ADN, el cual impide el funcionamiento cognitivo.
- La inflamación cerebral está presente en casi todas las enfermedades neurodegenerativas, por lo que consumir alimentos con beneficios antiinflamatorios calmará el sistema inmunológico.

Otra enfermedad del envejecimiento es la degeneración macular asociada con la edad (DMAE), la causa más común de pérdida de visión entre las personas de 50 años en adelante. En la forma más destructiva de esta afección, llamada DMAE húmeda, hay un crecimiento anormal de vasos sanguíneos permeables bajo la capa nerviosa responsable de la vista. El resultado final es la ceguera. Si bien no es fatal, una persona mayor que no puede ver pierde su independencia y requiere el cuidado de otros para realizar sus actividades cotidianas. Conforme se deteriora su calidad de vida, se deprime y se aísla, y tiene problemas para controlar otras dolencias médicas que tal vez padezca, cumplir con sus citas con el médico y tomar sus medicamentos.

Los factores alimentarios son claramente importantes para prevenir la DMAE. Se recomiendan verduras de hoja verde y pescados, junto con los suplementos alimenticios conocidos como AREDS, por sus siglas en inglés (una combinación específica de ciertas vitaminas, minerales y bioactivos vegetales).[9]

- Se puede abordar la DMAE húmeda de una manera todavía más completa conforme envejece una persona, al incluir alimentos con propiedades antiangiogénicas que evitan el crecimiento de los vasos sanguíneos destructivos.
- Ya que los nervios principales detrás del ojo se destruyen en la DMAE húmeda, puede ser útil comer alimentos que estimulen las células madre para regenerar los tejidos.
- Hay evidencia clara de que las personas con DMAE presentan alteraciones en el microbioma, por lo que es importante consumir alimentos que restablezcan las bacterias intestinales sanas.
- Los alimentos antiinflamatorios y protectores del ADN son útiles porque los depósitos de grasa en la DMAE se acumulan, provocando inflamación y daño oxidativo que afecta el ADN.

Un último comentario

Como te mostré a lo largo de este libro, la salud es mucho más que la ausencia de enfermedad. Es la presencia de tus cinco sistemas de salud trabajando juntos en una sinfonía compleja para que tu cuerpo funcione con normalidad mientras responde al asalto de la vida y el envejecimiento, y pueda prevenir enfermedades. En la actualidad, los sistemas de seguridad social de la mayoría de los países en el mundo no cumplen con la misión de proteger la salud pública. En lugar de mejorar la defensa de la salud, el sistema está constituido por médicos, hospitales y contribuyentes que se enfocan principalmente en atender la enfermedad, pero no en cuidar la salud. La medicina moderna, como yo la veo, se ha vuelto un sistema reactivo diseñado para erradicar la enfermedad, valiéndose de tecnologías hechas por el ser humano y otros instrumentos contundentes una vez que declara su presencia. Si bien la cirugía sigue siendo en muchos casos un evento capaz de salvar una vida, el estímulo de prescribir medicamentos para intentar eliminar la enfermedad sin dañar al paciente está limitado a lo que podemos lograr para alcanzar sociedades más sanas. El sistema termina tratando enfermedades en lugar de proteger a las personas para que estén sanas y llenas de energía.

La comunidad médica dirá que el acercamiento convencional al cuidado de la salud puede tener un éxito abrumador contra las enfermedades. Estoy de acuerdo; tengo muchos pacientes que se recuperaron después de estar al borde de la muerte y ahora tienen vidas plenas que no hubieran sido posibles sin la ayuda de medicamentos, cirugía o radiación. No obstante, si vemos todo el panorama, el enfoque inadecuado sobre la salud y la prevención de enfermedades ha generado una cantidad incremental de víctimas que se apoyan en medicamentos costosos que nunca alcanzan la meta de devolverles la salud. Y conforme aumenta el peso de las enfermedades, los sistemas de seguridad social del mundo se desmoronan bajo la tremenda presión económica.

El costo de tratar la enfermedad no es sostenible y ya sobrepasó astronómicamente sus límites. *Cada dosis* de uno de los medicamentos más importantes para la leucemia, por ejemplo, cuesta 475 mil dólares.[11] Por impresionantes que sean algunos avances y su transformación de la medicina moderna, sólo poner a un paciente en remisión total es tan caro que la mayoría de las personas que necesitan el tratamiento nunca tendrán acceso a él. Esta inequidad va en contra del progreso real de la investigación médica.

En medio del deterioro de la salud de nuestro propio planeta, todos estamos expuestos a más toxinas químicas, contaminantes, radiación y enfermedades infecciosas, sin importar dónde estemos. Es increíble que no nos enfermemos más seguido y vivamos tanto tiempo. Si bien avances como la inmunoterapia, la edición genética, la cirugía robótica, la medicina personalizada, la regeneración de tejidos y las investigaciones sobre salud sí cambiarán nuestra medicina moderna, las innovaciones sólo prolongan el modelo actual del cuidado de la salud, conservando su enfoque aislado exclusivamente en el tratamiento de la enfermedad.

Al mismo tiempo, descubrimos lo poco que apenas sabemos sobre la salud. Sabemos que los errores en el ADN ocurren diario, pero no por qué no desarrollamos más cánceres en consecuencia. Sabemos que el microbioma es vital, pero no comprendemos cómo podemos estar infectados con bacterias y no enfermar. Hemos descubierto dos órganos nuevos, el intersticio (una red conectada de espacios llenos de líquido por todo el cuerpo, entre los órganos) y el mesenterio (una red tisular que adhiere los intestinos a la pared posterior dentro del vientre), pero seguimos definiendo qué hacen (aunque probablemente ayuden a nuestro sistema inmunológico).[12] A partir de los avances en la inmunoterapia contra el cáncer, sabemos que el sistema inmunológico de una persona mayor es perfectamente capaz de eliminar un cáncer metastásico, pero todavía no sabemos cómo hacer que suceda en la mayoría de los pacientes de cáncer. Hemos descubierto que ciertas bacterias intestinales pueden ser cruciales para alimentar nuestra respuesta inmunológica al cáncer y que los antibióticos que acaban con ellas pueden destruir la oportunidad de un paciente de responder a los tratamientos inmunológicos para revertir el cáncer (ciertos alimentos pueden ayudar a restablecer estas bacterias vitales).

Hay muchas preguntas importantes y emocionantes sobre el curso de la salud. Como exploradores en el abismo oceánico o astrobiólogos que buscan señales de vida en galaxias distantes, los investigadores médicos necesitamos abordar la tarea de descubrir los secretos de la salud con asombro y humildad.

Como médico que ha tratado a miles de pacientes, y como científico que labora en las primeras filas de la medicina, he llegado a la conclusión de que la forma más poderosa de vencer la enfermedad es desde un principio prevenir que suceda. Eso requiere promover más investigación científica y mejores dinámicas de salud pública dirigidas a la salud y la prevención. Involucra dejar el poder donde debe estar: en las manos de cada persona que actúa para conservar su propia salud.

Comer para vivir te empodera para que puedas ayudarte a ti mismo y a tus seres queridos. Así pues, mira todos los alimentos que mencioné a lo largo del libro. Ve la miríada de opciones que tienes. Decide cuáles te gusta comer. Todo es sobre ti. Cualquier alimento que promueva la salud y apoye algún sistema de defensa te llevará por el camino correcto. Aborda esta labor con sensatez. El marco $5 \times 5 \times 5$ te guía para elegir cinco alimentos (más si gustas) de la lista personalizada de alimentos que puedas comer cada día. Combínalos para que no te aburras, pero tampoco exageres consumiendo un solo alimento.

Comer para sanar y estar sano es una parte importante de la solución a la crisis de los sistemas de salud. Con el esfuerzo global en las investigaciones que ya toma velocidad y recaba gran cantidad de evidencia científica demostrando que podemos influir y optimizar la salud a través de la comida, verás cómo surge más información en los años venideros. A diferencia de las investigaciones farmacéuticas, las cuales implican un gasto de miles de millones de dólares y decenios antes de que esté disponible una nueva pastilla, el resultado de las investigaciones sobre alimentación y salud es inmediato. No necesitamos esperar una serie de pruebas clínicas extensas para concluir o la aprobación de la Administración de Alimentos y Medicamentos (FDA, por sus siglas en inglés) para recomendar que comas una mandarina o un nabo.

Cuando participé en una extraordinaria conferencia sobre investigación médica llamada Unidos para Sanar, organizada por el Vaticano en abril de 2018, el papa Francisco dio un discurso privado a nuestra asamblea y dijo: "La verdadera medida del progreso es la capacidad de ayudar a todas las personas". Ojalá lo que hayas aprendido aquí sea un nuevo comienzo para tu salud y lo compartas con la gente a tu alrededor.

Epílogo

Comentarios sobre ciencia

A lo largo de este libro resalté la ciencia detrás de los alimentos específicos que pueden ayudar al cuerpo a defender nuestra salud. Mi meta es compartir esa información de forma que te permita transformar el conocimiento en hechos, que es, supongo, la razón por la que escogiste este libro, para empezar. Tal vez quieras comprender cómo elegí los datos científicos. Después de todo, cualquiera que esté interesado en la actualidad de la salud sabe que hay mucha más información ahí afuera sobre alimentos y estados saludables, la cual puede parecer contradictoria a veces.

Traducir las noticias sobre ciencia para el público puede ser todo un reto, pero éstas son las conclusiones que me gustaría que llevaras contigo. Primero, ningún estudio tiene la última palabra sobre cualquier tema. La buena ciencia es rigurosa, se desarrolla con un proceso que examina, considera, concluye y confirma su resultado por medio de la repetición y el mejoramiento de la metodología. Así evolucionamos y refinamos constantemente nuestra comprensión del mundo, incluidas la comida y la salud. Hay muchos hallazgos sorprendentes de cientos de estudios que comenté a lo largo de este libro, pero los resultados de cada estudio inevitablemente generan más preguntas. Ésa es la naturaleza de la ciencia. En lo que respecta a la comida y los sistemas de defensa de la salud, ésta es una nueva época de exploración humana, con suficiente información que es importante considerar, pero todavía queda mucho por aprender.

Los estudios que elegí para el libro provienen de cuatro metodologías diferentes: estudios clínicos de humanos, estudios epidemiológicos a gran escala con poblaciones humanas reales, estudios con animales y estudios en laboratorio que examinan el efecto de factores alimenticios en las células humanas. Intenté enfocarme en la información humana cuando fuera posible porque es la más importante. Los estudios con animales y células, sin embargo, ofrecen un amplio panorama sobre cómo y por qué funcionan las cosas. Los descubrimientos son muy significativos si pueden ayudar a clarificar y dar sentido a los datos que ya tenemos sobre humanos.

Los estudios mismos usan métodos similares al desarrollo de medicamentos: secuencias genómicas, proteómicas, cultivos celulares, modelos de animales, pruebas clínicas en humanos al azar y controladas con placebos, y estudios de grandes poblaciones reales. Elegí dar preferencia a los estudios que tienen alguna hipótesis o algún resultado en específico que los hace destacar. Son la clase de estudios que yo discuto con médicos y científicos trabajando en la investigación médica de vanguardia.

Es esencial hacer más investigaciones para desarrollar todavía más los fundamentos científicos sobre los que se amparan las recomendaciones alimentarias específicas que se hacen individualmente. Los bromatólogos, los investigadores de ciencias de la vida, los nutriólogos, los agrónomos expertos, los médicos, los científicos especializados en comportamiento y los epidemiólogos necesitan unir sus esfuerzos para continuar investigando los alimentos que influyen en el cuerpo.

Unos cuantos puntos más. Las recomendaciones alimentarias en este libro no deben tomarse como ley absoluta. Cada persona tiene sus propias necesidades alimentarias para mejorar su salud, y el marco 5 × 5 × 5 está diseñado para que puedas encontrar el régimen que mejor te funcione. En el futuro se publicará mucha más información sobre alimentos, así que te invito a permanecer actualizado utilizando PubMed como fuente. O visita <http://drwilliamli.com> para registrarte y recibir actualizaciones periódicas.

En segundo lugar, usa el sentido común cuando consumas cualquiera de los alimentos y las bebidas mencionados en el libro. No sugerí que incorpores ningún elemento en cantidades ilimitadas a tu dieta. Consumir cualquier sustancia natural en niveles no naturales tendrá un efecto nocivo. La salud se define por el equilibrio, la homeostasis. Consumir cualquier cosa en exceso, ya sea alcohol, azúcar o agua sola, altera este equilibrio. En lo referente a tu cuerpo, más no siempre es mejor. Y no hay alimentos mágicos.

Finalmente, la comida no es sustituto de tratamientos médicos. Creo en utilizar los mejores recursos que tengas a tu disposición. Los medicamentos pueden salvar vidas. Pero los alimentos son parte de tus herramientas de salud y son intervenciones que no requieren prescripción ni vía intravenosa. Se ha estudiado ampliamente la combinación de alimentos y medicamentos por su potencial de interacciones dañinas, pero también su forma de interactuar de manera beneficiosa es un área emocionante que estamos explorando.

Ningún alimento es absolutamente bueno o malo. El impacto de los alimentos en cada persona es único y depende de una serie de factores, incluida su estructura genética. Escribí este libro con la intención deliberada de subrayar alimentos que puedan beneficiarte por sus efectos positivos sobre los sistemas de defensa de la salud, pero hay otros factores que necesitas considerar cuando elijas qué comer, y a un nivel personal. Siempre consulta con tu médico antes de tomar decisiones importantes sobre tu dieta, principalmente si estás enfermo o tomas algún medicamento. Debes tomar en cuenta lo que mejore tu situación, que quizá se trate de diabetes, enfermedad cardiovascular o alguna otra enfermedad crónica.

Te invito a utilizar este libro como trampolín. Ya viste a lo largo de sus páginas que la evidencia científica expone los beneficios para la salud de muchos alimentos, más allá de los componentes de una ensalada. Todos pueden comer y sobrevivir sus enfermedades si utilizan los alimentos accesibles y deliciosos que conforman muchas culturas y tradiciones en el mundo. Intenté contarte los últimos descubrimientos sobre cómo el cuerpo se cura a sí mismo a través de sus sistemas de defensa. Lo consideraré un éxito si partes de aquí, eliges cada día tus alimentos con una mente informada y la clara intención de comer para sanar.

Apéndice A

Hoja de trabajo 5 × 5 × 5

Elige un elemento por cada categoría de defensa, por cada día de la semana.

Defensa: Angiogénesis

Antiangiogénicos

- Aceite de oliva (AOEV)
- Achicoria puntarelle
- Achicoria radicchio
- Ajonjolí
- Alcaparras
- Almejas manila
- Almendras
- Anchoas
- Arándanos
- Arándanos (secos)
- Arúgula
- Atún
- Atún aleta azul
- Atún de ojo grande
- Berberechos
- Berenjena
- Botarga
- Brócoli
- Brócoli rabe
- Brotes de bambú
- Brotes de helecho
- Caballa (macarela)
- Café
- Canela
- Cáscara de manzana
- Castañas
- Caviar (esturión)
- Cebada
- Cebollas
- Cerezas
- Cerezas (secas)
- Cerveza

- Chabacanos
- Chía
- Chiles
- Chocolate amargo
- Chucrut
- Ciruelas
- Ciruelas negras
- Col blanca
- Col china
- Col rizada
- Coliflor
- Colinabo
- Cúrcuma
- Duraznos
- Endibia belga
- Endibia frisé
- Escarola
- Flor de calabaza
- Frambuesas
- Frambuesas negras
- Fresas
- Frijoles blancos
- Frijoles negros
- Ginseng
- Granadas
- Guayaba
- Halibut
- Huachinango
- Hueva de pescado (salmón)
- Jamón ibérico de bellota
- Jitomate San Marzano
- Jitomates cherry
- Jitomates de piel oscura
- Jitomates mandarina
- Jurel aleta amarilla
- Kimchi
- Kiwi
- Langosta espinosa
- Lechuga morada
- Lichi
- Linaza
- Lisa gris
- Lubina negra
- Mandarinas
- Mangos
- Manzanas (Granny Smith, red delicious, reinette)
- Menta
- Merluza
- Moras azules
- Moras azules (secas)
- Nabos
- Nueces de Castilla
- Nueces de la India
- Nueces de macadamia
- Nueces pecanas
- Orégano
- Ostiones del Pacífico
- Ostiones orientales
- Pámpano
- Pargo
- Pargo azul
- Pasas sultana
- Pepino de mar
- Pepitas
- Pez de San Pedro (John Dory)
- Pez espada
- Piñones
- Pistaches
- Pollo (carne oscura)
- Prosciutto de Parma
- Queso Camembert
- Queso Edam
- Queso emmental
- Queso Gouda
- Queso jarlsberg
- Queso munster

- Queso Stilton
- Raíz de regaliz
- Robalo del Mediterráneo
- Romanesco
- Romero
- Salmón
- Salmonete
- Sandía
- Sardinas
- Semillas de girasol
- Sidra de manzana sin colar
- Soya
- Tardivo (achicoria de cosecha tardía) di Treviso
- Té de manzanilla
- Té negro
- Té oolong
- Té verde
- Té verde con jazmín
- Té verde sencha
- Té verde tieguanyin
- Tinta de calamar
- Toronja rosa
- Trucha alpina
- Trucha arcoíris
- Vino tinto (Cabernet, Cabernet Franc, Petit Verdot)
- Zanahorias
- Zarzamoras

Estimulantes de la angiogénesis

- Achicoria puntarelle
- Achicoria radicchio
- Ajonjolí
- Alcaparras
- Arándanos
- Arándanos (secos)
- Cáscara de manzana
- Cebada
- Cebollas
- Cerezas (secas)
- Chía
- Chile
- Ciruelas negras
- Endibia belga
- Endibia frisé
- Escarola
- Espárragos
- Ginseng
- Lechuga morada
- Linaza
- Manzanas (Granny Smith, red delicious, reinette)
- Menta
- Moras azules (secas)
- Pasas sultana
- Pepitas
- Romero
- Semillas de girasol
- Tardivo (achicoria de cosecha tardía) di Treviso

Defensa: Regeneración

- Aceite de oliva (AOEV)
- Acelgas

375

- Achicoria puntarelle
- Achicoria radicchio
- Ajonjolí
- Alcaparras
- Almejas Manila
- Almejas navaja
- Anchoas
- Apio
- Apio chino
- Arándanos
- Arándanos (secos)
- Aronia negra
- Atún
- Atún aleta azul
- Atún de ojo grande
- Azafrán
- Berberechos
- Berenjena
- Berros
- Botarga
- Brotes de bambú
- Brotes de helecho
- Caballa (macarela)
- Cacahuates
- Café
- Caqui
- Cáscara de manzana
- Castañas
- Caviar (esturión)
- Cebada
- Cebollas
- Cereales integrales
- Cerezas
- Cerezas (secas)
- Cerveza
- Chabacanos
- Chía
- Chiles
- Chocolate amargo
- Ciruelas
- Ciruelas negras
- Col berza
- Col rizada
- Cúrcuma
- Duraznos
- Ejotes
- Endibia belga
- Endibia frisé
- Escarola
- Espinacas
- Flor de calabaza
- Frambuesas
- Frambuesas negras
- Fresas
- Ginseng
- Granadas
- Halibut
- Hojas de mostaza
- Huachinango
- Hueva de pescado (salmón)
- Jugo de uva Concord
- Jurel aleta amarilla
- Kiwi
- Langosta espinosa
- Lechuga morada
- Lichi
- Linaza
- Lisa gris
- Lubina negra
- Mandarinas
- Mangos
- Manzanas (Granny Smith, red delicious, reinette)
- Melón amargo
- Menta
- Merluza
- Moras azules
- Moras azules (secas)

- Moras goji
- Nueces de Castilla
- Orégano
- Ostiones del Pacífico
- Ostiones orientales
- Pámpano
- Papas violeta
- Pargo
- Pargo azul
- Pasas sultana
- Pepino de mar
- Pepitas
- Pez de San Pedro (John Dory)
- Pez espada
- Pistaches
- Robalo
- Robalo del Mediterráneo
- Romero
- Salmón
- Salmonete

- Salvado de arroz
- Sardinas
- Semillas de girasol
- Soya
- Tardivo (achicoria de cosecha tardía) di Treviso
- Té de manzanilla
- Té negro
- Té verde
- Tinta de calamar
- Tomillo
- Trucha alpina
- Trucha arcoíris
- Trufas
- Uvas
- Vino tinto (Cabernet, Cabernet Franc, Petit Verdot)
- Wasabi
- Zanahorias
- Zarzamoras

Defensa: Microbioma

- Aceite de oliva (AOEV)
- Achicoria frisé
- Achicoria puntarelle
- Achicoria radicchio
- Ajonjolí
- Arándanos
- Arúgula
- Berenjena
- Brócoli
- Brotes de bambú
- Brotes de helecho
- Café
- Cereales integrales
- Cerezas

- Chabacanos
- Champiñones
- Chía
- Chícharos
- Chicoria frisé
- Chiles
- Chocolate amargo
- Chucrut
- Ciruelas
- Col blanca
- Col china
- Col rizada
- Coliflor
- Colinabo

- Duraznos
- Escarola
- Espárragos
- Frijoles blancos
- Frijoles negros
- Garbanzos
- Hongos morilla
- Hongos enoki
- Hongos maitake
- Hongos porcini
- Hongos rebozuelo
- Hongos shiitake
- Jitomates
- Jugo de arándano
- Jugo de uva Concord
- Jugos de granada
- Kimchi
- Kiwi
- Lentejas
- Lichi
- Linaza
- Mandarinas
- Mangos
- Moras azules
- Nabos
- Nueces de Castilla
- Pan de masa madre
- Pan de centeno integral (pumpernickel)
- Pao cai
- Pepitas
- Queso Camembert
- Queso Gouda
- Queso parmesano
- Semillas de girasol
- Setas
- Setas melena de león
- Tardivo (achicoria de cosecha tardía) di Treviso
- Té de manzanilla
- Té negro
- Té oolong
- Té verde
- Tinta de calamar
- Vino tinto (Cabernet, Cabernet Franc, Petit Verdot)
- Yogurt
- Zanahorias

Defensa: Protección del ADN

- Aceite de oliva (AOEV)
- Acerola
- Ajonjolí
- Albahaca
- Almejas Manila
- Almendras
- Anchoas
- Arúgula
- Atún
- Atún aleta azul
- Atún de ojo grande
- Avellanas
- Berberechos
- Berenjena
- Botarga
- Brócoli
- Brócoli rabe
- Brotes de bambú
- Brotes de helecho
- Cacahuates

- Café
- Camu-camu
- Castañas
- Caviar (esturión)
- Cerezas
- Chabacanos
- Chocolate amargo
- Ciruelas
- Col blanca
- Col china
- Col rizada
- Coliflor
- Colinabo
- Cúrcuma
- Duraznos
- Flor de calabaza
- Fresas
- Germen de brócoli
- Guayaba
- Halibut
- Huachinango
- Hueva de pescado (salmón)
- Jitomate San Marzano
- Jitomates cherry
- Jitomates de piel oscura
- Jitomates mandarina
- Jugo de mezcla de bayas
- Jugo de naranja
- Jugo de uva Concord
- Jurel
- Jurel aleta amarilla
- Kiwi
- Langosta espinosa
- Lichis
- Linaza
- Lisa gris
- Lubina negra
- Mandarinas
- Mangos
- Mantequilla de almendra
- Mantequilla de cacahuate
- Mantequilla de nuez de la India
- Mejorana
- Menta
- Merluza
- Moras azules
- Nabos
- Naranjas
- Nueces de Brasil
- Nueces de Castilla
- Nueces de la India
- Nueces de macadamia
- Nueces pecanas
- Ostiones del Pacífico
- Ostiones orientales
- Pámpano
- Papaya
- Pargo
- Pargo azul
- Pepino de mar
- Pepitas
- Pez de San Pedro (John Dory)
- Pez espada
- Piñones
- Pistaches
- Robalo
- Robalo del Mediterráneo
- Romanesco
- Romero
- Salmón
- Salmonete
- Salsa de ostión
- Salvia
- Sandía
- Sardinas
- Semillas de girasol

- Soya
- Tahini
- Té de manzanilla
- Té negro
- Té oolong
- Té verde
- Tinta de calamar

- Tomillo
- Toronja
- Toronja rosa
- Trucha alpina
- Trucha arcoíris
- Trufas
- Zanahorias

Defensa: Inmunidad

- Aceite de oliva (AOEV)
- Acelgas
- Acerola
- Achicoria frisé
- Achicoria puntarelle
- Achicoria radicchio
- Ajo negro
- Ajonjolí
- Alcaparras
- Almejas navaja
- Arándanos
- Arándanos (secos)
- Arúgula
- Azafrán
- Berenjena
- Berros
- Brócoli
- Brócoli rabe
- Brotes de bambú
- Brotes de helecho
- Café
- Camu-camu
- Cáscara de manzana
- Castañas
- Cebada
- Cebollas
- Cerezas
- Cerezas (secas)

- Chabacanos
- Champiñones
- Chía
- Chiles
- Chocolate amargo
- Chucrut
- Ciruelas
- Ciruelas negras
- Col berza
- Col blanca
- Col china
- Col rizada
- Coliflor
- Colinabo
- Cúrcuma
- Duraznos
- Endibia belga
- Escarola
- Espinacas
- Flor de calabaza
- Frambuesas
- Frambuesas negras
- Fresas
- Germen de brócoli
- Ginseng
- Granadas
- Guayaba
- Hojas de mostaza

- Hongos campanilla
- Hongos enoki
- Hongos maitake
- Hongos porcini
- Hongos rebozuelo
- Hongos shiitake
- Jitomates cherry
- Jugo de arándano
- Jugo de naranja
- Jugo de uva Concord
- Kimchi
- Kiwi
- Lechuga morada
- Lichi
- Linaza
- Mandarinas
- Mangos
- Manzanas (Granny Smith, red delicious, reinette)
- Menta
- Moras azules
- Moras azules (secas)
- Moras goji
- Nabos
- Naranjas
- Nueces de Castilla
- Ostiones del Pacífico
- Pasas sultana
- Pepitas
- Raíz de regaliz
- Romanesco
- Romero
- Setas
- Tardivo (achicoria de cosecha tardía) di Treviso
- Té de manzanilla
- Té negro
- Té verde
- Tinta de calamar
- Toronja
- Trufas
- Vino tinto (Cabernet, Cabernet Franc, Petit Verdot)
- Zanahorias
- Zarzamoras
- Zarzamoras (secas)

Apéndice B

Mide tus riesgos

Ahora que probablemente ya posees un amplio conocimiento sobre tus sistemas de defensa de la salud y aprendiste cómo en un marco diario puedes usar los alimentos para estimularlos, creé una herramienta adicional que te puede ayudar a calcular cuánto riesgo enfrentas en tu salud, adaptado a partir de un algoritmo que utilizan los médicos de todo el mundo.

El sistema de Evaluación de Riesgos de Salud que desarrollé está diseñado para ayudarte a determinar tu situación actual y tus futuros riesgos, y aplicar el conocimiento para tomar decisiones inteligentes que protejan tu salud. Comprender tu riesgo personal puede ser un factor muy motivador para cambiar tu dieta y tu estilo de vida. Los alimentos y las bebidas que eliges consumir todos los días pueden ayudarte a cambiar tu estado.

Admítelo, todos tienen sus propios riesgos de salud. Muchos factores pueden intervenir en tu cuerpo y afectar tu riesgo de desarrollar una enfermedad grave en el transcurso de tu vida. Desde la niñez hasta la adolescencia, desde la edad adulta hasta tu vejez, dónde vives, en qué trabajas, qué comes y cómo pasas tu tiempo libre puede incrementar o reducir esos riesgos. Tus genes sientan las bases de la enfermedad que quizá desarrolles con el tiempo, pero puedes cambiar tu destino si comprendes y disminuyes esos riesgos.

Probablemente habrás notado que tu médico de cabecera, también llamado médico general, analiza tus riesgos de salud cada vez que vas a una revisión. Durante tu primera cita, el médico te entrevistó con algún detalle sobre tu historia personal, la historia clínica de tu familia, tu estilo de vida, tus preocupaciones y miedos, todo, antes de sacar el estetoscopio. Te pregunta a qué te dedicas, cuáles son tus pasatiempos, la salud de tus padres y tus hermanos, y una miríada de preguntas que están entrenados para hacer. Tu doctor te está conociendo como persona con estas preguntas, mientras hace una evaluación general de salud, recabando y analizando mentalmente tu información para generar un cuadro de cómo estás en cuanto al desarrollo de alguna condición seria, mortal, mientras planea cómo ayudarte para evitar alguna futura calamidad en tu salud.

La Evaluación de Riesgos de Salud

Para el análisis diseñé un sistema de puntuación sencillo que te ayudará a calcular cuánto riesgo enfrentas actualmente respecto a tu salud. Mi sistema está basado en tres niveles de riesgos: bajo riesgo, riesgo moderado y alto riesgo. Puedes descubrir a qué categoría perteneces basándote en tus respuestas a una serie de 18 preguntas, parte de una fórmula que generará tu evaluación. Cada respuesta te da una puntuación parcial. Al sumarlas, obtienes tu total de riesgo.

Los sistemas de calificación para evaluar la salud son una forma importante de ayudar a la gente a comprender sus riesgos de padecer enfermedades y de morir. Los Centros para el Control de Enfermedades, la Agencia de Investigación y Calidad de la Salud y las compañías de seguros utilizan distintos instrumentos para evaluar los riesgos de salud.[1] En mi sistema, basado en factores de riesgo conocidos, personales y familiares, tu calificación total no predice ninguna enfermedad en específico, sino que te muestra el peso de los factores de riesgo juntos, reflejando el incremento de peligro al tener más riesgos en lugar de pocos en una sola persona. Te llevaré de la mano por cada pregunta de mi sistema de Evaluación de Riesgos de Salud y te daré ejemplos de puntuación y cómo calcular el total.

■ **Pregunta 1:** *¿Qué edad tienes?*

Tu riesgo de una serie de enfermedades crónicas prevenibles aumenta conforme envejeces.

Calificación: Si tienes menos de 30, tu puntuación es 0. Si estás entre los 30 y los 50 años, tu puntuación es +1. Si eres mayor de 50 años, estás en un riesgo mayor de padecer la mayoría de las enfermedades crónicas desde este momento en adelante, así que tu puntuación es +2.

■ **Pregunta 2:** *¿Cuál es tu sexo?*

Esta pregunta no recibe cifra numérica. El propósito de esta pregunta es ayudarte a enfocar los factores alimentarios específicos que tienen evidencia en la reducción del riesgo de condiciones específicas según el sexo.

Si eres mujer, conforme envejeces aumenta tu riesgo de desarrollar enfermedades específicas, como cáncer de mama, de ovarios, cervical, endometrial y uterino. Si eres hombre, estás en riesgo de desarrollar cáncer de próstata conforme envejeces.

■ **Pregunta 3:** *¿Cuál es tu índice de masa corporal?*

Tu índice de masa corporal se correlaciona con tu riesgo de desarrollar enfermedades. Entre más índice de masa corporal tengas, mayor será el riesgo de padecimientos que varían, de la diabetes al cáncer y la enfermedad cardiovascular.[2] El índice de masa corporal es una medida de cuánta grasa tienes en tu cuerpo, basado en tu peso y tu estatura. La fórmula del IMC[3] es:

$$\text{Peso (kg) / Altura (m)}^2 = \text{IMC}$$

De tal manera, si alguien mide 1.70 m y pesa 55 kg, su IMC es de 19.03. El rango normal sano de IMC se considera entre 18 y 25. Si tu IMC es menos de 18, estás bajo de peso. Un IMC entre 25 y 30 tiene sobrepeso. Cualquier cantidad por encima de 30 es obesa. La obesidad mórbida se define como un IMC mayor de 40. El riesgo asociado con todas las enfermedades vinculadas con la obesidad se dispara si tu IMC es mayor de 30. Un IMC elevado aumentará tu Evaluación de Riesgos de Salud. Ten en mente que hay muchas interpretaciones y variaciones del cálculo de IMC adaptadas para niños y personas con ascendencia asiática. El cálculo que utilizo en este algoritmo es el que indica la Organización Mundial de la Salud (OMS).

Calificación: Si tu ɪᴍᴄ es normal (18-25), tu puntuación es 0. Si tu ɪᴍᴄ se encuentra entre 26-30, tu puntuación es +1. Si tu ɪᴍᴄ sobrepasa los 30, tu puntuación es +2.

■ **Pregunta 4:** *¿Cuál es tu historia médica?*

Como sucede con muchas cosas en la vida, tu pasado puede predecir el futuro en términos de salud. Entre más enfermedades hayas tenido en el pasado, mayor será el riesgo de problemas potenciales en el futuro, sin importar las condiciones anteriores. Esto se relaciona con las enfermedades, pero no con cirugías ni traumatismos. Si actualmente tomas cualquier medicamento de prescripción médica, probablemente tienes por lo menos una condición médica. Si alguna vez te han hospitalizado por otra razón que no sea una cirugía por algún accidente o un parto, probablemente tienes una historia de una o más afecciones médicas. Los padecimientos mentales, como la depresión, el trastorno bipolar y la esquizofrenia son importantes. Si tienes alguna pregunta al respecto, sólo consulta con tu médico de cabecera para que te dé una lista de padecimientos que reflejan tu historia clínica, o puedes sacer una copia de tu historial médico y buscar las notas de tu doctor en el apartado "historia médica anterior". Cuando revises todas las enfermedades que has padecido, acompáñalas de la etiqueta "activa" si todavía la padeces, o "inactiva" si sucedió en el pasado pero ya no requiere atención ni tratamiento.

Calificación: Si tienes una historia limpia y nunca te han diagnosticado alguna enfermedad, felicidades, tu puntuación es 0. Si tuviste alguna enfermedad, pero está inactiva (no requiere atención ni tratamiento), tu puntuación es +1. Esto significa que tu cuerpo se recuperó, pero puede quedar algún daño residual que incrementa tu riesgo de padecer futuras enfermedades. Si tienes al menos una afección médica activa por la que recibas tratamiento en la actualidad, o si tuviste más de un diagnóstico antes, ya sea activo o inactivo, tu puntuación es +2.

■ **Pregunta 5:** *¿Tienes alguna dolencia médica de muy alto riesgo que te predisponga a desarrollar otras complicaciones o enfermedades en el futuro?*

Los médicos reconocen ciertas enfermedades como riesgos potenciales muy altos para que, en consecuencia, el paciente desarrolle problemas a futuro. Algunos ejemplos de enfermedades de muy alto riesgo son:

- Queratosis actínica
- Enfermedades autoinmunes, como enfermedad intestinal inflamatoria, enfermedad celiaca, esclerodermia, lupus, artritis reumatoide, esclerosis múltiple
- Enfermedad de hígado alcohólico
- Esófago de Barrett
- Enfermedad cardiovascular, como hipertensión, enfermedad coronaria arterial, enfermedad carótida arterial o enfermedad vascular periférica
- Endometriosis
- Hepatitis
- Exposición a VPH
- Hiperlipidemia, incluido hipercolesterolemia familiar
- Periodontitis
- Preeclampsia
- Insuficiencia renal
- Lesión por traumatismo craneoencefálico
- Diabetes tipo 1, tipo 2 o gestacional

Calificación: Si no tienes enfermedades de muy alto riesgo en tu historia clínica, tu puntuación es 0. Si tienes una enfermedad de alto riesgo, tu puntuación es +1. Si tienes más de una enfermedad, tu puntuación es +2.

■ **Pregunta seis:** *¿Cuál es la historia clínica de tu familia?*

Una historia familiar de cierta enfermedad puede incrementar tu propio riesgo de desarrollarla. Considera si alguien de tu familia —tu madre, padre, hermanos, abuelos— tuvo una enfermedad que pueda transmitirse de generación en generación. Es un legado con el que no puedes hacer nada genéticamente (todavía), pero conocer el riesgo te guía para tomar medidas rápidamente respecto a tu dieta y disminuirlo. Algunas historias clínicas familiares que requieren consideración por su riesgo son:

- Síndromes asociados con el cáncer, como poliposis adenomatosa familiar (PAF), síndrome de Li-Fraumeni, síndrome de Lynch, síndrome de Von Hippel-Lindau o síndrome de ovario poliquístico
- Enfermedad de Crohn
- Hipercolesterolemia familiar (colesterol alto)
- Cánceres hereditarios, como cáncer de mama, de ovarios, de colon, de próstata, de estómago, melanoma, pancreático, uterino o retinoblastoma
- Enfermedades neurodegenerativas, como enfermedad de Alzheimer, enfermedad de Huntington y enfermedad de Parkinson
- Diabetes tipo 1, tipo 2 o gestacional

Calificación: Si no tienes historia familiar de ninguna enfermedad hereditaria, tu puntuación es 0. Si tienes una o más, tu puntuación es +2.

■ Pregunta 7: *¿Dónde vives?*

El lugar donde vives puede matarte. Incluso si no vives cerca de Chernóbil o Fukushima, algunas partes del mundo tienen índices de enfermedades, como cáncer, desproporcionadamente más elevados que en otros lados; sin embargo, la gente vive ahí sin saberlo ni considerar qué puede hacer para contrarrestar el riesgo. Por ejemplo, en Estados Unidos, los 10 estados con mayor riesgo de cáncer, en orden de riesgo, son Kentucky, Delaware, Luisiana, Pennsylvania, Nueva York, Maine, Nueva Jersey, Iowa, Rhode Island y Connecticut.[4] Los especialistas de salud pública especulan que existen exposiciones ambientales o de otra índole presentes en estas localidades y son responsables del elevado riesgo. Si resides en alguno de esos estados, definitivamente necesitas hacer algo para bajar tu riesgo. En el mundo, los países con mayor índice de cáncer son Dinamarca, Francia (urbana), Australia, Bélgica, Noruega, Irlanda, Corea, Países Bajos y Nueva Caledonia. Si vives en alguna de estas zonas, te encuentras en un territorio de alto riesgo.

Para la diabetes, los lugares con mayor riesgo en Estados Unidos son Puerto Rico, Guam, Mississippi, Virginia Occidental, Kentucky, Alabama, Luisiana, Tennessee, Texas y Arkansas.[5] En el mundo, las zonas con mayor índice de diabetes son Islas Marshall, Micronesia, Kiribati, Polinesia Francesa, Arabia Saudita, Vanuatu, Bahréin, Mauricio y Nueva Caledonia.[6]

En Estados Unidos, los estados con un mayor riesgo de enfermedad cardiovascular son Kentucky, Virginia Occidental, Luisiana, Oklahoma, Alabama, Mississippi, Michigan, Arkansas, Tennessee y Texas, En el mundo, los países con los índices de mortandad por enfermedad cardiovascular más altos son Rusia, Ucrania, Rumania, Hungría, Cuba, Brasil, República Checa, Argentina y México.

Ten en mente que las muertes pueden estar asociadas con la falta de acceso a cuidados médicos modernos y a una carencia de médicos en algunas zonas. Sin embargo, éstos son algunos de los lugares más mortíferos en el mundo. Si vives en alguno de ellos, tienes un riesgo mayor que si vivieras en otra parte.

Las tres enfermedades graves —cáncer, diabetes y enfermedad cardiovascular— representan la parte más prominente entre las enfermedades crónicas prevenibles que no sólo se pueden revertir en muchos casos, sino evitar con una mejor dieta y un buen estilo de vida.

Calificación: Si vives en alguna de las zonas de alto riesgo de estas tres enfermedades mortales, tu puntuación es +1. Si no, es 0.

■ **Pregunta 8:** *¿Cuál es tu riesgo genético?*

Una cantidad cada vez mayor de empresas ofrecen pruebas de ADN con fluidos corporales que pueden determinar tu riesgo de enfermedades hereditarias. Estos servicios son parte de la revolución de la medicina personalizada que ya es posible gracias al desarrollo tecnológico computacional que puede analizar millones de datos genéticos. Tu saliva contiene ADN, y puedes enviarla para un análisis de marcadores de riesgo de cáncer, enfermedad de Parkinson, enfermedad de Alzheimer tardía, enfermedad celiaca y trastornos raros (trombofilia hereditaria, hemocromatosis hereditaria, deficiencia de glucosa-6-fosfato deshidrogenasa, enfermedad de Gaucher tipo 1, deficiencia del Factor XI, distonía primaria temprana y deficiencia de alfa-1-antitripsina).[7]

Si bien sólo entre 5 y 10% de los cánceres son hereditarios, puedes identificarlos con un análisis genético: cáncer de mama (hombre y mujer), colorrectal, melanoma, de ovarios, de próstata, estomacal y uterino. El riesgo de desarrollar algunas afecciones también se puede detectar por medio de análisis de ADN. La hipercolesterolemia familiar, las arteriopatías, las arritmias y las cardiomiopatías son detectables. Si ya analizaron tu ADN y salió positivo el riesgo genético de enfermedad, de inmediato puedes tomar medidas en tu estilo de vida, incluido cambiar tu dieta, para reducir tus riesgos, principalmente de cáncer, enfermedades autoinmunes, enfermedades neurodegenerativas y cardiopatía.

Calificación: Si todavía no tienes un análisis de ADN, tu puntuación es 0. Si ya tuviste un análisis y no se detectaron riesgos, tu puntuación es 0. Si tu análisis de ADN reveló una enfermedad para la que estás en mayor riesgo, registra +1. Si el análisis mostró dos o más enfermedades de riesgo, tu puntuación es +2.

■ **Pregunta 9:** *¿Tuviste alguna exposición a tóxicos?*

La exposición tóxica en el ambiente incrementa tu riesgo de enfermedad, y hay tantas fuentes potenciales que sería imposible mencionar todas. La exposición podría venir de tu lugar de residencia, tu ambiente de trabajo, tu casa y también de tus pasatiempos.[8] Revisa la lista para ver si ya tuviste un contacto significativo con alguna de estas toxinas comunes que representan una amenaza para la salud:

- Arsénico (juguetes viejos)
- Asbesto (edificios viejos)
- Benceno (gasolina)
- Tetracloruro de carbono (utilizado anteriormente en solventes para tintorería)
- Dioxina y el pesticida DDT
- Formaldehído (escape de auto)
- Pigmentos industriales (aminos aromáticos y tinturas anilinas)
- Plomo
- Mercurio (amalgamas)
- Cloruro de metileno (tíner)
- Paradiclorobenceno (bolitas de alcanfor, desodorante para inodoros, desodorantes ambientales)
- Químicos perfluorados (sartenes antiadherentes)
- Radiación (de la que no te cubriste)
- Radón (radiación del suelo que sube hacia tu casa)
- Tolueno (tíner)
- Vapor de cigarros electrónicos
- Cloruro de vinilo (tuberías de agua)

Calificación: Si tu respuesta fue negativa para cualquier exposición significativa, tu puntuación es 0. Si tuviste una exposición significativa, marca +1. Si tuviste exposición a más de una toxina, registra +2.

■ **Pregunta 10:** *¿Alguna vez has fumado o fumas actualmente?*

Es elemental. El consumo de tabaco (cigarros, puros, pipas, en polvo, para masticar) es un hábito mortal, pero no todos se dan cuenta de que es cierto incluso si la exposición sucedió años atrás. Es lo mismo que lo hayas fumado o masticado. De hecho, aun cuando el tabaco es una exposición tóxica, incrementa el riesgo de peligro para tu salud a tal grado que merece su propia calificación. Y estar en una casa o en compañía de un fumador activo es tan malo como si fumaras tú mismo. Incluso los gatos que viven con fumadores desarrollan cánceres orales porque lamen el humo de su pelaje.[9]

Calificación: Si nunca has fumado, tu puntuación es 0. Si eres un exfumador, viviste antes con un fumador o trabajaste o pasaste una significativa cantidad de tiempo en un ambiente lleno de humo de tabaco (restaurante, bar, antro), pero ya no, anota +1. Si eres un fumador activo, incluso de cigarros electrónicos, o vives, trabajas o pasas mucho tiempo con fumadores, tu puntuación es +2.

■ **Pregunta 11:** *¿Bebes alcohol?*

El consumo moderado de vino tinto y cerveza, como leíste en este libro, puede ser beneficioso para tu salud. Un alto consumo te deja en riesgo de una serie de enfermedades crónicas, sobre todo del sistema gastrointestinal, ya que el alcohol es una toxina. Esto es así para todo tipo de bebida alcohólica.

Calificación: Si no bebes, registra 0. Si bebes con moderación (una o algunas copas de vino tinto o cerveza al día, pero no licor), tu puntuación es -1 (resta un punto), porque tu riesgo disminuye. Si rutinariamente bebes más de una copa de vino o una cerveza, o diario tomas una copita de destilado, registra +1. Si bebes licores fuertes con regularidad, tu puntuación es +2.

■ **Pregunta 12:** *¿Cuál ha sido tu plan alimentario a lo largo de tu vida?*

La mayoría de las personas no piensan en su dieta dentro del contexto de una vida, pero la forma como te criaron y lo que consumiste a lo largo de los años en hábitos específicos incrementa o reduce tus riesgos de salud. Lo que de pronto haces para cambiar de forma de alimentación puede ser un buen principio que te lleve hacia un futuro más sano, pero en lo que respecta a la comida tu Evaluación de Riesgos de Salud se calcula a partir de la exposición en tu vida y tus comportamientos de toda la vida.

Así pues, en el transcurso de tu vida, ¿cómo describirías tu hábito alimentario? Piensa cuál de los siguientes hábitos generales has seguido durante más tiempo: una dieta mediterránea o asiática, con ingredientes frescos, abundante en verduras y fibra dietética; una dieta estilo occidental, que muchas veces se describe como un plan de "carne y papas", con énfasis en la carne y muy pocas verduras frescas, o una dieta de comida chatarra, en su mayoría de alimentos procesados, preparados y empaquetados industrialmente, de comida rápida y alimentos fritos, grasas saturadas, refrescos, comiendo a todas horas.

Puntuación: Si estás dentro de la primera categoría, tu puntuación es -1 (esto favorece la salud, así que resta un punto). Si alguna vez tuviste una dieta no saludable, pero ahora comes más sano, sobre todo una dieta vegetal, registra 0. Si tu respuesta fue la dieta occidental, tu puntuación es +1. Si tu respuesta fue la dieta de comida chatarra, tu puntuación es +2.

■ **Pregunta 13:** *¿Cuál es tu nivel de actividad física?*

Ser físicamente activo es fundamental a cualquier edad. El ejercicio es la clave para estar fuerte y tener buena condición, pero incluso caminar rápido con regularidad es beneficioso. No necesitas ir al gimnasio ni tener un entrenador personal. Quizá disfrutas estar al aire libre y haces senderismo. O tal vez tu trabajo hace que estés en constante movimiento, requiere fuerza muscular y un poco de esfuerzo.

Por otra parte, si tu trabajo implica que estés sentado en un escritorio, mirando la pantalla de una computadora todo el día y después manejes a casa para sentarte en el sofá y ver televisión, seamos honestos, tienes un estilo de vida sedentario. La gente que tiene poca actividad física tiende a pasar casi todo el tiempo en interiores. Una vida sedentaria en sí misma es un riesgo de salud y escenario de un futuro desastre.

Calificación: Si tienes un programa de actividad física constante, como hacer ejercicio con regularidad, tu puntuación es -2 (resta dos puntos). Si ocasionalmente haces ejercicio y te consideras físicamente activo, registra 0. Si no haces ejercicio de ninguna forma y no eres físicamente activo, tu puntuación es +2.

■ **Pregunta 14:** *¿Tienes una mascota?*

Las mascotas ayudan a disminuir el estrés y la ansiedad, estimulan la salud mental y pueden incrementar tu actividad física. ¿Tienes un perro, un gato, un pájaro, una lagartija, un caballo o cualquier otro animal de compañía? Incluso haber tenido una mascota en el pasado puede dejar una marca beneficiosa en el destino de tu salud.

Calificación: Si tienes una mascota o alguna vez tuviste una, registra -1 (resta un punto). Si no tienes mascota, tu puntuación es 0.

■ **Pregunta 15:** *¿Te amamantaron de niño?*

La lactancia no sólo vincula al infante con su madre, sino que lo provee de inmunidad desde el principio. Estudios han demostrado que lactar beneficia el sistema inmunológico del infante para el resto de su vida. Además de los anticuerpos de su madre, la leche materna contiene bacterias beneficiosas y es una fuente de probióticos que construyen el microbioma sano del bebé. También puede aumentar la longitud telomérica. En pocas palabras, si te amamantaron, tienes una ventaja.

Calificación: Si sabes que lactaste, tu puntuación es -1. Si no estás seguro, registra 0. Si estás seguro de que no lactaste, tu puntuación es +1.

■ **Pregunta 16:** *¿Trabajas de noche?*

Muchos trabajos importantes requieren que la gente trabaje turnos en la noche. La medicina, la policía, la seguridad, el ejército y la tecnología son campos donde los turnos de noche son comunes. Durante mi residencia cuando estudiaba medicina, muchas veces me tocaron los turnos de noche semana tras semana. Si bien sigue siendo posible dormir suficientes horas, hay un problema: tu cuerpo está diseñado para seguir las indicaciones del sol. Tus hormonas, tu sistema cardiovascular, tu microbioma y tu inmunidad se coordinan para seguir un ritmo circadiano. Quedarte despierto toda la noche saca de sincronía estos sistemas y se debilitan tus defensas. Dejar de dormir algunas noches de vez en cuando siendo estudiante no es un problema, pero tu cuerpo lo pagará después. No sólo te sientes terrible durante días, sino que te enfermas con más facilidad. Hay señales de que las defensas de tu cuerpo no están en equilibrio. Ser un profesionista que trabaja el turno de noche amplifica la alteración por mucho. Estudios han demostrado que las personas que trabajan de noche aumentan su riesgo de enfermedades crónicas, desde cardiopatía hasta varios tipos de cáncer.[10]

Calificación: Si actualmente trabajas de noche, registra +1. Si no trabajas actualmente de noche, tu puntuación es 0.

■ Pregunta 17: *¿Cuál es el nivel de estrés en tu vida?*

Un poco de estrés en la vida está bien y quizá te dé una ventaja para sobresalir en el trabajo y en tus pasatiempos, pero el estrés crónico representa una carga pesada y dañina sobre tus defensas. Incrementa la secreción de cortisol de tus glándulas suprarrenales, genera una demanda excesiva para tu corazón, altera tu microbioma para mal, interrumpe la angiogénesis, impide el funcionamiento de tus células madre y reduce tu inmunidad.[11] El estrés puede estar vinculado con factores emocionales, de comportamiento, físicos, sociales o económicos. ¿Vives en un constante estado de estrés, ansiedad, miedo o enojo sin alivio alguno? ¿O tiendes a fluir con los estresores periódicos de la vida con un mínimo de angustia? Califica tu nivel diario de estrés como bajo, moderado o alto.

Calificación: Si consideras que tu nivel de estrés es bajo, registra 0. Si tu estrés es moderado, tu puntuación es +1. Si vives en un estado crónico de mucho estrés, marca +2.

■ Pregunta 18: *¿Alguno o ambos de tus padres murieron jóvenes (antes de los 50 años) por un problema de salud?*

La salud de tus padres puede ser un factor predictivo del destino de tu propia salud. Además de la genética, tus padres te transmitieron hábitos y comportamientos que influyen en tus decisiones de estilo de vida, los cuales pueden provocar exposiciones tempranas. Las influencias epigenéticas pueden ser beneficiosas o dañinas, y las llevamos con nosotros toda la vida. Cuando los padres mueren jóvenes por causas de salud (en lugar de una muerte accidental), puede ser señal de un problema heredado genética o epigenéticamente. Algunas causas comunes de muerte prematura en los padres son cáncer, enfermedad cardiovascular y complicaciones por diabetes. Si uno o ambos de tus padres murieron por alguno de esos asesinos multifactoriales antes de cumplir 50 años, es posible que estés en un riesgo más grande que la gente promedio.

Calificación: Si ambos padres vivieron más allá de los 50 años, tu puntuación es 0. Si uno de tus padres murió antes de cumplir cincuenta, marca +1. Si ambos murieron antes, tu puntuación es +2.

Calcular el total de tu riesgo de salud

Ahora que ya respondiste el cuestionario de evaluación de riesgos de salud, suma tus calificaciones para tener el total. Entre más elevada sea la cifra, mayor será el riesgo. El total más alto que puedes obtener es 29. A partir de tu puntuación total, estarás en alguna de las tres zonas: roja, amarilla o verde. Para interpretar tu riesgo de salud y tu necesidad de tomar medidas, descubre dónde te coloca tu calificación dentro de los siguientes grupos.

Total: 19-29, estás en la zona roja

Alto riesgo

Si tu puntuación te deja en esta categoría, estás en la zona de peligro. Sin cambios deliberados en tu vida, las probabilidades se acumulan en tu contra; existe una fuerte probabilidad de que estés en un camino hacia una enfermedad grave en el futuro. Es tiempo de tomar serias medidas para disminuir tu riesgo, particularmente en lo que respecta a la dieta y el estilo de vida. Si observas las preguntas de donde se genera la calificación, por lo menos hay nueve puntos en los que puedes hacer un cambio deliberado que baje el riesgo. Podrías hacerlo de la siguiente manera: pierde peso, múdate a un lugar de menor riesgo (no es fácil, pero vale la pena considerarlo), deja de fumar tabaco o cigarros electrónicos, reduce tu consumo de alcohol, baja el estrés, deja tu trabajo nocturno, consigue una mascota, camina rápidamente todos los días. Es muy importante que cambies tu dieta de inmediato usando el marco $5 \times 5 \times 5$ para obtener los beneficios de los alimentos que describí en este libro.

Total: 10-18, estás en la zona amarilla

Riesgo moderado

Si tu calificación te dejó en esta categoría, no estás en un riesgo inminente, pero necesitas reducirlo activamente para que tu puntuación no se incremente más. Pon atención a tu dieta para que disminuya tu riesgo de salud. Recuerda, si no fumas y haces ejercicio con regularidad, puedes bajar el riesgo de cáncer hasta en 70%, de diabetes en 90% y de cardiopatía en 80%, sólo con tu alimentación.[12] No estás en peligro todavía, pero no bajes la guardia. Construye tus defensas con tu alimentación cotidiana.

Por cierto, tal vez pienses que eres una persona sana, pero sigues en la zona amarilla. En parte, es posible que la razón se deba a factores fuera de tu control, como el lugar donde vives o tu edad. La edad en particular puede elevar tu puntuación conforme envejeces porque el riesgo de muchas enfermedades simplemente se incrementa también. Suma una historia clínica familiar, un mal hábito o un riesgo laboral, y podrás ver por qué acabaste en la zona amarilla. Debe ser tu prioridad empezar a disminuir los riesgos que estén bajo tu control.

Total: 0-9, estás en la zona verde

Bajo riesgo

¡Felicidades! Estás en la categoría más baja posible. Esto probablemente significa que eres joven, delgado, no has tenido exposiciones dañinas en tu vida, nunca has fumado, tomas decisiones saludables sobre tu dieta (ya sea que lo hagas conscientemente o no), tienes buenos genes y eres activo físicamente. La zona verde es donde debes permanecer siempre. Estás en la mejor posición posible para que esto suceda. Reconoce que, conforme envejezcas y continúes encontrando toxinas dañinas en el ambiente, añadirás cifras a tu puntuación. Aquí es donde entra la dieta. Empieza comiendo deliberadamente alimentos que estimulen tus sistemas de defensa. Prueba los nuevos alimentos que menciono en el libro. Ve cuántas decisiones puedes tomar sobre la comida y las bebidas que consumes cada semana a partir de los elementos que incluí en la segunda parte. Lleva un diario de estas opciones para que tengas presente qué comiste en semanas anteriores y ver si puedes superarte. Continúa tomando buenas decisiones para alimentar tus defensas de salud y defenderte de los asaltos de la edad y de la vida moderna.

La investigación sobre defensas de la salud tiene lugar a tal velocidad que todo el tiempo surge nueva información. Para recibir actualizaciones sobre los nuevos alimentos que benefician las defensas de la salud, visita <www.drwilliamli.com/checklist>.

Agradecimientos

Escribir este libro no fue un esfuerzo aislado, sino un esfuerzo conjunto. *Comer para sanar* es producto del trabajo, la constancia y la dedicación de un maravilloso grupo de personas, al cual debo mi gratitud. Me gustaría agradecer a mi vieja amiga y asesora Robin Colucci, quien insistió en que plasmara todos mis conocimientos en las páginas de un libro. Primero fungió como mi guía y a medida que me aventuraba en el mundo de la escritura se convirtió en mi entrenadora, copiloto y correctora de estilo. Quisiera reconocer a cada uno de los miembros de mi fantástico equipo de investigación: Catherine Ward, Dasha Agoulnik, Bridget Gayer, Rachel Chiaverelli, Samantha Stone y Michelle Hutnik, quienes me ayudaron a revisar y analizar de forma crítica cientos de complejos estudios científicos, clínicos y de salud pública que se describen en este libro. Me permitieron poner las cosas en perspectiva mientras me esforzaba por transformar mis hallazgos en una narrativa comprensible y concisa para el lector no especializado. También quisiera agradecer a María Aufiero por colaborar conmigo en la creación de recetas así como en la degustación de éstas en su cocina. A Katrina Markoff, gracias por compartir tu talento con el chocolate, además de la deliciosa receta del chocolate caliente. Muchas gracias a Liz Alverson por exponerme a la mentalidad de alguien que tiene la motivación de ser más saludable y ayudarme a convertir mis ideas en aplicaciones prácticas para la vida cotidiana de los lectores.

Estoy muy agradecido con mis extraordinarios agentes: Celeste Fine, Sarah Passick, John Maas, Andrea Mei y Emily Sweet en Park & Fine

Literary and Media. Además de ser un equipo de ensueño para cualquier autor, trabajar con ellos fue a la vez divertido y profesional, pues nunca perdieron de vista el objetivo de obtener resultados de calidad en todos los aspectos. Celeste me aconsejó sabiamente en cada etapa del proceso a medida que este libro fue tomando forma. John se convirtió en un miembro clave de mi equipo de redacción y prestó su pericia editorial para simplificar el contenido complejo, haciendo de la experiencia de lectura algo más comprensible y disfrutable. A mi editora, Karen Murgolo, y a los integrantes del equipo de Grand Central Publishing/ Hachette: Ben Sevier, Leah Miller, Amanda Pritzker y Matthew Ballast, quienes me dieron la oportunidad de narrar mi visión de un mundo más saludable para todos, tienen mi agradecimiento y todo mi aprecio. También me gustaría dar las gracias a Ike Williams y Brian Carey, quienes siempre me apoyaron con sus consejos.

Me gustaría mencionar a los muchos mentores, colegas científicos y médicos que me han inspirado y que han contribuido a mi carrera a lo largo de los años: Anthony Vagnucci, Shang J. Yao, Franklin Fuchs, Winton Tong, Karel Liem, Judah Folkman, Pat D'Amore, Bob Langer, Chuck Watson, David Steed, Cesare Lombroso, Les Fang, Michael Maragoudakis, Moritz Konerding, Adriana Albini, Doug Losordo, Richard Beliveau y Max Ackermann. Pese a que algunos de ellos ya no se encuentran entre nosotros, su influencia perdura.

Ciertas personas merecen una mención especial. Vincent Li, mi hermano, colega y también pionero, con quien desarrollé muchas de las ideas sobre alimentación y salud que aparecen en este libro, algunas de las cuales surgieron en los lugares más extraordinarios y junto a amigos increíbles. Eric Lowitt, también autor, amigo y experto en impacto social, me motivó con consejos útiles, humor e ingenio durante el proceso de desarrollo del libro. Courtney Martel, mi jefa de personal, quien siempre se aseguró de que todo se realizara sin contratiempos y de manera apropiada. Dean Ornish, con quien comparto una trayectoria profesional similar, mucha camaradería, interés por la investigación y otras pasiones intelectuales, me inspiró a llevar mi mensaje al público. The Edge, mi amigo y aliado para impulsar el avance de la medicina, quien siempre fue generoso con su tiempo, sus grandes ideas y su entusiasmo por encontrar mejores formas de vencer la enfermedad.

Finalmente, no podría haber escrito este libro sin el apoyo de Shawna, Madeleine y Oliver, quienes me dieron el tiempo necesario lejos de casa para desarrollar todo esto y compartirlo con el mundo.

Notas

Capítulo 1: Angiogénesis

1. J. Folkman y R. Kalluri, "Cancer without Disease", *Nature* 427, núm. 6977 (2004): p. 787.
2. B. N. Ames, M. K. Shigenaga y T. M. Hagen, "Oxidants, Antioxidants, and the Degenerative Diseases of Aging", *Proceedings of the National Academy of Sciences USA* 90, núm. 17 (1993): pp. 7915-7922; S. Clancy, "DNA Damage and Repair: Mechanisms for Maintaining DNA Integrity", *Nature Education* 1, núm. 1 (2008): p. 103.
3. J. Folkman y R. Kalluri, "Cancer without Disease", *Nature* 427, núm. 6977 (2004): p. 787.
4. M. Lovett, K. Lee, A. Edwards y D. L. Kaplan, "Vascularization Strategies for Tissue Engineering", *Tissue Engineering Part B: Reviews* 15, núm. 3 (2009): pp. 353-370.
5. Robyn D. Pereira *et al.*, "Angiogenesis in the Placenta: The Role of Reactive Oxygen Species Signaling", *BioMed Research International* (2015): p. 814543.
6. L. A. DiPietro, "Angiogenesis and Wound Repair: When Enough Is Enough", *Journal of Leukocyte Biology* 100, núm. 5 (2016): pp. 979-984.
7. A. Orlidge y P. A. D'Amore, "Inhibition of Capillary Endothelial Cell Growth by Pericytes and Smooth Muscle Cells", *Journal of Cell Biology* 105, núm. 3 (1987): pp. 1455-1462.
8. M. A. Gimbrone, S. B. Leapman, R. S. Cotran y J. Folkman, "Tumor Dormancy In Vivo by Prevention of Neovascularization", *Journal of Experimental Medicine* 136 (1974): p. 261.
9. C. W. White *et al.*, "Treatment of Pulmonary Hemangiomatosis with Recombinant Interferon Alfa-2a", *New England Journal of Medicine* 320, núm. 18 (1989): pp. 1197-1200.

10. Y. Cao y R. Langer, "A Review of Judah Folkman's Remarkable Achievements in Biomedicine", *Proceedings of the National Academy of Sciences USA* 105, núm. 36 (2008): pp. 13203-13205.

11. A. H. Vagnucci, Jr. y W. W. Li, "Alzheimer's Disease and Angiogenesis", *Lancet* 361, núm. 9357 (2003): pp. 605-608.

12. J. V. Silha, M. Krsek, P. Sucharda y L. J. Murphy, "Angiogenic Factors Are Elevated in Overweight and Obese Individuals", *International Journal of Obesity* 29, núm. 11 (2005): pp. 1308-1314.

13. M. A. Rupnick *et al.*, "Adipose Tissue Mass Can Be Regulated through the Vasculature", *Proceedings of the National Academy of Sciences USA* 99, núm. 16 (2002): pp. 10730-10735.

14. P. Schratzberger *et al.*, "Reversal of Experimental Diabetic Neuropathy by VEGF Gene Transfer", *Journal of Clinical Investigation* 107, núm. 9 (2001): pp. 1083-1092.

15. R. Kirchmair *et al.*, "Therapeutic Angiogenesis Inhibits or Rescues Chemotherapy-Induced Peripheral Neuropathy: Taxol-and Thalidomide-Induced Injury of Vasa Nervorum Is Ameliorated by VEGF", *Molecular Therapy* 15, núm. 1 (2007): pp. 69-75.

16. S. R. Nussbaum *et al.*, "An Economic Evaluation of the Impact, Cost, and Medicare Policy Implications of Chronic Nonhealing Wounds", *Value Health* 21, núm. 1 (2018): pp. 27-32; D. G. Armstrong, J. Wrobel y J. M. Robbins, "Guest Editorial: Are Diabetes-Related Wounds and Amputations Worse than Cancer?", *International Wound Journal* 4, núm. 4 (2007): pp. 286-287.

17. Emiko Jozuka y Yoko Ishitani, "World's Oldest Person Dies at 117", CNN, <https://www.cnn.com/2018/07/26/health/japan-centenarian-longevity/index.html>.

Capítulo 2: Regeneración

1. R. J. Kara *et al.*, "Fetal Cells Traffic to Injured Maternal Myocardium and Undergo Cardiac Differentiation", *Circulation Research* 110, núm. 1 (2012): pp. 82-93.

2. Ron Milo y Rob Phillips, "How Quickly Do Different Cells in the Body Replace Themselves?", Cell Biology by the Numbers, <http://book.bionumbers.org/how-quickly-do-different-cells-in-the-body-replace-themselves>; "Lifespan of a Red Blood Cell", Bionumbers, <http://bionumbers.hms.harvard.edu/bionumber.aspx?&id=107875>.

3. "Determination of Adipose Cell Size in Eight Epididymal Fat Pads by Four Methods", Bionumbers, <http://bionumbers.hms.harvard.edu/bionumber.aspx?&id=107076>.

4. J. E. Till y E. A. McCulloch, "A Direct Measurement of the Radiation Sensitivity of Normal Mouse Bone Marrow Cells", *Radiation Research* 14, núm. 2 (1961): pp. 213-222.

5. Eva Bianconi *et al.*, "An Estimation of the Number of Cells in the Human Body", *Annals of Human Biology* 40, núm. 6 (2013).

6. S. Y. Rabbany, B. Heissig, K. Hattori y S. Rafii, "Molecular pathways regulating mobilization of marrow-derived stem cells for tissue revascularization", *Trends in Molecular Medicine* 9, núm. 3 (2003): pp. 109-117.

7. I. Petit, D. Jin y S. Rafii, "The SDF-1-CXCR4 Signaling Pathway: A Molecular Hub Modulating Neo-Angiogenesis", *Trends in Immunology* 28, núm. 7 (2007): pp. 299-307.

8. E. T. Condon, J. H. Wang y H. P. Redmond, "Surgical Injury Induces the Mobilization of Endothelial Progenitor Cells", *Surgery* 135, núm. 6 (2004): pp. 657-661.

9. G. D. Kusuma, J. Carthew, R. Lim y J. E. Frith, "Effect of the Microenvironment on Mesenchymal Stem Cell Paracrine Signaling: Opportunities to Engineer the Therapeutic Effect", *Stem Cells and Development* 26, núm. 9 (2017): pp. 617-631; S. Keshtkar, N. Azarpira y M. H. Ghahremani, "Mesenchymal Stem Cell-Derived Extracellular Vesicles: Novel Frontiers in Regenerative Medicine", *Stem Cell Research and Therapy* 9, núm. 1 (2018): p. 63.

10. I. Linero y O. Chaparro, "Paracrine Effect of Mesenchymal Stem Cells Derived from Human Adipose Tissue in Bone Regeneration", *PLOS One* 9, núm. 9 (2014): e107001.

11. F. Mobarrez *et al.*, "The Effects of Smoking on Levels of Endothelial Progenitor Cells and Microparticles in the Blood of Healthy Volunteers", *PLOS One* 9, núm. 2 (2014): e90314; S. Beyth *et al.*, "Cigarette Smoking Is Associated with a Lower Concentration of CD105(+) Bone Marrow Progenitor Cells", *Bone Marrow Research* 2015 (2015): p. 914935.

12. S. E. Michaud *et al.*, "Circulating Endothelial Progenitor Cells from Healthy Smokers Exhibit Impaired Functional Activities", *Atherosclerosis* 187, núm. 2 (2006): pp. 423-432.

13. C. Heiss *et al.*, "Brief Secondhand Smoke Exposure Depresses Endothelial Progenitor Cells Activity and Endothelial Function: Sustained Vascular Injury and Blunted Nitric Oxide Production", *Journal of the American College of Cardiology* 51, núm. 18 (2008): pp. 1760-1771.

14. T. E. O'Toole *et al.*, "Episodic Exposure to Fine Particulate Air Pollution Decreases Circulating Levels of Endothelial Progenitor Cells", *Circulation Research* 107, núm. 2 (2010): pp. 200-203.

15. J. K. Williams *et al.*, "The Effects of Ethanol Consumption on Vasculogenesis Potential in Nonhuman Primates", *Alcoholism: Clinical and Experimental Research* 32, núm. 1 (2008): pp. 155-161.

16. H. Wang *et al.*, "In Utero Exposure to Alcohol Alters Cell Fate Decisions by Hematopoietic Progenitors in the Bone Marrow of Offspring Mice during Neonatal Development", *Cell Immunology* 239, núm. 1 (2006): pp. 75-85.

17. J. A. McClain, D. M. Hayes, S. A. Morris y K. Nixon, "Adolescent Binge Alcohol Exposure Alters Hippocampal Progenitor Cell Proliferation in Rats:

Effects on Cell Cycle Kinetics", *Journal of Comparative Neurology* 519, núm. 13 (2011): pp. 2697-2710.

18. Investigadores de la Universidad de Colorado, en Boulder, analizaron esto al comparar las células madre de un grupo de hombres mayores (alrededor de sesenta años) que gozaba de buena salud y no padecía obesidad con las de un grupo de hombres más jóvenes (en sus veinte). Las diferencias fueron considerables. Las células progenitoras endoteliales (CPE) de las personas mayores produjeron 60% menos factores que ayudan a la supervivencia de las células en comparación con las células madre del grupo de jóvenes.

19. M. Pirro *et al.*, "Hypercholesterolemia-Associated Endothelial Progenitor Cell Dysfunction", *Therapeutic Advances in Cardiovascular Disease* 2, núm. 5 (2008): pp. 329-339.

20. D. R. Pu y L. Liu, "HDL Slowing Down Endothelial Progenitor Cells Senescence: A Novel Anti-Atherogenic Property of HDL", *Medical Hypotheses* 70, núm. 2 (2008): pp. 338-342.

21. H. Kang *et al.*, "High Glucose-Induced Endothelial Progenitor Cell Dysfunction", *Diabetes and Vascular Disease Research* 14, núm. 5 (2017): pp. 381-394; G. P. Fadini, M. Albiero, S. Vigili de Kreutzenberg, E. Boscaro, R. Cappellari, M. Marescotti, N. Poncina, C. Agostini y A. Avogaro, "Diabetes Impairs Stem Cell and Proangiogenic Cell Mobilization in Humans", *Diabetes Care* 36, núm. 4 (2013): pp. 943-949.

22. K. Aschbacher *et al.*, "Higher Fasting Glucose Levels Are Associated with Reduced Circulating Angiogenic Cell Migratory Capacity among Healthy Individuals", *American Journal of Cardiovascular Disease* 2, núm. 1 (2012): pp. 12-19.

23. O. M. Tepper *et al.*, "Human Endothelial Progenitor Cells from Type II Diabetics Exhibit Impaired Proliferation, Adhesion, and Incorporation into Vascular Structures", *Circulation* 106, núm. 22 (2002): pp. 2781-2786.

24. C. J. Loomans *et al.*, "Endothelial Progenitor Cell Dysfunction: A Novel Concept in the Pathogenesis of Vascular Complications of Type 1 Diabetes", *Diabetes* 53, núm. 1 (2004): pp. 195-199.

25. "Diabetes", Organización Mundial de la Salud, < https://www.who.int/topics/diabetes_mellitus/es>.

26. G. P. Fadini *et al.*, "Circulating Endothelial Progenitor Cells Are Reduced in Peripheral Vascular Complications of Type 2 Diabetes Mellitus", *Journal of the American College of Cardiology* 45, núm. 9 (2005): pp. 1449-1457.

27. T. Kusuyama *et al.*, "Effects of Treatment for Diabetes Mellitus on Circulating Vascular Progenitor Cells", *Journal of Pharmacological Sciences* 102, núm. 1 (2006): pp. 96-102.

28. N. Werner *et al.*, "Circulating Endothelial Progenitor Cells and Cardiovascular Outcomes", *New England Journal of Medicine* 353, núm. 10 (2005): pp. 999-1007.

29. H. Björkbacka *et al.*, "Plasma Stem Cell Factor Levels Are Associated with Risk of Cardiovascular Disease and Death", *Journal of Internal Medicine* 282, núm. 2 (2017): pp. 508-521.

30. A. Rivera, I. Vanzuli, J. J. Arellano y A. Butt, "Decreased Regenerative Capacity of Oligodendrocyte Progenitor Cells (NG2-Glia) in the Ageing Brain: A Vicious Cycle of Synaptic Dysfunction, Myelin Loss, and Neuronal Disruption?", *Current Alzheimer Research* 13, núm. 4 (2016): pp. 413-418.

31. Q. Wang *et al.*, "Stromal Cell-Derived Factor 1α Decreases β-Amyloid Deposition in Alzheimer's Disease Mouse Model", *Brain Research* 1459 (2012): pp. 15-26.

32. O. Fernández *et al.*, "Adipose-Derived Mesenchymal Stem Cells (AdMSC) for the Treatment of Secondary-Progressive Multiple Sclerosis: A Triple Blinded, Placebo Controlled, Randomized Phase I/II Safety and Feasibility Study", *PLOS One* 13, núm. 5 (2018): e0195891; C. G. Song *et al.*, "Stem Cells: A Promising Candidate to Treat Neurological Disorders", *Neural Regeneration Research* 13, núm. 7 (2018): pp. 1294-1304; G. Dawson *et al.*, "Autologous Cord Blood Infusions Are Safe and Feasible in Young Children with Autism Spectrum Disorder: Results of a Single-Center Phase I Open-Label Trial", *Stem Cells Translational Medicine* 6, núm. 5 (2017): pp. 1332-1339.

33. J. H. Houtgraaf *et al.*, "First Experience in Humans Using Adipose Tissue-Derived Regenerative Cells in the Treatment of Patients with st-Segment Elevation Myocardial Infarction", *Journal of the American College of Cardiology* 59, núm. 5 (2012): pp. 539-540.

34. Peter Dockrill, "Japanese Scientists Have Used Skin Cells to Restore a Patient's Vision for the First Time", <https://www.sciencealert.com/japanese-scientists-have-used-skin-cells-to-restore-a-patient-s-vision-for-the-first-time>.

35. Fundación Cura, "Cellular Horizons Day 2: Using Adult Stem Cells to Treat Autoimmune Disorders", <https://www.youtube.com/watch?v=Iafkr-qRnm0>.

36. C. M. Zelen *et al.*, "A Prospective, Randomised, Controlled, Multi-Centre Comparative Effectiveness Study of Healing Using Dehydrated Human Amnion/Chorion Membrane Allograft, Bioengineered Skin Substitute, or Standard of Care for Treatment of Chronic Lower Extremity Diabetic Ulcers", *International Wound Journal* 12, núm. 6 (2015): pp. 724-732; T. E. Serena *et al.*, "A Multicenter, Randomized, Controlled Clinical Trial Evaluating the Use of Dehydrated Human Amnion/Chorion Membrane Allografts and Multilayer Compression Therapy vs. Multilayer Compression Therapy Alone in the Treatment of Venous Leg Ulcers", *Wound Repair and Regeneration* 22, núm. 6 (2014): pp. 688-693.

37. Z. N. Maan *et al.*, "Cell Recruitment by Amnion Chorion Grafts Promotes Neovascularization", *Journal of Surgical Research* 193, núm. 2 (2015): pp. 953-962.

38. E. Keelaghan, D. Margolis, M. Zhan y M. Baumgarten, "Prevalence of Pressure Ulcers on Hospital Admission among Nursing Home Residents Transferred

to the Hospital", *Wound Repair and Regeneration* 16, núm. 3 (2008): pp. 331-336.

Capítulo 3: Microbioma

1. P. Hartmann *et al.*, "Normal Weight of the Brain in Adults in Relation to Age, Sex, Body Height, and Weight", *Pathologe* 15, núm. 3 (1994): pp. 165-170; Alison Abbott, "Scientists Bust Myth That Our Bodies Have More Bacteria than Human Cells", *Nature*, 8 de enero de 2016, <http://www.nature.com/news/scientists-bust-myth-that-our-bodies-have-more-bacteria-than-human-cells-1.19136>.
2. G. Clarke *et al.*, "Minireview: Gut Microbiota: The Neglected Endocrine Organ", *Molecular Endocrinology* 28, núm. 8 (2014): pp. 1221-1238.
3. Jane A. Foster, Linda Rinaman y John F. Cryan, "Stress and the Gut-Brain Axis: Regulation by the Microbiome", *Neurobiology of Stress* 7 (2017): pp. 124-136.
4. C. M. Schlebusch *et al.*, "Southern African Ancient Genomes Estimate Modern Human Divergence to 350 000 to 260 000 Years Ago", *Science* 358, núm. 6363 (2017): pp. 652-655.
5. C. Menni *et al.*, "Gut Microbiome Diversity and High Fibre Intake Are Related to Lower Long-Term Weight Gain", *International Journal of Obesity* 41, núm. 7 (2017): pp. 1099-1105.
6. I. Semmelweis, *Die Aetiologie, der Begriff und die Prophylaxis des Kindbettfiebers* [La etiología, el concepto y la profilaxis de la fiebre infantil] (Pest: C. H. Hartleben's Verlag-Expedition, 1861).
7. Joseph Lister, "On the Antiseptic Principle in the Practice of Surgery", *Lancet* 90, núm. 2299 (1867): pp. 353-356.
8. Lina Zeldovich, "The Man Who Drank Cholera and Launched the Yogurt Craze", *Nautilus*, 23 de abril de 2015, <http://nautil.us/issue/23/dominoes/the-man-who-drank-cholera-and-launched-the-yogurt-craze>.
9. Bill Landers, "Oral Bacteria: How Many? How Fast?", RDHmag.com, 1 de julio de 2009, <https://www.rdhmag.com/articles/print/volume-29/issue-7/columns/the-landers-file/oral-bacteria-how-many-how-fast.html>.
10. Véase <https://www.hmpdacc.org/hmp>.
11. Human Microbiome Project Consortium, "Structure, Function, and Diversity of the Healthy Human Microbiome", *Nature* 486, núm. 7402 (2012): pp. 207-214.
12. "The Precise Reason for the Health Benefits of Dark Chocolate: Mystery Solved", American Chemical Society, 18 de marzo de 2014, <https://www.acs.org/content/acs/en/pressroom/newsreleases/2014/march/the-precise-reason-for-the-health-benefits-of-dark-chocolate-mystery-solved.html>; D. J. Morrison y T. Preston, "Formation of Short Chain Fatty Acids by the Gut Microbio-

ta and Their Impact on Human Metabolism", *Gut Microbes* 7, núm. 3 (2016): pp. 189-200.

13. H. J. Kim, J. S. Noh e Y. O. Song, "Beneficial Effects of Kimchi, a Korean Fermented Vegetable Food, on Pathophysiological Factors Related to Atherosclerosis", *Journal of Medicinal Food* 21, núm. 2 (2018): pp. 127-135.

14. C. Nastasi *et al.*, "The Effect of Short-Chain Fatty Acids on Human Monocyte-Derived Dendritic Cells", *Scientific Reports* 5 (2015): p. 16148.

15. D. Liu *et al.*, "Low Concentration of Sodium Butyrate from Ultrabraid+NaBu Suture, Promotes Angiogenesis and Tissue Remodelling in Tendon-Bones Injury", *Scientific Reports* 6 (2016): p. 34649.

16. E. S. Chambers, D. J. Morrison y G. Frost, "Control of Appetite and Energy Intake by SCFA: What Are the Potential Underlying Mechanisms?", *Proceedings of the Nutrition Society* 74, núm. 3 (2015): pp. 328-336.

17. A. F. Athiyyah *et al.*, "Lactobacillus Plantarum IS-10506 Activates Intestinal Stem Cells in a Rodent Model", *Beneficial Microbes* (4 de mayo de 2018): pp. 1-6.

18. M. K. Kwak *et al.*, "Cyclic Dipeptides from Lactic Acid Bacteria Inhibit Proliferation of the Influenza A Virus", *Journal of Microbiology* 51, núm. 6 (2013): pp. 836-43.

19. C. Carreau, G. Flouriot, C. Bennetau-Pelissero y M. Potier, "Enterodiol and Enterolactone, Two Major Diet-Derived Polyphenol Metabolites Have Different Impact on ERalpha Transcriptional Activation in Human Breast Cancer Cells", *Journal of Steroid Chemistry and Molecular Biology* 110, núms. 1-2 (2008): pp. 176-185.

20. F. P. Martin *et al.*, "Metabolic Effects of Dark Chocolate Consumption on Energy, Gut Microbiota, and Stress-Related Metabolism in Free-Living Subjects", *Journal of Proteome Research* 8, núm. 12 (2009): pp. 5568-5579.

21. "Intestinal Bacteria May Protect against Diabetes", *Science Daily*, 11 de abril de 2017, <https://www.sciencedaily.com/releases/2017/04/170411090159.htm>.

22. J. Loubinoux *et al.*, "Sulfate-Reducing Bacteria in Human Feces and Their Association with Inflammatory Bowel Diseases", FEMS *Microbiology Ecology* 40, núm. 2 (2002): pp. 107-112.

23. Cassandra Willyard, "Could Baby's First Bacteria Take Root before Birth?", *Nature*, 17 de enero de 2018, <https://www.nature.com/articles/d41586-018-00664-8>.

24. E. Jašarević, C. L. Howerton, C. D. Howard y T. L. Bale, "Alterations in the Vaginal Microbiome by Maternal Stress Are Associated with Metabolic Reprogramming of the Offspring Gut and Brain", *Endocrinology* 156, núm. 9 (2015): pp. 3265-3276.

25. Ashley P. Taylor, "Breast Milk Contributes Significantly to Babies' Bacteria", *The Scientist*, 10 de mayo de 2017, <https://www.the-scientist.com/?articles.view/articleNo/49400/title/Breast-Milk-Contributes-Significantly-to-Babies-Bacteria>.

26. Pia S. Pannaraj *et al.*, "Association between Breast Milk Bacterial Communities and Establishment and Development of the Infant Gut Microbiome", *JAMA Pediatrics* 171, núm. 7 (2017): pp. 647-654.

27. J. C. Madan *et al.*, "Association of Cesarean Delivery and Formula Supplementation with the Intestinal Microbiome of 6-Week-Old Infants", *JAMA Pediatrics* 170, núm. 3 (2016): pp. 212-219.

28. G. Bian *et al.*, "The Gut Microbiota of Healthy Aged Chinese Is Similar to That of the Healthy Young", *mSphere* 2, núm. 5 (2017): e00327-17.

29. E. Thursby y N. Juge, "Introduction to the Human Gut Microbiota", *Biochemical Journal* 474, núm. 11 (2017): pp. 1823-1836.

30. R. Kort *et al.*, "Shaping the Oral Microbiota through Intimate Kissing", *Microbiome* 17, núm. 2 (2014): p. 41.

31. O. Firmesse *et al.*, "Fate and Effects of Camembert Cheese Micro–Organisms in the Human Colonic Microbiota of Healthy Volunteers after Regular Camembert Consumption", *International Journal of Food Microbiology* 125, núm. 2 (2008): pp. 176-181.

32. E. D. Sonnenburg *et al.*, "Diet-Induced Extinctions in the Gut Microbiota Compound over Generations", *Nature* 529, núm. 7585 (2016): pp. 212-215.

33. Y. Su *et al.*, "Ecological Balance of Oral Microbiota Is Required to Maintain Oral Mesenchymal Stem Cell Homeostasis", *Stem Cells* 36, núm. 4 (2018): pp. 551-561; A. Khandagale y C. Reinhardt, "Gut Microbiota–Architects of Small Intestinal Capillaries", *Frontiers in Bioscience* 23 (2018): pp. 752-766; X. Sun y M. J. Zhu, "Butyrate Inhibits Indices of Colorectal Carcinogenesis via Enhancing α-Ketoglutarate-Dependent DNA Demethylation of Mismatch Repair Genes", *Molecular Nutrition and Food Research* 62, núm. 10 (2018): e1700932.

34. Moisés Velásquez-Manoff, "Microbes, a Love Story", *The New York Times*, 10 de febrero de 2017, <https://www.nytimes.com/2017/02/10/opinion/sunday/microbes-a-love-story.html>.

35. S. Carding *et al.*, "Dysbiosis of the Gut Microbiota in Disease", *Microbial Ecology in Health and Disease* 26 (2015): 10.3402/mehd.v26.26191; J. Lu *et al.*, "The Role of Lower Airway Dysbiosis in Asthma: Dysbiosis and Asthma", *Mediators of Inflammation* 2017 (2017): e3890601; A. C. R. Tanner *et al.*, "The Caries Microbiome: Implications for Reversing Dysbiosis", *Advances in Dental Research* 29, núm. 1 (2018): pp. 78-85; F. Lv *et al.*, "The Role of Microbiota in the Pathogenesis of Schizophrenia and Major Depressive Disorder and the Possibility of Targeting Microbiota as a Treatment Option", *Oncotarget* 8, núm. 59 (2017): pp. 100899-100907.

36. "FDA in Brief: FDA Issues Final Rule on Safety and Effectiveness for Certain Active Ingredients in Over-the-Counter Health Care Antiseptic Hand Washes and Rubs in the Medical Setting", Administración de Alimentos y Medicamentos de Estados Unidos, 19 de diciembre de 2017, <https://www.fda.gov/newsevents/newsroom/fdainbrief/ucm589474.htm>; C. S. Bever *et al.*, "Effects

of Triclosan in Breast Milk on the Infant Fecal Microbiome", *Chemosphere* 203 (2018): pp. 467-473; H. Yang *et al.*, "A Common Antimicrobial Additive Increases Colonic Inflammation and Colitis-Associated Colon Tumorigenesis in Mice", *Science Translational Medicine* 10, núm. 443 (2018).

37. "Probiotics Market to Exceed $65bn by 2024", Global Market Insights, 10 de octubre de 2017, <https://globenewswire.com/news-release/2017/10/10/1143574/0/en/Probiotics-Market-to-exceed-65bn-by-2024-Global-Market-Insights-Inc.html>.

Capítulo 4: Protección del ADN

1. B. N. Ames, M. K. Shigenaga y T. M. Hagen, "Oxidants, Antioxidants, and the Degenerative Diseases of Aging", *Proceedings of the National Academy of Sciences USA* 90, núm. 17 (1993): pp. 7915-7922.
2. "Deciphering the Genetic Code", Oficina de Historia de los institutos nacionales de Salud, <https://history.nih.gov/exhibits/nirenberg/HS1_mendel.htm>.
3. R. Dahm, "Friedrich Miescher and the Discovery of DNA", *Developmental Biology* 278, núm. 2 (2005): pp. 274-288.
4. "International Consortium Completes Human Genome Project", Instituto Nacional de Investigación del Genoma Humano, 14 de abril de 2003, <https://www.genome.gov/11006929/2003-release-international-consortium-completes-hgp>.
5. Eva Bianconi *et al.*, "An Estimation of the Number of Cells in the Human Body", *Annals of Human Biology* 40, núm. 6 (2013).
6. Stephen P. Jackson y Jiri Bartek, "The DNA-Damage Response in Human Biology and Disease", *Nature* 461, núm. 7267 (2009): pp. 1071-1078.
7. S. Premi *et al.*, "Photochemistry: Chemiexcitation of Melanin Derivatives Induces DNA Photoproducts Long after UV Exposure", *Science* 347, núm. 6224 (2015): pp. 842-847.
8. M. Sanlorenzo *et al.*, "The Risk of Melanoma in Pilots and Cabin Crew: UV Measurements in Flying Airplanes", JAMA *Dermatology* 151, núm. 4 (2015): pp. 450-452.
9. "Health Risk of Radon", Agencia de Protección Ambiental de Estados Unidos, <https://www.epa.gov/radon/health-risk-radon>.
10. "Carcinogens in Tobacco Smoke", Gobierno de Canadá, <https://www.canada.ca/en/health-canada/services/publications/healthy-living/carcinogens-tobacco-smoke.html>.
11. P. Mikeš *et al.*, "3-(3,4-Dihydroxyphenyl)adenine, a Urinary DNA Adduct Formed in Mice Exposed to High Concentrations of Benzene", *Journal of Applied Toxicology* 33, núm. 6 (2013): pp. 516-520.
12. M. S. Estill y S. A. Krawetz, "The Epigenetic Consequences of Paternal Exposure to Environmental Contaminants and Reproductive Toxicants", *Current Environmental Health Reports* 3, núm. 3 (2016): pp. 202-213.

13. R. H. Waring, R. M. Harris y S. C. Mitchell, "In Utero Exposure to Carcinogens: Epigenetics, Developmental Disruption, and Consequences in Later Life", *Maturitas* 86 (2016): pp. 59-63.

14. "What Are Genome Editing and CRISPR-Cas9?", Genetics Home Reference, Biblioteca Nacional de Medicina de Estados Unidos, <https://ghr.nlm.nih.gov/primer/genomicresearch/genomeediting>.

15. L. A. Macfarlane y P. R. Murphy, "MicroRNA: Biogenesis, Function and Role in Cancer", *Current Genomics* 11, núm. 7 (2010): pp. 537-561.

16. Elisa Grazioli *et al.*, "Physical Activity in the Prevention of Human Diseases: Role of Epigenetic Modifications", BMC *Genomics* 18, suplemento 8 (2017): p. 802.

17. J. Denham, "Exercise and Epigenetic Inheritance of Disease Risk", *Acta Physiologica* 222, núm. 1 (2018).

18. C. Spindler *et al.*, "Treadmill Exercise Alters Histone Acetyltransferases and Histone Deacetylases Activities in Frontal Cortices from Wistar Rats", *Cellular and Molecular Neurobiology* 34, núm. 8 (2014): pp. 1097-1101.

19. Lars R. Ingerslev *et al.*, "Endurance Training Remodels Sperm-Borne Small RNA Expression and Methylation at Neurological Gene Hotspots", *Clinical Epigenetics* 10, núm. 12 (2018).

20. G. V. Skuladottir, E. K. Nilsson, J. Mwinyi y H. B. Schiöth, "One-Night Sleep Deprivation Induces Changes in the DNA Methylation and Serum Activity Indices of Stearoyl-CoA Desaturase in Young Healthy Men", *Lipids in Health and Disease* 15, núm. 1 (2016): p. 137.

21. L. Li, S. Zhang, Y. Huang y K. Chen, "Sleep Duration and Obesity in Children: A Systematic Review and Meta-analysis of Prospective Cohort Studies", *Journal of Paediatrics and Child Health* 53, núm. 4 (2017): pp. 378-385.

22. Emil K. Nilsson, Adrian E. Bostrom, Jessica Mwinyi y Helgi B. Schioth, "Epigenomics of Total Acute Sleep Deprivation in Relation to Genome-Wide DNA Methylation Profiles and RNA Expression", *OMICS* 20, núm. 6 (2016): pp. 334-342; S. Lehrer, S. Green, L. Ramanathan y K. E. Rosenzweig, "Obesity and Deranged Sleep Are Independently Associated with Increased Cancer Mortality in 50 US States and the District of Columbia", *Sleep and Breathing* 17, núm. 3 (2013): pp. 1117-1118.

23. P. Kaliman *et al.*, "Rapid Changes in Histone Deacetylases and Inflammatory Gene Expression in Expert Meditators", *Psychoneuroendocrinology* 40 (2014): pp. 96-107.

24. A. K. Smith *et al.*, "Differential Immune System DNA Methylation and Cytokine Regulation in Post-Traumatic Stress Disorder", *American Journal of Medical Genetics Part B: Neuropsychiatric Genetics* 156B, núm. 6 (2011): pp. 700-708.

25. B. C. J. Dirven, J. R. Homberg, T. Kozicz y M. J. A. G. Henckens, "Epigenetic Programming of the Neuroendocrine Stress Response by Adult Life Stress", *Journal of Molecular Endocrinology* 59, núm. 1 (2017): pp. R11-R31.

26. Elizabeth Blackburn, "The Science of Cells That Never Get Old", TED, abril de 2017, <https://www.ted.com/talks/elizabeth_blackburn_the_science_of_cells_that_never_get_old>.

27. J. Wojcicki *et al.*, "Exclusive Breastfeeding Is Associated with Longer Telomeres in Latino Preschool Children", *American Journal of Clinical Nutrition* 104, núm. 2 (2016): pp. 397-405.

28. M. A. Shammas, "Telomeres, Lifestyle, Cancer, and Aging", *Current Opinion in Clinical Nutrition and Metabolic Care* 14, núm. 1 (2011): pp. 28-34.

29. D. F. Terry *et al.*, "Association of Longer Telomeres with Better Health in Centenarians", *Journal of Gerontology Series A: Biological Sciences and Medical Sciences* 63, núm. 8 (2008): pp. 809-812.

30. L. A. Tucker, "Physical Activity and Telomere Length in U. S. Men and Women: An NHANES Investigation", *Preventive Medicine* 100 (2017): pp. 145-151.

31. H. Lavretsky *et al.*, "A Pilot Study of Yogic Meditation for Family Dementia Caregivers with Depressive Symptoms: Effects on Mental Health, Cognition, and Telomerase Activity", *International Journal of Geriatric Psychiatry* 28, núm. 1 (2013): pp. 57-65; N. S. Schutte y J. M. Malouff, "A Meta-Analytic Review of the Effects of Mindfulness Meditation on Telomerase Activity", *Psychoneuroendocrinology* 42 (2014): pp. 45-48; S. Duraimani *et al.*, "Effects of Lifestyle Modification on Telomerase Gene Expression in Hypertensive Patients: A Pilot Trial of Stress Reduction and Health Education Programs in African Americans", *PLOS One* 10, núm. 11 (2015): e0142689.

32. D. Ornish *et al.*, "Increased Telomerase Activity and Comprehensive Lifestyle Changes: A Pilot Study", *Lancet Oncology* 9, núm. 11 (2008): pp. 1048-1057; D. Ornish *et al.*, "Effect of Comprehensive Lifestyle Changes on Telomerase Activity and Telomere Length in Men with Biopsy-Proven Low-Risk Prostate Cancer: 5-Year Follow-Up of a Descriptive Pilot Study", *Lancet Oncology* 14, núm. 11 (2013): pp. 1112-1120.

33. J. M. Wojcicki, R. Medrano, J. Lin y E. Epel, "Increased Cellular Aging by 3 Years of Age in Latino, Preschool Children Who Consume More Sugar-Sweetened Beverages: A Pilot Study", *Childhood Obesity* 14, núm. 3 (2018): pp. 149-157.

Capítulo 5: Inmunidad

1. C. Ceci *et al.*, "Ellagic Acid Inhibits Bladder Cancer Invasiveness and In Vivo Tumor Growth", *Nutrients* 8, núm. 11 (2016).

2. "The Smallpox Eradication Programme–SEP (1966-1980)", Organización Mundial de la Salud, mayo de 2010, <http://www.who.int/features/2010/smallpox/en>.

3. C. Chang, "Time Frame and Reasons of Kangxi Emperor Adopted Variolation" [en chino], *Zhonghua Yi Shi Za Zhi* 26, núm. 1 (1996): pp. 30-32.

4. Para ver una excelente animación de TED-Ed que describe la erradicación de la viruela, consúltese: Simona Zompi, "How We Conquered the Deadly Smallpox Virus", YouTube, 28 de octubre de 2013, <https://www.youtube.com/watch?v=yqUFy-t4MlQ>.

5. T. Araki et al., "Normal Thymus in Adults: Appearance on CT and Associations with Age, Sex, BMI and Smoking", *Eur Radiol.* 26, núm. 1 (2016): pp. 15-24.

6. Suzanne Wu, "Fasting Triggers Stem Cell Regeneration of Damaged, Old Immune System", USC News, 5 de junio de 2014, <https://news.usc.edu/63669/fasting-triggers-stem-cell-regeneration-of-damaged-old-immune-system>; C. W. Cheng et al., "Prolonged Fasting Reduces IGF-1/PKA to Promote Hematopoietic-Stem-Cell-Based Regeneration and Reverse Immunosuppression", *Cell Stem Cell* 14, núm. 6 (2014): pp. 810-823.

7. John Travis, "On the Origin of the Immune System", *Science* 324, núm. 5927 (2009): pp. 580-582, <http://science.sciencemag.org/content/324/5927/580>.

8. Para los aficionados a la ciencia: la señal se conoce como complejo mayor de histocompatibilidad (CMH) de clase 2. Ésta se halla en varias células inmunológicas, como los macrófagos, las células dendríticas, las células T citotóxicas y las células B, las cuales combinan las partículas de los invasores con el CMH de clase 2, luego el grupo se presenta en la superficie de la célula inmunológica y emite una señal para avisar que se encuentra en plena batalla y podría requerir algún tipo de guía o apoyo. Eso convoca a la célula T auxiliar para que ayude a coordinar y propagar la respuesta.

9. Para los aficionados a la ciencia: aquí la señal es un CMH de clase 1. Una célula infectada combina el antígeno extraño de su invasor con el CMH de clase 1 y mueve a dicho grupo a la superficie de la célula, "presentándolo" de forma efectiva ante las células T citotóxicas para que emitan la señal de su destrucción.

10. J. Yang y M. Reth, "Receptor Dissociation and B-Cell Activation", *Current Topics in Microbiology and Immunology* 393 (2016): pp. 27-43.

11. B. Alberts et al., "B Cells and Antibodies", in *Molecular Biology of the Cell*, 4a. ed. (Nueva York: Garland Science, 2002), <https://www.ncbi.nlm.nih.gov/books/NBK26884>.

12. T. D. Noakes et al., "Semmelweis and the Aetiology of Puerperal Sepsis 160 Years On: An Historical Review", *Epidemiology and Infection* 136, núm. 1 (2008): pp. 1-9.

13. J. D. de Sousa, C. Álvarez, A. M. Vandamme y V. Müller, "Enhanced Heterosexual Transmission Hypothesis for the Origin of Pandemic HIV-1", *Viruses* 4, núm. 10 (2012): pp. 1950-1983.

14. P. E. Serrano, S. A. Khuder y J. J. Fath, "Obesity as a Risk Factor for Nosocomial Infections in Trauma Patients", *Journal of the American College of Surgeons* 211, núm. 1 (2010): pp. 61-67.

15. G. V. Bochicchio et al., "Impact of Obesity in the Critically Ill Trauma Patient: A Prospective Study", *Journal of the American College of Surgeons* 203, núm. 4 (2006): pp. 533-538.

16. J. Suvan *et al.*, "Association between Overweight/Obesity and Periodontitis in Adults: A Systematic Review", *Obesity Reviews* 12, núm. 5 (2011): e381-e404; M. J. Semins *et al.*, "The Impact of Obesity on Urinary Tract Infection Risk", *Urology* 79, núm. 2 (2012): pp. 266-269; J. C. Kwong, M. A. Campitelli y L. C. Rosella, "Obesity and Respiratory Hospitalizations during Influenza Seasons in Ontario, Canada: A Cohort Study", *Clinical Infectious Diseases* 53, núm. 5 (2011): pp. 413-421.

17. S. V. Aguayo-Patrón y A. M. Calderón de la Barca, "Old Fashioned vs. Ultra-Processed-Based Current Diets: Possible Implication in the Increased Susceptibility to Type 1 Diabetes and Celiac Disease in Childhood", *Foods* 6, núm. 11 (2017).

18. E. Y. Huang *et al.*, "The Role of Diet in Triggering Human Inflammatory Disorders in the Modern Age", *Microbes and Infection* 15, núm. 12 (2013): pp. 765-774.

Capítulo 6: Mata de hambre a la enfermedad y alimenta tu salud

1. T. Fotsis *et al.*, "Genistein, a Dietary-derived Inhibitor of Vitro Angiogenesis", *Proceedings of the National Academy of Sciences USA* 90, suplemento núm. 7 (1993): pp. 2690-2694.

2. F. Tosetti, N. Ferrari, S. De Flora y A. Albini, "Angioprevention: Angiogenesis Is a Common and Key Target for Cancer Chemopreventive Agents", *FASEB Journal* 16, núm. 1 (2002): pp. 2-14.

3. A. Albini *et al.*, "Cancer Prevention by Targeting Angiogenesis", *Nature Reviews Clinical Oncology* 9, núm. 9 (2012): pp. 498-509.

4. J. Liu *et al.*, "Balancing between Aging and Cancer: Molecular Genetics Meets Traditional Chinese Medicine", *Journal of Cellular Biochemistry* 118, núm. 9 (2017): pp. 2581-2586.

5. E. R. O'Brien *et al.*, "Angiogenesis in Human Coronary Atherosclerotic Plaques", *American Journal of Pathology* 145, núm. 4 (1994): pp. 883-894.

6. P. R. Moreno *et al.*, "Plaque Neovascularization Is Increased in Ruptured Atherosclerotic Lesions of Human Aorta: Implications for Plaque Vulnerability", *Circulation* 110, núm. 14 (2004): pp. 2032-2038.

7. Preetha Anand *et al.*, "Cancer Is a Preventable Disease That Requires Major Lifestyle Changes", *Pharmaceutical Research* 25, núm. 9 (2008): pp. 2097-2116.

8. X. O. Shu *et al.*, "Soy Food Intake and Breast Cancer Survival", *JAMA* 302, núm. 22 (2009): pp. 2437-2443; C. C. Applegate *et al.*, "Soy Consumption and the Risk of Prostate Cancer: An Updated Systematic Review and Meta-Analysis", *Nutrients* 10, núm. 1 (2018); Z. Yan *et al.*, "Association between Consumption of Soy and Risk of Cardiovascular Disease: A Meta-Analysis of Observational Studies", *European Journal of Preventive Cardiology* 24, núm. 7 (2017): pp. 735-747.

9. S. H. Lee, J. Lee, M. H. Jung e Y. M. Lee, "Glyceollins, a Novel Class of Soy Phytoalexins, Inhibit Angiogenesis by Blocking the VEGF and bFGF Signaling Pathways", *Molecular Nutrition and Food Research* 57, núm. 2 (2013): pp. 225-234.

10. D. L. Bemis *et al.*, "A Concentrated Aglycone Isoflavone Preparation (GCP) That Demonstrates Potent Anti-Prostate Cancer Activity In Vitro and In Vivo", *Clinical Cancer Research* 10, núm. 15 (2004): pp. 5282-5292; J. L. McCall, R. A. Burich y P. C. Mack, "GCP, a Genistein-Rich Compound, Inhibits Proliferation and Induces Apoptosis in Lymphoma Cell Lines", *Leukeumia Research* 34, núm. 1 (2010): pp. 69-76.

11. G. C. Meléndez *et al.*, "Beneficial Effects of Soy Supplementation on Postmenopausal Atherosclerosis Are Dependent on Pretreatment Stage of Plaque Progression", *Menopause* 22, núm. 3 (2015): pp. 289-296.

12. Z. Yan *et al.*, "Association between Consumption of Soy and Risk of Cardiovascular Disease: A Meta-Analysis of Observational Studies", *European Journal of Preventive Cardiology* 24, núm. 7 (2017): pp. 735-747.

13. S. Lecomte, F. Demay, F. Ferrière y F. Pakdel, "Phytochemicals Targeting Estrogen Receptors: Beneficial Rather than Adverse Effects?", *International Journal of Molecular Sciences* 18, núm. 7 (2017): e1381.

14. X. O. Shu *et al.*, "Soy Food Intake and Breast Cancer Survival", *Journal of the American Medical Association* 302, núm. 22 (2009): pp. 2437-2443.

15. J. Shi y M. Le Maguer, "Lycopene in Tomatoes: Chemical and Physical Properties Affected by Food Processing", *Critical Reviews in Food Science and Nutrition* 40, núm. 1 (2000): pp. 1-42.

16. N. Z. Unlu *et al.*, "Lycopene from Heat-Induced Cis-Isomer-Rich Tomato Sauce Is More Bioavailable than from All-Trans-Rich Tomato Sauce in Human Subjects", *British Journal of Nutrition* 98, núm. 1 (2007): pp. 140-146.

17. J. L. Rowles III *et al.*, "Processed and Raw Tomato Consumption and Risk of Prostate Cancer: A Systematic Review and Dose-Response Meta-analysis", *Prostate Cancer and Prostatic Diseases* 21 (2018): pp. 319-336.

18. R. E. Graff *et al.*, "Dietary Lycopene Intake and Risk of Prostate Cancer Defined by ERG Protein Expression", *American Journal of Clinical Nutrition* 103, núm. 3 (2016): pp. 851-860.

19. K. Zu *et al.*, "Dietary Lycopene, Angiogenesis, and Prostate Cancer: A Prospective Study in the Prostate-Specific Antigen Era", *Journal of the National Cancer Institute* 106, núm. 2 (2014): djt430.

20. S. R. Bhandari, M. C. Cho y J. G. Lee, "Genotypic Variation in Carotenoid, Ascorbic Acid, Total Phenolic, and Flavonoid Contents, and Antioxidant Activity in Selected Tomato Breeding Lines", *Horticulture, Environment, and Biotechnology* 57, núm. 5 (2016): pp. 440-452.

21. J. L. Cooperstone *et al.*, "Enhanced Bioavailability of Lycopene When Consumed as Cis-Isomers from Tangerine Compared to Red Tomato Juice, a Randomized, Cross-over Clinical Trial", *Molecular Nutrition and Food Research* 59, núm. 4 (2015): pp. 658-669.

22. N. Z. Unlu et al., "Carotenoid Absorption in Humans Consuming Tomato Sauces Obtained from Tangerine or High-Beta-Carotene Varieties of Tomatoes", Journal of Agricultural and Food Chemistry 55, núm. 4 (2007): pp. 1597-1603.

23. P. Flores, E. Sánchez, J. Fenoll y P. Hellín, "Genotypic Variability of Carotenoids in Traditional Tomato Cultivars", Food Research International 100, parte 3 (2017): pp. 510-516.

24. B. C. Chiu et al., "Dietary Intake of Fruit and Vegetables and Risk of Non-Hodgkin Lymphoma", Cancer Causes and Control 22, núm. 8 (2011): pp. 1183-1195; K. A. Steinmetz, J. D. Potter y A. R. Folsom, "Vegetables, Fruit, and Lung Cancer in the Iowa Women's Health Study", Cancer Research 53, núm. 3 (1993): pp. 536-543; L. I. Mignone et al., "Dietary Carotenoids and the Risk of Invasive Breast Cancer", International Journal of Cancer 124, núm. 12 (2009): pp. 2929-2937; M. A. Gates et al., "A Prospective Study of Dietary Flavonoid Intake and Incidence of Epithelial Ovarian Cancer", International Journal of Cancer 121, núm. 10 (2007): pp. 2225-2232; N. D. Freedman et al., "Fruit and Vegetable Intake and Esophageal Cancer in a Large Prospective Cohort Study", International Journal of Cancer 121, núm. 12 (2007): pp. 2753-2760; E. L. Richman, P. R. Carroll y J. M. Chan, "Vegetable and fruit intake after diagnosis and risk of prostate cancer progression", International Journal of Cancer 131, núm. 1 (2012): pp. 201-210; A. E. Millen et al., "Diet and Melanoma in a Case-Control Study", Cancer Epidemiology, Biomarkers, and Prevention 13, núm. 6 (2004): pp. 1042-1051.

25. N. D. Freedman et al., "Fruit and Vegetable Intake and Esophageal Cancer in a Large Prospective Cohort Study", International Journal of Cancer 121, núm. 12 (2007): pp. 2753-2760; M. E. Wright et al., "Intakes of Fruit, Vegetables, and Specific Botanical Groups in Relation to Lung Cancer Risk in the NIH-AARP Diet and Health Study", American Journal of Epidemiology 168, núm. 9 (2008): pp. 1024-1034.

26. S. Katayama, H. Ogawa y S. Nakamura, "Apricot Carotenoids Possess Potent Anti-Amyloidogenic Activity In Vitro", Journal of Agricultural and Food Chemistry 59, núm. 23 (2011): pp. 12691-12696.

27. S. Erdoğan y S. Erdemoğlu, "Evaluation of Polyphenol Contents in Differently Processed Apricots Using Accelerated Solvent Extraction Followed by High-Performance Liquid Chromatography-Diode Array Detector", International Journal of Food Sciences and Nutrition 62, núm. 7 (2011): pp. 729-739.

28. F. L. Büchner et al., "Consumption of Vegetables and Fruit and the Risk of Bladder Cancer in the European Prospective Investigation into Cancer and Nutrition", International Journal of Cancer 125 (2009): pp. 2643-2651; S. Gallus et al., "Does an Apple a Day Keep the Oncologist Away?", Annals of Oncology 16, núm. 11 (2005): pp. 1841-1844; M. E. Wright et al., "Intakes of Fruit, Vegetables, and Specific Botanical Groups in Relation to Lung Cancer

Risk in the NIH-AARP Diet and Health Study", *American Journal of Epidemiology* 168, núm. 9 (2008): pp. 1024-1034.

29. D. A. Hyson, "A Comprehensive Review of Apples and Apple Components and Their Relationship to Human Health", *Advances in Nutrition* 2, núm. 5 (2011): pp. 408-420.

30. C. A. Thompson *et al.*, "Antioxidant Intake from Fruits, Vegetables, and Other Sources and Risk of Non-Hodgkin's Lymphoma: The Iowa Women's Health Study", *International Journal of Cancer* 126, núm. 4 (2010): pp. 992-1003.

31. F. L. Büchner *et al.*, "Fruits and Vegetables Consumption and the Risk of Histological Subtypes of Lung Cancer in the European Prospective Investigation into Cancer and Nutrition (EPIC)", *Cancer Causes and Control* 21, núm. 3 (2010): pp. 357-371.

32. L. A. Kresty, S. R. Mallery y G. D. Stoner, "Black Raspberries in Cancer Clinical Trials: Past, Present, and Future", *Journal of Berry Research* 6, núm. 2 (2016): pp. 251-261.

33. S. Lamy *et al.*, "Delphinidin, a Dietary Anthocyanidin, Inhibits Vascular Endothelial Growth Factor Receptor-2 Phosphorylation", *Carcinogenesis* 27, núm. 5 (2006): pp. 989-996.

34. T. T. Fung *et al.*, "Intake of Specific Fruits and Vegetables in Relation to Risk of Estrogen Receptor-Negative Breast Cancer among Postmenopausal Women", *Breast Cancer Research and Treatment* 138, núm. 3 (2013): pp. 925-930.

35. J. Kowshik *et al.*, "Ellagic Acid Inhibits VEGF/VEGFR2, PI3K/Akt and MAPK Signaling Cascades in the Hamster Cheek Pouch Carcinogenesis Model", *Anticancer Agents in Medicinal Chemistry* 14, núm. 9 (2014): pp. 1249-1260.

36. S. Muthukumaran *et al.*, "Ellagic Acid in Strawberry (*Fragaria* spp.): Biological, Technological, Stability, and Human Health Aspects", *Food Quality and Safety* 1, núm. 4 (2017): pp. 227-252.

37. K. K. Kim *et al.*, "Anti-Angiogenic Activity of Cranberry Proanthocyanidins and Cytotoxic Properties in Ovarian Cancer Cells", *International Journal of Oncology* 40, núm. 1 (2012): pp. 227-235.

38. D. Mozaffarian *et al.*, "Plasma Phospholipid Long-Chain ω-3 Fatty Acids and Total and Cause-Specific Mortality in Older Adults: A Cohort Study", *Annals of Internal Medicine* 158, núm. 7 (2013): pp. 515-525.

39. J. X. Kang y A. Liu, "The Role of the Tissue Omega-6/Omega-3 Fatty Acid Ratio in Regulating Tumor Angiogenesis", *Cancer and Metastasis Reviews* 32, núms. 1-2 (2013): pp. 201-210.

40. A. P. Simopoulos, "The Importance of the Omega-6/Omega-3 Fatty Acid Ratio in Cardiovascular Disease and Other Chronic Diseases", *Experimental Biology and Medicine* 233, núm. 6 (2008): pp. 674-688.

41. M. Gago-Domínguez *et al.*, "Opposing Effects of Dietary n-3 and n-6 Fatty Acids on Mammary Carcinogenesis: The Singapore Chinese Health Study", *British Journal of Cancer* 89, núm. 9 (2003): pp. 1686-1692.

42. T. Norat *et al.*, "Meat, Fish, and Colorectal Cancer Risk: The European Prospective Investigation into Cancer and Nutrition", *Journal of the National Cancer Institute* 97, núm. 12 (2005): pp. 906-916.

43. W. G. Christen *et al.*, "Dietary ω-3 Fatty Acid and Fish Intake and Incident Age-Related Macular Degeneration in Women", *Archives of Ophthalmology* 129, núm. 7 (2011): pp. 921-929.

44. W. Zhu *et al.*, "Fish Consumption and Age-Related Macular Degeneration Incidence: A Meta-Analysis and Systematic Review of Prospective Cohort Studies", *Nutrients* 8, núm. 11 (2016).

45. T. J. Koivu-Tikkanen, V. Ollilainen y V. I. Piironen, "Determination of Phylloquinone and Menaquinones in Animal Products with Fluorescence Detection after Postcolumn Reduction with Metallic Zinc", *Journal of Agricultural and Food Chemistry* 48, núm. 12 (2000): pp. 6325-6331.

46. T. Kayashima *et al.*, "1,4-Naphthoquinone Is a Potent Inhibitor of Human Cancer Cell Growth and Angiogenesis", *Cancer Letters* 278, núm. 1 (2009): pp. 34-40.

47. A. Samykutty *et al.*, "Vitamin K2, a Naturally Occurring Menaquinone, Exerts Therapeutic Effects on Both Hormone-Dependent and Hormone-Independent Prostate Cancer Cells", *Evidence-Based Complementary and Alternative Medicine* (2013): artículo 287358.

48. J. M. Geleijnse *et al.*, "Dietary Intake of Menaquinone Is Associated with a Reduced Risk of Coronary Heart Disease: The Rotterdam Study", *Journal of Nutrition* 134, núm. 11 (2004): pp. 3100-3105.

49. H. Kawashima *et al.* "Effects of Vitamin K2 (Menatetrenone) on Atherosclerosis and Blood Coagulation in Hypercholesterolemic Rabbits", *Japanese Journal of Pharmacology* 75, núm. 2 (1997): pp. 135-143.

50. "About Jamón Ibérico", Jamon.com, <https://www.jamon.com/about-jamon-iberico.html>.

51. M. R. Sartippour *et al.*, "Green Tea Inhibits Vascular Endothelial Growth Factor (VEGF) Induction in Human Breast Cancer Cells", *Journal of Nutrition* 132, núm. 8 (2002): pp. 2307-2311; T. Nagao, T. Hase e I. Tokimitsu, "A Green Tea Extract High in Catechins Reduces Body Fat and Cardiovascular Risks in Humans", *Obesity* 16, núm. 6 (2007): pp. 1473-1483; D. Wu, J. Wang, M. Pae y S. N. Meydani, "Green Tea EGCG, T Cells, and T Cell-Mediated Autoimmune Diseases", *Molecular Aspects of Medicine* 33, núm. 1 (2012): pp. 107-118; A. Basu *et al.*, "Green Tea Supplementation Increases Glutathione and Plasma Antioxidant Capacity in Adults with the Metabolic Syndrome", *Nutrition Research* 33, núm. 3 (2013): pp. 180-187.

52. G. Yang *et al.*, "Prospective Cohort Study of Green Tea Consumption and Colorectal Cancer Risk in Women", *Cancer Epidemiology, Biomarkers, and Prevention* 16, núm. 6 (2007): pp. 1219-1223.

53. R. Guimarães *et al.*, "Wild Roman Chamomile Extracts and Phenolic Compounds: Enzymatic Assays and Molecular Modelling Studies with VEGFR-2 Tyrosine Kinase", *Food and Function* 7, núm. 1 (2016): pp. 79-83.

54. M. M. Markoski *et al.*, "Molecular Properties of Red Wine Compounds and Cardiometabolic Benefits", *Nutrition and Metabolic Insights* 9 (2016): pp. 51-57.

55. J. Y. Park *et al.*, "Baseline Alcohol Consumption, Type of Alcoholic Beverage and Risk of Colorectal Cancer in the European Prospective Investigation into Cancer and Nutrition-Norfolk Study", *Cancer Epidemiology* 33, núm. 5 (2009): pp. 347-354.

56. S. D. Crockett *et al.*, "Inverse Relationship between Moderate Alcohol Intake and Rectal Cancer: Analysis of the North Carolina Colon Cancer Study", *Diseases of the Colon and Rectum* 54, núm. 7 (2011): pp. 887-894.

57. A. Albini *et al.*, "Mechanisms of the Antiangiogenic Activity by the Hop Flavonoid Xanthohumol: NF-kappaB and Akt as Targets", *FASEB Journal* 20, núm. 3 (2006): pp. 527-529.

58. S. Karami, S. E. Daugherty y M. P. Purdue, "A Prospective Study of Alcohol Consumption and Renal Cell Carcinoma Risk", *International Journal of Cancer* 137, núm. 1 (2015): pp. 238-242.

59. S. D. Crockett *et al.*, "Inverse Relationship between Moderate Alcohol Intake and Rectal Cancer: Analysis of the North Carolina Colon Cancer Study", *Diseases of the Colon and Rectum* 54, núm. 7 (2011): pp. 887-894.

60. A. Di Castelnuovo *et al.*, "Meta-Analysis of Wine and Beer Consumption in Relation to Vascular Risk", *Circulation* 105, núm. 24 (2002): pp. 2836-2844.

61. S. Weyerer *et al.*, "Current Alcohol Consumption and Its Relationship to Incident Dementia: Results from a 3-Year Follow-up Study among Primary Care Attenders Aged 75 Years and Older", *Age and Ageing* 40, núm. 4 (2011): pp. 456-463.

62. T. J. Koivu-Tikkanen, V. Ollilainen y V. I. Piirnen, "Determination of Phylloquinone and Menaquinones in Animal Products with Fluorescence Detection after Postcolumn Reduction with Metallic Zinc", *Journal of Agricultural and Food Chemistry* 48, núm. 12 (2000): pp. 6325-6331; C. Vermeer *et al.*, "Menaquinone Content of Cheese", *Nutrients* 10, núm. 4 (2018).

63. K. Nimptsch, S. Rohrmann y J. Linseisen, "Dietary Intake of Vitamin K and Risk of Prostate Cancer in the Heidelberg Cohort of the European Prospective Investigation into Cancer and Nutrition (EPIC-Heidelberg)", *American Journal of Clinical Nutrition* 87, núm. 4 (2008): pp. 985-992.

64. C. Bosetti, C. Pelucchi y C. La Vecchia, "Diet and Cancer in Mediterranean Countries: Carbohydrates and Fats", *Public Health Nutrition* 12, núm. 9A (2009): pp. 1595-1600.

65. T. Fadelu *et al.*, "Nut Consumption and Survival in Patients with Stage III Colon Cancer: Results from CALGB 89803 (Alliance)", *Journal of Clinical Oncology* 36, núm. 11 (2018): pp. 1112-1120.

66. M. Jenab *et al.*, "Association of Nut and Seed Intake with Colorectal Cancer Risk in the European Prospective Investigation into Cancer and Nutrition", *Cancer Epidemiology, Biomarkers, and Prevention* 13, núm. 10 (2004): pp. 1595-1603.

67. M. G. Jain, G. T. Hislop, G. R. Howe y P. Ghadirian, "Plant Foods, Antioxidants, and Prostate Cancer Risk: Findings from Case-Control Studies in Canada", *Nutrition and Cancer* 34, núm. 2 (1999): pp. 173-184.

68. T. P. Kenny *et al.*, "Cocoa Procyanidins Inhibit Proliferation and Angiogenic Signals in Human Dermal Microvascular Endothelial Cells following Stimulation by Low-Level H_2O_2", *Experimental Biology and Medicine* 229, núm. 8 (2004): pp. 765-771.

69. T. Kayashima y K. Matsubara, "Antiangiogenic Effect of Carnosic Acid and Carnosol, Neuroprotective Compounds in Rosemary Leaves", *Bioscience, Biotechnology, and Biochemistry* 76, núm. 1 (2012): pp. 115-119; M. Saberi-Karimian *et al.*, "Vascular Endothelial Growth Factor: An Important Molecular Target of Curcumin", *Critical Reviews in Food Science and Nutrition* (2017): pp. 1-14; P. Kubatka *et al.*, "Oregano Demonstrates Distinct Tumour-Suppressive Effects in the Breast Carcinoma Model", *European Journal of Nutrition* 56, núm. 3 (2017): pp. 1303-1316; S. Kobayashi, T. Miyamoto, I. Kimura y M. Kimura, "Inhibitory Effect of Isoliquiritin, a Compound in Licorice Root, on Angiogenesis In Vivo and Tube Formation In Vitro", *Biological and Pharmaceutical Bulletin* 18, núm. 10 (1995): pp. 1382-1386; J. Lu *et al.*, "Novel Angiogenesis Inhibitory Activity in Cinnamon Extract Blocks VEGFR2 Kinase and Downstream Signaling", *Carcinogenesis* 31, núm. 3 (2010): pp. 481-488.

70. S. Agostini *et al.*, "Barley Beta-Glucan Promotes MnSOD Expression and Enhances Angiogenesis under Oxidative Microenvironment", *Journal of Cellular and Molecular Medicine* 19, núm. 1 (2015): pp. 227-238.

71. V. Casieri *et al.*, "Long-Term Intake of Pasta Containing Barley (1-3) Beta-D-Glucan Increases Neovascularization Mediated Cardioprotection through Endothelial Upregulation of Vascular Endothelial Growth Factor and Parkin", *Scientific Reports* 7, núm. 1 (2017): p. 13424.

72. S. V. Penumathsa *et al.*, "Secoisolariciresinol Diglucoside Induces Neovascularization-Mediated Cardioprotection against Ischemia-Reperfusion Injury in Hypercholesterolemic Myocardium", *Journal of Molecular and Cellular Cardiology* 44, núm. 1 (2008): pp. 170-179.

73. A. W. Lee *et al.*, "Ursolic Acid Induces Allograft Inflammatory Factor-1 Expression via a Nitric Oxide–Related Mechanism and Increases Neovascularization", *Journal of Agricultural and Food Chemistry* 58, núm. 24 (2010): pp. 12941-12949.

74. J. Lin *et al.*, "Ursolic Acid Inhibits Colorectal Cancer Angiogenesis through Suppression of Multiple Signaling Pathways", *International Journal of Oncology* 43, núm. 5 (2013): pp. 1666-1674.

75. F. Zhang *et al.*, "Oleanolic Acid and Ursolic Acid in Commercial Dried Fruits", *Food Science and Technology Research* 19, núm. 1 (2013): pp. 113-116.

76. M. Sumi *et al.*, "Quercetin Glucosides Promote Ischemia-Induced Angiogenesis, but Do Not Promote Tumor Growth", *Life Sciences* 93, núm. 22 (2013): pp. 814-819.

77. A. K. Maurya y M. Vinayak, "Quercetin Attenuates Cell Survival, Inflammation, and Angiogenesis via Modulation of AKT Signaling in Murine T-Cell Lymphoma", *Nutrition and Cancer* 69, núm. 3 (2017): pp. 470-480; X. Zhao *et al.*, "Quercetin Inhibits Angiogenesis by Targeting Calcineurin in the Xenograft Model of Human Breast Cancer", *European Journal of Pharmacology* 781 (2016): pp. 60-68.

Capítulo 7: (Re)genera tu salud

1. Y. Kim e Y. Je, "Flavonoid Intake and Mortality from Cardiovascular Disease and All Causes: A Meta-Analysis of Prospective Cohort Studies", *Clinical Nutrition ESPEN* 20 (2017): pp. 68-77.
2. C. Heiss *et al.*, "Improvement of Endothelial Function with Dietary Flavanols Is Associated with Mobilization of Circulating Angiogenic Cells in Patients with Coronary Artery Disease", *Journal of the American College of Cardiology* 56, núm. 3 (2010): pp. 218-224.
3. E. Shantsila, T. Watson y G. Y. Lip, "Endothelial Progenitor Cells in Cardiovascular Disorders", *Journal of the American College of Cardiology* 49, núm. 7 (2007): pp. 741-752.
4. F. L'Episcopo *et al.*, "Neural Stem Cell Grafts Promote Astroglia-Driven Neurorestoration in the Aged Parkinsonian Brain via Wnt/β-Catenin Signaling", *Stem Cells* 36, núm. 8 (2018); C. Beauséjour, "Bone Marrow-Derived Cells: The Influence of Aging and Cellular Senescence", *Handbook of Experimental Pharmacology* 180 (2007): pp. 67-88; H. E. Marei *et al.*, "Human Olfactory Bulb Neural Stem Cells Expressing hNGF Restore Cognitive Deficit in Alzheimer's Disease Rat Model", *Journal of Cell Physiology* 230, núm. 1 (2015): pp. 116-130.
5. L. da Cruz *et al.*, "Phase 1 Clinical Study of an Embryonic Stem Cell-Derived Retinal Pigment Epithelium Patch in Age-Related Macular Degeneration", *Nature Biotechnology* 36, núm. 4 (2018): pp. 328-337.
6. B. Sui *et al.*, "Allogeneic Mesenchymal Stem Cell Therapy Promotes Osteoblastogenesis and Prevents Glucocorticoid-Induced Osteoporosis", *Stem Cells Translational Medicine* 5, núm. 9 (2016): pp. 1238-1246.
7. C. De Bari y A. J. Roelofs, "Stem Cell-Based Therapeutic Strategies for Cartilage Defects and Osteoarthritis", *Current Opinion in Pharmacology* 40 (2018): pp. 74-80.
8. H. H. Izmirli *et al.*, "Use of Adipose-Derived Mesenchymal Stem Cells to Accelerate Neovascularization in Interpolation Flaps", *Journal of Craniofacial Surgery* 27, núm. 1 (2016): pp. 264-271; C. De Bari y A. J. Roelofs, "Stem Cell-Based Therapeutic Strategies for Cartilage Defects and Osteoarthritis", *Current Opinion in Pharmacology* 40 (2018): pp. 74-80; J. Takahashi, "Stem Cells and Regenerative Medicine for Neural Repair", *Current Opinion in Biote-*

chnology 52 (2018): pp. 102-108; M. Fernándes *et al.*, "Bone Marrow–Derived Mesenchymal Stem Cells versus Adipose-Derived Mesenchymal Stem Cells for Peripheral Nerve Regeneration", *Neural Regeneration Research* 13, núm. 1 (2018): pp. 100–104; H. Fukuoka, K. Narita y H. Suga, "Hair Regeneration Therapy: Application of Adipose-Derived Stem Cells", *Current Stem Cell Research and Therapy* 12, núm. 7 (2017): pp. 531-534; E. L. Matz *et al.*, "Stem Cell Therapy for Erectile Dysfunction", *Sexual Medicine Reviews* (6 de abril de 2018).

9. G. Dawson *et al.*, "Autologous Cord Blood Infusions Are Safe and Feasible in Young Children with Autism Spectrum Disorder: Results of a Single-Center Phase I Open-Label Trial", *Stem Cells Translational Medicine* 6, núm. 5 (2017): pp. 1332-1339; F. Pischiutta *et al.*, "Placenta-Derived Cells for Acute Brain Injury", *Cell Transplantation* 27, núm. 1 (2018): pp. 151-167.

10. J. Turgeon *et al.*, "Fish Oil-Enriched Diet Protects against Ischemia by Improving Angiogenesis, Endothelial Progenitor Cell Function, and Postnatal Neovascularization", *Atherosclerosis* 229, núm. 2 (2013): pp. 295-303.

11. M. Lei *et al.*, "Study of the Radio-Protective Effect of Cuttlefish Ink on Hemopoietic Injury", *Asia Pacific Journal of Clinical Nutrition* 16, suplemento 1 (2007): pp. 239-243.

12. N. Okarter y R. H. Liu, "Health Benefits of Whole Grain Phytochemicals", *Critical Reviews in Food Science and Nutrition* 50, núm. 3 (2010): pp. 193-208.

13. D. Lucchesi *et al.*, "Grain and Bean Lysates Improve Function of Endothelial Progenitor Cells from Human Peripheral Blood: Involvement of the Endogenous Antioxidant Defenses", PLOS *One* 9, núm. 10 (2014): e109298.

14. D. Lucchesi *et al.*, "Grain and Bean Lysates Improve Function of Endothelial Progenitor Cells from Human Peripheral Blood: Involvement of the Endogenous Antioxidant Defenses", PLOS *One* 9, núm. 10 (2014): e109298.

15. A. Parzonko, A. Oświt, A. Bazylko y M. Naruszewicz, "Anthocyans-Rich Aronia Melanocarpa Extract Possesses Ability to Protect Endothelial Progenitor Cells against Angiotensin II Induced Dysfunction", *Phytomedicine* 22, núm. 14 (2015): pp. 1238-1246.

16. C. Pérez-Ternero *et al.*, "Ferulic Acid, a Bioactive Component of Rice Bran, Improves Oxidative Stress and Mitochondrial Biogenesis and Dynamics in Mice and in Human Mononuclear Cells", *Journal of Nutritional Biochemistry* 48 (2017): pp. 51-61.

17. C. Pérez-Ternero *et al.*, "Rice Bran Enzymatic Extract Reduces Atherosclerotic Plaque Development and Steatosis in High-Fat Fed ApoE-/- Mice", *Nutrition* 37 (2017): pp. 22-29.

18. "How Much Arsenic Is in Your Rice?", *Consumer Reports*, 18 de noviembre de 2014, <https://www.consumerreports.org/cro/magazine/2015/01/how-much-arsenic-is-in-your-rice/index.htm>.

19. J. You *et al.*, "Curcumin Induces Therapeutic Angiogenesis in a Diabetic Mouse Hindlimb Ischemia Model via Modulating the Function of Endothelial Progenitor Cell", *Stem Cell Research and Therapy* 8, núm. 1 (2017): p. 182.

20. L. Ling, S. Gu e Y. Cheng, "Resveratrol Activates Endogenous Cardiac Stem Cells and Improves Myocardial Regeneration following Acute Myocardial Infarction", *Molecular Medicine Reports* 15, núm. 3 (2017): pp. 1188-1194.

21. R. Liu *et al.*, "Lutein and Zeaxanthin Supplementation and Association with Visual Function in Age-Related Macular Degeneration", *Investigative Ophthalmology and Visual Science* 56, núm. 1 (2014): pp. 252-258.

22. Y. Liu *et al.*, "Precise Regulation of miR-210 Is Critical for the Cellular Homeostasis Maintenance and Transplantation Efficacy Enhancement of Mesenchymal Stem Cells in Acute Liver Failure Therapy", *Cell Transplantation* 26, núm. 5 (2017): pp. 805-820.

23. M. R. Olthof, P. C. Hollman, P. L. Zock y M. B. Katan, "Consumption of High Doses of Chlorogenic Acid, Present in Coffee, or of Black Tea Increases Plasma Total Homocysteine Concentrations in Humans", *American Journal of Clinical Nutrition* 73, núm. 3 (2001): pp. 532-538.

24. S. Li, H. Bian *et al.*, "Chlorogenic Acid Protects MSCs against Oxidative Stress by Altering FOXO Family Genes and Activating Intrinsic Pathway", *European Journal of Pharmacology* 674, núms. 2-3 (2012): pp. 65-72.

25. L. S. Wang *et al.*, "Abstract 163: Metabolomic Profiling Reveals a Protective Modulation on Fatty Acid Metabolism in Colorectal Cancer Patients following Consumption of Freeze-Dried Black Raspberries", *Cancer Research* 73 (2013): p. 163; J. H. An *et al.*, "Effect of *Rubus occidentalis* Extract on Metabolic Parameters in Subjects with Prediabetes: A Proof-of-Concept, Randomized, Double-Blind, Placebo-Controlled Clinical Trial", *Phytotherapy Research* 30, núm. 10 (2016): pp. 1634-1640.

26. Q. S. Liu *et al.*, "Ellagic Acid Improves Endogenous Neural Stem Cells Proliferation and Neurorestoration through Wnt/β-catenin Signaling In Vivo and In Vitro", *Molecular Nutrition and Food Research* 61, núm. 3 (2017).

27. H. S. Jeong *et al.*, "Black Raspberry Extract Increased Circulating Endothelial Progenitor Cells and Improved Arterial Stiffness in Patients with Metabolic Syndrome: A Randomized Controlled Trial", *Journal of Medicinal Food* 19, núm. 4 (2016): pp. 346-352.

28. Y. Kurobayashi *et al.*, "Potent Odorants Characterize the Aroma Quality of Leaves and Stalks in Raw and Boiled Celery", *Bioscience, Biotechnology, and Biochemistry* 70, núm. 4 (2006): pp. 958-965.

29. I. A. Abdoulaye e Y. J. Guo, "A Review of Recent Advances in Neuroprotective Potential of 3-N-Butylphthalide and Its Derivatives", *BioMed Research International* (2016): e5012341.

30. P. Zhang *et al.*, "DL-3-n-Butylphthalide Promotes Dendrite Development in Cortical Neurons Subjected to Oxygen-Glucose Deprivation/Reperfusion", *Cell Biology International* 42, núm. 8 (2018): pp. 1041-1049.

31. H. Zhao *et al.*, "Mobilization of Circulating Endothelial Progenitor Cells by dl-3-n-Butylphthalide in Acute Ischemic Stroke Patients", *Journal of Stroke and Cerebrovascular Diseases* 25, núm. 4 (2016): pp. 752-760.

32. Q. Deng, Y. X. Tian y J. Liang, "Mangiferin Inhibits Cell Migration and Invasion through Rac1/WAVE2 Signalling in Breast Cancer", *Cytotechnology* 70, núm. 2 (2018): pp. 593-601; M. Du *et al.*, "Mangiferin Prevents the Growth of Gastric Carcinoma by Blocking the PI3K-Akt Signalling Pathway", *Anticancer Drugs* 29, núm. 2 (2018): pp. 167-175.

33. H. L. Wang *et al.*, "Mangiferin Facilitates Islet Regeneration and β-Cell Proliferation through Upregulation of Cell Cycle and β-Cell Regeneration Regulators", *International Journal of Molecular Sciences* 15, núm. 5 (2014): pp. 9016-9035.

34. H. Li *et al.*, "Preparation and Evaluations of Mangiferin-Loaded PLGA Scaffolds for Alveolar Bone Repair Treatment under the Diabetic Condition", *AAPS Pharm-SciTech* 18, núm. 2 (2017): pp. 529-538; Y. Bai *et al.*, "Mangiferin Enhances Endochondral Ossification-Based Bone Repair in Massive Bone Defect by Inducing Autophagy through Activating AMP-Activated Protein Kinase Signaling Pathway", *FASEB Journal* 32, núm. 8 (2018).

35. El vino tinto fue un Cabernet Sauvignon (Reserva Maison Nicholas 2009) de Languedoc-Rosellón, Francia. La cerveza fue de la marca Taiwan Beer. El vodka era Smirnoff.

36. P. H. Huang *et al.*, "Intake of Red Wine Increases the Number and Functional Capacity of Circulating Endothelial Progenitor Cells by Enhancing Nitric Oxide Bioavailability", *Arteriosclerosis, Thrombosis, and Vascular Biology* 30, núm. 4 (2010): pp. 869-877.

37. A. Di Castelnuovo *et al.*, "Meta-Analysis of Wine and Beer Consumption in Relation to Vascular Risk", *Circulation* 105, núm. 24 (2002): pp. 2836-2844.

38. P. E. Ronksley *et al.*, "Association of Alcohol Consumption with Selected Cardiovascular Disease Outcomes: A Systematic Review and Meta-analysis", *BMJ* 342 (2011): d671.

39. G. Chiva-Blanch *et al.*, "The Non-alcoholic Fraction of Beer Increases Stromal Cell Derived Factor 1 and the Number of Circulating Endothelial Progenitor Cells in High Cardiovascular Risk Subjects: A Randomized Clinical Trial", *Atherosclerosis* 233, núm. 2 (2014): pp. 518-524.

40. S. E. Michaud *et al.*, "Circulating Endothelial Progenitor Cells from Healthy Smokers Exhibit Impaired Functional Activities", *Atherosclerosis* 187, núm. 2 (2006): pp. 423-432.

41. W. Kim *et al.*, "Effect of Green Tea Consumption on Endothelial Function and Circulating Endothelial Progenitor Cells in Chronic Smokers", *Circulation Journal* 70, núm. 8 (2006): pp. 1052-1057.

42. Y. He *et al.*, "Epigallocatechiomega-3-gallate Attenuates Cerebral Cortex Damage and Promotes Brain Regeneration in Acrylamide-Treated Rats", *Food and Function* 8, núm. 6 (2017): pp. 2275-2282; A. R. Kim *et al.*, "Catechins Activate Muscle Stem Cells by Myf5 Induction and Stimulate Muscle Regeneration", *Biochemical and Biophysical Research Communications* 489, núm. 2 (2017): pp. 142-148; C. L. Shen *et al.*, "Functions and Mechanisms of Green

Tea Catechins in Regulating Bone Remodeling", *Current Drug Targets* 14, núm. 13 (2013): pp. 1619-1630; S. H. Zhou *et al.*, "Allograft Pretreatment for the Repair of Sciatic Nerve Defects: Green Tea Polyphenols versus Radiation", *Neural Regeneration Research* 10, núm. 1 (2015): pp. 136-140; H. L. Kim *et al.*, "Promotion of Full-Thickness Wound Healing Using Epigallocatechiomega-3-O-gallate/Poly (Lactic-co-glycolic Acid) Membrane as Temporary Wound Dressing", *Artificial Organs* 38, núm. 5 (2014): pp. 411-417.

43. D. Grassi *et al.*, "Black Tea Increases Circulating Endothelial Progenitor Cells and Improves Flow Mediated Dilatation Counteracting Deleterious Effects from a Fat Load in Hypertensive Patients: A Randomized Controlled Study", *Nutrients* 8, núm. 11 (2016).

44. C. Marín *et al.*, "Mediterranean Diet Reduces Endothelial Damage and Improves the Regenerative Capacity of Endothelium", *American Journal of Clinical Nutrition* 93, núm. 2 (2011): pp. 267-274.

45. M. Igarashi y L. Guarente, "mTORC1 and SIRT1 Cooperate to Foster Expansion of Gut Adult Stem Cells during Calorie Restriction", *Cell* 166, núm. 2 (2016): pp. 436-450.

46. S. Periyasamy-Thandavan *et al.*, "Caloric Restriction and the Adipokine Leptin Alter the SDF-1 Signaling Axis in Bone Marrow and in Bone Marrow Derived Mesenchymal Stem Cells", *Molecular and Cellular Endocrinology* 410 (2015): pp. 64-72.

47. B. Xin *et al.*, "Prolonged Fasting Improves Endothelial Progenitor Cell-Mediated Ischemic Angiogenesis in Mice", *Cell Physiology and Biochemistry* 40, núms. 3-4 (2016): pp. 693-706.

48. M. D. Mana, E. Y. Kuo y Ö. H. Yilmaz, "Dietary Regulation of Adult Stem Cells", *Current Stem Cell Reports* 3, núm. 1 (2017): pp. 1-8.

49. H. R. Park *et al.*, "A High-Fat Diet Impairs Neurogenesis: Involvement of Lipid Peroxidation and Brain-Derived Neurotrophic Factor", *Neuroscience Letters* 482, núm. 3 (2010): pp. 235-239.

50. L. Wei *et al.*, "High-Fat Diet Aggravates Postoperative Cognitive Dysfunction in Aged Mice", BMC *Anesthesiology* 18, núm. 1 (2018): p. 20.

51. Y. L. Chen *et al.*, "Impact of Obesity Control on Circulating Level of Endothelial Progenitor Cells and Angiogenesis in Response to Ischemic Stimulation", *Journal of Translational Medicine* 10 (2012): p. 86.

52. A. W. Joe *et al.*, "Depot-Specific Differences in Adipogenic Progenitor Abundance and Proliferative Response to High-Fat Diet", *Stem Cells* 27, núm. 10 (2009): pp. 2563-2570.

53. S. Beyaz *et al.*, "High-Fat Diet Enhances Stemness and Tumorigenicity of Intestinal Progenitors", *Nature* 531, núm. 7592 (2016): pp. 53-58.

54. H. Kang *et al.*, "High Glucose-Induced Endothelial Progenitor Cell Dysfunction", *Diabetes and Vascular Disease Research* 14, núm. 5 (2017): pp. 381-394; J. Wang *et al.*, "High Glucose Inhibits Osteogenic Differentiation through the BMP Signaling Pathway in Bone Mesenchymal Stem Cells in Mice", *EXCLI*

Journal 12 (2013): pp. 584-597; H. Y. Choi *et al.*, "High Glucose Causes Human Cardiac Progenitor Cell Dysfunction by Promoting Mitochondrial Fission: Role of a GLUT1 Blocker", *Biomolecules and Therapeutics* 24, núm. 4 (2016): pp. 363-370.

55. "Glycemic Index for 60+ Foods", Harvard Health Publishing, Escuela de Medicina de Harvard, febrero de 2015, actualizado el 14 de marzo de 2018, <https://www.health.harvard.edu/diseases-and-conditions/glycemic-index-and-glycemic-load-for-100-foods>.

56. J. R. Karcher y A. S. Greene, "Bone Marrow Mononuclear Cell Angiogenic Competency Is Suppressed by a High-Salt Diet", *American Journal of Physiology–Cell Physiology* 306, núm. 2 (2014): pp. C123-C131.

57. Charles A. Goldwater, Jr., "Are Stem Cells Involved in Cancer?", Stem Cell Information, institutos nacionales de Salud de Estados Unidos, <https://stem cells.nih.gov/info/Regenerative_Medicine/2006chapter9.htm>.

58. M. J. Munro *et al.*, "Cancer Stem Cells in Colorectal Cancer: A Review", *Journal of Clinical Pathology* 71, núm. 2 (2018): pp. 110-116.

59. Y. Chen *et al.*, "(-)-Epigallocatechiomega-3-Gallate Inhibits Colorectal Cancer Stem Cells by Suppressing Wnt/β-Catenin Pathway", *Nutrients* 9, núm. 6 (2017).

60. G. Bonuccelli, F. Sotgia y M. P. Lisanti, "Matcha Green Tea (MGT) Inhibits the Propagation of Cancer Stem Cells (CSCS), by Targeting Mitochondrial Metabolism, Glycolysis, and Multiple Cell Signalling Pathways", *Aging* 10, núm. 8 (2018): pp. 1867-1883.

61. V. Charepalli *et al.*, "Anthocyanin-Containing Purple-Fleshed Potatoes Suppress Colon Tumorigenesis via Elimination of Colon Cancer Stem Cells", *Journal of Nutritional Biochemistry* 26, núm. 12 (2015): pp. 1641-1649.

62. T. Takayama *et al.*, "Randomized Double-Blind Trial of Sulindac and Etodolac to Eradicate Aberrant Crypt Foci and to Prevent Sporadic Colorectal Polyps", *Clinical Cancer Research* 17, núm. 11 (2011): pp. 3803-3811; B. C. Sun *et al.*, "Sulindac Induces Apoptosis and Protects against Colon Carcinoma in Mice", *World Journal of Gastroenterology* 11, núm. 18 (2005): pp. 2822-2826.

63. J. Lee *et al.*, "Walnut Phenolic Extract and Its Bioactive Compounds Suppress Colon Cancer Cell Growth by Regulating Colon Cancer Stemness", *Nutrients* 8, núm. 7 (2016).

64. "Chance of Colon Cancer Recurrence Nearly Cut in Half in People Who Eat Nuts", Sociedad Americana de Oncología Clínica, 17 de mayo de 2017, <https://www.asco.org/about-asco/press-center/news-releases/chance-colon-cancer-recurrence-nearly-cut-half-people-who-eat>.

65. S. Silva *et al.*, "High Resolution Mass Spectrometric Analysis of Secoiridoids and Metabolites as Biomarkers of Acute Olive Oil Intake–An Approach to Study Interindividual Variability in Humans", *Molecular Nutrition and Food Research* 62, núm. 2 (2018).

66. B. Corominas-Faja *et al.*, "Extra-Virgin Olive Oil Contains a Metabolo-Epige-netic Inhibitor of Cancer Stem Cells", *Carcinogenesis* 39, núm. 4 (2018): pp. 601-613.

67. L. Zhang *et al.*, "Genistein Inhibits the Stemness Properties of Prostate Cancer Cells through Targeting Hedgehog-Gli1 Pathway", *Cancer Letters* 323, núm. 1 (2012): pp. 48-57; P. H. Tsai *et al.*, "Dietary Flavonoids Luteolin and Quer-cetin Suppressed Cancer Stem Cell Properties and Metastatic Potential of Isolated Prostate Cancer Cells", *Anticancer Research* 36, núm. 12 (2016): pp. 6367-6380.

68. S. N. Tang *et al.*, "The Dietary Bioflavonoid Quercetin Synergizes with Epiga-llocathechin Gallate (EGCG) to Inhibit Prostate Cancer Stem Cell Characteris-tics, Invasion, Migration, and Epithelial-Mesenchymal Transition", *Journal of Molecular Signaling* 5 (2010): p. 14.

69. K. Yamagata, Y. Izawa, D. Onodera y M. Tagami, "Chlorogenic Acid Regulates Apoptosis and Stem Cell Marker-Related Gene Expression in A549 Human Lung Cancer Cells", *Molecular and Cellular Biochemistry* 441, núms. 1-2 (2018): pp. 9-19; S. Li *et al.*, "Chlorogenic Acid Protects MSCs against Oxida-tive Stress by Altering FOXO Family Genes and Activating Intrinsic Pathway", *European Journal of Pharmacology* 674, núms. 2-3 (2012): pp. 65-72.

70. J. Suh, D. H. Kim e Y. J. Surh, "Resveratrol Suppresses Migration, Invasion, and Stemness of Human Breast Cancer Cells by Interfering with Tumor-Stromal Cross-Talk", *Archives of Biochemistry and Biophysics* 643 (2018): pp. 62-71.

71. N. Wang *et al.*, "Direct Inhibition of ACTN4 by Ellagic Acid Limits Breast Can-cer Metastasis via Regulation of β-catenin Stabilization in Cancer Stem Cells", *Journal of Experimental and Clinical Cancer Research* 36, núm. 1 (2017): p. 172.

72. T. N. Seyfried *et al.*, "Metabolic Therapy: A New Paradigm for Managing Ma-lignant Brain Cancer", *Cancer Letters* 356, núm. 2, parte A (2015): pp. 289-300.

73. R. T. Martuscello *et al.*, "A Supplemented High-Fat Low-Carbohydrate Diet for the Treatment of Glioblastoma", *Clinical Cancer Research* 22, núm. 10 (2016): pp. 2482-2495.

Capítulo 8: Alimenta tu ecosistema interno

1. R. Sender, S. Fuchs y R. Milo, "Revised Estimates for the Number of Human and Bacteria Cells in the Body", *PLOS Biology* 14, núm. 8 (2016): e1002533.

2. M. Schneeberger *et al.*, "*Akkermansia Muciniphila* Inversely Correlates with the Onset of Inflammation, Altered Adiposetissue Metabolism, and Metabolic Disorders during Obesity in Mice", *Scientific Reports* 5 (2015): p. 16643.

3. B. Routy *et al.*, "Gut Microbiome Influences Efficacy of PD-1-Based Immu-notherapy against Epithelial Tumors", *Science* 359, núm. 6371 (2018): pp. 91-97.

4. T. Marrs y K. Sim, "Demystifying Dysbiosis: Can the Gut Microbiome Promote Oral Tolerance over IgE-Mediated Food Allergy?", *Current Pediatric Reviews* 14 (2018).

5. A. Kourosh *et al.*, "Fecal Microbiome Signatures Are Different in Food Allergic Children Compared to Siblings and Healthy Children", *Pediatric Allergy and Immunology* 29, núm. 5 (2018): pp. 545-554.

6. A. M. Sheflin, A. K. Whitney y T. L. Weir, "Cancer-Promoting Effects of Microbial Dysbiosis", *Current Oncology Reports* 16, núm. 10 (2014): p. 406.

7. S. Ahmadmehrabi y W. H. W. Tang, "Gut Microbiome and Its Role in Cardiovascular Diseases", *Current Opinion in Cardiology* 32, núm. 6 (2017): pp. 761-766.

8. M. Carlström, J. O. Lundberg y E. Weitzberg, "Mechanisms Underlying Blood Pressure Reduction by Dietary Inorganic Nitrate", *Acta Physiologica* (25 de abril de 2018): e13080; C. D. Koch *et al.*, "Enterosalivary Nitrate Metabolism and the Microbiome: Intersection of Microbial Metabolism, Nitric Oxide, and Diet in Cardiac and Pulmonary Vascular Health", *Free Radical Biology and Medicine* 105 (2017): pp. 48-67.

9. C. Bogiatzi *et al.*, "Metabolic Products of the Intestinal Microbiome and Extremes of Atherosclerosis", *Atherosclerosis* 273 (2018): pp. 91-97.

10. M. F. Sun e Y. Q. Shen, "Dysbiosis of Gut Microbiota and Microbial Metabolites in Parkinson's Disease", *Ageing Research Reviews* 45 (2018): pp. 53-61; Z. Q. Zhuang *et al.*, "Gut Microbiome Is Altered in Patients with Alzheimer's Disease", *Journal of Alzheimer's Disease* 63, núm. 4 (2018): pp. 1337-1346.

11. Z. Chen *et al.*, "Comparative Metaproteomics Analysis Shows Altered Fecal Microbiota Signatures in Patients with Major Depressive Disorder", *NeuroReport* 29, núm. 5 (2018): pp. 417-425; T. T. Nguyen *et al.*, "Overview and Systematic Review of Studies of Microbiome in Schizophrenia and Bipolar Disorder", *Journal of Psychiatric Research* 99 (2018): pp. 50-61.

12. M. A. Ghebre *et al.*, "Biological Exacerbation Clusters Demonstrate Asthma and COPD Overlap with Distinct Mediator and Microbiome Profiles", *Journal of Allergy and Clinical Immunology* 141 (2018): pp. 2027-2036.

13. A. Lerner, R. Aminov y T. Matthias, "Dysbiosis May Trigger Autoimmune Diseases via Inappropriate Post-Translational Modification of Host Proteins", *Frontiers in Microbiology* 7 (2016): p. 84.

14. M. Lee *et al.*, "Large-Scale Targeted Metagenomics Analysis of Bacterial Ecological Changes in 88 Kimchi Samples during Fermentation", *Food Microbiology* 66 (2017): pp. 173-183.

15. M. L. Marco *et al.*, "Health Benefits of Fermented Foods: Microbiota and Beyond", *Current Opinion in Biotechnology* 44 (2017): pp. 94-102.

16. V. Plengvidhya, F. Breidt, Jr., Z. Lu y H. P. Fleming, "DNA Fingerprinting of Lactic Acid Bacteria in Sauerkraut Fermentations", *Applied and Environmental Microbiology* 73, núm. 23 (2007): pp. 7697-7702.

17. Becky Plotner, "Sauerkraut Test Divulges Shocking Probiotic Count", Nourishing Plot, 21 de junio de 2014, <https://www.nourishingplot.com/2014/06/21/

sauerkraut-test-divulges-shocking-probiotic-count>; M. L. Marco *et al.*, "Health Benefits of Fermented Foods: Microbiota and Beyond", *Current Opinion in Biotechnology* 44 (2017): pp. 94-102.

18. C. Raak, T. Ostermann, K. Boehm y F. Molsberger, "Regular Consumption of Sauerkraut and Its Effect on Human Health: A Bibliometric Analysis", *Global Advances in Health and Medicine* 3, núm. 6 (2014): pp. 12-18.

19. A. F. Athiyyah *et al.*, "Lactobacillus Plantarum IS-10506 Activates Intestinal Stem Cells in a Rodent Model", *Beneficial Microbes* (4 de mayo de 2018): pp. 1-6.

20. M. Tolonen *et al.*, "Plant-Derived Biomolecules in Fermented Cabbage", *Journal of Agricultural and Food Chemistry* 50, núm. 23 (2002): pp. 6798-6803.

21. American Chemical Society, "Sauerkraut Contains Anticancer Compound", EurekAlert, 17 de octubre de 2002, <https://www.eurekalert.org/pub_releases/2002-10/acs-sca101702.php>.

22. E. J. Park *et al.*, "Bacterial Community Analysis during Fermentation of Ten Representative Kinds of Kimchi with Barcoded Pyrosequencing", *Food Microbiology* 30, núm. 1 (2012): pp. 197-204.

23. Y. J. Oh *et al.*, "*Lentibacillus kimchii* sp. Nov., an Extremely Halophilic Bacterium Isolated from Kimchi, a Korean Fermented Vegetable", *Antonie Van Leeuwenhoek* 109, núm. 6 (2016): pp. 869-876.

24. H. J. Kim, J. S. Noh e Y. O. Song, "Beneficial Effects of Kimchi, a Korean Fermented Vegetable Food, on Pathophysiological Factors Related to Atherosclerosis", *Journal of Medicinal Food* 21, núm. 2 (2018): pp. 127-135.

25. S. H. Kwak, Y. M. Cho, G. M. Noh y A. S. Om, "Cancer Preventive Potential of Kimchi Lactic Acid Bacteria (*Weissella cibaria, Lactobacillus plantarum*)", *Journal of Cancer Prevention* 19, núm. 4 (2014): pp. 253-258.

26. M. K. Kwak *et al.*, "Cyclic Dipeptides from Lactic Acid Bacteria Inhibit Proliferation of the Influenza A Virus", *Journal of Microbiology* 51, núm. 6 (2013): pp. 836-843.

27. S. Y. An *et al.*, "Beneficial Effects of Fresh and Fermented Kimchi in Prediabetic Individuals", *Annals of Nutrition and Metabolism* 63, núms. 1-2 (2013): pp. 111-119.

28. E. K. Kim *et al.*, "Fermented Kimchi Reduces Body Weight and Improves Metabolic Parameters in Overweight and Obese Patients", *Nutrition Research* 31, núm. 6 (2011): pp. 436-443.

29. Z. Wang e Y. Shao, "Effects of Microbial Diversity on Nitrite Concentration in Pao Cai, a Naturally Fermented Cabbage Product from China", *Food Microbiology* 72 (2018): pp. 185-192.

30. Z. Wang e Y. Shao, "Effects of Microbial Diversity on Nitrite Concentration in Pao Cai, a Naturally Fermented Cabbage Product from China", *Food Microbiology* 72 (2018): pp. 185-192.

31. E. Gala *et al.*, "Diversity of Lactic Acid Bacteria Population in Ripened Parmigiano Reggiano Cheese", *International Journal of Food Microbiology* 125, núm. 3 (2008): pp. 347-351.

32. X. He *et al.*, "*Lactobacillus rhamnosus* GG Supernatant Enhance Neonatal Resistance to Systemic *Escherichia coli* K1 Infection by Accelerating Development of Intestinal Defense", *Scientific Reports* 7 (2017): p. 43305.

33. X. Li *et al.*, "Effects of *Lactobacillus casei* CCFM419 on Insulin Resistance and Gut Microbiota in Type 2 Diabetic Mice", *Beneficial Microbes* 8, núm. 3 (2017): pp. 421-432.

34. A. Tiptiri-Kourpeti *et al.*, "*Lactobacillus casei* Exerts Anti-Proliferative Effects Accompanied by Apoptotic Cell Death and Up-Regulation of TRAIL in Colon Carcinoma Cells", *PLOS One* 11, núm. 2 (2016): e0147960.

35. G. Karimi *et al.*, "The Anti-Obesity Effects of *Lactobacillus casei* Strain Shirota versus Orlistat on High Fat Diet-Induced Obese Rats", *Food and Nutrition Research* 59 (2015): p. 29273.

36. R. F. Slykerman *et al.*, "Effect of *Lactobacillus rhamnosus* HN001 in Pregnancy on Postpartum Symptoms of Depression and Anxiety: A Randomised Double-Blind Placebo-Controlled Trial", *EBioMedicine* 24 (2017): pp. 159-165.

37. K. Van Hoorde, M. Heyndrickx, P. Vandamme y G. Huys, "Influence of Pasteurization, Brining Conditions, and Production Environment on the Microbiota of Artisan Gouda-Type Cheeses", *Food Microbiology* 27, núm. 3 (2010): pp. 425-433.

38. U. S. Food and Drug Administration, "Code of Federal Regulations, Title 21", abril de 2018, <https://www.accessdata.fda.gov/scripts/cdrh/cfdocs/cfcfr/CFRSearch.cfm?fr=1240.61>.

39. O. Firmesse *et al.*, "Consumption of Camembert Cheese Stimulates Commensal Enterococci in Healthy Human Intestinal Microbiota", *FEMS Microbiology Letters* 276, núm. 2 (2007): pp. 189-192.

40. M. Fisberg y R. Machado, "History of Yogurt and Current Patterns of Consumption", *Nutrition Reviews* 73, suplemento 1 (2015): pp. 4-7.

41. D. J. Lisko, G. P. Johnston y C. G. Johnston, "Effects of Dietary Yogurt on the Healthy Human Gastrointestinal (GI) Microbiome", *Microorganisms* 5, núm. 1 (2017).

42. Y. Suzuki *et al.*, "Association between Yogurt Consumption and Intestinal Microbiota in Healthy Young Adults Differs by Host Gender", *Frontiers in Microbiology* 8 (2017): p. 847.

43. A. Creus-Cuadros *et al.*, "Associations between Both Lignan and Yogurt Consumption and Cardiovascular Risk Parameters in an Elderly Population: Observations from a Cross-Sectional Approach in the PREDIMED Study", *Journal of the Academy of Nutrition and Dietetics* 117, núm. 4 (2017): pp. 609-622. e1.

44. J. Peterson *et al.*, "Dietary Lignans: Physiology and Potential for Cardiovascular Disease Risk Reduction", *Nutrition Reviews* 68, núm. 10 (2010): pp. 571-603.

45. Ben Guarino, "Scientists Have Discovered the Earliest Evidence of Bread, and It's Much Older than We Expected", Science Alert, 17 de julio de 2018, <https://www.sciencealert.com/researchers-have-found-crumbs-of-evidence-from-the-world-s-first-bread>.

46. Q. Mu, V. J. Tavella y X. M. Luo, "Role of *Lactobacillus reuteri* in Human Health and Diseases", *Frontiers in Microbiology* 9, núm. 757 (2018); J. R. Lakritz *et al.*, "Beneficial Bacteria Stimulate Host Immune Cells to Counteract Dietary and Genetic Predisposition to Mammary Cancer in Mice", *International Journal of Cancer* 135, núm. 3 (2014): pp. 529-540.

47. B. J. Varian *et al.*, "Microbial Lysate Upregulates Host Oxytocin", *Brain, Behavior, and Immunity* 61 (2017): pp. 36-49.

48. J. Zheng, X. Zhao, X. B. Lin y M. Gänzle, "Comparative Genomics *Lactobacillus reuteri* from Sourdough Reveals Adaptation of an Intestinalsymbiont to Food Fermentations", *Scientific Reports* 5 (2015): p. 18234.

49. B. J. Varian *et al.*, "Microbial Lysate Upregulates Host Oxytocin", *Brain Behavior and Immunity* 61 (2017): pp. 36-49.

50. C. Menni *et al.*, "Gut Microbiome Diversity and High Fibre Intake Are Related to Lower Long-Term Weight Gain", *International Journal of Obesity* 41, núm. 7 (2017): pp. 1099-1105.

51. C. M. Schlebusch *et al.*, "Southern African Ancient Genomes Estimate Modern Human Divergence to 350,000 to 260,000 Years Ago", *Science* 358, núm. 6363 (2017): pp. 652-655.

52. R. K. Singh *et al.*, "Influence of Diet on the Gut Microbiome and Implications for Human Health", *Journal of Translational Medicine* 15, núm. 1 (2017): p. 73.

53. C. De Filippo *et al.*, "Impact of Diet in Shaping Gut Microbiota Revealed by a Comparative Study in Children from Europe and Rural Africa", *Proceedings of the National Academy of Sciences USA* 107, núm. 33 (2010): pp. 14691-14696.

54. F. Ounnas *et al.*, "Whole Rye Consumption Improves Blood and Liver omega-3 Fatty Acid Profile and Gut Microbiota Composition in Rats", PLOS *One* 11, núm. 2 (2016): e0148118.

55. Y. K. Lee *et al.*, "Kiwifruit (*Actinidia deliciosa*) Changes Intestinal Microbial Profile", *Microbial Ecology in Health and Disease* 23 (2012).

56. D. J. Morrison y T. Preston, "Formation of Short Chain Fatty Acids by the Gut Microbiota and Their Impact on Human Metabolism", *Gut Microbes* 7, núm. 3 (2016): pp. 189-200.

57. L. Kellingray *et al.*, "Consumption of a Diet Rich in Brassica Vegetables Is Associated with a Reduced Abundance of Sulphate-Reducing Bacteria: A Randomised Crossover Study", *Molecular Nutrition and Food Research* 61, núm. 9 (2017).

58. J. Loubinoux *et al.*, "Sulfate-Reducing Bacteria in Human Feces and Their Association with Inflammatory Bowel Diseases", FEMS *Microbiology Ecology* 40, núm. 2 (2002): pp. 107-112.

59. X. Li, J. Guo, K. Ji y P. Zhang, "Bamboo Shoot Fiber Prevents Obesity in Mice by Modulating the Gut Microbiota", *Scientific Reports* 6 (2016): p. 32953.

60. B. Routy *et al.*, "Gut Microbiome Influences Efficacy of PD-1-Based Immunotherapy against Epithelial Tumors", *Science* 359, núm. 6371 (2018): pp. 91-97.

61. A. K. Pandey and V. Ojha, "Precooking Processing of Bamboo Shoots for Removal of Anti-Nutrients", *Journal of Food Science and Technology* 51, núm. 1 (2014): pp. 43-50.

62. "The Precise Reason for the Health Benefits of Dark Chocolate: Mystery Solved", Sociedad Americana de Química, 18 de marzo de 2014, <https://www.acs.org/content/acs/en/pressroom/newsreleases/2014/march/the-precise-reason-for-the-health-benefits-of-dark-chocolate-mystery-solved.html>; D. J. Morrison y T. Preston, "Formation of Short Chain Fatty Acids by the Gut Microbiota and Their Impact on Human Metabolism", *Gut Microbes* 7, núm. 3 (2016): pp. 189-200.

63. F. P. Martin *et al.*, "Metabolic Effects of Dark Chocolate Consumption on Energy, Gut Microbiota, and Stress-Related Metabolism in Free-Living Subjects", *Journal of Proteome Research* 8, núm. 12 (2009): pp. 5568-5579.

64. R. Vanholder, R. De Smet y G. Lesaffer, "p-Cresol: A Toxin Revealing Many Neglected but Relevant Aspects of Uraemic Toxicity", *Nephrology Dialysis Transplantation* 14, núm. 12 (1999): pp. 2813-2815; T. Pallister *et al.*, "Hippurate as a Metabolomic Marker of Gut Microbiome Diversity: Modulation by Diet and Relationship to Metabolic Syndrome", *Scientific Reports* 7, núm. 1 (2017): p. 13670.

65. X. Tzounis *et al.*, "Prebiotic Evaluation of Cocoa-Derived Flavanols in Healthy Humans by Using a Randomized, Controlled, Double-Blind, Crossover Intervention Study", *American Journal of Clinical Nutrition* 93, núm. 1 (2011): pp. 62-72.

66. C. Bamberger *et al.*, "A Walnut-Enriched Diet Affects Gut Microbiome in Healthy Caucasian Subjects: A Randomized, Controlled Trial", *Nutrients* 10, núm. 2 (2018).

67. H. D. Holscher *et al.*, "Walnut Consumption Alters the Gastrointestinal Microbiota, Microbially Derived Secondary BileAcids, and Health Markers in Healthy Adults: A Randomized Controlled Trial", *Journal of Nutrition* 148, núm. 6 (2018): pp. 861-867.

68. J. M. Monk *et al.*, "Navy and Black Bean Supplementation Primes the Colonic Mucosal Microenvironment to Improve Gut Health", *Journal of Nutritional Biochemistry* 49 (2017): pp. 89-100.

69. W. Rossouw y L. Korsten, "Cultivable Microbiome of Fresh White Button Mushrooms", *Letters in Applied Microbiology* 64, núm. 2 (2017): pp. 164-170.

70. J. Varshney *et al.*, "White Button Mushrooms Increase Microbial Diversity and Accelerate the Resolution of *Citrobacter rodentium* Infection in Mice", *Journal of Nutrition* 143, núm. 4 (2013): pp. 526-532.

71. X. Xu, J. Yang, Z. Ning y X. Zhang, "Lentinula Edodes-Derived Polysaccharide Rejuvenates Mice in Terms of Immune Responses and Gut Microbiota", *Food and Function* 6, núm. 8 (2015): pp. 2653-2663.

72. E. Biagi *et al.*, "Through Ageing, and Beyond: Gut Microbiota and Inflammatory Status in Seniors and Centenarians", *PLOS One* 5, núm. 5 (2010): e10667.

73. Y. Ren *et al.*, "Polysaccharide of *Hericium erinaceus* Attenuates Colitis in C57BL/6 Mice via Regulation of Oxidative Stress, Inflammation-Related Signaling Pathways, and Modulating the Composition of the Gut Microbiota", *Journal of Nutritional Biochemistry* 57 (2018): pp. 67-76.

74. M. Schneeberger *et al.*, "*Akkermansia Muciniphila* Inversely Correlates with the Onset of Inflammation, Altered Adiposetissue Metabolism, and Metabolic Disorders during Obesity in Mice", *Scientific Reports* 5 (2015): p. 16643; B. Routy *et al.*, "Gut Microbiome Influences Efficacy of PD-1-Based Immunotherapy against Epithelial Tumors", *Science* 359, núm. 6371 (2018): pp. 91-97.

75. S. M. Henning *et al.*, "*Pomegranate ellagitannins* Stimulate the Growth of *Akkermansia Muciniphila* In Vivo", *Anaerobe* 43 (2017): pp. 56-60.

76. Z. Li *et al.*, "Pomegranate Extract Induces Ellagitannin Metabolite Formation and Changes Stool Microbiota in Healthy Volunteers", *Food and Function* 6, núm. 8 (2015): pp. 2487-2495.

77. F. F. Anhê *et al.*, "A Polyphenol-Rich Cranberry Extract Protects from Diet-induced Obesity, Insulin Resistance, and Intestinal Inflammation in Association with Increased *Akkermansia* spp. Population in the Gut Microbiota of Mice", *Gut* 64, núm. 6 (2015): pp. 872-883.

78. J. B. Blumberg *et al.*, "Cranberries and Their Bioactive Constituents in Human Health", *Advances in Nutrition* 4, núm. 6 (2013): pp. 618-632.

79. F. F. Anhê *et al.*, "Triggering *Akkermansia* with Dietary Polyphenols: A New Weapon to Combat the Metabolic Syndrome?", *Gut Microbes* 7, núm. 2 (2016): pp. 146-153.

80. Z. Zhang *et al.*, "Chlorogenic Acid Ameliorates Experimental Colitis by Promoting Growth of Akkermansia in Mice", *Nutrients* 9, núm. 7 (2017).

81. J. F. García-Mazcorro *et al.*, "Effect of Dark Sweet Cherry Powder Consumption on the Gut Microbiota, Short-Chain Fatty Acids, and Biomarkers of Gut Health in Obese db/db Mice", *PeerJ* 6 (2018): e4195; S. Y. Kang, N. P. Seeram, M. G. Nair y L. D. Bourquin, "Tart Cherry Anthocyanins Inhibit Tumor Development in Apc(Min) Mice and Reduce Proliferation of Human Colon Cancer Cells", *Cancer Letters* 194, núm. 1 (2003): pp. 13-19.

82. M. Larrosa *et al.*, "Effect of a Low Dose of Dietary Resveratrol on Colon Microbiota, Inflammation, and Tissue Damage in a DSS-Induced Colitis Rat Model", *Journal of Agricultural and Food Chemistry* 57, núm. 6 (2009): pp. 2211-2220.

83. A. Jiménez-Girón *et al.*, "Towards the Fecal Metabolome Derived from Moderate Red Wine Intake", *Metabolites* 4, núm. 4 (2014): pp. 1101-1118.

84. S. Al-Lahham *et al.*, "Propionic Acid Affects Immune Status and Metabolism in Adipose Tissue from Overweight Subjects", *European Journal of Clinical Investigation* 42, núm. 4 (2012): pp. 357-364.

85. A. Cuervo *et al.*, "Red Wine Consumption Is Associated with Fecal Microbiota and Malondialdehyde in a Human Population", *Journal of the American College of Nutrition* 34, núm. 2 (2015): pp. 135-141.

86. E. Barroso *et al.*, "Phylogenetic Profile of Gut Microbiota in Healthy Adults after Moderate Intake of Red Wine", *Molecular Nutrition and Food Research* 61, núm. 3 (2017); L. J. Marnett, "Chemistry and Biology of DNA Damage by Malondialdehyde", IARC *Scientific Publications* 150 (1999): pp. 17-27.

87. H. Sun *et al.*, "The Modulatory Effect of Polyphenols from Green Tea, Oolong Tea, and Black Tea on Human Intestinal Microbiota In Vitro", *Journal of Food Science and Technology* 55, núm. 1 (2018): pp. 399-407.

88. S. Wang *et al.*, "Dietary Teasaponin Ameliorates Alteration of Gut Microbiota and Cognitive Decline in Diet-Induced Obese Mice", *Scientific Reports* 7, núm. 1 (2017): p. 12203.

89. Christen Brownlee, "The Skinny on Sweeteners: How Do They Work?", *ChemMatters*, octubre de 2011, <https://www.acs.org/content/dam/acsorg/education/resources/highschool/chemmatters/archive/chemmatters-oct2011-sweeteners-brownlee.pdf>.

90. J. Suez *et al.*, "Artificial Sweeteners Induce Glucose Intolerance by Altering the Gut Microbiota", *Nature* 514, núm. 7521 (2014): pp. 181-186.

91. J. Suez *et al.*, "Non-Caloric Artificial Sweeteners and the Microbiome: Findings and Challenges", *Gut Microbes* 6, núm. 2 (2015): pp. 149-155.

92. A. Rodríguez-Palacios *et al.*, "The Artificial Sweetener Splenda Promotes Gut Proteobacteria, Dysbiosis, and Myeloperoxidase Reactivity in Crohn's Disease-Like Ileitis", *Inflammatory Bowel Diseases* 24, núm. 5 (2018): pp. 1005-1020.

Capítulo 9: Dirige tu destino genético

1. "Dietary Supplements Market Size Worth $278.02 Billion by 2024", Grand View Research, febrero de 2018, <https://www.grandviewresearch.com/press-release/global-dietary-supplements-market>.

2. S. J. Padayatty *et al.*, "Vitamin C as an Antioxidant: Evaluation of Its Role in Disease Prevention", *Journal of the American College of Nutrition* 22, núm. 1 (2003): pp. 18-35.

3. Y. T. Szeto, T. L. To, S. C. Pak y W. Kalle, "A Study of DNA Protective Effect of Orange Juice Supplementation", *Applied Physiology, Nutrition, and Metabolism* 38, núm. 5 (2013): pp. 533-536.

4. S. Bashir *et al.*, "Oxidative DNA Damage and Cellular Sensitivity to Oxidative Stress in Human Autoimmune Diseases", *Annals of the Rheumatic Diseases* 52, núm. 9 (1993): pp. 659-666.; A. Szaflarska-Poplawska *et al.*, "Oxidatively Damaged DNA/Oxidative Stress in Children with Celiac Disease", *Cancer Epidemiology, Biomarkers, and Prevention* 19, núm. 8 (2010): pp. 1960-1965; C. Pereira *et al.*, "DNA Damage and Oxidative DNA Damage in Inflammatory Bowel Disease", *Journal of Crohn's and Colitis* 10, núm. 11 (2016): pp. 1316-1323.

5. A. Hoffmann, V. Sportelli, M. Ziller y D. Spengler, "Epigenomics of Major Depressive Disorders and Schizophrenia: Early Life Decides", *International Journal of Molecular Sciences* 18, núm. 8 (2017): p. 1711; E. Markkanen, U. Meyer y G. L. Dianov, "DNA Damage and Repair in Schizophrenia and Autism: Implications for Cancer Comorbidity and Beyond", *International Journal of Molecular Sciences* 17, núm. 6 (2016); L. Yu *et al.*, "Association of Brain DNA Methylation in SORL1, ABCA7, HLA-DRB5, SLC24A4, and BIN1 with Pathological Diagnosis of Alzheimer Disease", *JAMA Neurology* 72, núm. 1 (2015): pp. 15-24; E. Masliah, W. Dumaop, D. Galasko y P. Desplats, "Distinctive Patterns of DNA Methylation Associated with Parkinson Disease: Identification of Concordant Epigenetic Changes in Brain and Peripheral Blood Leukocytes", *Epigenetics* 8, núm. 10 (2013): pp. 1030-1038; K. Saavedra *et al.*, "Epigenetic Modifications of Major Depressive Disorder", *International Journal of Molecular Sciences* 17, núm. 8 (2016): p. 1279; D. Simmons, "Epigenetic Influences and Disease", *Nature Education* 1, núm. 1 (2008).

6. T. Weisel *et al.*, "An Anthocyanin/Polyphenolic-Rich Fruit Juice Reduces Oxidative DNA Damage and Increases Glutathione Level in Healthy Probands", *Biotechnology Journal* 1, núm. 4 (2006): pp. 388-397.

7. Y. S. Park *et al.*, "Bioactive Compounds and the Antioxidant Capacity in New Kiwi Fruit Cultivars", *Food Chemistry* 165 (2014): pp. 354-361.

8. A. R. Collins, V. Harrington, J. Drew y R. Melvin, "Nutritional Modulation of DNA Repair in a Human Intervention Study", *Carcinogenesis* 24, núm. 3 (2003): pp. 511-515.

9. S. B. Astley, R. M. Elliott, D. B. Archer y S. Southon, "Evidence That Dietary Supplementation with Carotenoids and Carotenoid-Rich Foods Modulates the DNA Damage: Repair Balance in Human Lymphocytes", *British Journal of Nutrition* 91, núm. 1 (2004): pp. 63-72.

10. Z. Li *et al.*, "Profiling of Phenolic Compounds and Antioxidant Activity of 12 Cruciferous Vegetables", *Molecules* 23, núm. 5 (2018).

11. P. Riso *et al.*, "DNA Damage and Repair Activity after Broccoli Intake in Young Healthy Smokers", *Mutagenesis* 25, núm. 6 (2010): pp. 595-602.

12. A. Gajowik y M. M. Dobrzyńska, "The Evaluation of Protective Effect of Lycopene against Genotoxic Influence of X-Irradiation in Human Blood Lymphocytes", *Radiation and Environmental Biophysics* 56, núm. 4 (2017): pp. 413-422.

13. J. K. Y. Hooi *et al.*, "Global Prevalence of *Helicobacter pylori* Infection: Systematic Review and Meta-Analysis", *Gastroenterology* 153, núm. 2 (2017): pp. 420-429.

14. S. H. Jang, J. W. Lim, T. Morio y H. Kim, "Lycopene Inhibits *Helicobacter pylori*-InducedATM/ATR-DependentDNA Damage Response in Gastric Epithelial AGS Cells", *Free Radical Biology and Medicine* 52, núm. 3 (2012): pp. 607-615.

15. C. Sakai *et al.*, "Fish Oil Omega-3 Polyunsaturated Fatty Acids Attenuate Oxidative Stress-Induced DNA Damage in Vascular Endothelial Cells", *PLOS One* 12, núm. 11 (2017): e0187934.

16. Q. Meng *et al.*, "Systems Nutrigenomics Reveals Brain Gene Networks Linking Metabolic and Brain Disorders", *EBioMedicine* 7 (2016): pp. 157-166.

17. M. Song *et al.*, "Marine ω-3 Polyunsaturated Fatty Acids and Risk of Colorectal Cancer according to Microsatellite Instability", *Journal of the National Cancer Institute* 107, núm. 4 (2015).

18. S. A. Messina y R. Dawson, Jr., "Attenuation of Oxidative Damage to DNA by Taurine and Taurine Analogs", *Advances in Experimental Medicine and Biology* 483 (2000): pp. 355-367; L. Gat. *et al.*, "Impact of Dietary Supplement of *Crassostrea gigas* Extract (JCOE) on Glutathione Levels and Glutathione S-Transferase Activity in Rat Tissues", *In Vivo* 12, núm. 3 (1998): pp. 299-303.

19. H. Tapiero *et al.*, "The Antioxidant Effects of *Crassostrea gigas* Extract (JCOE) in Human Volunteers", *In Vivo* 12, núm. 3 (1998): pp. 305-309.

20. S. Ghosh, J. K. Sinha y M. Raghunath, "Epigenomic Maintenance through Dietary Intervention Can Facilitate DNA Repair Process to Slow Down the Progress of Premature Aging", *IUBMB Life* 68, núm. 9 (2016): pp. 717-721.

21. M. Z. Fang *et al.*, "Reversal of Hypermethylation and Reactivation of p16INK4a, RARbeta, and MGMT Genes by Genistein and Other Isoflavones from Soy", *Clinical Cancer Research* 11, núm. 19, parte 1 (2005): pp. 7033-7041.

22. W. Qin *et al.*, "Soy Isoflavones Have an Antiestrogenic Effect and Alter Mammary Promoter Hypermethylation in Healthy Premenopausal Women", *Nutrition and Cancer* 61, núm. 2 (2009): pp. 238-244.

23. J. J. Pappas *et al.*, "Allelic Methylation Bias of the RARB2 Tumor Suppressor Gene Promoter in Cancer", *Genes, Chromosomes, and Cancer* 47, núm. 11 (2008): pp. 978-993.

24. "CCND2 Cyclin D2 [*Homo sapiens* (human)]", Centro Nacional de Información sobre Biotecnología, <https://www.ncbi.nlm.nih.gov/gene/894>.

25. I. Locke *et al.*, "Gene Promoter Hypermethylation in Ductal Lavage Fluid from Healthy BRCA Gene Mutation Carriers and Mutation-Negative Controls", *Breast Cancer Research* 9, núm. 1 (2007): p. R20.

26. M. Traka *et al.*, "Transcriptome Analysis of Human Colon Caco-2 Cells Exposed to Sulforaphane", *Journal of Nutrition* 135, núm. 8 (2005): pp. 1865-1872.

27. S. Ropero y M. Esteller, "The Role of Histone Deacetylases (HDACS) in Human Cancer", *Molecular Oncology* 1, núm. 1 (2007): pp. 19-25; E. Ho, J. D. Clarke y R. H. Dashwood, "Dietary Sulforaphane, a Histone Deacetylase Inhibitor for Cancer Prevention", *Journal of Nutrition* 139, núm. 12 (2009): pp. 2393-2396.

28. W. J. Lee y B. T. Zhu, "Inhibition of DNA Methylation by Caffeic Acid and Chlorogenic Acid, Two Common Catechol-Containing Coffee Polyphenols", *Carcinogenesis* 27, núm. 2 (2006): pp. 269-277.

29. M. Fang, D. Chen y C. S. Yang, "Dietary Polyphenols May Affect DNA Methylation", *Journal of Nutrition* 137, suplemento núm. 1 (2007): pp. 223S-228S.

30. "GSTP1 Gene (Protein Coding)", GeneCards Human Gene Database, <https://www.genecards.org/cgi-bin/carddisp.pl?gene=GSTP1>.

31. Z. Liu et al., "Curcumin Is a Potent DNA Hypomethylation Agent", *Bioorganic and Medicinal Chemistry Letters* 19, núm. 3 (2009): pp. 706-709; Y. Guo et al., "Curcumin Inhibits Anchorage-Independent Growth of HT29 Human Colon Cancer Cells by Targeting Epigenetic Restoration of the Tumor Suppressor Gene DLEC1", *Biochemical Pharmacology* 94, núm. 2 (2015): pp. 69-78.

32. J. Hu et al., "Curcumin Modulates Covalent Histone Modification and TIMP1 Gene Activation to Protect against Vascular Injury in a Hypertension Rat Model", *Experimental and Therapeutic Medicine* 14, núm. 6 (2017): pp. 5896-5902.

33. S. K. Kang, S. H. Cha y H. G. Jeon, "Curcumin-Induced Histone Hypoacetylation Enhances Caspase-3-Dependent Glioma Cell Death and Neurogenesis of Neural Progenitor Cells", *Stem Cells and Development* 15, núm. 2 (2006): pp. 165-174.

34. J. Paluszczak, V. Krajka-Kuźniak y W. Baer-Dubowska, "The Effect of Dietary Polyphenols on the Epigenetic Regulation of Gene Expression in MCF7 Breast Cancer Cells", *Toxicology Letters* 192, núm. 2 (2010): pp. 119-125.

35. M. J. Gunter et al., "Coffee Drinking and Mortality in 10 European Countries: A Multinational Cohort Study", *Annals of Internal Medicine* 167, núm. 4 (2017): pp. 236-247.

36. G. H. Romano et al., "Environmental Stresses Disrupt Telomere Length Homeostasis", *PLOS Genetics* 9, núm. 9 (2013): e1003721.

37. L. A. Tucker, "Caffeine Consumption and Telomere Length in Men and Women of the National Health and Nutrition Examination Survey (NHANES)", *Nutrition and Metabolism* 14 (2017): p. 10.

38. J. J. Liu, M. Crous-Bou, E. Giovannucci e I. De Vivo, "Coffee Consumption Is Positively Associated with Longer Leukocyte Telomere Length in the Nurses' Health Study", *Journal of Nutrition* 146, núm. 7 (2016): pp. 1373-1378.

39. R. Chan et al., "Chinese Tea Consumption Is Associated with Longer Telomere Length in Elderly Chinese Men", *British Journal of Nutrition* 103, núm. 1 (2010): pp. 107-113.

40. M. Guasch-Ferr et al., "Frequency of Nut Consumption and Mortality Risk in the PREDIMED Nutrition Intervention Trial", *BMC Medicine* 11 (2013): p. 164; T. T. Hshieh, A. B. Petrone, J. M. Gaziano y L. Djoussé, "Nut Consumption and Risk of Mortality in the Physicians' Health Study", *American Journal of Clinical Nutrition* 101, núm. 2 (2015): pp. 407-412.

41. L. A. Tucker, "Consumption of Nuts and Seeds and Telomere Length in 5,582 Men and Women of the National Health and Nutrition Examination Survey (NHANES)", *Journal of Nutrition, Health, and Aging* 21, núm. 3 (2017): pp. 233-240.

42. M. Crous-Bou et al., "Mediterranean Diet and Telomere Length in Nurses' Health Study: Population Based Cohort Study", *BMJ* 349 (2014): g6674.

43. T. von Zglinicki, "Role of Oxidative Stress in Telomere Length Regulation and Replicative Senescence", *Annals of the New York Academy of Sciences* 908 (2000): pp. 99-110.

44. Y. Gong *et al.*, "Higher Adherence to the 'Vegetable-Rich' Dietary Pattern Is Related to Longer Telomere Length in Women", *Clinical Nutrition* 37, núm. 4 (2018): pp. 1232-1237.

45. D. Ornish *et al.*, "Increased Telomerase Activity and Comprehensive Lifestyle Changes: A Pilot Study", *Lancet Oncology* 9, núm. 11 (2008): pp. 1048-1057.

46. J. Zhu, H. Wang, J. M. Bishop y E. H. Blackburn, "Telomerase Extends the Lifespan of Virus-Transformed Human Cells without Net Telomere Lengthening", *Proceedings of the National Academy of Sciences USA* 96, núm. 7 (1999): pp. 3723-3728.

47. D. Ornish *et al.*, "Effect of Comprehensive Lifestyle Changes on Telomerase Activity and Telomere Length in Men with Biopsy-Proven Low-Risk Prostate Cancer: 5-Year Follow-Up of a Descriptive Pilot Study", *Lancet Oncology* 14, núm. 11 (2013): pp. 1112-1120.

48. A. Perfilyev *et al.*, "Impact of Polyunsaturated and Saturated Fat Overfeeding on the DNA-Methylation Pattern in Human Adipose Tissue: A Randomized Controlled Trial", *American Journal of Clinical Nutrition* 105, núm. 4 (2017): pp. 991-1000.

49. F. Rosqvist *et al.*, "Overfeeding Polyunsaturated and Saturated Fat Causes Distinct Effects on Liver and Visceral Fat Accumulation in Humans", *Diabetes* 63 (2014): pp. 2356-2368.

50. V. Shukla, C. Cuenin, N. Dubey y Z. Herceg, "Loss of Histone Acetyltransferase Cofactor Transformation/Transcription Domain-Associated Protein Impairs Liver Regeneration after Toxic Injury", *Hepatology* 53, núm. 3 (2011): pp. 954-963.

51. J. A. Nettleton *et al.*, "Dietary Patterns, Food Groups, and Telomere Length in the Multi-Ethnic Study of Atherosclerosis (MESA)", *American Journal of Clinical Nutrition* 88, núm. 5 (2008): pp. 1405-1412.

52. A. M. Fretts *et al.*, "Processed Meat, but Not Unprocessed Red Meat, Is Inversely Associated with Leukocyte Telomere Length in the Strong Heart Family Study", *Journal of Nutrition* 146, núm. 10 (2016): pp. 2013-2018.

53. L. Shao, Q. H. Li y Z. Tan, "L-Carnosine Reduces Telomere Damage and Shortening Rate in Cultured Normal Fibroblasts", *Biochemical and Biophysical Research Communications* 324, núm. 2 (2004): pp. 931-936.

54. J. Oellgaard *et al.*, "Trimethylamine N-oxide (TMAO) as a New Potential Therapeutic Target for Insulin Resistance and Cancer", *Current Pharmaceutical Design* 23, núm. 25 (2017): pp. 3699-3712.

55. R. A. Koeth *et al.*, "Intestinal Microbiota Metabolism of L-Carnitine, a Nutrient in Red Meat, Promotes Atherosclerosis", *Nature Medicine* 19, núm. 5 (2013): pp. 576-585.

56. C. W. Leung *et al.*, "Soda and Cell Aging: Associations between Sugar-Sweetened Beverage Consumption and Leukocytetelomere Length in Healthy Adults from the National Health and Nutrition Examination Survey", *American Journal of Public Health* 104, núm. 12 (2014): pp. 2425-2431.

57. M. Du *et al.*, "Physical Activity, Sedentary Behavior, and Leukocyte Telomere Length in Women", *American Journal of Epidemiology* 175, núm. 5 (2012): pp. 414-422.

58. C. W. Leung *et al.*, "Sugary Beverage and Food Consumption, and Leukocyte Telomere Length Maintenance in Pregnant Women", *European Journal of Clinical Nutrition* 70, núm. 9 (2016): pp. 1086-1088.

Capítulo 10: Activa tu centro de control inmunológico

1. B. O. Rennard *et al.*, "Chicken Soup Inhibits Neutrophil Chemotaxis In Vitro", *Chest* 118, núm. 4 (2000): pp. 1150-1157; M. A. Babizhayev y A. I. Deyev, "Management of the Virulent Influenza Virus Infection by Oral Formulation of Nonhydrolizedcarnosine and Isopeptide of Carnosine Attenuating Proinflammatory Cytokine-Induced Nitric Oxide Production", *American Journal of Therapeutics* 19, núm. 1 (2012): pp. e25-e47.

2. Suzanne Wu, "Fasting Triggers Stem Cell Regeneration of Damaged, Old Immune System", USC News, 5 de junio de 2014, <https://news.usc.edu/63669/fasting-triggers-stem-cell-regeneration-of-damaged-old-immune-system>.

3. L. C. Kidd *et al.*, "Relationship between Human Papillomavirus and Penile Cancer-Implications for Prevention and Treatment", *Translational Andrology and Urology* 6, núm. 5 (2017): pp. 791-802; D. Song, H. Li, H. Li y J. Dai, "Effect of Human Papillomavirus Infection on the Immune System and Its Role in the Course of Cervical Cancer", *Oncology Letters* 10, núm. 2 (2015): pp. 600-606; L. Zhang *et al.*, "Nonkeratinizing Squamous Cell Carcinoma In Situ of the Upper Aerodigestive Tract: An HPV-Related Entity", *Head and Neck Pathology* 11, núm. 2 (2017): pp. 152-161.

4. C. K. Hui y G. K. Lau, "Immune System and Hepatitis B Virus Infection", *Journal of Clinical Virology* 34, suplemento 1 (2005): pp. S44-S48; C. Zhu *et al.*, "Hepatitis B Virus Inhibits the Expression of Complement C3 and C4, In Vitro and In Vivo", *Oncology Letters* 15, núm. 5 (2018): pp. 7459-7463; Y. Liang *et al.*, "Hepatitis C Virus NS4B Induces the Degradation of TRIF to Inhibit TLR3-Mediated Interferon Signaling Pathway", *PLOS Pathogens* 14, núm. 5 (2018): e1007075.

5. P. Bandaru, H. Rajkumar y G. Nappanveettil, "The Impact of Obesity on Immune Response to Infection and Vaccine: An Insight into Plausible Mechanisms", *Endocrinology and Metabolic Syndrome* 2 (2013): p. 113; J. J. Milner y M. A. Beck, "The Impact of Obesity on the Immune Response to Infection", *Proceedings of the Nutrition Society* 71, núm. 2 (2012): pp. 298-306.

6. H. J. Lee *et al.*, "Immunogenetics of Autoimmune Thyroid Diseases: A Comprehensive Review", *Journal of Autoimmunity* 64 (2015): pp. 82-90.

7. K. E. Lundin y C. Wijmenga, "Coeliac Disease and Autoimmune Disease-Genetic Overlap and Screening", *National Review of Gastroenterology and Hepatology* 12, núm. 9 (2015): pp. 507-515.

8. S. C. Jeong, S. R. Koyyalamudi y G. Pang, "Dietary Intake of *Agaricus bisporus* White Button Mushroom Accelerates Salivary Immunoglobulin A Secretion in Healthy Volunteers", *Nutrition* 28, núm. 5 (2012): pp. 527-531.

9. K. I. Minato, L. C. Laan, A. Ohara e I. van Die, "Pleurotus Citrinopileatus Polysaccharide Induces Activation of Human Dendritic Cells through Multiple Pathways", *International Immunopharmacology* 40 (2016): pp. 156-163; H. Xu, S. Zou, X. Xu y L. Zhang, "Anti-tumor Effect of β-Glucan from *Lentinus edodes* and the Underlying Mechanism", *Scientific Reports* 6 (2016): p. 28802; H. H. Chang *et al.*, "Oral Administration of an Enoki Mushroom Protein FVE Activates Innate and Adaptive Immunity and Induces Anti-tumor Activity against Murine Hepatocellular Carcinoma", *International Immunopharmacology* 10, núm. 2 (2010): pp. 239-246; V. Vetcicka y J. Vetvickova, "Immune-Enhancing Effects of Maitake (*Grifola frondosa*) and Shiitake (*Lentinula edodes*) Extracts", *Annals of Translational Medicine* 2, núm. 2 (2014): p. 14; D. Zhao *et al.*, "Structural Characterization, Immune Regulation, and Antioxidant Activity of a New Heteropolysaccharide from *Cantharellus cibarius* Fr.", *International Journal of Molecular Medicine* 41, núm. 5 (2018): pp. 2744-2754.

10. M. P. Nantz *et al.*, "Supplementation with Aged Garlic Extract Improves Both NK and γδ-T Cell Function and Reduces the Severity of Cold and Flu Symptoms: A Randomized, Double-Blind, Placebo-Controlled Nutrition Intervention", *Clinical Nutrition* 31, núm. 3 (2012): pp. 337-344.

11. H. Ishikawa *et al.*, "Aged Garlic Extract Prevents a Decline of NK Cell Number and Activity in Patients with Advanced Cancer", *Journal of Nutrition* 136, núm. 3, suplemento (2006): pp. 816S-820S.

12. Y. L. Shih *et al.*, "Sulforaphane Promotes Immune Responses in a WEHI-3-Induced Leukemia Mouse Model through Enhanced Phagocytosis of Macrophages and Natural Killer Cell Activities In Vivo", *Molecular Medicine Reports* 13, núm. 5 (2016): pp. 4023-4029; J. W. Fahey, Y. Zhang y P. Talalay, "Broccoli Sprouts: An Exceptionally Rich Source of Inducers of Enzymes That Protect against Chemical Carcinogens", *Proceedings of the National Academy of Sciences USA* 94, núm. 19 (1997): pp. 10367-10372.

13. L. Müller *et al.*, "Effect of Broccoli Sprouts and Live Attenuated Influenza Virus on Peripheral Blood Natural Killer Cells: A Randomized, Double-Blind Study", *PLOS One* 11, núm. 1 (2016): e0147742.

14. M. Rozati *et al.*, "Cardio-Metabolic and Immunological Impacts of Extra Virgin Olive Oil Consumption in Overweight and Obese Older Adults: A Randomized Controlled Trial", *Nutrition and Metabolism* 12 (2015): p. 28.

15. Proporcionado por la compañía Deoleo, ubicada en Córdoba, España.

16. A. Bonura *et al.*, "Hydroxytyrosol Modulates Par j 1-Induced IL-10 Production by PBMCs in Healthy Subjects", *Immunobiology* 221, núm. 12 (2016): pp. 1374-1377.

17. C. Romero y M. Brenes, "Analysis of Total Contents of Hydroxytyrosol and Tyrosol in Olive Oils", *Journal of Agricultural and Food Chemistry* 60, núm. 36 (2012): pp. 9017-9022.

18. C. Ceci *et al.*, "Ellagic Acid Inhibits Bladder Cancer Invasiveness and In Vivo Tumor Growth", *Nutrients* 8, núm. 11 (2016).

19. S. Takahashi *et al.*, "A Randomized Clinical Trial to Evaluate the Preventive Effect of Cranberry Juice (UR65) for Patients with Recurrent Urinary Tract Infection", *Journal of Infection and Chemotherapy* 19, núm. 1 (2013): pp. 112-117.

20. M. P. Nantz *et al.*, "Consumption of Cranberry Polyphenols Enhances Human γδ-T Cell Proliferation and Reduces the Number of Symptoms Associated with Colds and Influenza: A Randomized, Placebo-Controlled Intervention Study", *Nutrition Journal* 12 (2013): p. 161.

21. La compañía Ocean Spray proporcionó el jugo de arándano.

22. Y. M. Yoo *et al.*, "Pharmacological Advantages of Melatonin in Immunosenescence by Improving Activity of T Lymphocytes", *Journal of Biomedical Research* 30, núm. 4 (2016): pp. 314-321.

23. C. A. Rowe *et al.*, "Regular Consumption of Concord Grape Juice Benefits Human Immunity", *Journal of Medicinal Food* 14, núms. 1-2 (2011): pp. 69-78.

24. A. R. Nair, N. Mariappan, A. J. Stull y J. Francis, "Blueberry Supplementation Attenuates Oxidative Stress within Monocytes and Modulates Immune Cell Levels in Adults with Metabolic Syndrome: A Randomized, Double-Blind, Placebo-Controlled Trial", *Food and Function* 8, núm. 11 (2017): pp. 4118-4128.

25. El polvo de mora azul se elaboró con dos variedades de la fruta, tubel y tibflue, y lo suministró el Consejo Estadounidense de Moras Azules de Arbusto Alto.

26. L. S. McAnulty *et al.*, "Effect of Blueberry Ingestion on Natural Killer Cell Counts, Oxidative Stress, and Inflammation prior to and after 2.5 h of Running", *Applied Physiology, Nutrition, and Metabolism* 36, núm. 6 (2011): pp. 976-984.

27. R. Yu, J. W. Park, T. Kurata y K. L. Erickson, "Modulation of Select Immune Responses by Dietary Capsaicin", *International Journal for Vitamin and Nutrition Research* 68, núm. 2 (1998): pp. 114-119.

28. J. Beltrán, A. K. Ghosh y S. Basu, "Immunotherapy of Tumors with Neuroimmune Ligand Capsaicin", *Journal of Immunology* 178, núm. 5 (2007): pp. 3260-3264.

29. M. S. Gilardini Montani *et al.*, "Capsaicin-Mediated Apoptosis of Human Bladder Cancer Cells Activates Dendritic Cells via CD91", *Nutrition* 31, núm. 4 (2015): pp. 578-581.

30. Y. K. Wang *et al.*, "Oyster (*Crassostrea gigas*) Hydrolysates Produced on a Plant Scale Have Antitumor Activity and Immunostimulating Effects in BALB/c Mice", *Marine Drugs* 8, núm. 2 (2010): pp. 255-268.

31. J. Y. Cheng, L. T. Ng, C. L. Lin y T. R. Jan, "Pacific Oyster-Derived Polysaccharides Enhance Antigen-Specific T Helper (Th)1 Immunity In Vitro and In Vivo", *Immunopharmacology and Immunotoxicology* 35, núm. 2 (2013): pp. 235-240.

32. K. Sakaguchi *et al.*, "Augmentation of Cytolytic Activity in Murine Natural Killer Cells and Inhibition of Tumor Growth by the Ethanol Fraction of Oyster Extract", *Integrative Cancer Therapies* 17, núm. 1 (2018): pp. 31-40.

33. C. H. Cheng, H. Y. Wu, C. F. Wu y T. R. Jan, "Pacific Oyster-Derived Polysaccharides Attenuate Allergen-Induced Intestinal Inflammation in a Murine Model of Food Allergy", *Journal of Food and Drug Analysis* 24, núm. 1 (2016): pp. 121-128.

34. J. Hendricks, C. Hoffman, D. W. Pascual y M. E. Hardy, "18b-Glycyrrhetinic Acid Delivered Orally Induces Isolated Lymphoid Follicle Maturation at the Intestinal Mucosa and Attenuates Rotavirus Shedding", PLOS *One* 7, núm. 11 (2012): e49491.

35. J. E. Tate, A. H. Burton, C. Boschi-Pinto y U. D. Parashar, "World Health Organization–Coordinated Global Rotavirus Surveillance Network: Global, Regional, and National Estimates of Rotavirus Mortality in Children <5 Years of Age, 2000-2013", *Clinical Infectious Diseases* 62, suplemento 2 (2016): pp. S96-S105.

36. H. R. Omar *et al.*, "Licorice Abuse: Time to Send a Warning Message", *Therapeutic Advances in Endocrinology and Metabolism* 3, núm. 4 (2012): pp. 125-138.

37. X. Feng, L. Ding y F. Qiu, "Potential Drug Interactions Associated with Glycyrrhizin and Glycyrrhetinic Acid", *Drug Metabolism Reviews* 47, núm. 2 (2015): pp. 229-238, <https://www.ncbi.nlm.nih.gov/mesh/68019695>.

38. P. A. Ayeka, Y. Bian, P. M. Githaiga e Y. Zhao, "The Immunomodulatory Activity of Licorice Polysaccharides (*Glycyrrhiza uralensis* Fisch.) in CT 26 Tumor-Bearing Mice", BMC *Complementary and Alternative Medicine* 17 (2017): p. 536.

39. V. Andersen *et al.*, "Diet and Risk of Inflammatory Bowel Disease", *Digestive and Liver Disease* 44, núm. 3 (2012): pp. 185-194.

40. P. Jantchou *et al.*, "Animal Protein Intake and Risk of Inflammatory Bowel Disease: The E3N Prospective Study", *American Journal of Gastroenterology* 105, núm. 10 (2010): pp. 2195-2201.

41. A. Racine *et al.*, "Dietary Patterns and Risk of Inflammatory Bowel Disease in Europe: Results from the EPIC Study", *Inflammatory Bowel Diseases* 22, núm. 2 (2016): pp. 345-354.

42. Y. Minami *et al.*, "Diet and Systemic Lupus Erythematosus: A 4 Year Prospective Study of Japanese Patients", *Journal of Rheumatology* 30, núm. 4 (2003): pp. 747-754.

43. G. N. Y. van Gorkom *et al.*, "Influence of Vitamin C on Lymphocytes: An Overview", *Antioxidants* 7, núm. 3 (2018).

44. K. Oyarce, M. Campos-Mora, T. Gajardo-Carrasco y K. Pino-Lagos, "Vitamin C Fosters the In Vivo Differentiation of Peripheral CD4+ Foxp3 T Cells into CD4+ Foxp3+Regulatory T Cells but Impairs Their Ability to Prolong Skin

Allograft Survival", *Frontiers in Immunology* 9 (2018): p. 112; E. Nikolouli *et al.*, "Alloantigen-Induced Regulatory T Cells Generated in Presence of Vitamin C Display Enhanced Stability of Foxp3 Expression and Promote Skin Allograft Acceptance", *Frontiers in Immunology* 8 (2017): p. 748.

45. D. Wu, J. Wang, M. Pae y S. N. Meydani, "Green Tea EGCG, T Cells, and T Cell-Mediated Autoimmune Diseases", *Molecular Aspects of Medicine* 33, núm. 1 (2012): pp. 107-118.

46. D. Wu, J. Wang, M. Pae y S. N. Meydani, "Green Tea EGCG, T Cells, and T Cell-Mediated Autoimmune Diseases", *Molecular Aspects of Medicine* 33, núm. 1 (2012): pp. 107-118.

47. D. Wu, "Green Tea EGCG, T-Cell Function, and T-Cell-Mediated Autoimmune Encephalomyelitis", *Journal of Investigative Medicine* 64, núm. 8 (2016): pp. 1213-1219.

48. K. Sayama *et al.*, "Inhibitory Effects of Autoimmune Disease by Green Tea in MRL-Faslprcg/Faslprcg Mice", *In Vivo* 17, núm. 6 (2003): pp. 545-552.

49. Proporcionada por Kisaku-en, de Shizuoka, Japón.

50. P. Y. Tsai *et al.*, "Epigallocatechiomega-3-Gallate Prevents Lupus Nephritis Development in Mice via Enhancing the Nrf2 Antioxidant Pathway and Inhibiting NLRP3 Inflammasome Activation", *Free Radical Biology and Medicine* 51, núm. 3 (2011): pp. 744-754.

51. H. R. Kim *et al.*, "Green Tea Protects Rats against Autoimmune Arthritis by Modulating Disease-Related Immune Events", *Journal of Nutrition* 138, núm. 11 (2008): pp. 2111-2116; P. Hsu *et al.*, "IL-10 Potentiates Differentiation of Human Induced Regulatory T Cells via STAT3 and Foxo1", *Journal of Immunology* 195, núm. 8 (2015): pp. 3665-3674.

52. Z. Shamekhi *et al.*, "A Randomized, Double-Blind, Placebo-Controlled Clinical Trial Examining the Effects of Green Tea Extract on Systemic Lupus Erythematosus Disease Activity and Quality of Life", *Phytotherapy Research* 31, núm. 7 (2017): pp. 1063-1071.

53. R. N. Carmody *et al.*, "Genetic Evidence of Human Adaptation to a Cooked Diet", *Genome Biology and Evolution* 8, núm. 4 (2016): pp. 1091-1103.

54. R. Peltonen *et al.*, "Faecal Microbial Flora and Disease Activity in Rheumatoid Arthritis during a Vegan Diet", *British Journal of Rheumatology* 36, núm. 1 (1997): pp. 64-68.

55. M. Saresella *et al.*, "Immunological and Clinical Effect of Diet Modulation of the Gut Microbiome in Multiple Sclerosis Patients: A Pilot Study", *Frontiers in Immunology* 8 (2017): p. 1391.

56. K. M. Danikowski, S. Jayaraman y B. S. Prabhakar, "Regulatory T Cells in Multiple Sclerosis and Myasthenia Gravis", *Journal of Neuroinflammation* 14, núm. 1 (2017): p. 117.

57. G. G. Konijeti *et al.*, "Efficacy of the Autoimmune Protocol Diet for Inflammatory Bowel Disease", *Inflammatory Bowel Diseases* 23, núm. 11 (2017): pp. 2054-2060.

58. E. Scaioli *et al.*, "Eicosapentaenoic Acid Reduces Fecal Levels of Calprotectin and Prevents Relapse in Patients with Ulcerative Colitis", *Clinical Gastroenterology and Hepatology* 16, núm. 8 (2018): pp. 1268-1275.

Capítulo 11: El marco 5 × 5 × 5: vence las enfermedades

1. El expresidente de Estados Unidos Woodrow Wilson inició la campaña del plato limpio en 1917, en un periodo de escasez alimentaria durante la Primera Guerra Mundial. El también expresidente de Estados Unidos Harry S. Truman lo nombró "club" en 1947 para fomentar la conservación de alimentos entre los estadounidenses, con el fin de ayudar a los europeos a recuperarse de la escasez de comida ocasionada por la Segunda Guerra Mundial. Su intención nunca fue fomentar el consumo de altas cargas calóricas.
2. L. M. Redman *et al.*, "Metabolic Slowing and Reduced Oxidative Damage with Sustained Caloric Restriction Support the Rate of Living and Oxidative Damage Theories of Aging", *Cell Metabolism* 27, núm. 4 (2018): pp. 805-815.e4.

Capítulo 12: Replantea tu cocina

1. M. I. Greenburg y D. Vearrier, "Metal Fume Fever and Polymer Fume Fever", *Clinical Toxicology* 53, núm. 4: pp. 195-203.
2. E. Verzelloni, D. Tagliazucchi y A. Conte, "From Balsamic to Healthy: Traditional Balsamic Vinegar Melanoidins Inhibit Lipid Peroxidation during Simulated Gastric Digestion of Meat", *Food and Chemical Toxicology* 48, núms. 8-9 (2010): pp. 2097-2102; R. Del Pino-García, M. L. González-SanJosé, M. D. Rivero-Pérez y P. Muñiz, "Influence of the Degree of Roasting on the Antioxidant Capacity and Genoprotective Effect of Instant Coffee: Contribution of the Melanoidin Fraction", *Journal of Agricultural and Food Chemistry* 60, núm. 42 (2012): pp. 10530-10539.
3. N. H. Budak *et al.*, "Effects of Apple Cider Vinegars Produced with Different Techniques on Blood Lipids in High-Cholesterol-Fed Rats", *Journal of Agricultural and Food Chemistry* 59, núm. 12 (2011): pp. 6638-6644.
4. D. Suresh y K. Srinivasan, "Tissue Distribution and Elimination of Capsaicin, Piperine, and Curcumin following Oral Intake in Rats", *Indian Journal of Medical Research* 131 (2010): pp. 682-691.
5. "Food Storage: Dry Beans", Utah State University Extension, <https://extension.usu.edu/foodstorage/howdoi/dry_beans>.
6. "How Much Arsenic Is in Your Rice?", Consumer Reports, 18 de noviembre de 2014, <https://www.consumerreports.org/cro/magazine/2015/01/how-much-arsenic-is-in-your-rice/index.htm>.

7. M. J. Oh *et al.*, "Immunomodulatory Effects of Polysaccharide Fraction Isolated from Fagopyrumesculentum on Innate Immune System", *Biochemical and Biophysical Research Communications* 496, núm. 4 (2018): pp. 1210-1216.

8. Erol Uman *et al.*, "The Effect of Bean Origin and Temperature on Grinding Roasted Coffee", *Scientific Reports* 6 (2016): p. 24483.

9. A. J. Tonks *et al.*, "A 5.8-kDa Component of Manuka Honey Stimulates Immune Cells via TLR4", *Journal of Leukocyte Biology* 82, núm. 5 (2007): pp. 1147-1155.

10. L. Li y N. P. Seeram, "Maple Syrup Phytochemicals Include Lignans, Coumarins, a Stilbene, and Other Previously Unreported Antioxidant Phenolic Compounds", *Journal of Agricultural and Food Chemistry* 58, núm. 22 (2010): pp. 11673-11679.

11. Y. Liu *et al.*, "Isolation, Identification, and Biological Evaluation of Phenolic Compounds from a Traditional North American Confectionery, Maple Sugar", *Journal of Agricultural and Food Chemistry* 65, núm. 21 (2017): pp. 4289-4295.

12. Sherri A. Mason, Victoria Welch y Joseph Neratko, "Synthetic Polymer Contamination in Bottled Water", reporte, Departamento de Geología y Ciencias Ambientales, Universidad de Nueva York-Fredonia, <https://orbmedia.org/sites/default/files/FinalBottledWaterReport.pdf>.

13. La creatina y la creatinina son precursoras de los aminos heterocíclicos tóxicos (en este caso, cancerígenos) en la carne.

14. E. Persson *et al.*, "Influence of Antioxidants in Virgin Olive Oil on the Formation of Heterocyclic Amines in Fried Beefburgers", *Food and Chemical Toxicology* 41, núm. 11 (2003): pp. 1587-1597; M. Gibis, "Effect of Oil Marinades with Garlic, Onion, and Lemon Juice on the Formation of Heterocyclic Aromatic Amines in Fried Beef Patties", *Journal of Agricultural and Food Chemistry* 55, núm. 25 (2007): pp. 10240-10247; P. V. Nerurkar, L. Le Marchand y R. V. Cooney, "Effects of Marinating with Asian Marinades or Western Barbecue Sauce on PhIP and MeIQx Formation in Barbecued Beef", *Nutrition and Cancer* 34, núm. 2 (1994): pp. 147-152.

15. R. D. Semba, E. J. Nicklett y L. Ferrucci, "Does Accumulation of Advanced Glycation End Products Contribute to the Aging Phenotype?", *Journal of Gerontology Series A: Biological Sciences and Medical Sciences* 65, núm. 9 (2010): pp. 963-975.

Capítulo 13: Alimentos excepcionales

1. Las flores son una poderosa fuente de salud, pues contienen hasta 16 veces más polifenoles bioactivos que la col, el perejil y el apio. También contienen espinasterol, un bioactivo que ayuda a proteger las células del daño al ADN ocasionado por unas sustancias químicas llamadas genotoxinas. El espinaste-

rol inhibe la angiogénesis y se ha visto que puede matar las células de los cánceres de mama y ovarios. Asimismo, esas flores son fuentes de vitamina C (que estimula la inmunidad) y de los carotenoides que les dan su brillante color naranja. E. N. Aquino-Bolaños *et al.*, "Physicochemical Parameters and Antioxidant Compounds in Edible Squash (*Cucurbita pepo*) Flowers Stored under Controlled Atmospheres", *Journal of Food Quality* 36 (2013): pp. 302-308; I. M. Villaseñor, P. Lemon, A. Palileo y J. B. Bremner, "Antigenotoxic Spinasterol from *Cucurbita maxima* Flowers", *Mutation Research* 360, núm. 2 (1996): pp. 89-93; N. K. Sedky *et al.*, "The Molecular Basis of Cytotoxicity of α-Spinasterol from *Ganoderma resinaceum*: Induction of Apoptosis and Overexpression of p53 in Breast and Ovarian Cancer Cell Lines", *Journal of Cellular Biochemistry* 119, núm. 5 (2017); G. N. Y. van Gorkom *et al.*, "Influence of Vitamin C on Lymphocytes: An Overview", *Antioxidants* 7, núm. 3 (2018).

2. Los extractos de la piel anaranjada del caqui impiden el crecimiento de células cancerígenas en el colon y en la próstata. S. B. Park *et al.*, "Anticancer Activity of Calyx of *Diospyros kaki* Thunb. through Downregulation of Cyclin D1 via Inducing Proteasomal Degradation and Transcriptional Inhibition in Human Colorectal Cancer Cells", BMC *Complementary and Alternative Medicine* 17, núm. 1 (2017): p. 445; Y. Ding *et al.*, "Flavonoids from Persimmon (*Diospyros kaki* L.) Leaves Inhibit Proliferation and Induce Apoptosis in PC-3 Cells by Activation of Oxidative Stress and Mitochondrial Apoptosis", *Chemico-Biological Interactions* 275 (2017): pp. 210-217.

3. El wasabi contiene muchos de los bioactivos —incluidos los isotiocianatos— que matan las células de los cánceres de hígado y mama. S. Yano, S. Wu, K. Sakao y D. X. Hou, "Wasabi 6-(methylsulfinyl) hexyl Isothiocyanate Induces Apoptosis in Human Colorectal Cancer Cells through p53-Independent Mitochondrial Dysfunction Pathway", *Biofactors* (14 de mayo de 2018), doi: 10.1002/biof.1431; Y. Fuke *et al.*, "Wasabi-Derived 6-(methylsulfinyl) Hexyl Isothiocyanate Induces Apoptosis in Human Breast Cancer by Possible Involvement of the NF-ϰB Pathways", *Nutrition and Cancer* 66, núm. 5 (2014): pp. 879-887; P. Z. Trio *et al.*, "DNA Microarray Profiling Highlights Nrf2-Mediated Chemoprevention Targeted by Wasabi-Derived Isothiocyanates in HepG2 Cells", *Nutrition and Cancer* 69, núm. 1 (2017): pp. 105-116.

4. Los potentes bioactivos del melón amargo, como los triterpenos, los alcaloides y los péptidos, también funcionan como insecticidas naturales para la planta. Se ha visto que los extractos de su piel matan las células de los cánceres de colon y mama. También pueden proteger ante la enfermedad cardiovascular, al disminuir los lípidos en la sangre y controlar el crecimiento de las células grasas. El jugo del melón amargo puede bajar la inflamación al reducir las células T inmunológicas. V. P. Dia y H. B. Krishnan, "BG-4, a Novel Anticancer Peptide from Bitter Gourd (*Momordica charantia*), Promotes Apoptosis in Human Colon Cancer Cells", *Scientific Reports* 6 (2016): p. 33532; J. R. Weng *et al.*, "Cucurbitane Triterpenoid from *Momordica charantia* Induces Apoptosis

and Autophagy in Breast Cancer Cells, in Part, through Peroxisome Prolifera-tor-Activated Receptor γ Activation", *Evidence-Based Complementary and Alternative Medicine* (2013): p. 935675; M. B. Krawinkel *et al.*, "Bitter Gourd Reduces Elevated Fasting Plasma Glucose Levels in an Intervention Study among Prediabetics in Tanzania", *Journal of Ethnopharmacology* 216 (2018): pp. 1-7; M. Cortez-Navarrete *et al.*, "*Momordica charantia* Administration Improves Insulin Secretion in Type 2 Diabetes Mellitus", *Journal of Medicinal Food* 21, núm. 7 (2018); Q. Chen y E. T. Li, "Reduced Adiposity in Bitter Melon (*Momordica charantia*) Fed Rats Is Associated with Lower Tissue Triglyceride and Higher Plasma Catecholamines", *British Journal of Nutrition* 93, núm. 5 (2005): pp. 747-754; Mahwish *et al.*, "Hypoglycemic and Hypolipidemic Effects of Different Parts and Formulations of Bitter Gourd (*Momordica charantia*)", *Lipids in Health and Disease* 16, núm. 1 (2017): p. 211; D. G. Popovich, L. Li y W. Zhang, "Bitter Melon (*Momordica charantia*) Triterpenoid Extract Reduces Preadipocyte Viability, Lipid Accumulation, and Adiponectin Expression in 3T3-L1 Cells", *Food and Chemical Toxicology* 48, núm. 6 (2010): pp. 1619-1626; R. Fachinan, A. Yessoufou, M. P. Nekoua y K. Moutairou, "Effectiveness of Antihyperglycemic Effect of *Momordica charantia*: Implication of T-Cell Cytokines", *Evidence-Based Complementary and Alternative Medicine* (2017): artículo 3707046.

5. Los brotes de helecho contienen altos niveles de las vitaminas A y C (que estimulan la inmunidad) así como algunos bioactivos antiangiogénicos, como ácidos grasos omega-3, betacaroteno, ácido gálico, luteína y zeaxantina. Existen por lo menos siete especies de brotes de helecho que se cosechan para consumo en Francia, India, Indonesia, Japón y Nepal así como en las culturas nativas americanas. No es recomendable que los busques por tu cuenta, a menos que tengas experiencia, ya que muchos de ellos son altamente tóxicos. Algunos estudios han demostrado que la zeaxantina protege ante la degeneración macular y también mejora la habilidad de las células madre de regenerar el hígado. El ácido gálico ayuda a promover el crecimiento de lactobacilos saludables en el intestino. J. M. DeLong *et al.*, "The Unique Fatty Acid and Antioxidant Composition of Ostrich Fern (*Matteuccia struthiopteris*) Fiddleheads", *Canadian Journal of Plant Science* 91 (2011): pp. 919-930; Y. Liu *et al.*, "Precise Regulation of miR-210 Is Critical for the Cellular Homeostasis Maintenance and Transplantation Efficacy Enhancement of Mesenchymal Stem Cells in Acute Liver Failure Therapy", *Cell Transplantation* 26, núm. 5 (2017): pp. 805-820; R. Pacheco-Ordaz *et al.*, "Effect of Phenolic Compounds on the Growth of Selected Probiotic and Pathogenic Bacteria", *Letters in Applied Microbiology* 66, núm. 1 (2018): pp. 25-31.

6. La anandamida también activa el sistema inmunológico de los intestinos, ayuda a equilibrar la homeostasis inmunológica y también mata las células cancerígenas del endometrio. G. Pacioni *et al.*, "Truffles Contain Endocannabinoid Metabolic Enzymes and Anandamide", *Phytochemistry* 110 (2015): pp. 104-

110; N. Acharya *et al.*, "Endocannabinoid System Acts as a Regulator of Immune Homeostasis in the Gut", *Proceedings of the National Academy of Sciences USA* 114, núm. 19 (2017): pp. 5005-5010; B. M. Fonseca, G. Correiada-Silva y N. A. Teixeira, "Cannabinoid-Induced Cell Death in Endometrial Cancer Cells: Involvement of TRPV1 Receptors in Apoptosis", *Journal of Physiology and Biochemistry* 74, núm. 2 (2018).

7. X. Jiang *et al.*, "The Anti-Fatigue Activities of *Tuber melanosporum* in a Mouse Model", *Experimental and Therapeutic Medicine* 15, núm. 3 (2018): pp. 3066-3073.

8. A. Rosa *et al.*, "Potential Anti-tumor Effects of *Mugil cephalus* Processed Roe Extracts on Colon Cancer Cells", *Food and Chemical Toxicology* 60 (2013): pp. 471-478; A. Rosa *et al.*, "Effect of Aqueous and Lipophilic Mullet (*Mugil cephalus*) Bottarga Extracts on the Growth and Lipid Profile of Intestinal Caco-2 Cells", *Journal of Agricultural and Food Chemistry* 59, núm. 5 (2011): pp. 1658-1666.

9. David Tanis, "For Extraordinary Flavor, Add a Few Drops of Squid Ink", *The New York Times*, 1 de abril de 2016, <https://www.nytimes.com/2016/04/06/dining/squid-ink-risotto.html>.

10. Y. P. Gu *et al.*, "Squid Ink Polysaccharide Prevents Autophagy and Oxidative Stress Affected by Cyclophosphamide in Leydig Cells of Mice: A Pilot Study", *Iranian Journal of Basic Medical Sciences* 20, núm. 11 (2017): pp. 1194-1199.

11. T. Zuo *et al.*, "Dietary Squid Ink Polysaccharide Could Enhance SIgA Secretion in Chemotherapeutic Mice", *Food and Function* 5, núm. 12 (2014): pp. 3189-3196; X. Wang *et al.*, "Sepia Ink Oligopeptide Induces Apoptosis of Lung Cancer Cells via Mitochondrial Pathway", *Cell Physiology and Biochemistry* 45, núm. 5 (2018): pp. 2095-2106; Q. Tang *et al.*, "Dietary Squid Ink Polysaccharides Ameliorated the Intestinal Microflora Dysfunction in Mice Undergoing Chemotherapy", *Food and Function* 5, núm. 10 (2014): pp. 2529-2535; A. Zong *et al.*, "Anti-metastatic and Anti-angiogenic Activities of Sulfated Polysaccharide of *Sepiella maindroni* Ink", *Carbohydrate Polymers* 91, núm. 1 (2013): pp. 403-409.

12. Z. L. Kong *et al.*, "Immune Bioactivity in Shellfish toward Serum-Free Cultured Human Cell Lines", *Bioscience, Biotechnology, and Biochemistry* 61, núm. 1 (1997): pp. 24-28.

13. B. M. Popkin *et al.*, "A New Proposed Guidance System for Beverage Consumption in the United States", *American Journal of Clinical Nutrition* 83, núm. 3 (2006): pp. 529-542.

14. D. X. Xiang, S. S. Wei y W. Q. Li, "Anticancer Activity and Mechanism of Xanthohumol: A Prenylated Flavonoid From Hops (*Humulus lupulus* L.)", *Frontiers in Pharmacology* 9 (2018): p. 530; R. Costa *et al.*, "Modulation of VEGF Signaling in a Mouse Model of Diabetes by Xanthohumol and 8-Prenylnaringenin: Unveiling the Angiogenic Paradox and Metabolism Interplay", *Molecular Nutrition and Food Research* 61, núm. 4 (2017); C. Gallo, K. Dalla-

glio *et al.*, "Hop Derived Flavonoid Xanthohumol Inhibits Endothelial Cell Functions via AMPK Activation", *Oncotarget* 7, núm. 37 (2016): pp. 59917-59931; J. S. Samuels, R. Shashidharamurthy y S. Rayalam, "Novel Anti-Obesity Effects of Beer Hops Compound Xanthohumol: Role of AMPK Signaling Pathway", *Nutrition and Metabolism* 15 (2018): p. 42.

15. El estudio evaluó a 107 mil 998 personas. S. Karami, S. E. Daugherty y M. P. Purdue, "A Prospective Study of Alcohol Consumption and Renal Cell Carcinoma Risk", *International Journal of Cancer* 137, núm. 1 (2015): pp. 238-242.

16. Los beneficios de la cerveza no se hallan en su contenido alcohólico, sino en los compuestos que le dan su sabor único. Por ejemplo, uno de los compuestos del lúpulo es antiangiogénico. En un estudio realizado en España, los hombres que bebieron cerveza experimentaron un aumento en sus células madre circulantes —incluso los que bebieron cerveza sin alcohol—. G. Chiva-Blanch *et al.*, "The Non-alcoholic Fraction of Beer Increases Stromal Cell Derived Factor 1 and the Number of Circulating Endothelial Progenitor Cells in High Cardiovascular Risk Subjects: A Randomized Clinical Trial", *Atherosclerosis* 233, núm. 2 (2014): pp. 518-524.

17. E. Patterson, S. C. Larsson, A. Wolk y A. Åkesson, "Association between Dairy Food Consumption and Risk of Myocardial Infarction in Women Differs by Type of Dairy Food", 143, núm. 1 (2013): pp. 74-79.

18. K. Nimptsch, S. Rohrmann, R. Kaaks y J. Linseisen, "Dietary Vitamin K Intake in Relation to Cancer Incidence and Mortality: Results from the Heidelberg Cohort of the European Prospective Investigation into Cancer and Nutrition (EPIC-Heidelberg)", *American Journal of Clinical Nutrition* 91, núm. 5 (2010): pp. 1348-1358; K. Nimptsch, S. Rohrmann y J. Linseisen, "Dietary Intake of Vitamin K and Risk of Prostate Cancer in the Heidelberg Cohort of the European Prospective Investigation into Cancer and Nutrition (EPIC-Heidelberg)", *American Journal of Clinical Nutrition* 87, núm. 4 (2008): pp. 985-992.

19. L. Djoussé *et al.*, "Chocolate Consumption Is Inversely Associated with Prevalent Coronary Heart Disease: The National Heart, Lung, and Blood Institute Family Heart Study", *Clinical Nutrition* 30, núm. 2 (2011): pp. 182-187; C. Matsumoto *et al.*, "Chocolate Consumption and Risk of Diabetes Mellitus in the Physicians' Health Study", *American Journal of Clinical Nutrition* 101, núm. 2 (2015): pp. 362-367; K. M. Strat *et al.*, "Mechanisms by Which Cocoa Flavanols Improve Metabolic Syndrome and Related Disorders", *Journal of Nutritional Biochemistry* 35 (2016): pp. 1-21; A. Spadafranca, C. Martínez Conesa, S. Sirini y G. Testolin, "Effect of Dark Chocolate on Plasma Epicatechin Levels, DNA Resistance to Oxidative Stress and Total Antioxidant Activity in Healthy Subjects", *British Journal of Nutrition* 103, núm. 7 (2010): pp. 1008-1014.

20. L. Dugo *et al.*, "Effect of Cocoa Polyphenolic Extract on Macrophage Polarization from Proinflammatory M1 to Anti-Inflammatory M2 State", *Oxidative Medicine and Cellular Longevity* 2017 (2017): artículo 6293740.

21. Múltiples estudios realizados con poblaciones grandes han demostrado una relación entre consumir alimentos picantes y gozar de buena salud. El estudio chino titulado China Kadoorie Biobank, el cual involucró a 487 mil 375 personas a lo largo del país asiático, mostró que comer alimentos picantes por lo menos una vez al día se asocia con una disminución de 14% en el riesgo de muerte por cualquier causa, incluido el cáncer, cardiopatía, infarto, diabetes, enfermedades respiratorias e infecciones. Esta relación también se observó en un estudio norteamericano de gran escala que analizó los datos de 16 mil 179 personas involucradas en la Encuesta Nacional de Evaluación de la Salud y la Nutrición III. M. Chopan y B. Littenberg, "The Association of Hot Red Chili Pepper Consumption and Mortality: A Large Population-Based Cohort Study", PLOS One 12, núm. 1 (2017): e0169876.

22. C. Kang et al., "Gut Microbiota Mediates the Protective Effects of Dietary Capsaicin against Chronic Low-Grade Inflammation and Associated Obesity Induced by High-Fat Diet", MBio 8, núm. 3 (2017).

23. S. Kubow et al., "Effects of Simulated Human Gastrointestinal Digestion of Two Purple-Fleshed Potato Cultivars on Anthocyanin Composition and Cytotoxicity in Colonic Cancer and Non-Tumorigenic Cells", Nutrients 9, núm. 9 (2017); V. Charepalli et al., "Anthocyanin-Containing Purple-Fleshed Potatoes Suppress Colon Tumorigenesis via Elimination of Colon Cancer Stem Cells", Journal of Nutritional Biochemistry 26, núm. 12 (2015): pp. 1641-1649; G. P. Madiwale et al., "Combined Effects of Storage and Processing on the Bioactive Compounds and Pro-Apoptotic Properties of Color-Fleshed Potatoes in Human Colon Cancer Cells", Journal of Agricultural and Food Chemistry 60, núm. 44 (2012): pp. 11088-11096.

24. Esto fue en el Estudio EPIC, que analizó el consumo de nueces en 478 mil 40 personas. M. Jenab et al., "Association of Nut and Seed Intake with Colorectal Cancer Risk in the European Prospective Investigation into Cancer and Nutrition", Cancer Epidemiology, Biomarkers, and Prevention 13, núm. 10 (2004): pp. 1595-1603.

25. Temidayo Fadelu et al., "Nut Consumption and Survival in Stage III Colon Cancer Patients: Results from CALGB 89803 (Alliance)", ASCO Meeting Library, 3 de junio de 2017, <https://meetinglibrary.asco.org/record/147476/abstract>.

26. La achicoria también tiene propiedades supresoras del cáncer. P. H. Tsai et al., "Dietary Flavonoids Luteolin and Quercetin Suppressed Cancer Stem Cell Properties and Metastatic Potential of Isolated Prostate Cancer Cells", Anticancer Research 36, núm. 12 (2016): pp. 6367-6380.

27. P. Flores, E. Sánchez, J. Fenoll y P. Hellín, "Genotypic Variability of Carotenoids in Traditional Tomato Cultivars", Food Research International 100, parte 3 (2017): pp. 510-516.

28. La papaya es una fruta tropical dulce proveniente de Asia. Debe el color naranja brillante de su carne a los carotenoides, al licopeno y a la beta-criptoxantina —que tiene actividad antiangiogénica, antioxidante y estimulante

de la inmunidad—. R. M. Schweiggert *et al.*, "Carotenoids Are More Bioavailable from Papaya than from Tomato and Carrot in Humans: A Randomised Cross-Over Study", *British Journal of Nutrition* 111, núm. 3 (2014): pp. 490-498; S. Pandey, P. J. Cabot, P. N. Shaw y A. K. Hewavitharana, "Anti-Inflammatory and Immunomodulatory Properties of *Carica papaya*", *Journal of Immunotoxicology* 13, núm. 4 (2016): pp. 590-602.

Capítulo 15: Dosis alimentarias

1. "Lifetime Risk of Developing or Dying from Cancer", Sociedad Americana del Cáncer, <https://www.cancer.org/cancer/cancer-basics/lifetime-probability-of-developing-or-dying-from-cancer.html>.
2. "Cancer Stat Facts: Cancer of Any Site", Instituto Nacional del Cáncer, <https://seer.cancer.gov/statfacts/html/all.html>.
3. "Lifetime Risk of Cancer", Cancer Research UK, <http://www.cancerresearchuk.org/health-professional/cancer-statistics/risk/lifetime-risk>.
4. J. X. Moore, N. Chaudhary y T. Akinyemiju, "Metabolic Syndrome Prevalence by Race/Ethnicity and Sex in the United States, National Health and Nutrition Examination Survey, 1988-2012", *Preventing Chronic Disease* 14 (2017): p. 160287.
5. A. Azzar *et al.*, "Increased Level of DNA Damage in Some Organs of Obese Zucker Rats by γ-H2AX Analysis", *Environmental and Molecular Mutagenesis* 58, núm. 7 (2017): pp. 477-484.
6. D. S. Kim *et al.*, "Attenuation of Rheumatoid Inflammation by Sodium Butyrate through Reciprocal Targeting of HDAC2 in Osteoclasts and HDAC8 in T Cells", *Frontiers in Immunology* 9 (2018): p. 1525.
7. Durante la conferencia Horizontes Celulares, celebrada en el Vaticano, en 2016, se contaron dos historias impactantes sobre pacientes que superaron su enfermedad autoinmune mediante un trasplante de células madre. Sus presentaciones pueden consultarse aquí: <https://www.youtube.com/watch?v=Iafkr-qRnm0>.
8. "Neurodegenerative Diseases", Instituto Nacional de Ciencias de la Salud Ambiental, <https://www.niehs.nih.gov/research/supported/health/neurodegenerative/index.cfm>.
9. "Age-Related Eye Disease Study–Results", Instituto Nacional del Ojo, <https://nei.nih.gov/amd>.
10. M. S. Zinkernagel *et al.*, "Association of the Intestinal Microbiome with the Development of Neovascular Age-Related Macular Degeneration", *Scientific Reports* 7 (2017): p. 40826.
11. "US Approves First Cancer Drug to Use Patient's Own Cell–with $475,000 Price Tag", *The Guardian* (ed. de EUA), 30 de agosto de 2017, <https://www.theguardian.com/us-news/2017/aug/30/cancer-drug-kymriah-leukemia-novartis>.

12. Rachael Rettner, "Meet Your Interstitium, a Newfound 'Organ'", Live Science, 27 de marzo de 2018, <https://www.livescience.com/62128-interstitium-organ.html>; Fiona MacDonald, "It's Official: A Brand-New Human Organ Has Been Classified", Science Alert, 3 de enero de 2017, <https://www.sciencealert.com/it-s-official-a-brand-new-human-organ-has-been-classified>.

Apéndice B: Mide tus riesgos

1. G. A. Bello, G. G. Dumancas y C. Gennings, "Development and Validation of a Clinical Risk-Assessment Tool Predictive of All-Cause Mortality", *Bioinformatics and Biology Insights* 9, suplemento 3 (2015): pp. 1-10.
2. S. S. Khan *et al.*, "Association of Body Mass Index with Lifetime Risk of Cardiovascular Disease and Compression of Morbidity", JAMA *Cardiology* 3, núm. 4 (2018): pp. 280-287.
3. "Children's BMI Formula", Centros para el Control y la Prevención de Enfermedades, <https://www.cdc.gov/healthyweight/assessing/bmi/childrens_bmi/childrens_bmi_formula.html>; "Calculating BMI Using the English System", Centros para el Control y la Prevención de Enfermedades, <https://www.cdc.gov/nccdphp/dnpao/growthcharts/training/bmiage/page5_2.html>.
4. "United States Cancer Statistics: Data Visualizations", Centros para el Control y la Prevención de Enfermedades, <https://gis.cdc.gov/grasp/USCS/DataViz.html>.
5. "Diagnosed Diabetes, Age-Adjusted Percentage, Adults with Diabetes–Total", Centros para el Control y la Prevención de Enfermedades, <https://gis.cdc.gov/grasp/diabetes/DiabetesAtlas.html>.
6. "Countries with the Highest Rates of Diabetes", World Atlas, <https://www.worldatlas.com/articles/countries-with-the-highest-rates-of-diabetes.html>.
7. "FDA Allows Marketing of First Direct-to-Consumer Tests That Provide Genetic Risk Information for Certain Conditions", Administración de Alimentos y Medicamentos de Estados Unidos, 6 de abril de 2017, <https://www.fda.gov/newsevents/newsroom/pressannouncements/ucm551185.htm>.
8. Arthur L. Frank, "Taking an Exposure History", in *Environmental Medicine: Integrating a Missing Element into Medical Education*, eds. A. M. Pope y D. P. Rail (Washington, D. C.: National Academies Press, 1995), <https://www.ncbi.nlm.nih.gov/books/NBK231990>.
9. "Secondhand Smoke Is a Health Threat to Pets", Science Daily, 3 de septiembre de 2007, <https://www.sciencedaily.com/releases/2007/08/070831123420.htm>.
10. S. Manohar *et al.*, "Associations of Rotational Shift Work and Night Shift Status with Hypertension: A Systematic Review and Meta-analysis", *Journal of Hypertension* 35, núm. 10 (2017): pp. 1929-1937; X. Yuan *et al.*, "Night Shift Work Increases the Risks of Multiple Primary Cancers in Women: A Syste-

matic Review and Meta-analysis of 61 Articles", *Cancer Epidemiology, Biomarkers, and Prevention* 27, núm. 1 (2018): pp. 25-40; J. Shilts, G. Chen y J. J. Hughey, "Evidence for Widespread Dysregulation of Circadian Clock Progression in Human Cancer", *PeerJ* 6 (2018): e4327.

11. H. Xie *et al.*, "Chronic Stress Promotes Oral Cancer Growth and Angiogenesis with Increased Circulating Catecholamine and Glucocorticoid Levels in a Mouse Model", *Oral Oncology* 51, núm. 11 (2015): pp. 991-997; K. Aschbacher *et al.*, "Circulating Angiogenic Cell Function Is Inhibited by Cortisol In Vitro and Associated with Psychological Stress and Cortisol In Vivo", *Psychoneuroendocrinology* 67 (2016): pp. 216-223.

12. Walter Willet, *Eat, Drink, and Be Healthy: The Harvard Medical School Guide to Healthy Eating* (Nueva York: Simon & Schuster, 2001).

Comer para sanar de William W. Li
se terminó de imprimir en el mes de agosto de 2019
en los talleres de Diversidad Gráfica S.A. de C.V.
Privada de Av. 11 #4-5 Col. El Vergel, Iztapalapa,
C.P. 09880, Ciudad de México.